Un régime de vie sain pour surmonter la douleur chronique

Sandra LeFort, maître en soins infirmiers, Ph. D.

Lisa Webster, IA

Kate Lorig, IA, docteure en santé publique

Halsted Holman, M. D.

David Sobel, M. D., maître en santé publique

Diana Laurent, maître en santé publique

Virginia González, maître en santé publique

Marian Minor, physiothérapeute, Ph. D.

Bull Publishing Company
Boulder, Colorado

Édité par Bull Publishing Company
P.O. Box 1377
Boulder, CO, USA 80306
www.bullpub.com

Données de catalogage avant publication de la Bibliothèque du Congrès

LeFort, Sandra M.
Un régime de vie sain pour surmonter la douleur chronique / Sandra M. LeFort, M. Sc. (sciences infirmières), Ph. D., Lisa Webster, IA, Kate Lorig, docteure en santé publique, Halsted Holman, M. D., David Sobel, M. D., maître en santé publique, Diana Laurent, maître en santé publique, Virginia González, maître en santé publique, Marian Minor, physiothérapeute, Ph. D.

pages cm

Résumé : Personne ne souhaite souffrir de douleurs chroniques. Pourtant, environ 30 pour cent de la population mondiale souffre de douleurs chroniques, dont la cause demeure bien souvent inconnue. Nous avons écrit ce livre dans le but d'aider ces gens à trouver des méthodes saines leur permettant de gérer et de vivre leur vie malgré la douleur chronique, et ainsi mener une vie plus gratifiante et satisfaisante. – Résumé fourni par l'éditeur.

Inclut des références bibliographiques et un index.

ISBN 978-1-945188-08-4 (livre broché)

Imprimé aux États-Unis

23 22 21 19 18   10 9 8 7 6 5 4 3 2 1

Design des pages intérieures et gestion de projet : Dovetail Publishing Services
Jaquette et production : Shannon Bodie, Bookwise Design

Ce livre est dédié à la mémoire de Howard Montrose Genge, pour son amour, son courage et sa sagesse devant la douleur, à Mary Ellen Jeans, Ph. D., pour ses convictions quant à l'éducation des personnes souffrant de douleurs chroniques, ainsi qu'aux personnes de tous âges qui luttent contre la douleur, de même que leurs proches.

Remerciements

De nombreuses personnes ont apporté leur concours à la réalisation de ce livre. Parmi les plus importantes, on compte les premiers 110 participants à l'étude du Programme d'autogestion de la douleur chronique, financée par le Programme national de recherche et de développement en matière de santé de Santé Canada. Cette étude a tracé la voie à des milliers de participants dans des ateliers au Canada, aux États-Unis, au Danemark et dans d'autres pays. Toutes ces personnes, ainsi que nos formidables animateurs d'ateliers, nous ont renseignés sur l'information dont ils avaient besoin et nous ont aidés à faire les ajustements requis en cours de route. Vous avez tous enrichi cette nouvelle édition nord-américaine de notre livre.

De nombreux professionnels nous ont également apporté leur aide, notamment : Lynn Beatie, physiothérapeute, M. Pht., M. Sc. (administration des services de santé), Bonnie Bruce, diététiste, docteure en santé publique, Norman Buckley, M. D., FRCPC, Beth Darnall, Ph. D., John W. Doyle, B. A., Steven Feinberg, M. D., Chaplain Bruce Feldman, M. D., Shel¬ley Gershman, IA, Peg Harrison, M. Serv. Soc., Noorin Jamal, IA, maître en soins infirmiers-IP, Mary Ellen Jeans, Ph. D., Roman Jovey, M. D., Michael McGillion, Ph. D., IA, Patrick McGowan, Ph. D., Ronald Melzack, Ph. D., Yvonne Mullin, M. Sc., diététiste, Sheila O'Keefe-McCarthy, Ph. D., IA, Catherine Regan, Ph. D., Ned Pratt, bachelier en beaux-arts, Kathleen Rowat, Ph. D., Richard Seidel, Ph. D. et Judith Watt-Watson, Ph. D., IA.

Nous adressons des remerciements tout particuliers à M. Nicolaj Holm Faber, chef consultant, Comité danois sur l'éducation socio-sanitaire, qui nous a apporté une aide inestimable. Nous tenons à vous exprimer notre gratitude pour toute l'aide que vous nous avez apportée.

Nous adressons également des remerciements tout particuliers à Jon Peck, Jon Ford et Erin Mulligan qui nous ont aidés à chacune des étapes de ce projet. Les éditeurs sont les héros méconnus qui se cachent derrière les bons livres. Nous tenons à souligner leur contribution, qui a permis d'en faire un livre plus abordable et compréhensible. Nous souhaitons également remercier nos instructeurs de formateurs, nos formateurs principaux et nos animateurs. Vous êtes maintenant des centaines et vous nous avez fait d'importantes suggestions, qui ont contribué à l'élaboration de ce livre.

Nous tenons à remercier la maison d'édition DRx, éditeur du livre *The Healthy Mind, Healthy Body Handbook* (publié également sous le titre *Mind & Body Health Handbook*) de David Sobel, M. D., et Robert Ornstein, Ph. D., pour nous avoir accordé la permission d'adapter certaines sections de leur livre.

Finalement, tous nos remerciements à Jim Bull, à Claire Cameron et à toute l'équipe de Bull Publishing. Depuis plus de 40 ans, Bull Publishing soutient vigoureusement la publication de livres dans le domaine de la santé. Le soutien et les encouragements de Jim ont été essentiels au cours de l'élaboration de ce livre. Nous n'aurions pas pu le mener à terme sans vous.

Si vous souhaitez en apprendre davantage au sujet de nos recherches en cours, de nos programmes en ligne, de nos formations et de notre matériel, visitez notre site Web :

www.patienteducation.stanford.edu

Nous révisons et améliorons constamment ce livre. Si vous avez des suggestions ou des commentaires, veuillez nous en faire part en écrivant à

self-management@stanford.edu.

Table des matière

Avis de non-responsabilité

Ce livre n'a pas pour objet de remplacer le bon sens ni les conseils médicaux ou psychologiques professionnels. Vous devriez solliciter et obtenir une évaluation et un traitement appropriés de la part de professionnels, en particulier si vous présentez des symptômes inhabituels, inexpliqués, graves ou persistants. Plusieurs manifestations symptomatiques et maladies nécessitent une évaluation et un traitement médicaux ou psychologiques spécifiques, pour le bénéfice des patients. Ne vous refusez pas des soins professionnels adéquats.

- Si vos symptômes ou problèmes persistent au-delà d'un délai raisonnable, malgré la mise en pratique des recommandations d'auto-soins, vous devriez alors consulter un professionnel de la santé. La notion de délai raisonnable peut varier. Si vous avez des doutes et vous sentez anxieux, consultez un professionnel de la santé.

- Si vous recevez des conseils professionnels en contradiction avec ce livre, vous devriez vous fier aux conseils reçus de votre professionnel de la santé. Il est probable qu'il pourra prendre en considération votre situation particulière, votre histoire personnelle et vos besoins.

- Si vous pensez à porter atteinte à votre propre personne de quelque manière que ce soit, veuillez immédiatement demander de l'aide professionnelle.

Ce livre est aussi exact que les auteurs et l'éditeur pouvaient le faire, mais nous ne pouvons garantir que ce que nous y proposons fonctionnera pour vous à tout coup. Les auteurs et l'éditeur rejettent toute forme de responsabilité pour toute réclamation ou blessure que vous pourriez croire attribuables au fait d'avoir suivi les recommandations énoncées dans ce livre. Ce livre est uniquement un guide. Votre bon sens, votre bon jugement et votre partenariat avec des professionnels de la santé sont aussi nécessaires.

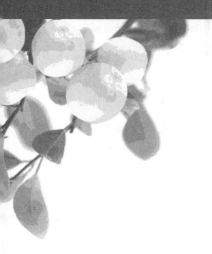

CHAPITRE 1

Autogestion et douleur, un aperçu

PERSONNE NE SOUHAITE SOUFFRIR de douleurs chroniques.
Pourtant, environ 30 pour cent de la population mondiale souffre de douleurs chroniques, dont la cause demeure bien souvent inconnue.
Nous avons écrit ce livre dans le but d'aider ces gens à trouver des méthodes saines leur permettant de gérer et de vivre leur vie malgré la douleur chronique, et ainsi mener une vie plus gratifiante et satisfaisante.

Cela peut sembler un concept étrange. Comment, en effet, vivre une vie plus saine et plus heureuse lorsque vous souffrez? Pour répondre à cette question, nous devrons tout d'abord explorer les phénomènes qui accompagnent la plupart des problèmes de santé chroniques. Qu'il s'agisse de maladie cardiaque, de diabète, de dépression, ou d'une foule d'autres maladies, les affections à l'origine de douleurs chroniques provoquent aussi de la fatigue, une diminution de la force et de l'endurance physique, des troubles émotifs, et un sentiment d'impuissance ou même de désespoir. Une façon saine de vivre en dépit de la douleur chronique est de s'efforcer de gérer les problèmes physiques, mentaux et émotionnels causés par cet état. Le défi est d'apprendre à vivre de son mieux au quotidien, malgré les difficultés engendrées par la douleur. Il faut se fixer pour but de réaliser vos projets, de prendre plaisir à vivre et de demeurer, malgré tout, le plus en santé possible. C'est là l'essentiel du propos de ce livre. Avant d'aller plus avant, un mot sur la façon d'utiliser ce livre. Il ne s'agit pas d'un manuel. Il faut plutôt le considérer comme un guide plutôt que comme un livre traditionnel. Vous n'avez pas à lire chaque phrase de chaque chapitre. Nous vous suggérons plutôt de lire les deux premiers chapitres, puis de parcourir la table des matières pour repérer l'information dont vous avez besoin. Lisez les sections les plus pertinentes par rapport à votre situation. Sentez-vous libre de sauter des passages et de prendre des notes directement dans la marge.

Aucune solution miracle ou remède instantané ne viendra à vous en lisant ces pages. Vous y trouverez plutôt des centaines de conseils, de trucs et de suggestions pour vous rendre la vie plus facile. Ces conseils proviennent de médecins, de psychologues, de physiothérapeutes, d'infirmiers et infirmières autorisé(e)s, ainsi que d'autres professionnels de la santé spécialisés dans l'aide aux personnes souffrant de douleurs chroniques. D'autres proviennent de gens comme vous, ayant appris à gérer de façon positive leur propre douleur chronique.

Notez que nous avons employé l'expression « gérer de façon positive ». Si vous souffrez de douleur chronique, vous n'avez guère le choix de gérer celle-ci. Ceci dit, il y a différentes façons de le faire. Ne rien faire et rester assis à regarder la télévision toute la journée durant est une façon de gérer votre situation. Vous fier à la seule médication en est une autre. Mais le mode de gestion que nous vous proposons dans ce livre est bien différent de ces deux approches. Ce livre a pour objectif de vous enseigner une autogestion positive, c'est-à-dire à avoir une approche proactive face à votre douleur et de travailler en collaboration avec les professionnels de la santé qui s'occupent de vous. Nous avons la conviction que si vous adoptez ce mode de gestion positif de votre situation, vous parviendrez à vivre en meilleure santé.

Dans ce chapitre, nous abordons en premier lieu l'importance de l'autogestion et les habiletés d'autogestion qui vous permettront de vivre avec votre douleur chronique au quotidien. Ces habiletés ne sont pas utiles uniquement pour gérer la douleur chronique; elles le sont aussi pour tout type de maladie chronique. Heureusement d'ailleurs, puisque, hélas, une affection chronique vient rarement seule. En apprenant ces habiletés clés de l'autogestion, c'est l'ensemble de votre vie que vous parviendrez à gérer avec succès, non pas un seul état en particulier. Après avoir défini les concepts de base de l'autogestion, nous proposons une définition de la douleur et établissons la distinction entre douleur aiguë et douleur chronique. Nous décrivons ensuite les principaux problèmes auxquels sont confrontées les personnes souffrant de douleur chronique et présentons une liste de ressources afin de mieux vous renseigner sur la douleur.

Bien comprendre ce que signifie l'autogestion

En tout premier lieu, l'autogestion suppose que vous compreniez votre état. Cela signifie bien plus que de simplement vous renseigner sur la douleur et sur les moyens de la contrer. Cela signifie aussi d'observer attentivement de quelle manière la douleur chronique affecte votre santé physique et mentale et comment cela influence votre entourage. Avec un peu d'expérience, votre famille et vous y deviendrez experts.

En second lieu, il vous incombe de faire part de votre situation personnelle, de votre vécu et de vos préférences à votre médecin et aux autres membres de votre équipe soignante. Ils ont besoin de savoir comment vous vous sentez et de connaître comment la douleur affecte les différentes facettes de votre vie. En d'autres termes, pour être en mesure de gérer efficacement votre situation, vous devez savoir vous observer vous-même et communiquer ouvertement vos observations aux professionnels de la santé qui vous soignent.

Lorsque vous êtes atteint de douleur chronique, vous devenez davantage conscient de votre propre corps. Des symptômes mineurs auxquels vous ne prêtiez aucune attention auparavant peuvent devenir source de préoccupations. Par exemple, vous pouvez vous poser des questions du genre : cette douleur au bras, est-ce un signe avant-coureur de crise cardiaque? Dois-je cesser de faire de l'exercice à cause de la douleur que je ressens à la jambe? La douleur est-elle en train de gagner d'autres parties de mon corps? La douleur que j'ai au dos est-elle symptomatique d'un problème plus grave? Il n'y a pas de réponse simple, réconfortante, à des questions comme celles-ci. Il n'y a pas non plus de moyen infaillible de distinguer les signaux sérieux des symptômes mineurs, temporaires, que l'on peut simplement ignorer.

Même si la douleur chronique peut parfois être imprévisible, il est utile de connaître les cycles caractéristiques de votre état. En règle générale, l'intensité des maladies chroniques fluctue. L'apparition des symptômes ne suit pas de patron régulier. La plupart du temps, c'est le cas aussi de la douleur chronique, même si vous avez peut-être parfois l'impression d'être sur une pente descendante et que les perspectives sont plutôt sombres. En règle générale, vous devriez consulter votre médecin si les symptômes sont inhabituels ou aigus. Vous devriez également communiquer avec votre médecin si les symptômes se déclarent après que vous ayez commencé à prendre un nouveau médicament ou après avoir débuté un nouveau plan de traitement.

Tout au long de ce livre, nous donnons des exemples précis des gestes à poser advenant que vous éprouviez tel ou tel symptôme. Toutefois, vous ne devez pas uniquement vous fier aux renseignements contenus dans ce livre. Le partenariat entre vous et votre prestataire de soins de santé est absolument essentiel. L'autogestion ne signifie pas l'isolement.

Demandez conseil ou de l'aide lorsque vous êtes préoccupé ou lorsque vous avez des doutes.

Pensez plutôt à l'autogestion en ces termes : À la maison, comme dans les affaires, ce sont les gestionnaires qui mènent le jeu. Mais ils ne font pas tout eux-mêmes. Les gestionnaires travaillent en collaboration avec d'autres personnes, y compris des consultants, en vue de réaliser leurs objectifs. Ce qui fait d'eux des gestionnaires, c'est qu'ils sont responsables de prendre des décisions et de voir à ce que celles-ci soient exécutées.

En tant que gestionnaire de votre douleur chronique, votre tâche s'apparente dans une large mesure à celle de tout autre gestionnaire. Vous colligez de l'information et travaillez en collaboration avec un consultant ou une équipe de consultants, formée de votre médecin et d'autres professionnels de la santé. Une fois qu'ils vous ont prodigué leurs meilleurs conseils, il n'en tient qu'à vous de les mettre en pratique.

Dans ce livre, nous décrivons plusieurs techniques et de nombreux outils d'autogestion dans le but de vous aider à surmonter les difficultés que vous crée la douleur chronique au quotidien. Nous ne nous attendons pas à ce que vous les utilisiez tous. Choisissez ceux qui vous conviennent. Essayez-les. Fixez vos propres objectifs. *Ce que vous faites n'a peut-être pas tant d'importance que le sentiment de confiance et de maîtrise issu des gestes proactifs que vous posez et qui vous aident à gérer votre situation.*

Comme pour toute compétence nouvelle que nous tentons d'acquérir, nos premiers pas peuvent paraître maladroits, lents et sans grands résultats. En ce cas, il peut sembler plus aisé de retourner à ses anciennes habitudes plutôt que de persévérer dans ses efforts pour maîtriser les nouvelles tâches, parfois complexes. La meilleure façon d'acquérir de nouvelles compétences, c'est de s'y exercer avec persévérance et d'analyser rationnellement les résultats. Dans tous vos efforts pour développer une autogestion efficace face à la douleur chronique, ne perdez jamais cela de vue.

Compétences d'autogestion

Tout au long de ce livre, nous explorons des moyens permettant de rompre le cercle vicieux de la douleur chronique, illustré à la Figure 1.2, page 16, et de surmonter le sentiment d'impuissance physique et émotionnelle qui trop souvent l'accompagne. La prise de conscience des compétences d'autogestion essentielles pour vivre une vie plus saine, plus satisfaisante, malgré la douleur chronique, est la première étape essentielle à franchir. Le Tableau 1.1 présente ces compétences.

La compétence qu'il est le plus important d'acquérir est sans doute d'apprendre à réagir à votre douleur chronique de façon continue afin de résoudre les problèmes quotidiens créés par votre état. Vous vivez 24 heures sur 24 avec le problème de douleur chronique, alors que votre professionnel de la santé vous rencontre seulement de temps à autre. Il *vous* incombe donc d'abord et avant tout de prendre en mains la gestion de votre douleur chronique. (Voir les chapitres 4 et 5.)

Les personnes qui parviennent le mieux à gérer elles-mêmes leur état sont celles qui voient la douleur chronique comme un parcours ou un cheminement au sein même de leur vie. À certains moments, ce parcours est sans encombres, les problèmes sont peu nombreux. À d'autres, le

Tableau 1.1 **Compétences d'autogestion**

- Résoudre les problèmes et réagir face à votre douleur chronique, au jour le jour.
- Conserver un mode de vie sain : gestion du stress, exercice régulier, saine alimentation et bonne hygiène de sommeil.
- Gérer les symptômes courants.
- Décider en temps opportun de solliciter de l'aide professionnelle et choisir les traitements à tenter.
- Collaborer efficacement avec votre équipe soignante.
- Prendre les médicaments de façon sécuritaire et efficace et s'efforcer de minimiser l'incidence des effets secondaires.
- Trouver les ressources communautaires et les utiliser.
- Parler de votre état à votre famille et à vos amis.
- Travailler, faire du bénévolat ou avoir des activités sociales.

parcours est rude et cahoteux; vous devez ralentir et réfléchir à vos prochains mouvements, ou vous reposer.

Pour franchir ce passage, il vous faut user de stratégies. Les personnes qui ont développé une bonne autogestion ont appris trois types de compétences :

- Des compétences leur permettant de gérer la douleur chronique. La douleur chronique, comme tout problème de santé, nécessite que vous vous adaptiez. Pour y faire face, il vous faudra faire des choses nouvelles. La pratique régulière de la relaxation et de techniques de diminution du stress, le suivi du niveau de douleur que vous éprouvez afin de bien équilibrer activité et repos, l'apprentissage d'exercices particuliers et la mise en œuvre d'un programme d'activité physique comptent peut-être parmi celles-ci. Votre état pourrait nécessiter des contacts plus fréquents avec vos prestataires de soins de santé. Il se peut que vous deviez prendre des médicaments ou suivre des traitements chaque jour. Les compétences d'autogestion sont utiles pour toutes les formes de douleurs chroniques.

- Des compétences leur permettant de continuer à mener une vie normale. Votre vie continue, malgré les douleurs chroniques. Les tâches domestiques doivent quand même être faites, la relation avec vos amis entretenue, le travail accompli (qu'il s'agisse d'un emploi ou de travail bénévole) et les liens familiaux nourris. Il se peut que vous deviez développer de nouvelles compétences ou modifier votre façon de faire pour pouvoir continuer à pratiquer les activités que vous aimez et qui correspondent pour vous à un besoin.

- **Des compétences leur permettant de gérer leurs émotions.** Lorsqu'on vous annonce que vos douleurs sont de nature chronique, vos perspectives d'avenir changent. Vos plans et votre état émotionnel s'en trouvent affectés. Ces émotions nouvelles sont essentiellement négatives. Il est possible que vous ressentiez de la colère (« Pourquoi cela arrive-t-il à moi? C'est injuste. »), de la peur (« j'ai peur de bouger; cela risque de me faire mal. »), que vous vous sentiez déprimé (« Je ne peux plus rien faire, alors à quoi bon? »), que vous ressentiez de la frustration (« Quoi que je fasse, cela ne change strictement rien. Je ne peux plus faire ce que je veux. »), que vous vous sentiez seul (« Personne ne me comprend. Personne n'a envie de côtoyer quelqu'un qui a mal en permanence »). Le chemin sur lequel vous amène la douleur chronique demande d'apprendre à gérer toutes ces émotions négatives.

L'autogestion suppose de faire appel à certaines techniques vous permettant de gérer au quotidien la douleur que vous éprouvez, de continuer à vaquer à des activités quotidiennes normales et de gérer efficacement vos émotions pour vivre une vie plus saine et plus heureuse.

Qu'est-ce que la douleur?

La douleur est inhérente à la condition des êtres vivants. Elle est quasi-universelle et partagée par tous les êtres humains. Paradoxalement, il s'agit d'une expérience on ne peut plus personnelle, individuelle et subjective. La façon dont une personne ressent la douleur est différente de celle dont une autre la ressent. À travers l'histoire humaine, la douleur a longtemps été considérée comme mystérieuse et insondable. Comme nous ne pouvons voir la douleur des autres, celle-ci a un caractère d'invisibilité. Pourtant, lorsque nous éprouvons de la douleur nous-mêmes, celle-ci est bien réelle.

Depuis toujours, l'homme cherche à comprendre la douleur. Les Grecs anciens décrivaient la douleur comme une « passion de l'âme », une émotion, tout comme la tristesse ou le chagrin. Cette conception de la douleur en tant qu'émotion est appelée *théorie de l'affect*. Cette façon de concevoir la douleur a prédominé jusqu'au dix-septième siècle.

En 1664, le célèbre savant et philosophe français René Descartes élabora une nouvelle conception de la douleur. Il croyait qu'il y avait des endroits particuliers dans le corps, qu'il nomma récepteurs de la douleur, qui acheminaient les influx de douleur le long d'un chemin de la douleur et que ceux-ci parvenaient à un centre unique de la douleur situé dans le cerveau. Il croyait également en une séparation complète du corps et de l'esprit et que ceux-ci n'avaient aucune influence l'un sur l'autre. Selon Descartes, la douleur était purement physique et il s'agissait d'un processus simple et direct. La théorie de Descartes, appelée *théorie de la spécificité*, a prédominé pendant 300 ans.

Ce n'est qu'à la fin du 19e siècle que les scientifiques ont commencé à faire appel à la méthode expérimentale pour étudier la douleur. L'idée de Descartes selon laquelle la douleur était purement physique ne passa pas l'épreuve des faits. Les progrès furent lents, cependant. Puis, en 1959, deux scientifiques, Dr Ronald Melzack de l'université McGill et Dr Patrick Wall de l'université d'Oxford, s'attelèrent à la tâche de résoudre l'énigme de la douleur. Ils se rencontrèrent alors qu'ils travaillaient tous deux au Massachusetts Institute of Technology

(MIT), à Cambridge, dans le Massachusetts. Ils élaborèrent ensemble de nouvelles idées à propos de la douleur qui donnèrent naissance à la *théorie du passage contrôlé*. Cette dernière a complètement révolutionné la recherche sur la douleur.

Une nouvelle conception de la douleur

Les terminaisons nerveuses de tout notre corps sont sensibles aux stimuli susceptibles de nous faire du mal ou qui signalent le danger. L'exposition à des stimuli comme la chaleur, le froid, la pression, ou certaines substances chimiques provoquent des schémas particuliers d'impulsions nerveuses ou électriques. Si ces stimuli sont suffisamment intenses, les influx nerveux voyagent par les nerfs jusqu'à la moelle épinière puis au cerveau.

Supposons que vous venez de vous cogner l'orteil. En quelques nanosecondes, les terminaisons nerveuses de votre orteil, réagissant à la pression, envoient une série d'impulsions nerveuses le long de l'« autoroute nerveuse » — les nerfs de votre orteil, de votre pied, de votre jambe et vos fesses, jusqu'à la moelle épinière, dans votre dos. La moelle épinière est comme une super autoroute nerveuse connectée à votre cerveau. C'est comme si votre cerveau se demandait : « *Quelle est la véritable ampleur du danger?* » La douleur est ressentie uniquement lorsque le cerveau détermine que les impulsions nerveuses reçues représentent un véritable danger. En d'autres termes, la douleur ne se situe pas réellement dans votre orteil, même si c'est ce que vous ressentez. *La douleur est générée par votre cerveau pour vous alerter et alerter votre corps afin que vous réagissiez.* Cela est si important qu'il vaut la peine de le souligner : *La douleur se situe uniquement dans votre cerveau.*

Les docteurs Melzack et Wall affirment qu'il y a une sorte de poste de transmission dans la moelle épinière qui influence le flux d'impulsions nerveuses envoyées au cerveau. Ils ont désigné « portillon » ce poste de transmission. En guise d'analogie, pensez à une barrière que vous ouvrez ou fermez pour accéder à votre cour. Deux choses peuvent se produire lorsque l'influx nerveux en provenance de votre orteil atteint le portillon :

■ Si le portillon est ouvert, l'influx continue jusqu'à la moelle épinière et le cerveau. Si votre cerveau décode cet influx en tant que « danger », vous ressentez de la douleur.

■ Si le portillon est fermé ou partiellement fermé, l'influx nerveux atteint peu ou n'atteint pas le cerveau. Le cerveau interprète alors les signaux comme peu dangereux (pas de quoi s'inquiéter) ou sans aucun danger. Vous éprouvez alors peu de douleur ou pas du tout.

Le portillon peut s'ouvrir ou se fermer de plusieurs façons, y compris sous l'action du cerveau. Le cerveau peut envoyer des impulsions électriques à travers le système nerveux afin de fermer le portillon ou de réduire l'influx nerveux vers le cerveau, ou l'inverse. Plusieurs facteurs peuvent provoquer l'ouverture ou la fermeture du portillon.

Certains de ces facteurs émanent de notre esprit : nos expériences passées, ce que notre culture et notre environnement social nous ont appris sur la douleur, ce que nous anticipons, nos croyances quant à la douleur, l'attention que nous lui accordons et nos émotions. Par exemple, la bonne humeur, la distraction ou une respiration profonde et détendue peuvent favoriser la fermeture complète ou partielle du portillon, tandis que les émotions fortes comme la peur, l'anxiété et l'attente du pire peuvent favoriser l'ouverture du portillon.

Les recherches dans le cadre de la *théorie du passage contrôlé* ont permis d'expliquer beaucoup de choses. Cette théorie nous enseigne que la douleur est le résultat de nombreuses interactions et d'échanges d'information à plusieurs niveaux de notre système nerveux – dans des milliards de cellules nerveuses, dans la moelle épinière et dans le cerveau. Notre corps, nos sentiments et nos émotions, nos pensées et nos croyances, de même que bien d'autres facteurs, jouent un rôle dans l'expérience de la douleur. Le cerveau est le siège de la douleur. Le corps et l'esprit sont intimement liés. Ils ont une influence constante l'un sur l'autre.

Mais ça n'est pas tout. La *théorie du passage contrôlé* a permis d'expliquer dans une très large mesure les phénomènes qui surviennent lors de l'acheminement de l'influx nerveux vers la moelle épinière. Mais que se passe-t-il dans le cerveau lui-même? Les réponses à cette question proviennent de différentes sources : les recherches avancées en imagerie du cerveau, les études sur les facteurs génétiques ayant une influence sur la douleur, les recherches sur le système immunitaire et notre réponse au stress,

ainsi que la récente *théorie de la neuromatrice* du Dr Melzack.

Selon cette dernière pas moins de sept zones du cerveau – et peut-être davantage – seraient actives lorsque nous éprouvons de la douleur. Certaines de ces régions du cerveau contrôlent nos émotions, notre pensée (les fonctions cognitives) et le traitement des sensations corporelles. Ces sensations corporelles comprennent les stimuli susceptibles de provoquer la douleur, mais aussi le toucher, la vue, l'ouïe et d'autres sensations corporelles. Ces zones du cerveau sont reliées les unes aux autres au moyen d'un réseau complexe et étendu de cellules nerveuses et grâce à l'action des neurotransmetteurs. Le Dr Melzack a appelé ce réseau « neuromatrice ». La neuromatrice a pour fonction d'organiser le flux gigantesque d'information acheminé à notre cerveau pour que nous ressentions notre corps comme un tout cohérent. La génétique est principalement responsable de la façon dont ce réseau se développe initialement. Par la suite, cependant, de nombreux facteurs affectent la façon dont ce réseau se modifie et influence la manière dont nous sentons notre corps.

Jetez un coup d'œil à la Figure 1.1. On y voit que l'information acheminée à ce réseau dans le cerveau provient d'au moins trois sources différentes. Nos pensées et nos émotions, positives ou négatives, influencent l'activité de ce réseau. Les impulsions nerveuses en provenance de toutes les parties de notre corps, de la peau, des muscles, des tissus, des yeux, des oreilles, etc., influencent ce réseau. Celui-ci traite l'information reçue et génère un schéma d'impulsions nerveuses. Si notre cerveau décode ce schéma

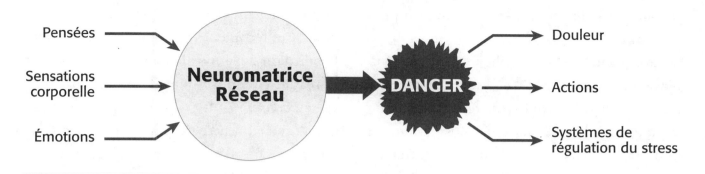

Figure 1.1 **La douleur et le cerveau**

comme représentant un « danger », plusieurs phénomènes sont alors déclenchés.

- Nous ressentons la douleur, son emplacement, son intensité et sa nature (douleur aiguë, sourde, horrible, sensation de brûlure, etc.).

- Nous réagissons afin de protéger notre corps. Pensez à l'orteil que vous avez heurté. Vous vous mettez à sautiller, vous levez votre pied et vous frictionnez votre orteil. Il se peut que vous décidiez d'éviter de marcher et de vous asseoir jusqu'à ce que votre orteil ne fasse plus mal. Souvent, nous avons des réactions inconscientes comme de contracter nos muscles ou de retenir notre souffle. De tels mouvements peuvent même se produire pendant notre sommeil.

- Des substances neurochimiques sont libérées dans l'ensemble de notre système nerveux et de notre cerveau afin de contrôler le stress causé par la douleur. Il s'agit d'hormones de stress qui mobilisent notre corps pour l'action, d'hormones libérées par notre système immunitaire afin de combattre l'inflammation, des hormones sexuelles comme l'œstrogène, des substances apparentées à la morphine, comme les endorphines, qui ont pour effet de diminuer la douleur, pour ne nommer que celles-là.

La chose la plus difficile à comprendre est probablement le fait que la douleur n'est pas la blessure. C'est l'évaluation que fait notre cerveau du danger. C'est la raison pour laquelle il n'y a pas de corrélation exacte entre la force d'un stimulus, la sévérité de la blessure qu'il cause et le degré de douleur que nous ressentons. Par conséquent, deux personnes peuvent ressentir des sensations très différentes face à la même situation potentiellement douloureuse. Une personne peut vivre des douleurs atroces tandis qu'une autre ressent une faible douleur ou de l'inconfort. Autre cas de figure, une même personne peut ressentir une douleur extrême dans une certaine situation et pas dans une autre, alors que les dommages aux tissus sont exactement semblables ou que ces derniers n'ont subi aucun dommage. La raison en est que notre système nerveux central et notre cerveau traitent activement l'information qu'ils reçoivent et en évaluent la signification pour notre personne à l'instant et dans le lieu spécifiques où nous nous trouvons et tente de répondre à la question : sommes-nous ou pas en danger?

La douleur est donc un phénomène très complexe. Beaucoup de recherches restent encore à faire avant que nous puissions répondre à toutes les questions que nous nous posons encore à son sujet. Mais nous n'avons pas à attendre jusque-là pour agir et gérer notre douleur. Les résultats des recherches scientifiques mettent en évidence le rôle important que jouent les pensées, les émotions et les sensations physiques dans l'expérience de douleur, à tous les niveaux du système nerveux et du cerveau. C'est la raison pour laquelle ce livre met l'accent sur des méthodes afin d'utiliser votre esprit et votre respiration pour calmer vos pensées et vos émotions. Ces techniques peuvent aider à refermer le portillon de la moelle épinière et influencer le réseau complexe de cellules nerveuses de votre cerveau. Ce livre insiste aussi sur le fait que l'exercice, l'activité physique normale, ne posent aucun danger pour vous. En fait, une augmentation de votre activité physique peut modifier la façon dont votre cerveau traite l'information sur le mouvement et les sensations physiques. La bonne nouvelle, c'est que vous pouvez apprendre à apaiser votre système nerveux, à diminuer votre stress et entraîner votre cerveau à réagir autrement, afin de vivre plus heureux et en meilleure santé.

Différence entre douleur aiguë et chronique

Il n'existe pas de définition entièrement satisfaisante de la douleur chronique. Une idée fausse très répandue est que la douleur chronique est comme la douleur aiguë, sauf qu'elle est persistante. La douleur aiguë et la douleur chronique présentent plusieurs différences très importantes. Pour faire face à votre douleur chronique et mieux la gérer, il est essentiel de comprendre ces différences, indiquées au Tableau 1.2, à la page 11. Il est aussi important que votre famille comprenne ces différences, parce qu'un réseau de soutien bien informé est un élément essentiel du succès d'un plan d'autogestion de la douleur.

Douleur aiguë

Nous avons tous à un moment ou un autre ressenti une douleur aiguë. Qu'il s'agisse de l'orteil heurté dont il a été question à la page 7, d'un mal de gorge, d'une rage de dents ou des retombées d'une chirurgie, ces douleurs ont une cause identifiable et disparaissent généralement une fois la guérison achevée. Dans de telles situations, la douleur est un élément très important du système de défense de l'organisme car il nous signale le danger et le mal. Elle joue un rôle de survie car nous lui prêtons attention. Nous réagissons et faisons tout notre possible pour la soulager.

Les mécanismes biologiques de la douleur aiguë ont été étudiés en détail et sont bien compris. Une blessure ou une maladie provoque l'ouverture du portillon dans la moelle épinière (voir page 6) afin de permettre à l'influx nerveux de se rendre au cerveau. En même temps, le cerveau et la moelle épinière libèrent des substances qui déclenchent le processus de guérison et nous aident à surmonter la douleur (voir Figure 1.1, page 9).

Tableau 1.2 **Différence entre douleur aiguë et chronique**

	Douleur aiguë	**Douleur chronique**
Durée	Courte ou limitée dans le temps.	À long terme. Persiste plus longtemps que le temps normal de guérison.
Intensité	Souvent intense, selon la cause.	Elle varie en intensité, allant de faible à insoutenable.
Localisation	Le plus souvent localisée dans une partie du corps.	Une ou plusieurs parties du corps peuvent être affectées.
Fonction	A une valeur de survie. Elle sonne l'alarme lorsqu'il y a danger ou blessure et nous incite à réagir.	N'a pas de valeur de survie. Elle n'agit plus pour nous avertir d'un danger.
Cause	Le mécanisme biologique de la douleur aiguë est assez bien compris. Elle est généralement provoquée par des dommages à des tissus.	Les mécanismes biologiques de la douleur sont amplifiés et exagérés. Le cerveau interprète erronément les impulsions nerveuses comme signalant un « danger », alors que les tissus affectés sont guéris.
Réponse émotionnelle	Elle est associée à l'anxiété et à la peur, mais ces émotions se dissipent.	Associée à l'irritabilité, la fatigue, le sentiment d'impuissance, l'isolement, etc. La douleur chronique est une forme de stress chronique.
Diagnostic	Généralement précis.	Souvent difficile.
Traitement	Les traitements sont généralement efficaces et la guérison est chose normale.	Plusieurs traitements sont mis à contribution. L'objectif consiste à calmer le système nerveux et à entraîner votre cerveau à réagir autrement.
Rôle de l'activité et de l'exercice	Le repos est souvent idéal pour remédier à la douleur aiguë. Le repos favorise la guérison.	Un équilibre entre activité et repos est essentiel. La guérison des tissus endommagés a déjà eu lieu.
Rôle du/des professionnel(s) de la santé	Diagnostiquer et traiter.	Renseigner et conseiller.
Rôle de la personne souffrante	Suivre les recommandations de traitement	Apprendre à gérer sa propre douleur et faire équipe avec les professionnels de la santé.

Il est important de bien comprendre qu'en raison de la fonction de survie que remplit la douleur aiguë, nous gérons celle-ci d'une toute autre manière que la douleur chronique. Dans ses premières phases, la douleur aiguë peut s'accompagner d'anxiété et de peur. Nous nous demandons : *Quelle est la cause de cette douleur? Quelle ampleur prendra-t-elle? Disparaîtra-t-elle?*

Mais une fois que nous en avons compris la cause et que nous cherchons à y remédier, nous commençons à nous sentir mieux. Notre réaction émotionnelle se résorbe.

Le cerveau donne aussi l'instruction au corps de protéger la zone blessée. Les muscles peuvent alors convulser. En effet, nous pouvons inconsciemment maintenir nos muscles sous tension. Si la douleur est forte, nous nous arrêtons, nous nous reposons et économisons nos forces pour permettre la guérison. Si, par exemple, nous avons subi une chirurgie ou avons attrapé l'influenza et en subissons les douleurs et les courbatures, trop d'activité risque de ralentir la guérison. Il vaut mieux se reposer. Les mécanismes de protection du corps peu à peu disparaissent au fur et à mesure que la douleur se résorbe et que la guérison progresse. Nous reprenons graduellement nos activités et retournons à un rythme de vie normal.

Face à la douleur aiguë, notre rôle ainsi que celui des professionnels de la santé est clair : nous allons chez le médecin pour un diagnostic et pour obtenir conseil sur la façon de se soigner. Dans une très large mesure, nous suivons ces conseils. Normalement, on ne discute pas la nécessité d'une chirurgie en cas de rupture de l'appendice ou de celle de prendre des antibiotiques en cas de broncho-pneumonie. Ces traitements permettent la guérison et, normalement, la douleur disparaît.

Mais qu'en est-il si la douleur ne disparaît pas? Qu'arrive-t-il si le réseau de cellules nerveuses du cerveau continue d'interpréter l'influx nerveux comme un signal de danger, même quand ça n'est plus le cas?

Douleur chronique

On peut classifier la douleur chronique de bien des manières. Dans ce livre, nous abordons deux principaux types de douleurs chroniques. La première est la douleur associée à une maladie chronique. L'arthrite et l'angine de poitrine en font partie. Dans ces cas, la douleur est symptomatique d'une pathologie généralement bien connue, et les méthodes de contrôles de la douleur sont la plupart du temps spécifiques à la maladie en question.

La seconde est la douleur idiopathique. Douleur idiopathique signifie que la douleur n'a pas de cause connue. Les douleurs musculosquelettiques (comme les maux de dos, des épaules et du cou), les coups de fouet cervicaux, la fibromyalgie, les syndromes de douleur chronique localisée, les microtraumatismes répétés, les douleurs post-opératoires, la douleur du membre fantôme, la douleur pelvienne chronique, les douleurs neuropathiques ou névralgiques et la douleur centralisée qui persiste après un accident vasculaire cérébral en sont des exemples. Les maux de tête chroniques et la douleur liée à des affections chroniques peu connues comme le syndrome du côlon irritable, la maladie de Crohn et la cystopathie interstitielle sousmuqueuse en sont d'autres exemples. Ces douleurs peuvent avoir été initialement déclenchées par un événement comme un accident de travail, une petite chute, une chirurgie ou un virus. Parfois, la douleur peut n'avoir aucune origine en particulier. Dans chacun de ces cas, la douleur a commencé par être aiguë, puis, au lieu de disparaître comme cela aurait normalement dû être le cas, elle est restée. Par conséquent, la douleur chronique peut être définie comme une

Les choses à savoir au sujet de la douleur

■ La douleur se situe entièrement dans votre cerveau. Votre cerveau croit que vous êtes en danger et vous demande de réagir.

■ Il n'existe pas de « centre de la douleur » dans le cerveau. Des milliards de cellules nerveuses dans la moelle épinière et dans plusieurs régions du cerveau ont un rôle à jouer dans la douleur.

■ Il n'existe pas de parcours unique par lequel l'influx nerveux acheminé au cerveau est interprété en tant que douleur. Il existe plusieurs parcours. Certains de ces signaux montent de la moelle épinière vers le cerveau et d'autres descendent du cerveau à la moelle épinière.

■ Le système nerveux central et le cerveau sont caractérisés par la « plasticité » (il s'agit de la « neuroplasticité »). Cela signifie que notre système nerveux central et notre cerveau se modifient constamment pour s'adapter aux nouveaux renseignements qu'ils reçoivent. *Nous avons une influence sur notre système nerveux et sur notre cerveau.*

■ On croit qu'au moins 350 gènes participent à la régulation de la douleur.

■ Notre système immunitaire et notre système de réponse au stress jouent un rôle prépondérant dans la régulation de la douleur.

■ Lorsque notre cerveau identifie un danger, notre corps cherche à nous protéger. Cela fonctionne bien dans le cas de la douleur aiguë car nous nous arrêtons, nous nous reposons, ce qui permet à la guérison de s'amorcer. Dans le cas de la douleur chronique, les mécanismes de protection comme la contraction des muscles afin de limiter les mouvements jouent contre nous, car la guérison a eu lieu.

douleur durant plus de trois à six mois, c'est-à-dire au-delà du temps normal de guérison et de récupération.

Contrairement à la douleur aiguë, la douleur chronique peut beaucoup varier en intensité; elle est souvent imprévisible. Certains jours, elle est légère, alors que d'autres jours, elle est très intense. Elle peut affecter une seule zone du corps ou plusieurs. Une fois que la durée normale de guérison est passée, la douleur ne nous prévient plus d'un danger ou d'un mal. Cependant, le réseau de cellules nerveuses du cerveau mésinterprète le schéma d'impulsions nerveuses

qu'il reçoit et continue à signaler que le corps est en danger. Par contre, les tissus endommagés ont guéri complètement ou autant que cela était possible. Dans de telles circonstances, la douleur n'a plus du tout une fonction de survie. Mais il faut continuer à la gérer.

Les mécanismes qui engendrent la douleur aiguë (voir les pages 6 et 7 et la Figure 1.1) s'amplifient et deviennent exagérés dans le cas de la douleur chronique. La guérison devrait normalement apaiser le système nerveux. Au lieu de cela, les cellules nerveuses continuent de réagir même s'il n'y a pas de nouveaux dommages aux tissus et notre cerveau interprète toujours ces signaux comme s'ils signalaient la présence d'un danger. La douleur, les réactions d'incitation à l'action et les réactions de stress ne font que s'amplifier. Imaginez que vous régliez le thermostat à 20° C, mais que votre fournaise ne s'arrête pas et que la température de la maison est à 30° C et ne cesse d'augmenter. Quelque chose ne va pas. Il se peut que ce soit le thermostat, le filage ou la fournaise qui soient défectueux… ou peut-être une combinaison des trois. La douleur chronique est ainsi : il s'agit d'un dérèglement d'un système complexe d'interactions comprenant des milliards de cellules nerveuses, la moelle épinière et le cerveau, sans oublier le système immunitaire, notre système de réponse au stress, ainsi que nos prédispositions génétiques personnelles.

Lorsque notre corps est inondé de signaux nerveux intenses et persistants, interprétés en tant que douleur, notre système nerveux finit par perdre sa capacité à répondre adéquatement. Cela entraîne, avec le temps, une modification fondamentale de la moelle épinière et du cerveau. Celle-ci entraîne, chez certaines personnes, une réactivité plus grande aux signaux de faible intensité provenant du corps. Ces personnes deviennent hypersensibles même aux stimuli de faible intensité qui, normalement, ne devraient pas provoquer de douleur. Dans le cas d'autres personnes, la douleur, qui était initialement localisée dans une seule partie du corps, se propage, causant ainsi une douleur généralisée. C'est pour cette raison que les personnes ne « s'habituent » pas à la douleur chronique : celle-ci change.

Une autre découverte a révélé que, chez les personnes aux prises avec des douleurs chroniques, les taux de certaines substances neurochimiques s'accroissent, alors que ceux d'autres substances décroissent. Par exemple, chez certaines personnes, il y a production excessive de cortisol, ce qui endommage les tissus et provoque encore plus de douleurs chroniques. D'autres personnes ont des taux trop faibles d'endorphines, de sérotonine (importante pour la régulation du sommeil et de l'humeur) et d'autres substances qui jouent un rôle dans la régulation du stress et de la réponse immunitaire. C'est alors comme si leur corps ne pouvait fournir à la demande et produire suffisamment de ces substances neurochimiques. La bonne nouvelle, c'est qu'il y a des moyens permettant de hausser le taux de ces substances neurochimiques dans l'organisme, notamment l'exercice physique, la relaxation, la méditation, la pensée positive et même simplement le rire. L'exercice peut jouer un rôle important dans la gestion de la douleur chronique. Contrairement à la douleur aiguë qui nécessite initialement du repos, vous devez au contraire être actif lorsque vous êtes aux prises avec des douleurs chroniques. L'exercice peut aider votre cerveau à interpréter de nouveau les mouvements de votre corps comme sécuritaires et sans danger.

Il est clair que la réaction émotionnelle face à la douleur chronique est différente de celle que suscite la douleur aiguë. De façon très concrète, la douleur chronique est une forme de stress chronique qui peut s'accompagner, de façon permanente, de tension, d'anxiété, de fatigue, ainsi que d'une multitude d'émotions négatives telles que la frustration et la colère. Un tel état risque d'entraîner un sentiment d'impuissance, de désespoir, voire la dépression. Des questions vous tourmentent inévitablement : *Pourquoi cela m'arrive-t-il? Pourquoi cette douleur ne cesse-t-elle pas? De quel mal suis-je réellement atteint? Comment expliquer à d'autres personnes ce que j'ai alors que je ne le comprends pas moi-même? Qu'est-ce que l'avenir me réserve?* Toutes ces questions et ces préoccupations sont fondées. Par contre, pour aller de l'avant, il vous faut trouver des solutions afin de bien gérer cette douleur et non vous obstiner à en découvrir la cause, car il se peut que vous ne la trouviez jamais. Renseignez-vous plutôt le plus possible sur votre état et sur les moyens de le gérer. Au lieu de faire de votre douleur une obsession, soyez bon envers vous-même et prenez le parti de profiter de la vie, malgré votre condition.

Cela nous amène au type de relation que vous devriez entretenir, en tant que personne souffrant de douleur chronique, avec vos prestataires de soins de santé. Collaboration et partenariat sont les pierres angulaires d'un traitement efficace. Les professionnels de la santé peuvent bien être des experts de la maladie, mais vous êtes l'expert de votre propre vie et de votre expérience quotidienne avec la douleur chronique. Comme vous devez gérer votre état au jour le jour, les conseils et les changements de mode de vie proposés par les professionnels de la santé doivent être basés sur vos besoins.

Si vous souhaitez, au-delà de cette brève introduction, en apprendre davantage sur les concepts entourant la douleur, nous vous invitons à consulter les différentes ressources qui vous sont proposées à la fin de ce chapitre et des autres chapitres de ce livre. Les références indiquées dans la section *Lectures complémentaires* sont d'excellentes sources d'information si vous souhaitez approfondir cet important sujet. Vous trouverez aussi plus d'information sur les stratégies permettant de « fermer le portillon » et sur les façons d'entraîner votre cerveau à réagir autrement aux Chapitres 4 et 5.

Symptômes de la douleur chronique

Contrairement à la douleur aiguë, pour laquelle on s'attend à une récupération pleine et entière, la douleur chronique provoque généralement des symptômes additionnels, au point, parfois, d'empêcher la personne atteinte d'être fonctionnelle. Dans le cas de la douleur chronique, bien des gens croient que les symptômes dont ils souffrent sont dus à la douleur elle-même. Il est vrai que la douleur chronique peut causer de la fatigue, limiter la mobilité, causer un état dépressif, entre autres, mais elle n'en est pas la seule cause. De plus, ces symptômes s'amplifient les uns les autres. Par exemple, un état dépressif s'accompagne d'une grande fatigue et les tensions musculaires réduisent la mobilité, ce qui risque d'entraîner des problèmes de sommeil et par suite une fatigue plus grande encore. La combinaison de ces symptômes aggrave la douleur. Et nous voilà pris dans un cercle vicieux, illustré à la Figure 1.2, qui ne prend fin que si l'on trouve un moyen de briser ce cycle.

Que votre douleur chronique soit causée par une maladie connue comme l'arthrite ou qu'elle soit de nature idiopathique, comme dans le cas de douleurs au bas du dos ou de coups de fouet cervicaux, les problèmes qui en découlent sont similaires (voir la Figure 1.2). La plupart des gens souffrant de douleurs chroniques se sentent aussi fatiguées et manquent d'énergie. Les troubles du sommeil sont aussi fréquents.

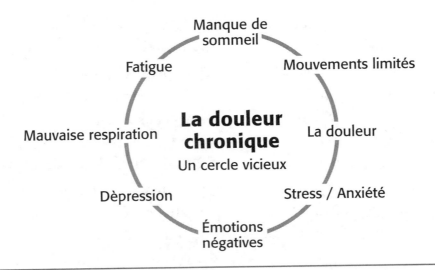

Figure 1.2 **Un cercle vicieux : la douleur chronique et ses symptômes**

En outre, lorsqu'une zone de notre corps nous fait mal, nous avons naturellement tendance à contracter nos muscles dans cette zone afin d'éviter qu'elle ne subisse d'autres lésions. Habituellement, cela est inconscient. Les tensions musculaires restreignent nos mouvements. Par suite, les muscles s'affaiblissent faute d'être suffisamment utilisés. Pour certains, cela peut entraîner des déficiences physiques. La tension musculaire peut aussi raccourcir le souffle et entraver la bonne respiration, de sorte que l'organisme ne reçoit pas suffisamment d'oxygène pour fonctionner de façon optimale, ce qui aggrave le problème de fatigue.

Le stress, l'anxiété et la peur sont d'autres facettes de la douleur chronique. La peur de se déplacer est commune, ainsi qu'une forme d'appréhension face à l'avenir. Les préoccupations peuvent nous miner et provoquer en nous des émotions négatives comme la colère,

la frustration, l'impuissance. Ces émotions, peuvent à leur tour alimenter un sentiment de mélancolie qui, dans certains cas, mène à la dépression. Les sentiments de tristesse et de découragement sont normaux face à un problème comme la douleur chronique. Il est parfois difficile de demeurer joyeux quand votre état physique vous ennuie en permanence et qu'il est peu probable que les symptômes qui vous accablent disparaissent complètement. Toutefois, si ce sentiment de tristesse persiste plus de quelques semaines, il se peut que vous souffriez d'un déséquilibre chimique au niveau du cerveau, apparenté aux symptômes de la dépression. La dépression est liée à la fatigue et plus vous vous sentez déprimé et fatigué, plus la douleur que vous ressentez est intense. Une douleur accrue cause davantage de stress, ce qui vous rend plus fatigué et déprimé. Et ainsi se poursuit le cercle vicieux.

Même problème de douleur chronique, différentes réactions

Frédéric souffre de douleurs chroniques au bas du dos. Il a mal la plupart du temps, ce qui l'empêche de bien dormir. Il a pris une retraite anticipée à cause de ses douleurs. À l'âge de 55 ans, il passe ses journées à la maison assis devant la télévision ou allongé pour se reposer. Il évite la plupart des activités physiques à cause de la douleur, de sa faiblesse et de sa fatigue. Frédéric ne fait guère attention à son alimentation. Il est devenu très irritable. Les visites des petits-enfants, qu'il adore pourtant, semblent le déranger. La plupart des gens, y compris sa propre famille, n'apprécient plus sa compagnie.

Judith, âgée de 66 ans, souffre elle aussi de douleurs chroniques au bas du dos. Elle marche chaque jour plusieurs coins de rue, jusqu'à la bibliothèque du quartier ou jusqu'au parc. Lorsque les douleurs sont fortes, elle fait des exercices de relaxation et s'efforce de se distraire. Elle a appris à planifier ses activités en fonction de son état pour être capable de faire ce qu'elle aime, par exemple, prendre un café avec ses amies ou aller voir ses petits-enfants. Elle arrive même de temps en temps à les garder lorsque sa fille a des courses à faire. Son mari est épaté par sa joie de vivre.

Frédéric et Judith vivent pourtant avec le même mal et font face à des problèmes physiques analogues. Par contre, leur capacité à faire face à la vie quotidienne et à profiter de la vie est très différente. Pourquoi? Cette différence tient en partie à leur attitude face à la douleur chronique. Frédéric a laissé se flétrir ses capacités physiques et émotionnelles, tandis que Judith a appris à jouer un rôle actif dans la gestion de sa douleur. Même si elle a des limites, *elle* conserve le contrôle de sa propre vie plutôt que de le céder à la douleur.

Une bonne attitude ne constitue pas un remède contre la douleur chronique. Cependant, une attitude positive alliée à des habiletés d'autogestion peut vous aider à vivre avec ce problème beaucoup plus sereinement. De nombreuses recherches ont démontré que l'expérience de la douleur, de l'inconfort et de l'incapacité peut être modulée par les circonstances, les croyances, les pensées, l'humeur, ainsi que par l'attention que nous accordons aux symptômes. Par exemple, il a été démontré que des pensées négatives trop nombreuses et une trop grande attention accordée aux sensations douloureuses ont pour effet d'amplifier la douleur et d'augmenter l'incapacité chez les personnes atteintes de douleurs au cou, aux épaules et au dos, d'arthrite, de différents types de douleurs neuropathiques et de la douleur du membre fantôme. Ce qui se passe dans l'esprit d'une personne est tout aussi important que ce qui se passe dans son corps.

Choses importantes à garder à l'esprit afin de combattre la douleur chronique

■ **Vous n'avez rien à vous reprocher.** Vous n'êtes pas responsable de votre douleur, pas plus que vous n'avez échoué à en guérir. La douleur chronique est provoquée par une combinaison complexe de facteurs génétiques, biologiques, environnementaux et psychologiques. Par contre, même si vous n'êtes pas à blâmer pour votre état, il est de *votre* devoir de prendre les moyens nécessaires pour gérer la douleur que vous éprouvez.

■ Ne restez pas seul. Le sentiment d'isolement est un des effets pernicieux de la douleur chronique. Malgré tout le soutien qu'ils vous apportent, votre famille et vos amis ne réalisent pas toujours la lutte que vous menez chaque jour pour surmonter votre mal. Par contre, il y a d'autres gens qui savent personnellement ce que c'est que de vivre avec un mal chronique comme le vôtre. Plusieurs d'entre eux parviennent à le surmonter. Établir contact avec ces gens peut vous aider à vous sentir moins isolé. Ils peuvent vous aider à comprendre ce à quoi il faut vous attendre et vous donner des trucs pour vous aider à gérer les symptômes que vous ressentez, ainsi que vos émotions. Il se peut aussi que vous soyez amené à aider d'autres personnes à surmonter leur situation. Cela peut vous aider à prendre conscience de vos propres forces et vous inciter à jouer un rôle encore plus actif dans la gestion de votre propre douleur. Cette inspiration peut aussi venir de la lecture d'un livre, d'un article ou d'un bulletin qui décrit l'expérience d'une personne atteinte de douleurs chroniques. Ou alors de conversations téléphoniques avec d'autres personnes dans la même situation que vous, en assistant à des séances de groupes de soutien, ou même en participant à des communautés virtuelles sur des sites Web dédiés à votre affection.

■ **Ne vous laissez pas réduire à cette douleur qui vous accable.** Lorsqu'on est atteint de douleur chronique, le centre d'attention devient malheureusement trop souvent cette douleur qui nous accable. Mais vous êtes bien plus que cette douleur, vous êtes une personne! Il est essentiel que vous cultiviez des aspects de votre vie qui vous plaisent. Les petits plaisirs du quotidien peuvent contribuer à contrebalancer les efforts que vous faites pour gérer les symptômes et les émotions désagréables que vous ressentez. Si vous aimez la nature, pourquoi ne pas cultiver quelques plantes ou contempler un beau coucher de soleil? Accordez-vous le plaisir d'être touché(e) ou d'apprécier un bon repas. Recherchez la compagnie de vos proches ou d'amis. Mettez l'accent sur vos habiletés et vos forces, pas sur vos incapacités et vos difficultés. Réjouissez-vous des améliorations, si petites soient-elles. S'il y a une chose qu'enseigne la douleur chronique, c'est de vivre pleinement chaque instant. La douleur que vous éprouvez impose des limites à ce que vous pouvez faire;

Ressources sur le Web

Understanding Pain and What to So about it in Less than Five Minutes. Hunter Integrated Pain Service (HIPS). Australie. YouTube, 5 min

Why Things Hurt. Dr. Lorimer Moseley. Conférence TED Talks. YouTube, 14 min 33 s

cependant, il y a bien des moyens par lesquels vous pouvez améliorer votre niveau de fonctionnalité, votre sentiment de maîtrise sur votre propre vie et votre plaisir de vivre.

■ **La maladie peut se révéler une occasion.** Aussi étrange que cela puisse paraître, les défis posés par la douleur chronique peuvent être le moteur d'une croissance personnelle. La douleur peut vous inciter à réévaluer ce qui est réellement important, à revoir vos priorités et à prendre des avenues jusqu'alors insoupçonnées.

David est atteint de douleurs chroniques à la hanche et à la jambe depuis qu'il a subi un accident de voiture. Il souffre encore de douleurs, après 15 ans et quatre chirurgies. Il s'est inscrit dans un groupe de soutien pour trouver de l'aide afin de surmonter sa situation. Il est aujourd'hui directeur d'une association nationale contre la douleur chronique. Avant son accident, il n'aurait jamais cru avoir les qualités d'un leader. La douleur chronique, dit-il, lui a enseigné à être persévérant et à canaliser ses énergies vers un but. La clé, pour lui, est « le sentiment d'être engagé et de contribuer à aider les autres ».

La douleur chronique nécessite souvent un changement de mode de vie. Pour pouvoir continuer à faire certaines de leurs activités favorites, les personnes souffrant de douleur chronique doivent faire des choix sensés et futés. Ils peuvent choisir de passer plus de temps à cultiver leurs relations avec leur famille et leurs amis ou reprendre un vieux hobby qu'ils aiment. Prenons le cas de Mélanie, qui souffre de fibromyalgie depuis trois ans. Elle adore la musique et a appris à jouer de la guitare lorsqu'elle était plus jeune, mais cela faisait des années qu'elle n'avait pas joué parce qu'elle était trop occupée. Après qu'on lui eût découvert cette maladie, elle s'est remise à jouer et s'est fait tout un nouveau réseau d'amis dans sa ville et sur Internet. Elle a le sentiment que sa vie s'est enrichie grâce à la musique et à ses nouveaux amis. Il est difficile de vivre avec la douleur chronique, cela est indéniable, et cela vous ferme certaines portes, mais vous pouvez aussi, tout comme Mélanie, décider d'en ouvrir de nouvelles.

Lectures complémentaires

Pour en apprendre davantage sur les sujets abordés dans ce chapitre, nous vous suggérons d'explorer les ouvrages suivants :

Beaulieu, P. 2008. *Repenser la douleur: pari multidisciplinaire: actes du premier.* P.U. Montréal.

Beaulieu, P. 2011. *La douleur chronique.* Les Presses de l'Université de Montréal.

Beaulieu, P. 2013. *La douleur : Guide pharmacologique et thérapeutique.* Maloine.

Bergeron, D. 2011. *Gestion de la douleur chronique par les infirmières des groupes de médecine de famille* (Dissertation de Maitrise). Accessible à http://savoirs.usherbrooke.ca/bitstream/handle/11143/5562/MR90990.pdf;sequence=1

Berquin, A. & Grisart, D. 2016. *Les défis de la douleur chronique.* Bruxelles : Mardaga.

Chauffour-Ader, C. & Daydé, M-C. 2016. *Comprendre et soulager la douleur.* Rueil-Malmaison : Éditions Lamarre.

Le Gezik, A. 2016. *Sur une échelle de 1 à 10.* Mérignac : Éditions Vents Salés.

Marchand, S. 2009. *Le phénomène de la douleur : Comprendre pour soigner.* Issy-les- Moulineaux : Elsevier-Masson.

Nkayé, E. 2015. *Une problématique de la douleur chronique.* Paris : L'Harmattan.

Plante, S. 2011. *Vaincre la douleur et la maladie 2e édition.* Quebecor.

Plante, S. 2016. *Guérir au lieu de souffrir : les solutions.* Montréal (Québec) : Les Éditions Québec-Livres.

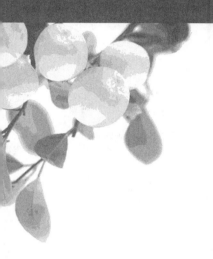

CHAPITRE 2

Comment devenir un autogestionnaire actif

Certaines personnes gèrent la douleur chronique en se mettant en retrait de la vie. Ils se reposent la majeure partie du temps, fréquentent de moins en moins de gens et se mettent même parfois en retrait de leur propre famille. La douleur devient le centre de leur existence. D'autres personnes souffrant des mêmes problèmes et des mêmes symptômes parviennent, au contraire, à continuer à vivre leur vie pleinement. Ils changent parfois d'activités et de façons de faire. Ils refusent peut-être parfois de faire certaines activités qu'ils faisaient auparavant, mais de façon générale ils continuent à mener une vie active et bien remplie.

La différence entre ces deux extrêmes n'a rien à voir avec la douleur elle-même; elle tient plutôt à la façon dont ces personnes décident de gérer la douleur chronique. Notez l'utilisation du verbe *décider*. L'autogestion est toujours une question de décision: la décision de demeurer actif ou la décision de ne rien faire; la décision de demander de l'aide ou de souffrir en silence. Le livre est conçu pour vous aider à prendre ces décisions.

N'oubliez pas: En ce qui a trait à votre santé, c'est *vous* qui êtes aux commandes. Comme pour la gestion d'une entreprise ou celle de votre foyer, vous êtes responsable des tâches suivantes:

1. Identifier le problème auquel vous êtes confronté et trouver des solutions pour le résoudre.

2. Déterminer ce que vous voulez accomplir.

3. Passer à l'action en établissant votre objectif et en évaluant les options qui s'offrent à vous pour le réaliser.

4. Établir un plan d'action à court terme.

5. Réaliser votre plan d'action.

6. Évaluer les résultats.

7. Apporter des ajustements à votre plan à mi-parcours, au besoin.

8. Vous récompenser pour vos succès.

Ce chapitre vous donnera un coup de pouce en vue d'accomplir les tâches définies dans cette liste de responsabilités. Comme toute autre habileté, l'autogestion active doit faire l'objet d'un apprentissage et doit être mise en application. Ce chapitre vous met sur la bonne voie en vous présentant les trois outils d'autogestion les plus importants: la résolution de problèmes, la prise de décision et le passage à l'action.

Commençons par la résolution de problèmes.

Résolution de problèmes

Les problèmes, parfois, se manifestent d'abord par un sentiment de malaise diffus. Disons que vous êtes mécontent, mais ne savez pas exactement pour quelle raison. Votre premier objectif est d'identifier le problème qui vous tracasse. En y regardant de plus près, vous comprenez que vous vous ennuyez de parents qui vous sont chers, mais qui vivent loin de vous. Vous êtes parvenu à identifier ce qui vous tracassait et vous évaluez les différents moyens vous permettant d'y remédier. Vous décidez d'aller les voir.

Par le passé, vous êtes toujours allé en voiture, mais maintenant, la conduite vous fatigue. Vous envisagez de partir à midi plutôt que tôt le matin et de faire le voyage en deux jours plutôt qu'un seul, ou sinon de demander à un ami de vous accompagner pour partager le volant. Mais vous arrivez à la conclusion qu'aucune de ces deux solutions n'est pratique, alors vous pensez à d'autres moyens de transport. Un train s'arrête à proximité de votre destination. L'avion serait aussi une bonne solution. Vous comparez les prix des billets d'avion et de train et optez pour le train.

Ce voyage vous paraît tout de même une montagne, alors vous dressez la liste de toutes les choses à faire pour qu'il devienne réalité. Vous devez trouver un bon moment pour y aller, acheter votre billet de train, penser au port des bagages, vous assurer que vous êtes en mesure de franchir le marchepied pour monter à bord du train et en descendre, évaluer s'il vous est possible de marcher à bord du train en mouvement pour vous rendre au wagon-restaurant ou aux toilettes et planifier votre transport vers la gare. Tous ces aspects peuvent être inclus dans un plan d'action.

Pour entreprendre l'élaboration de votre plan d'action, vous vous promettez de téléphoner cette semaine à la compagnie ferroviaire pour savoir si elle peut vous offrir de l'assistance. Vous prenez aussi la résolution de faire une petite promenade chaque jour et de monter et descendre quelques marches afin d'être plus solide sur vos jambes. Puis, vous exécutez votre plan d'action en téléphonant à la compagnie ferroviaire et en entreprenant votre programme de marche.

Une semaine après, vous évaluez les résultats. Un seul appel vous permet d'obtenir réponse à plusieurs de vos questions. La compagnie ferroviaire offre de l'assistance aux personnes ayant des problèmes de mobilité et est en mesure de répondre à plusieurs de vos préoccupations. Par contre, même si vous marchez un peu mieux, vous vous sentez encore instable. Vous apportez une modification à votre plan d'action et demandez l'avis d'un physiothérapeute. Celui-ci vous recommande d'utiliser une canne ou un bâton de marche. Vous n'êtes pas très chaude à l'idée d'utiliser une canne, mais vous réalisez que cela vous donnera la stabilité qu'il faut dans un train en mouvement.

Vous avez résolu un certain nombre de problèmes afin de réaliser votre objectif de partir en voyage. L'exemple précédent illustre quelques étapes d'un processus de résolution de problèmes. Dans les pages qui suivent, nous abordons plus en détail les différentes étapes que comporte une démarche de résolution de problèmes.

Les étapes de la résolution de problèmes décrites ci-dessous sont résumées au Tableau 2.1:

1. **Identifier le problème.** Il s'agit de l'étape initiale et principale du processus de résolution de problèmes – et généralement la plus difficile aussi. Vous pouvez, par exemple, anticiper des difficultés à monter et descendre les escaliers du train, mais il peut falloir chercher davantage pour comprendre que le véritable problème qu'il vous faut résoudre est votre peur de faire une chute.

2. **Dressez la liste des idées que vous avez en vue de résoudre le problème.** Il se peut que vous trouviez plusieurs bonnes idées par vous-même. Vous pouvez solliciter aussi celles de vos amis, de votre famille, des membres de votre équipe de professionnels de la santé ou faire appel à des ressources communautaires. Mais souvenez-vous: ces personnes ne peuvent vous aider sans que vous identifiiez et décriviez clairement votre problème. Par exemple, il y a une grande différence entre le fait d'affirmer que vous n'arrivez pas à marcher parce que vous avez mal aux pieds et celui d'affirmer que vos pieds vous font mal parce que vous ne trouvez pas de chaussures de marche qui vous font correctement. La première affirmation est une doléance imprécise, la seconde fait part d'un problème précis pouvant être corrigé.

Tableau 2.1 **Étapes de la résolution de problèmes**

1. Identifier le problème.
2. Dressez la liste des idées que vous avez en vue de résoudre le problème.
3. Choisissez une de ces idées et essayez-la.
4. Évaluez les résultats.
5. Essayez-en une deuxième si la première ne fonctionne pas.
6. Faites appel à des ressources extérieures.
7. Acceptez qu'il n'est peut-être pas possible de résoudre ce problème pour le moment.

3. **Choisissez une de ces idées et essayez-la.** Commencez par essayer l'idée qui vous semble la plus prometteuse. En l'essayant, gardez à l'esprit que les nouvelles activités peuvent s'avérer difficiles parfois. Assurez-vous de laisser à cette solution potentielle ses chances de réussite avant de conclure qu'elle ne fonctionne pas.

4. **Évaluez les résultats.** Après avoir essayé de bonne foi votre idée, évaluez les résultats obtenus. Si votre idée a fonctionné, le problème est résolu.

5. **Essayez-en une deuxième si la première ne fonctionne pas.** Si le problème subsiste, essayez une deuxième idée parmi votre liste.

6. **Faites appel à des ressources extérieures.** Si vous ne trouvez pas une solution au problème par vous-même, sollicitez votre famille, vos amis et vos prestataires de soins de santé pour obtenir de nouvelles idées.

7. **Acceptez qu'il n'est peut-être pas possible de résoudre ce problème pour le moment.** Si vous avez essayé toutes vos idées sans succès, il se peut que votre problème soit insoluble pour le moment. Vous devrez alors l'accepter. C'est parfois difficile. Par contre, le fait qu'un problème ne puisse être résolu dans l'immédiat ne signifie pas qu'il ne pourra jamais l'être. Cela ne signifie pas non plus que d'autres problèmes ne peuvent être résolus. Si votre route semble entravée, il y a probablement d'autres chemins qui n'attendent qu'à être découverts. Ne renoncez pas. Persévérez.

Prendre des décisions

Tout comme la résolution de problèmes, la capacité à prendre des décisions est un outil précieux. Les étapes du processus de prise de décision ressemblent à celles de la résolution de problèmes. Les voici:

1. **Identifiez les options qui s'offrent à vous.** Parfois, vos options se résument simplement à choisir entre modifier un de vos comportements ou ne pas le modifier. Par exemple, il se peut que vous ayez à décider de vous faire aider pour l'entretien ménager ou de continuer à vous en occuper vous-même.

2. **Identifiez ce que vous désirez.** Il se peut que vous souhaitiez continuer à mener votre vie le plus normalement possible ou que vous préfériez passer davantage de temps avec votre famille. Peut-être que vous en avez assez de certaines corvées comme de déneiger l'allée ou de tondre le gazon. La découverte de vos valeurs profondes (par exemple, l'importance de votre famille et de vos amis) peut vous aider à établir vos priorités. La découverte de vos valeurs et de vos aspirations peut aussi être une source de motivation pour changer.

3. **Identifiez le pour et le contre pour chacune des options.** Inscrivez le plus d'éléments possible dans chacune des deux colonnes.

4. **Donnez une cote à chaque élément positif et négatif de votre liste.** Cotez chaque élément positif ou négatif sur une échelle de 0 à 5, 0 signifiant « sans aucune

Vivre avec l'incertitude

Il est difficile de vivre dans l'incertitude. Le diagnostic d'un problème de douleur chronique ébranle notre sentiment de sécurité et de contrôle. Cela peut faire peur. Même quand nous sommes pris en charge par des professionnels de la santé pour des traitements en cours, ou de nouveaux traitements, l'incertitude demeure.

Lorsqu'on est aux prises avec un problème de douleurs chroniques, ce sentiment d'incertitude devient un élément important de notre vie. Notre santé future demeure incertaine. Nous nous demandons si nous pourrons continuer à faire les choses que nous voulons et aimons faire et avons besoin de faire. Beaucoup de gens ont de la difficulté à prendre des décisions tout en acceptant l'incertitude. Il s'agit là d'une des tâches d'autogestion les plus difficiles à accomplir. Si vous vous sentez tenaillé par l'incertitude devant vos douleurs chroniques, sachez que c'est une réaction parfaitement normale et que vous pouvez apprendre à la gérer.

importance » et 5 voulant dire « extrêmement important ».

5. **Additionnez les scores de chacune des colonnes et comparez les résultats.** Vous devriez choisir l'option dont le total est le plus élevé. Les totaux sont proches ou si vous n'êtes toujours pas certain, passez à l'étape suivante.

6. **Écoutez votre instinct viscéral.** Par exemple, le fait de reprendre le travail à temps partiel vous semble-t-il être la bonne chose à faire? Si c'est le cas, vous avez probablement déjà pris votre décision. Si ce n'est pas le cas, ce que vous ressentez devrait probablement l'emporter sur tout calcul.

Un exemple de prise de décision est présenté à la Figure 2.1. Vous trouverez un tableau vierge à la Figure 2.2.

Dans l'exemple de la Figure 2.1, la décision est clairement de trouver de l'aide pour l'entretien ménager parce que le score total des « pour » (11) est nettement supérieur au score des « contre » (7). Si vous sentez aussi de façon instinctive que la décision que vous indique cette méthode est la bonne, vous tenez la réponse.

À vous, maintenant! Essayez de prendre une décision en utilisant le tableau de la Figure 2.2. Vous pouvez écrire dans le livre.

Passer à l'action

Nous venons de voir comment identifier les problèmes et prendre des décisions difficiles. Ces premières étapes sont très importantes, mais, bien souvent, savoir quoi faire n'est pas suffisant. Il faut passer à l'action. Nous vous suggérons de commencer par faire une chose

Figure 2.1 **Exemple de prise de décision**

Dois-je obtenir de l'aide pour les tâches ménagères?

Pour	Score	Contre	Score
J'aurai plus de temps pour moi	4	Ça coûte cher	3
Je me fatiguerai moins	4	Il est difficile de trouver quelqu'un de fiable	1
Ma maison sera plus propre	3	Cette personne ne fera pas les choses à ma façon	2
		Je ne veux pas d'étranger dans ma maison	1
Total	11		7

Figure 2.2 **Décision à prendre**

Décision à prendre

Pour	Score	Contre	Score
Total			

à la fois. Dans les pages suivantes, nous abordons les étapes à suivre pour passer à l'action. Tout d'abord, fixez-vous un objectif et évaluez les options qui s'offrent à vous pour atteindre cet objectif. Puis, établissez un plan d'action à court terme.

Établir vos objectifs

Avant de passer à l'action, vous devez d'abord savoir ce que vous voulez faire. Énoncez votre objectif de façon claire et réaliste. Une personne souhaitait parvenir à grimper les 20 marches menant à la maison de sa fille pour prendre part à un repas familial du temps des fêtes. Une autre voulait surmonter sa fatigue pour assister à un cours du soir une fois par semaine. Un monsieur voulait continuer à faire de la motocyclette régulièrement, même s'il n'arrivait plus à manier sa moto de 450 kilos comme avant.

Prenez quelques minutes pour écrire vos objectifs dans le tableau de la Figure 2.3. Ajoutez des lignes supplémentaires au besoin.

Figure 2.3 **Objectifs**

_____

_____

_____

_____

_____

Faites un astérisque (★) à côté de l'objectif que vous souhaitez réaliser en premier.

Évaluez les options qui s'offrent à vous

Il existe plusieurs moyens pour atteindre un objectif. Par exemple, notre personne qui souhaite grimper 20 marches pourrait s'exercer tout d'abord à monter quelques marches chaque jour, entreprendre un programme de marche progressif, ou simplement demander à ce que la rencontre familiale ait lieu à un autre endroit. Le monsieur qui aimerait suivre des cours du soir peut prévoir des périodes de repos durant la journée, faire de petites sorties, proposer à un ami de s'inscrire au cours lui aussi pour lui venir en aide au besoin, ou faire part à son équipe de soins de santé de son problème de fatigue. Notre motocycliste pourrait s'acheter une moto plus légère ou une moto à trois roues, se servir d'un side-car pour stabiliser sa moto ou y installer des roues stabilisatrices de chaque côté.

Comme vous pouvez le constater, il existe plusieurs options pour atteindre ces objectifs. Votre tâche consiste à faire la liste de ces options, puis d'en choisir une ou deux et de les essayer.

Il est parfois difficile de penser seul à toutes les options. Si c'est votre cas, sollicitez les idées de membres de votre famille, d'amis ou de professionnels de la santé. Vous pouvez aussi téléphoner à l'American Chronic Pain Association ou à la Coalition canadienne contre la douleur pour demander conseil. Vous pouvez aussi chercher des options sur Internet. Par contre, évitez de demander aux autres ce que vous *devriez* faire; demandez-leur plutôt des *suggestions* par rapport à ce que vous pourriez faire. Il s'agit d'une distinction subtile mais importante. Il est toujours bon d'avoir une liste d'options bien fournie. Toutefois, en fin de compte, ce sera à *vous* de les classer par ordre de priorité et d'essayer celles qui semblent les plus prometteuses.

Une petite mise en garde: vous pourriez ne pas considérer sérieusement certaines options, les pensant irréalisables. Ne sautez jamais aux conclusions avant d'avoir analysé en détail une option. Une dame que nous connaissons a vécu toute sa vie dans la même ville et elle pensait tout connaître des ressources de sa collectivité. Lorsqu'elle a eu des démêlés avec son assurance santé, une amie à elle, qui habite dans une autre ville, lui a suggéré de communiquer avec un conseiller en assurances. Elle a rejeté la suggestion de son amie car elle était certaine qu'un tel service n'existait pas dans sa ville. Ça n'est que lorsque son amie lui a rendu visite et a appelé l'Area Agency on Aging (qui existe dans la plupart des comtés aux États-Unis) que cette dame a découvert qu'il existait à proximité trois services conseils en assurances. Il y a aussi notre motocycliste qui pensait que de poser des roues stabilisatrices sur sa Harley-Davidson était une idée folle. Il passa outre son scepticisme et étudia cette possibilité... qui lui permit de continuer à faire des excursions à moto une autre quinzaine d'années. Par conséquent, ne présumez jamais de rien. Les suppositions sont de grandes ennemies de l'autogestion.

À la Figure 2.4, inscrivez une liste d'options qui vous permettraient de réaliser votre objectif principal. Mettez un astérisque (★) à côté des deux ou trois options que vous préférez.

Une dernière note à propos des objectifs: ce ne sont pas tous les objectifs qui sont réalisables. La douleur chronique peut vous obliger à renoncer à certaines options. Si cela est votre cas, ne vous appesantissez pas sur ce que vous ne pouvez pas faire. Concentrez

Figure 2.4 **Options**

_____

_____

_____

_____

_____

plutôt vos efforts sur un autre objectif que vous aimeriez réaliser. Un monsieur en fauteuil roulant que nous connaissons nous parle du 90 % de choses qu'il *peut* faire—pas du 10 % auquel il a dû renoncer. Il consacre sa vie à développer ce 90 % au maximum.

Établir un plan d'action à court terme

Une fois que vous avez choisi l'objectif que vous voulez réaliser et que vous avez réduit votre liste d'options, vous devriez avoir une assez bonne idée de là où vous vous en allez. Par contre, il se peut que le chemin qui vous attend vous paraisse insurmontable. *Comment ferai-je pour bouger? Comment arriverai-je à jardiner de nouveau? Comment pourrai-je* _____? (C'est vous qui complétez la question.) Un des problèmes avec les objectifs, c'est qu'ils ressemblent souvent à des rêves. Ils sont si grands, si éloignés ou si difficiles à atteindre que nous nous sentons écrasés; nous n'essayons même pas de les réaliser.

Le secret est de ne pas tenter de tout faire à la fois. Pensez plutôt à ce que vous pouvez, de façon réaliste, accomplir au cours de la prochaine semaine. Nous appelons cela un plan d'action. Un plan d'action est à court terme, est faisable, et vous place sur le chemin qui mène à la réalisation de votre objectif.

Les plans d'action sont sans conteste vos outils d'autogestion les plus importants. Ils vous aident à accomplir ce que vous savez devoir faire afin d'atteindre les objectifs qui vous tiennent à cœur. À titre d'exemple, la plupart des personnes souffrant de douleurs chroniques sont en mesure de marcher. Certains peuvent à peine traverser le salon, d'autres sont en mesure de faire un demi pâté de maisons. Plusieurs sont à même de marcher sur une distance de plusieurs coins de rues et certains sur plusieurs kilomètres. Par contre, peu d'entre eux se sont donné un programme systématique d'exércice pour améliorer leur capacité de marche. Dans les pages qui suivent, nous discutons des étapes à suivre pour élaborer un plan d'action réaliste.

Vous devez tout d'abord décider de ce que vous allez faire pour la semaine en cours. Pour la personne qui souhaite arriver à grimper 20 marches, l'objectif de la première semaine peut être de grimper trois marche, quatre jours d'affilée. L'homme qui désire continuer à faire de la moto peut consacrer une demi-heure, au cours de deux journées différentes, à la recherche de modèles de moto plus légers et de roues stabilisatrices pour motocyclettes.

Faites-en sorte que votre plan comporte des actions bien définies. À titre d'exemple, au lieu de planifier simplement de « perdre du poids » (qui n'est pas une action en soi, mais le résultat d'une action), prévoyez « boire du thé pour accompagner les repas plutôt que des boissons gazeuses ».

En répondant aux questions suivantes, vous pourrez définir votre plan de façon plus spécifique:

■ QU'EST-CE QUE vous comptez faire exactement? Si, par exemple, votre objectif est de perdre du poids, allez-vous marcher? Manger moins? Utiliser des techniques pour détourner votre attention de la nourriture? Encore une fois, énoncez des gestes spécifiques. « Perdre une livre cette semaine » n'est pas un plan d'action parce que cet énoncé ne comporte pas de mesure spécifique; par contre, l'énoncé « Quatre soirs cette semaine, respecter le mot d'ordre de ne plus manger après le souper » correspond à un bon plan d'action.

■ COMBIEN ? Les réponses à cette question seront énoncées en durée, en distance, en nombre de répétitions ou en quantités. Ferez-vous des exercices de relaxation pendant 15 minutes? Marcherez-vous sur une distance d'un pâté de maisons ou monterez-vous les escaliers deux fois tous les après-midis? Mangerez-vous des demi-portions au dîner et au souper?

■ QUAND? Dans ce cas-ci aussi, vous devez être précis: avant le dîner, sous la douche, à votre retour du travail... Lier un plan d'action à une habitude que vous avez déjà est une bonne stratégie pour induire votre nouveau comportement et vous assurer de faire ce que vous avez prévu dans votre plan d'action. Par exemple, prenez votre nouveau médicament au moment de vous brosser les dents. Accomplissez votre nouvelle activité juste avant l'une de vos activités favorites comme de lire le journal ou de regarder l'une de vos émissions préférées à la télé.

■ **SELON QUELLE FRÉQUENCE?** C'est un peu plus délicat. Nous voudrions bien accomplir chaque jour les activités prévues à notre plan d'action, mais cela n'est pas toujours possible. Nous vous recommandons donc de viser dans un premier temps une fréquence de trois ou quatre fois par semaine. Si vous parvenez à accomplir votre activité plus souvent, tant mieux. Par contre, si vous êtes comme la majorité des gens, vous sentirez moins de pression si vous pouvez vous limiter à accomplir votre activité quelques fois par semaine et en tirer tout de même un sentiment de réussite. (Les médicaments sont une exception: vous devez les prendre exactement selon les directives de votre professionnel de la santé.)

D'autres lignes directrices générales peuvent aussi vous aider à développer votre plan d'action. Tout d'abord, ce plan d'action doit concerner quelque chose que *vous* avez envie d'accomplir. Ne faites pas de plan d'action pour faire plaisir à votre famille, à vos amis ou à votre médecin.

Deuxièmement, « commencez à votre niveau » et commencez doucement. Si vous n'êtes capable de marcher qu'une minute, débutez votre programme de marche en marchant une seule minute aux heures ou aux deux heures, pas en tentant de marcher la distance d'un pâté de maison. Si vous n'avez jamais fait d'exercice, commencez par une minute d'étirements légers. Si votre objectif est de perdre du poids, basez votre plan sur vos habitudes alimentaires existantes, par exemple en mangeant des demi-portions des plats que vous mangez habituellement.

Troisièmement, accordez-vous des congés. Nous avons tous des journées où nous n'avons pas envie d'accomplir grand-chose. C'est pour cette raison qu'il vaut mieux planifier une activité trois fois par semaine plutôt qu'à chaque jour.

Quatrièmement, une fois votre plan d'action élaboré, posez-vous la question suivante: « Sur une échelle de 0 à 10, quel est mon degré de certitude d'être en mesure de réaliser entièrement mon plan – 0 signifiant pas certain du tout et 10 signifiant absolument certain?

Si votre réponse est de 7 ou plus, votre plan d'action est probablement réaliste. Si votre degré de certitude est inférieur à 7, vous feriez mieux de revoir votre plan. Demandez-vous pourquoi vous n'en êtes pas sûr. Quels problèmes anticipez-vous? Voyez ensuite si ces problèmes peuvent être résolus, sinon, modifiez votre plan de façon à croire davantage en ses chances de succès. Le Tableau 2.2 résume les caractéristiques essentielles d'un plan d'action gagnant.

Lorsque vous êtes satisfait de votre plan, écrivez-le et affichez-le à un endroit où il sera bien visible. Concevoir un plan d'action mentalement est une chose. En le mettant sur papier, vous augmentez vos chances de passer à l'action. Consignez vos progrès et les problèmes que vous rencontrez. (Un formulaire de plan d'action vierge vous est fourni à la fin de ce chapitre. Vous trouverez d'autres outils à la fin du livre.)

Réaliser votre plan d'action

Si votre plan d'action est bien écrit et réaliste, il est généralement facile de le réaliser. Demandez à des membres de votre famille ou à des amis de

Tableau 2.2 **Fondements d'un plan d'action gagnant**

- Il s'agit de quelque-chose que *vous* souhaitez faire.
- C'est réalisable (quelque chose que vous pensez être en mesure de réaliser pendant la semaine en cours).
- Il est fondé sur des actions bien définies.
- Il répond aux questions *Quoi? Combien? Quand?* et *À quelle fréquence?*
- Sur une échelle de 0 (pas sûr du tout) à 10 (absolument certain), votre degré de certitude d'être en mesure de réaliser entièrement votre plan d'action se situe à 7 ou plus.

suivre vos progrès. Devoir rendre compte de vos progrès est une bonne source de motivation.

Les personnes qui réussissent bien à l'autogestion tiennent généralement des listes de ce qu'elles souhaitent accomplir. Faites de même et cochez les points de votre liste de choses à faire à mesure que vous les accomplissez. Si vous ne parvenez pas à cocher beaucoup de points, votre plan n'est peut-être pas réaliste. En plus de votre liste de choses à faire, prenez note quotidiennement de vos actions, de vos succès et de vos échecs. Ces notes pourront être utiles plus tard pour identifier des patrons de comportement et trouver des solutions.

Par exemple, notre amie des escaliers ne s'exerçait jamais à grimper quelques marches. Chaque jour, elle avait un nouveau problème. Un jour, elle n'avait pas suffisamment de temps. Le suivant, elle était trop fatiguée. Le troisième, il faisait trop froid, etc. En regardant ses notes, elle réalisa qu'elle invoquait chaque jour un nouveau prétexte. Elle réalisa alors que le problème véritable était sa peur de tomber, alors qu'il n'y aurait personne autour d'elle pour lui venir en aide. Elle décida donc de modifier son plan d'action. Elle utiliserait une canne pour monter les escaliers, jamais sans une amie ou un voisin à proximité.

Le succès et ses bienfaits pour la santé

Les avantages du changement vont au-delà des bienfaits que procurent des habitudes de vie plus saines. Évidemment, vous vous sentez mieux lorsque vous faites de l'exercice, mangez bien, dormez à des heures régulières, cessez de fumer et prenez le temps de vous détendre. Mais il est aussi prouvé que votre santé s'améliore lorsque vous ressentez les sentiments de confiance en soi et de contrôle procurés par la réussite d'un changement dans votre vie. En modifiant ou en améliorant même un seul aspect de votre vie, comme le fait d'améliorer votre condition physique ou de développer un nouveau talent, vous retrouvez davantage de vitalité et d'optimisme. Vous mènerez une vie plus positive et plus heureuse en vous concentrant sur ce que vous pouvez faire et non sur ce que vous ne pouvez pas faire.

Évaluez vos résultats

À la fin de chaque semaine, vérifiez si vous vous êtes approché de votre objectif. Êtes-vous capable de marcher davantage? Avez-vous perdu du poids? Avez-vous plus d'énergie? Il est important de faire le point. Il est possible que vous ne voyiez pas de progrès au jour le jour, mais vous devriez constater de petits progrès chaque semaine. Si, chaque semaine, vous ratez systématiquement vos objectifs, il est peut-être temps de revoir votre plan d'action et de mettre à profit vos compétences en résolution de problèmes.

Apporter des correctifs de mi-parcours (retour à la résolution de problèmes)

Lorsque vous tentez de surmonter vos obstacles, votre plan initial peut s'avérer ne pas être des plus efficaces. Si une approche ne fonctionne pas, ne renoncez pas; essayez-en une autre. Modifiez votre plan d'action à court terme pour que chacune des étapes soit plus facile à franchir. Accordez-vous davantage de temps pour réaliser les tâches difficiles. Choisissez un nouveau plan d'action, ou demandez l'aide et les conseils de vos personnes-ressources. Si vous n'êtes pas certain de la façon dont vous devez vous y prendre, relisez la page 29.

Vous récompenser

La meilleure gratification que peut vous donner le fait d'être un bon autogestionnaire de votre douleur chronique, c'est la satisfaction d'atteindre vos objectifs et de vivre une vie plus remplie et plus enrichissante. Toutefois, n'attendez pas d'atteindre ce but ultime pour célébrer vos progrès. Récompensez-vous souvent pour l'atteinte de vos objectifs à court-terme. Incorporez ces récompenses à même votre plan d'action. Par exemple, attendez après avoir fait vos exercices pour lire le journal ou votre magazine préféré. Leur lecture devient ainsi votre récompense. Une personne que nous connaissons achète son fruit préféré quelques unités à la fois seulement. Ainsi, elle doit marcher près d'un kilomètre à tous les jours ou deux jours pour en racheter. De cette manière, ce fruit devient la récompense immédiate de son exercice. Une autre personne a cessé de fumer et a utilisé l'argent ainsi économisé pour engager une femme de ménage professionnelle pour faire le ménage de sa maison. Il lui est même resté assez d'argent pour aller voir une partie de baseball avec un ami. Les récompenses n'ont pas à être sophistiquées, coûteuses ou gourmandes. Mettez l'accent sur les plaisirs sains qui vous procurent de l'agrément tout en améliorant votre qualité de vie.

Vous comprenez maintenant ce qu'est l'autogestion. Vous voilà prêt à apprendre à utiliser les outils qui vous mèneront vers la réussite. C'est à cela qu'est consacrée la suite du livre. Votre boîte à outils comprendra des stratégies pratiques pour l'exercice et le mouvement, la nutrition et la gestion saine du poids, des techniques pour

Comment les gens changent-ils?

Des milliers d'études ont été réalisées afin de découvrir pourquoi et comment les gens changent – ou ne changent pas. Voici ce que nous savons à propos du changement chez les gens:

- La plupart des gens changent par eux-mêmes et seulement lorsqu'ils sont prêts à le faire. Les médecins, conseillers, conjoints et groupes d'entraide ont beau tenter de persuader, essayer d'amadouer, harceler ou autrement inciter les gens à changer leurs habitudes et leur mode de vie, en réalité la plupart des gens changent sans grande aide de la part des autres.

- Le changement n'est pas un processus constant, régulier. Il se produit par étapes. La plupart d'entre nous imaginent le changement se produire une étape à la fois, chaque étape représentant une amélioration par rapport à la précédente. Il y a des gens qui changent de cette façon, mais c'est plutôt rare. À titre d'exemple, plus de 95 pour cent des gens qui cessent de fumer y parviennent après un série de revers et de rechutes.

- Les rechutes ne sont pas des échecs; elles ne font que retarder le processus. Les rechutes peuvent même servir de moteur pour maintenir le changement car elles vous renseignent sur ce qui cloche dans la façon dont vous vous y prenez.

- Un auto-changement efficace suppose de faire les bonnes choses au bon moment. Par exemple, si vous concevez un plan d'action sophistiqué, par écrit, sans vous être véritablement engagé mentalement dans une dynamique de changement, vous courez à l'échec. Vous serez probablement fatigué, découragé et frustré avant même d'avoir commencé.

- La confiance que vous avez en votre capacité de changer est la clé du succès. Votre conviction de pouvoir réussir est déterminante, tout d'abord dans votre volonté d'essayer de changer, ensuite dans votre persévérance en cas de rechute, puis, au bout du compte, dans votre succès ou votre échec.

gérer efficacement la douleur, des méthodes pour avoir une bonne communication et gérer les questions familiales et intimes, des stratégies pour prendre de bonnes décisions par rapport à votre avenir et des trucs pour trouver de l'information et des ressources. Nous abordons les médicaments et leurs usages aux chapitres 15 et 16. Le chapitre 18 vous renseigne sur certains des problèmes de douleur chronique les plus courants et le chapitre 19 porte sur la douleur chronique liée à l'angine de poitrine. Même si votre problème en particulier n'est pas abordé, nous sommes convaincus que ce livre pourra vous être utile. En effet, les méthodes d'autogestion sont pour la plupart applicables à plusieurs types de douleurs chroniques.

Mon plan d'action

Lorsque vous écrivez votre plan d'action, assurez-vous d'y inclure les éléments suivants :

1. quoi (une action spécifique);

2. combien (en temps, distance, portions, nombre de reprises, etc.);

3. quand (moment de la journée, jour de la semaine);

4. à quelle fréquence (combien de fois ou combien de jours par semaine).

Exemple: Je vais aller marcher (quoi) autour du pâté de maisons (combien), avant le dîner (quand), trois fois (à quelle fréquence) au cours de la semaine.

Au cours de la semaine, je vais _____ (quoi)

_____ (combien)

_____ (quand)

_____ (à quelle fréquence)

En êtes-vous certain? (0 = pas sûr du tout; 10 = absolument certain)

Comments

lundi _____

mardi _____

mercredi _____

jeudi _____

vendredi _____

samedi _____

dimanche _____

Lectures complémentaires

Pour en apprendre davantage sur les sujets abordés dans ce chapitre, nous vous suggérons d'explorer les ouvrages suivants :

Courtecuisse, A. 2016. *Yoga pour soi : Soulager la douleur chronique*. Montréal : Éditions du CHU Saint-Justine.

Dionne, F. 2016. *Libérez-vous de la douleur par la méditation et l'ACT*. Payot.

Esmonde-White, M. 2017. *Plus jamais de douleur : dire adieu aux maux chroniques en 30 minutes par jour*. Guy Saint-Jean.

Lagacé, J. 2011. *Comment j'ai vaincu la douleur et l'inflammation chronique par l'alimentation*. Fides.

Lagacé, J., Duchesne, D. & Labrèche L. 2016. *Cuisiner pour vaincre la douleur et l'inflammation chronique : recettes et conseils*. Anjou (Québec): Fides.

Hamel, J. 2014. *L'art-thérapie somatique : pour aider à guérir la douleur chronique*. Montréal : Les Éditions Québec-Livres, une société de Québecor Média.

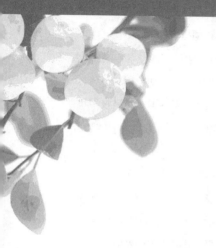

CHAPITRE 3

Découvrir les ressources disponibles

UN DES ASPECTS FONDAMENTAUX DE L'AUTOGESTION est de savoir comment trouver de l'aide quand vous en avez besoin. Lorsque vous cherchez de l'aide, vous n'êtes plus une victime de votre état; vous êtes un bon autogestionnaire. Commencez par évaluer votre état. Ce faisant, il se peut que vous découvriez qu'il y a un fossé entre ce que vous êtes en mesure de faire et ce que vous souhaitez faire. Si tel est le cas, il est peut-être temps de demander de l'aide pour que vous puissiez faire les choses qui vous tiennent le plus à cœur.

Trouver les ressources dont vous avez besoin

La plupart des gens commencent par chercher de l'aide auprès de leur famille ou de leurs amis. Mais parfois cela peut s'avérer difficile. Nous craignons que les autres nous tiennent pour faibles et notre fierté nous entrave. La vérité est que la plupart des gens voudraient bien aider mais ne savent pas trop comment. Votre tâche est d'exprimer aux gens qui vous entourent ce dont vous avez besoin. Au chapitre 10, nous vous aidons à trouver les bons mots pour demander de l'aide.

Malheureusement, il y a des gens qui n'ont pas de famille ou d'amis proches ou, s'ils en ont, trouvent difficile de leur demander de l'aide. Parfois aussi, la famille et les amis ne sont pas en mesure d'apporter l'aide nécessaire. Heureusement, il y a une autre formidable ressource vers laquelle se tourner : notre collectivité.

Trouver des ressources s'apparente parfois à une chasse aux trésors. Comme dans une véritable chasse au trésor, ceux qui font preuve de créativité l'emportent. Il peut vous suffire de consulter un site Web ou l'annuaire téléphonique et de faire quelques appels pour trouver ce dont vous avez besoin. Il arrive parfois aussi qu'il faille jouer au détective. Le détective des ressources communautaires qui sommeille en vous doit passer à l'action, trouver des indices et remonter la piste. Être un bon détective signifie parfois aussi, lorsqu'un indice mène à un cul-de-sac, de recommencer du début.

La première étape consiste à cerner le problème, puis de déterminer ce que vous voulez. À titre d'exemple, supposez que vous trouviez difficile de préparer des repas parce que vous avez mal lorsque vous vous tenez debout trop longtemps. Après un temps de réflexion, vous décidez que vous souhaitez continuer à cuisiner par vous-même. Ça serait faisable si vous pouviez cuisiner assise. Votre chasse au trésor consiste à découvrir comment rendre cela possible.

Vous commencez par regarder du côté des tabourets de cuisine, mais vous réalisez rapidement que ceux-ci ne conviendraient pas. Vous en arrivez donc à la conclusion qu'il vous faut repenser votre cuisine. La chasse prend un tour plus sérieux. Où trouver un architecte ou un entrepreneur ayant de l'expérience dans l'adaptation de cuisines pour les personnes ayant des limitations physiques? Vous commencez par les pages jaunes, qui comptent des pages et des pages d'annonces et d'entrées d'architectes et d'entrepreneurs. Certains d'entre eux indiquent qu'ils se spécialisent dans les cuisines, mais aucun ne fait mention de services de conception selon les besoins de personnes ayant des limitations physiques. Il vous faut donc vous renseigner par téléphone. Vous faites quelques coups de fil à des entrepreneurs, mais aucun d'entre eux n'a d'expérience dans les cuisines adaptées pour les personnes ayant des limitations physiques. Vous continuez vos recherches sur Internet. Vous trouvez une entreprise qui semble répondre parfaitement à vos besoins, mais elle est située à plus de 300 kilomètres de chez vous.

Et maintenant? Vous pourriez bien sûr appeler les autres entrepreneurs inscrits dans l'annuaire, mais cela prendrait un temps fou. Et même si vous trouviez quelqu'un de convenable, vous auriez tout de même à faire des vérifications.

Qui d'autre peut avoir l'information qu'il vous faut? Peut-être quelqu'un qui travaille auprès des personnes ayant des limitations physiques? Les possibilités sont nombreuses : les ergothérapeutes et les physiothérapeutes, les magasins de matériel médical, le centre local de soutien à l'autonomie dans les activités quotidiennes, ainsi que les organismes sans but lucratif familiers avec les problèmes de douleur chronique, comme la Fondation de l'arthrite et la Société de l'arthrite. Vous décidez de demander à un ami qui est physiothérapeute. Malheureusement, celui-ci ne connaît aucun entrepreneur local en mesure d'effectuer ce genre de travaux. Et maintenant?

Outre les ressources institutionnelles, il y a dans chaque collectivité des personnes-ressources naturelles, des gens qui semblent tout savoir de leur collectivité et connaître tout le monde. Ce sont habituellement des gens qui vivent dans cette collectivité depuis très longtemps et se sont toujours beaucoup engagés au sein de celle-ci. Ils sont aussi des as pour trouver des solutions aux problèmes et aiment aider leurs concitoyens. Les gens s'adressent donc souvent à eux pour leur demander conseil. Il peut s'agir d'un ami, d'un partenaire d'affaires, du facteur, de votre médecin, du vétérinaire, de votre coiffeuse ou de votre barbier, du gardien de sécurité à l'épicerie du coin, du pharmacien, d'un chauffeur d'autobus ou de taxi, de la secrétaire de l'école, d'un agent immobilier, de la réceptionniste à la chambre de commerce municipale, de la bibliothécaire. Souvent, ces personnes aiment être mises au défi. Elles se

joignent volontiers à vos recherches et vous font profiter de leurs talents de détective. Vous vous apprêtez à faire le tour des organismes locaux quand tout-à-coup vous vous mettez à penser aux gens avec lesquels vous avez des contacts réguliers et réalisez qu'il y a ce genre de personnes-ressources parmi eux.

Disons que la personne qui joue ce rôle dans votre collectivité est un ami, propriétaire d'une petite entreprise. Vous profitez de l'occasion d'une visite qu'il vous fait pour lui exposer votre problème et il vous dit qu'il connaît un entrepreneur dont l'épouse est en fauteuil roulant. Il est au courant parce que cet entrepreneur a récemment rénové la cuisine d'un de ses employés et, de l'avis de celui-ci, il a fait de l'excellent travail. Vous téléphonez à cet entrepreneur, qui s'avère être l'homme de la situation. Problème résolu!

Résumons maintenant les leçons apprises dans cet exemple. Voici les principales étapes à suivre pour trouver les ressources dont vous avez besoin :

1. identifier le problème;

2. identifier ce que vous voulez ou ce dont vous avez besoin pour le résoudre;

3. rechercher des ressources sur Internet ou dans l'annuaire;

4. solliciter les idées de vos amis, de membres de votre famille ou de voisins;

5. communiquer avec des organismes susceptibles de s'occuper de ce genre de problèmes;

6. identifier les personnes-ressources de votre collectivité et solliciter leur aide.

Une dernière remarque : les meilleurs détectives suivent plusieurs pistes à la fois. Cela abrègera vos recherches. Mais prenez garde : il se pourrait qu'à force d'user de créativité pour trouver les ressources de votre collectivité, vous deveniez une personne-ressource vous-même!

Des ressources pour trouver des ressources

Lorsque nous avons besoin de trouver des biens et des services, il y a des ressources auxquelles nous pouvons faire appel. Bien souvent, une ressource nous mène à une autre ressource. La personne-ressource au sein de la collectivité en fait partie, mais dans votre « kit du parfait détective », vous devez disposer d'un éventail d'outils.

L'annuaire et les moteurs de recherche sur Internet sont assurément les outils les plus fréquemment utilisés. Pour la plupart des recherches, il s'agit d'un excellent point de départ. Ces outils sont particulièrement utiles si vous cherchez à engager un prestataire de services, mais ils peuvent aussi vous mener à plusieurs autres ressources.

Services d'information et de référence

Dans la plupart des collectivités, on trouve au moins un service d'information et de référence. Ceux-ci desservent fréquemment une entité géographique comme une ville, un comté ou une région, ou ils desservent un groupe démographique spécifique, comme les Area Agencies on Aging[1]. Dans d'autres cas, il s'agit d'organismes qui se consacrent à aider les personnes atteintes d'une affection en particulier, comme la fibromyalgie ou la migraine.

Plusieurs types d'organismes offrent de tels services. Sur Internet, cherchez sous « Centraide, information et référence », « Information, ressources et référence pour les aînés » (ou «Area Agency on Aging », « Conseil sur le vieillissement », « Centre de ressources pour les aînés »), « Centre local de services sociaux » ou simplement « information et référence » et l'endroit où vous vivez, par exemple votre ville ou votre province. Si vous utilisez l'annuaire téléphonique, consultez les rubriques du gouvernement fédéral, du gouvernement provincial et des administrations municipales dans les pages bleues. Ces services tiennent d'immenses listes de ressources, avec leurs coordonnées. Auprès de ces ressources, vous pouvez trouver à peu près n'importe quel type d'aide. S'ils n'ont pas réponse à vos besoins, ils pourront presque toujours vous référer à un autre organisme susceptible de pouvoir vous aider.

OSBL, organismes communautaires et autres types d'organismes

Les organismes à but non lucratif comme l'American Pain Society, l'American Chronic Pain Association, la Chronic Pain Association of Canada et la Coalition canadienne contre la douleur sont d'excellentes ressources pour obtenir de l'information. D'autres organismes comme l'American Heart Association et la Fondation des maladies du cœur et de l'AVC du Canada sont également de bonnes ressources. Il existe des organismes similaires dans de nombreux autres pays. Plusieurs d'entre eux ont de formidables sites Web. Dans notre nouveau monde du cyberespace, vous avez beau vivre dans une communauté rurale du Dakota du Nord ou dans le Grand Nord canadien, vous avez accès à l'aide offerte par Chronic Pain Australia.

Ces organismes diffusent de l'information à jour au sujet des problèmes de douleur chronique. Ils offrent aussi de l'aide et des services directs aux personnes qui en souffrent. Bien souvent, ils financent aussi des recherches qui visent à améliorer notre compréhension de la douleur et son traitement dans le but d'aider les gens à vivre le mieux possible malgré leur état. Dans certains cas, vous pouvez devenir membre de ces associations. Votre adhésion pourrait vous permettre de recevoir régulièrement le bulletin d'information de l'organisme par la poste ou par courriel. Vous n'avez pas, par contre, à être membre pour avoir accès à leurs services. Leur raison d'être est de vous aider.

Il y a aussi des ressources locales dans votre collectivité qui fournissent de l'information et des services directs. Parmi celles-ci, on compte notamment les bureaux locaux de l'AARP (anciennement connue sous le nom d'American Association of Retired Persons) ou l'Association canadienne des individus retraités (équivalent canadien de l'AARP), les centres pour personnes âgées, les centres communautaires, ainsi que les centres récréatifs et sportifs. Outre les services d'information et de référence, ces organismes offrent des cours, des activités récréatives, des programmes nutritionnels, de l'assistance juridique et fiscale et des programmes sociaux. Il y a probablement un centre pour personnes âgées ou un centre communautaire à proximité de chez vous. Le personnel des bureaux municipaux ou gouvernementaux, ou un bibliothécaire de la bibliothèque municipale, peut vous

indiquer où se trouvent ces organismes. La section calendrier de votre journal de quartier présente aussi habituellement des renseignements sur les activités offertes par ces organismes.

La plupart des groupes religieux fournissent de l'information et des services sociaux aux personnes qui en ont besoin, soit directement au lieu de culte, soit par l'entremise d'organismes comme le National Council of Churches ou les Services à la famille juive. Pour obtenir de l'aide auprès d'organisations religieuses, renseignez-vous directement auprès d'un lieu de culte local. Habituellement, vous n'avez pas à être membre de la congrégation ou même pratiquant de la religion en question pour recevoir de l'aide.

La communauté médicale est une autre ressource qui s'offre à vous. Téléphonez à votre hôpital ou à votre clinique locale, au régime d'assurance-maladie ou au CLSC et demandez les services sociaux. Votre médecin de famille connaît les services en santé physique et mentale auxquels vous pouvez avoir accès dans le réseau de la santé, ainsi que les autres services disponibles dans votre secteur.

Les bibliothèques

Votre bibliothèque publique est une excellente ressource si vous cherchez à vous renseigner au sujet de votre affection chronique. Même si vous connaissez déjà la bibliothèque, il est bon de demander l'aide du bibliothécaire de référence. Ces personnes peuvent vous signaler de nombreux ouvrages que vous risqueriez de manquer en cherchant seul. Habituellement, elles sont aussi familières avec les ressources communautaires. (Elles font probablement partie des personnes-ressources locales.) Même si vous ne pouvez pas vous déplacer jusqu'à la bibliothèque, vous pouvez toujours poser vos questions par téléphone ou par courriel.

En plus des bibliothèques municipales ou de la bibliothèque nationale, il existe des bibliothèques spécialisées en sciences de la santé. Demandez à votre service d'information et de référence s'il existe une bibliothèque spécialisée dans les ressources en sciences de la santé dans votre collectivité. Ces bibliothèques ont habituellement une base de données informatisée qu'il vous est possible de consulter, en plus du matériel sur support imprimé, audio et vidéo. Ces bibliothèques sont souvent tenues par les organismes sans but lucratif et les hôpitaux; elles exigent donc parfois des droits d'utilisation modiques.

Il y a aussi les bibliothèques universitaires et collégiales, dont le personnel peut vous aider. En vertu de la loi, les sections de ces bibliothèques qui abritent les documents gouvernementaux d'intérêt régional doivent être accessibles au public sans frais. Il s'y trouve des publications gouvernementales sur à peu près n'importe quel sujet et un très grand nombre portent sur la santé. Vous pouvez trouver de l'information sur n'importe quel sujet, de votre problème de douleur chronique au jardinage biologique, en passant par les ouvrages sur la nutrition. Ces publications sont le fruit de vos impôts!

Si vous avez la chance d'avoir une faculté de médecine dans votre collectivité, il se pourrait que vous puissiez avoir accès à sa bibliothèque médicale. Vous y trouverez une source d'information, mais aucune aide pour vos tâches cependant. Naturellement, dans une bibliothèque médicale, vous pouvez vous attendre à trouver beaucoup d'information sur les maladies et leur traitement. Par contre, à moins d'avoir des connaissances spécialisées en médecine, l'information détaillée que vous trouverez dans une bibliothèque médicale peut être déroutante voire même effrayante. Si vous décidez de consulter une bibliothèque médicale, faites-le avec prudence.

Les livres

Les livres sont utiles, en effet, vous en lisez un en ce moment-même! Plusieurs livres portant sur la douleur chronique et d'autres affections comportent des listes d'ouvrages et de ressources, soit à la fin des chapitres, soit en quatrième de couverture. Ces listes peuvent vous être très utiles. Dans ce livre, vous trouverez à la fin de plusieurs chapitres des suggestions de lectures complémentaires utiles.

Les journaux et les magazines

Votre journal local ou communautaire peut s'avérer une excellente ressource, en particulier si vous vivez dans une petite collectivité. Consultez le calendrier des événements. Même si vous n'êtes pas intéressé par l'événement annoncé, il se peut que vous trouviez ce que vous cherchez en téléphonant à l'organisme responsable au numéro indiqué ou en consultant son site Web. Consultez les autres sections où il serait logique de trouver de l'information sur ce qui vous intéresse. Par exemple, si vous cherchez un programme de conditionnement physique adapté aux personnes ayant votre problème de santé, jetez un coup d'œil à la section sport et conditionnement physique du journal. Dans les pages entourant la section calendrier, il y a parfois des articles sur les événements locaux en lien avec la santé.

Vous pouvez aussi parfois trouver des pistes dans les annonces classées. Consultez l'index des rubriques (figurant généralement au début de la section, près de l'information sur les tarifs). Jetez un coup d'œil sous « avis » ou « santé », ou toute autre rubrique qui vous semble prometteuse.

Internet

Aujourd'hui, la plupart des gens ont accès à Internet. Même si vous n'êtes pas vous-même un utilisateur d'Internet, vous connaissez très probablement quelqu'un qui l'utilise. Si vous ne possédez pas d'ordinateur, vous pouvez en utiliser un dans votre bibliothèque de quartier ou demander l'aide d'un ami.

L'Internet est une source d'information qui connaît une croissance exponentielle. De nouveaux renseignements y sont ajoutés à chaque seconde. Sur Internet, vous pouvez non seulement trouver de l'information sur la santé (et sur tout autre sujet possible et imaginable), mais vous pouvez également échanger, de multiples façons, avec des gens de partout dans le monde. À titre d'exemple, une personne qui souffre de cystopathie interstitielle, une affection douloureuse et parfois embarrassante, peut avoir de la difficulté à trouver des gens souffrant du même problème avec qui échanger là où elle vit. L'Internet peut mettre cette personne en contact avec toute une communauté de gens qui se trouvent dans la même situation – peu importe qu'ils habitent la porte à côté ou à l'autre bout du monde.

Ce qu'il y a de formidable avec Internet, c'est qu'il est à la portée de tous de créer un site Web, une page sur Facebook ou autre média social, un blog ou un groupe de discussion. C'est aussi, en même temps, son aspect négatif. Il n'y a pratiquement aucun contrôle sur l'identité des personnes qui mettent l'information en ligne, ni sur l'exactitude ou même la sécurité de cette dernière. Bien qu'il s'y trouve beaucoup d'information très utile, vous pouvez aussi y rencontrer des renseignements erronés voire même dangereux. Par conséquent, ne prenez jamais pour acquis que l'information trouvée sur Internet est fiable. Soyez sceptique et vigilant. Demandez-vous : L'auteur ou le commanditaire du site Web est-il clairement identifié? S'agit-il d'un auteur ou d'une source d'information fiable? Les références sont-elles indiquées et sont-elles vérifiables? L'information est-elle contraire à tout ce qui se dit ailleurs sur le sujet? L'information est-elle en accord avec le bon sens? Quel est l'objectif du site Web? Essaie-t-on de vous vendre quelque chose ou de vous convaincre d'adopter un certain point de vue?

Une façon d'analyser l'objectif du site Web consiste à examiner son URL. L'URL du site Web est son adresse sur Internet. Celle-ci apparaît dans une barre, dans le coin supérieur gauche de l'écran et commence par les lettres http ou www. Une URL a généralement une forme semblable à celle-ci :

www.patienteducation.stanford.edu

ou bien

www.stanford.edu

Dans le cas d'un site Web basé aux États-Unis, vous verrez généralement un autre groupe de lettres à la fin de la partie principale de l'URL : .edu, .org, .gov, ou .com. Cela vous donne une bonne idée de la nature de l'organisation propriétaire du site. L'URL du site Web d'un collège ou d'une université se termine par .edu, celle du site Web d'un organisme à but nonlucratif par .org, celle du site Web d'un organisme gouvernemental par .gov et celle du site Web d'une entreprise commerciale par .com. Les URL de certains de nos sites Web préférés et parfaitement fiables sont indiquées ci-dessus et à la fin de ce chapitre.

De manière générale, les sites Web américains dont l'URL se termine par .edu, .org et .gov sont plutôt dignes de confiance (quoiqu'une OSBL puisse être créée pour promouvoir à peu près n'importe quoi). L'URL de nombreux sites Web canadiens se termine par .ca. Vous aurez donc à vérifier si le site relève d'une maison d'enseignement, d'un organisme sans but lucratif, d'un organisme gouvernemental ou d'une entreprise commerciale. Il est possible qu'un site Web dont l'adresse se termine par .com cherche à vous vendre un produit ou un service. Ceci dit, cela ne veut pas non plus dire qu'un site Web commercial ne peut pas être une bonne source d'information ou d'assistance. Au contraire, il existe plusieurs sites commerciaux exceptionnels, engagés à fournir de l'information fiable et de la plus haute qualité.

Sites de réseautage social

Les sites de réseautage social et les blogs pullulent sur Internet. Il s'agit de sites Web où les gens ayant des intérêts similaires se rencontrent pour échanger, discuter de problématiques ou partager de l'information. Des sites comme Facebook, Blogger et PatientsLikeMe sont actuellement très populaires, mais d'autres auront pu faire leur apparition au moment de la publication de ce livre.

Ces sites permettent à M. ou Mme tout le monde de communiquer facilement avec d'autres personnes qui ont envie d'écouter ou de lire ce qu'ils ont à dire. Certains sites, comme Facebook, exigent de leurs usagers de choisir les personnes autorisées à lire les billets qu'ils postent. D'autres sites, comme ceux hébergés par Blogger, ressemblent à des journaux personnels accessibles à tous.

Plusieurs de ces sites ont été lancés par des personnes ayant des problèmes de santé particuliers. Ces auteurs désirent partager leur expérience. L'information et le soutien qui y sont offerts peuvent être utiles, mais, nous le répétons, soyez prudents : certains sites peut mettre de l'avant des idées qui n'ont pas été prouvées ou sont carrément dangereuses. Si vous n'êtes pas certain d'une information liée à la douleur chronique trouvée sur Internet, demandez l'avis de votre professionnel de la santé.

Groupes de discussion

Yahoo, Google et d'autres sites Web proposent des forums de discussion dans lesquels les gens peuvent poster leurs propos sur à peu près n'importe quel sujet. Quiconque peut créer un groupe de discussion. Les sujets sont quasi-illimités. Les groupes de discussion sont animés par ceux qui les ont créés. Pour chaque problème de santé particulier, il doit y avoir des dizaines de groupes de discussion différents. Il est possible de se joindre à ces groupes et de prendre part aux discussions si vous voulez, ou

Quelques ressources sur la douleur disponibles dans Internet

Dans la fenêtre de recherche de n'importe quel des sites Web indiqués ci-dessous, tapez des énoncés comme « douleur chronique », « gestion de la douleur » ou bien le nom de l'affection dont vous souffrez en particulier.

American Chronic Pain Association : theacpa.org

American Pain Society : www.americanpainsociety.org

Arthritis Foundation : www.arthritis.org

Coalition canadienne contre la douleur : http://www.canadianpaincoalition.ca/index.php/fr/

Chronic Pain Association of Canada : chronicpaincanada.com

eMedicineHealth : http://www.emedicinehealth.com

Hôpital Mount Sinai Beth Israel : www.stoppain.org

National Center for Complementary and Alternative Medicine : nccam.nih.gov

La Société de l'arthrite : http://arthrite.ca/accueil

La société canadienne de la douleur : www.canadianpainsociety.ca

WebMD : www.webmd.com

Women's College Hospital : www.womenshealthmatters.ca

simplement de jeter un coup d'œil aux propos échangés. Pour la personne atteinte de cystopathie interstitielle, par exemple, un groupe de discussion peut représenter une occasion de se mettre en contact avec des gens qui vivent une situation semblable à la sienne. Il se peut que ce soit la seule et unique occasion qu'elle ait de discuter avec une personne atteinte de cette même affection rare. De la même manière, pour une personne qui souffre de dépression en raison de douleurs chroniques au bas du dos et qui trouve difficile de parler de ses problèmes face à face avec quelqu'un, ce type de forums sur Internet peut être une bonne solution de rechange.

Pour trouver des forums de discussion, ouvrez la page d'accueil de Google ou de Yahoo (ou d'un autre site similaire) et cherchez le lien vers les « groupes de discussion ». Il se peut que vous deviez créer un compte auprès de la société commanditaire pour pouvoir consulter le contenu des discussions ou participer à celles-ci. Mais pas de souci, c'est rapide et gratuit. Même s'il s'agit d'un « compte », vous n'avez à fournir aucun renseignement financier et vous n'avez aucune obligation d'acheter quoi que ce soit. Le compte vous donne simplement accès à la communauté de groupes en ligne hébergée sur ce site.

N'oubliez pas que l'Internet évolue en permanence. Nos lignes directrices reflètent l'état d'Internet au moment d'écrire ce livre. Il est possible que la situation ait changé au moment où vous lirez ces lignes. La recherche efficace de ressources est l'une des tâches principales de l'autogestion. Nous espérons que ce chapitre vous aura donné quelques bonnes idées sur la façon de trouver des ressources dans votre collectivité et même au-delà. Si, de votre côté, vous découvrez d'autres ressources que nous devrions, selon vous, ajouter aux prochaines éditions de ce livre, veuillez nous en faire part par courriel à :

self-management@stanford.edu.

Ressources supplémentaires

Pour en apprendre davantage sur les sujets abordés dans ce chapitre, nous vous suggérons d'explorer les ouvrages suivants :

Association Canadienne de Physiothérapie (ACP). 2017. Accessible à https://physiotherapy.ca/fr

Association Chiropratique Canadienne. 2016. Une meilleure approche de la gestion de la douleur au Canada. Accessible à https://www.chiropractic.ca/wp-content/uploads/2016/11/20161122-A-Better-Approach-to-Pain-Management-in-Canada-FR.pdf

Association de soutien et d'information face à la douleur. 2017. http://www.asid.qc.ca/

Association des personnes vivant avec la douleur chronique (APVDC). 2011. Accessible à http://www.apvdc.ca/index.php

Association Québécoise de la douleur chronique (AQDC). 2017. Accessible à http://www.douleurchronique.org/

Centre d'expertise en gestion de la douleur chronique (CEDGC). Accessible à http://ruis.umontreal.ca/CEGDC

Centre interdisciplinaire de recherche en réadaptation et intégration sociale (CIRRIS). 2017. Accessible à http://www.cirris.ulaval.ca/fr

Centre intégré de santé et des services sociaux de Laval. 2017. Programme d'adaptation à la douleur chronique. Accessible à http://www.lavalensante.com/hjr-jrh/programmes-et-services/adultes-et-aines/douleur-chronique/

Collège des médecins de famille du Canada (CMFC). 2017. Comité de programme sur la douleur chronique. Accessible à http://www.cfpc.ca/ProjectAssets/Templates/Series.aspx?id=4238&langType=3084

Institut Universitaire de Réadaptation (IRDPQ). 2017. http://www.irdpq.qc.ca/nos-services/readaptation/adultes-et-aines/deficience-motrice/douleur-chronique

La coalition canadienne contre la douleur (CCD). Accessible à http://www.canadianpaincoalition.ca/index.php/fr/

Medtronic. 2017. *Après l'intervention chirurgicale — Pompes à médicament : Douleur chronique.* Accessible à http://www.medtronic.com/ca-fr/votre-sante/traitements-therapies/pompe-a-medicament-douleur-chronique/vivre-avec/pompes-a-medicament-apres-une-intervention-chirurgicale.html

Ordre professionnel de la physiothérapie du Québec. *Fibromyalgie et douleurs chroniques : améliorer sa condition de vie grâce à la physiothérapie.* Accessible à https://oppq.qc.ca/articles_blogue/fibromyalgie/

Réseau Québécois de Recherche sur la Douleur. 2017. Accessible à http://qprn.ca/fr

Société Québécoise de la douleur (SQD). 2017. Accessible à http://www.sqd.ca/

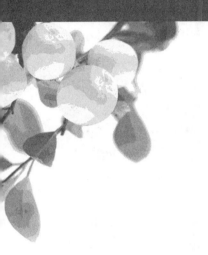

CHAPITRE 4

Comprendre et gérer les symptômes et les problèmes courants

Les problèmes de douleur chronique s'accompagnent de symptômes. Par ces symptômes, votre corps vous signale que quelque chose ne tourne pas rond. Outre la douleur elle-même, ces symptômes peuvent comprendre la fatigue, des problèmes de sommeil, un état dépressif, la colère, le stress et des troubles de la mémoire. Généralement, ces symptômes ne sont pas visibles, sont difficiles à décrire et peuvent se manifester à l'improviste. Bien que certains de ces symptômes soient communs, la façon dont ils affectent les gens varie d'une personne à l'autre. De plus, ces symptômes peuvent interagir les uns avec les autres. De telles interactions sont susceptibles d'aggraver la douleur et les symptômes existants et peuvent même causer de nouveaux symptômes et de nouveaux problèmes.

Vous pouvez gérer ces symptômes de la même manière, quelle que soit leur origine. Dans ce cas-ci aussi, les outils d'autogestion que nous vous proposons sont la clé. Dans ce chapitre, nous abordons plusieurs symptômes courants, leurs causes, ainsi que certains outils que vous pouvez utiliser pour les gérer. Une section du chapitre porte aussi sur les stratégies à adopter si vous vous trouvez sans emploi. D'autres outils de nature cognitive (des méthodes vous permettant d'utiliser votre esprit pour apaiser votre système nerveux et gérer plusieurs de ces symptômes) sont abordés au chapitre 5.

Gérer les symptômes courants

Apprendre à gérer les symptômes ressemble beaucoup à la résolution de problèmes, abordée au chapitre 2. Tout d'abord, il faut identifier les symptômes que vous éprouvez. Ensuite, il vous faut déterminer la raison pour laquelle vous éprouvez ces symptômes. Ce processus peut paraître simple, mais il n'est pas toujours facile.

Il se peut que vous éprouviez plusieurs symptômes à la fois et que chacun d'entre eux soit attribuable à une combinaison de facteurs. La façon dont ces symptômes affectent votre vie varie énormément. Tous ces facteurs peuvent s'entremêler, comme les rebords effilochés d'une étoffe. Pour gérer avec succès vos symptômes, il vous faut donc trouver un moyen de démêler cet enchevêtrement.

La tenue d'un journal quotidien peut vous aider dans cette tâche. La tenue d'un journal peut se résumer à consigner vos symptômes sur un calendrier et à noter ce que vous faisiez avant que le symptôme ne se déclare ou ne s'aggrave, comme l'illustre l'exemple à la figure 4.1. Après une semaine ou deux, il se peut que vous soyez à même d'identifier un patron récurrent. Par exemple, vous pourriez constater que les soirs où vous soupez à l'extérieur, vous avez de la difficulté à dormir. Ensuite, vous réalisez que lorsque vous sortez, vous avez tendance à trop manger et à boire beaucoup de café après le repas (chose que vous ne faites pas à la maison). Vous savez donc maintenant quoi faire pour éviter de mal dormir les soirs où vous sortez. Vous pouvez aussi constater qu'après avoir gardé vos petits-enfants, vous ressentez généralement plus de douleur qu'à l'habitude. Cela vous amène à réfléchir aux activités que vous faites avec vos petits-enfants. Pouvez-vous modifier le programme de la journée pour inclure une sieste pour les enfants et un moment de repos pour vous-même? Ou est-ce plutôt une activité en particulier qui provoque une recrudescence de la douleur? Pour la plupart des gens, l'autogestion des symptômes commence par l'identification des patrons récurrents qui en sont à l'origine.

À mesure que vous lirez ce chapitre, vous constaterez que plusieurs des symptômes dont il est question ont des causes semblables. Notez également comment un symptôme peut en provoquer d'autres. Par exemple, la douleur peut vous pousser inconsciemment à contracter vos muscles dans la zone qui vous fait mal. Vous modifiez votre posture et courbez légèrement le dos. Ce changement de posture risque de modifier la façon dont vous marchez, modifiant ainsi votre équilibre, ce qui peut engendrer une nouvelle douleur ou provoquer une chute. Mieux vous comprendrez ce cycle de symptômes, meilleures seront les solutions que vous trouverez pour y remédier. Il se peut aussi que vous trouviez des moyens pour prévenir ou atténuer certains symptômes.

Figure 4.1 **Exemple de journal sous forme de calendrier**

lun.	mar.	mer.	jeu.	ven.	sam.	dim.
Épicerie	Garder les petits-enfants Douleur en après-midi	Fatigue	Aquaforme Je me sens bien	Raideur musculaire Ménage	Ménage Souper à l'extérieur Manque de sommeil	Fatigue
lun.	**mar.**	**mer.**	**jeu.**	**ven.**	**sam.**	**dim.**
Épicerie	Garder les petits-enfants Douleur en après-midi	Fatigue	Aquaforme Je me sens bien	Ménage	Je me sens bien	Je me sens bien Ménage Souper à l'extérieur Manque de sommeil

Lisez ce chapitre pour apprendre comment réduire certains des symptômes les plus communs qui affectent les personnes souffrant de douleurs chroniques.

Symptômes courants

Les symptômes courants suivants sont abordés dans ce chapitre :

■ Douleur (pages 51–57)

■ Respiration inefficace (pages 57–60)

■ Fatigue (pages 60–62)

■ Troubles du sommeil (pages 62–69)

■ Dépression (pages 69–76)

■ Colère (pages 76–78)

■ Stress (pages 79–83)

■ Troubles de la mémoire (pages 84–85)

La douleur

La douleur ou l'inconfort physique est *le* problème universel qui touche toutes les personnes ayant un problème de douleur chronique. Comme pour la plupart des symptômes, la douleur peut avoir plusieurs causes. Au chapitre 1, pages 7 à 9, nous avons abordé les raisons susceptibles d'être à l'origine d'un problème de douleur chronique. Il peut être utile de revoir cette partie avant d'aborder la lecture de la prochaine section. Voici une brève description des principales causes à l'origine de la douleur.

■ **La douleur chronique, c'est-à-dire la maladie elle-même.** La douleur peut provenir de l'inflammation, des dommages aux

Utiliser les outils de gestion des symptômes

- Choisissez un outil et essayez-le véritablement. Nous vous recommandons d'essayer les outils sur une période d'au moins deux semaines avant de conclure si ceux-ci vous sont utiles ou non.

- Mettez à l'essai plusieurs outils, chacun pour une durée semblable. Il est important d'en essayer plusieurs car certains pourront être plus utiles que d'autres contre certains symptômes. Il se peut aussi simplement que vous préfériez certaines méthodes de gestion des symptômes aux autres.

- Réfléchissez au moment auquel vous utiliserez chaque outil et à la façon dont vous les utiliserez. Par exemple, certains outils peuvent demander une plus grande adaptation de votre mode de vie que d'autres. Les personnes qui parviennent le mieux à gérer leurs symptômes utilisent une combinaison de plusieurs méthodes, selon leur état et selon ce qu'elles souhaitent et doivent faire chaque jour.

- Placez des rappels dans votre environnement de vie afin de ne pas oublier de mettre en application ces techniques. Pour maîtriser de nouvelles habiletés, l'assiduité est importante. En guise de rappel, placez des papillons adhésifs dans des endroits où ils seront bien visibles : sur le miroir, près du téléphone, dans votre bureau, sur votre ordinateur ou sur le tableau de bord de votre voiture. Changez-les de temps à autre, de façon à continuer à les remarquer.

- Essayez d'associer chaque nouvel outil à l'une ou l'autre de vos actions ou activités quotidiennes. Par exemple, faites vos exercices de relaxation avant de vous coucher ou ajoutez-les aux étirements que vous faites après avoir fait de l'exercice.

- Demandez à un ami ou aux membres de votre famille de vous rappeler de les mettre en pratique chaque jour. Cette personne peut même y participer si elle le souhaite.

---

articulations ou aux tissus, ou autour, d'un apport insuffisant d'oxygène aux muscles ou aux organes, de l'irritation nerveuse, pour ne nommer que quelques causes. Dans certains cas, la douleur n'a pas de cause connue. Quelle que soit la cause initiale, le résultat est le mauvais fonctionnement ou la perturbation d'un réseau complexe de cellules nerveuses dans la moelle épinière et dans le cerveau, donnant lieu à la douleur chronique.

- **Tension musculaire.** Lorsqu'une zone de votre corps vous fait mal, les muscles avoisinants deviennent tendus. Il s'agit de la réaction normale de votre corps à la douleur, qui a pour fonction de protéger la zone affectée. Le stress aussi peut causer la tension musculaire. Une tension musculaire permanente risque d'amplifier les courbatures ou la douleur.

- **Déconditionnement musculaire.** La douleur chronique s'accompagne souvent d'une diminution de l'activité. Cela provoque un affaiblissement de la musculature, ou déconditionnement musculaire. Lorsqu'un muscle est affaibli, il proteste à chaque utilisation. Le muscle réagit de cette façon non pas parce qu'il est endommagé, mais parce qu'il n'est pas suffisamment utilisé.

- **Manque de sommeil ou sommeil de piètre qualité.** La douleur peut vous empêcher de bien dormir ou de dormir suffisamment. Le manque de sommeil peut aggraver la douleur et diminuer votre capacité à la combattre.

- **Le stress, l'anxiété et des émotions telles que la colère, la peur, la frustration et la dépression.** Lorsqu'on est aux prises avec des douleurs chroniques, il est normal d'éprouver de tels sentiments. Malheureusement, ceux-ci peuvent avoir pour effet d'amplifier la sensation de douleur. Cela ne signifie pas que la douleur n'est pas réelle... Elle l'est! Cela signifie simplement que des émotions comme le stress et la peur et d'autres symptômes comme la dépression peuvent empirer une situation déjà pénible.

- **Médicaments.** Les médicaments que vous prenez peuvent provoquer des douleurs, vous affaiblir, avoir une incidence sur votre manière de réfléchir, ainsi que vous causer des malaises au niveau de l'abdomen ou d'autres inconforts de nature physique ou émotionnelle. Informez-vous auprès de votre médecin ou de votre pharmacien des effets secondaires possibles de vos médicaments.

Contrôle de la douleur

Nous ne sommes pas impuissants devant la douleur. Le cerveau est à même de régulariser le flux de messages de douleur par l'envoi de signaux d'ouverture et de fermeture des « portillons de la douleur » le long des trajets nerveux, dans la moelle épinière comme dans le cerveau lui-même (voir la Théorie du passage contrôlé, chapitre 1, page 8).

Par exemple, le cerveau peut libérer des opiacés puissants comme les endorphines, qui bloquent ou réduisent efficacement la sensation de douleur. Les blessés graves ressentent parfois peu de douleur tandis que toutes leurs forces sont canalisées pour survivre. Ce sur quoi est canalisée votre attention, votre humeur et la façon dont vous appréhendez votre situation – vos pensées et vos sentiments – sont des facteurs susceptibles de provoquer l'ouverture et la fermeture des portillons.

La façon dont votre esprit et votre corps réagissent à la douleur influence directement le niveau de douleur que vous éprouvez au quotidien. Voici quatre exemples de la façon dont votre corps et votre esprit peuvent interagir quand vous éprouvez de la douleur.

- **Inactivité.** Vous avez tendance à éviter toute activité physique en raison de la douleur, ce qui vous fait perdre de votre force et de votre flexibilité. La détérioration de votre condition physique et la baisse de votre force attisent vos sentiments de frustration et de dépression. De pareilles émotions négatives risquent de provoquer l'ouverture des portillons et l'amplification de la douleur.

- **Surmenage.** Vous cherchez à faire la preuve que vous pouvez encore être actif. Cela vous conduit à vous épuiser pour terminer ce que vous avez entrepris. Par ailleurs, vous ignorez les signes de votre corps qui demande du repos. Le fait de vous pousser à bout ne fait qu'accroître votre douleur, ce qui vous rend encore plus inactif et déprimé, et votre douleur s'amplifie encore.

- **Incompréhension.** Il se peut que vos amis, votre famille, votre patron ou vos collègues aient de la difficulté à comprendre que vous souffrez et ne donnent pas crédit à votre douleur. Cela risque de vous mettre en colère ou de vous déprimer.

- **Surprotection.** Au contraire, il se peut aussi que vos amis, votre famille et vos collègues vous couvent et soient trop indulgents. Vous pourriez alors vous sentir plus dépendant et handicapé que vous ne l'êtes et agir comme tel.

Heureusement, vous pouvez mettre fin à cette spirale d'interactions néfastes entre votre esprit et votre corps. Si l'on vous a appris qu'il vous faudrait vivre avec la douleur chronique, cela ne signifie pas pour autant qu'il ne peut y avoir de joie et de satisfactions dans votre vie. Vivre avec la douleur signifie accepter celle-ci et apprendre à la gérer. Cela peut s'avérer un nouveau départ. Vous pouvez apprendre certaines techniques pour entraîner votre cerveau à réagir autrement et calmer votre système nerveux, comme :

- rediriger votre attention afin de contrôler la douleur;

- combattre les pensées négatives qui amplifient la douleur;

- cultiver davantage les émotions positives;

- développer des méthodes de détente;

- augmenter progressivement votre niveau d'activité et vous reconditionner.

- apprendre à appliquer des techniques de gradation afin d'obtenir un bon équilibre entre activité et repos.

Voici un exemple d'application d'une de ces techniques. Si vous vous réveillez avec des douleurs et en vous disant « Je vais me sentir misérable toute la journée; je n'arriverai à rien faire », combattez ces pensées négatives, parlez-vous intérieurement en vous tenant des propos plus positifs. Dites-vous plutôt : « J'ai un peu mal ce matin; alors je vais commencer la journée avec des exercices de relaxation et des étirements. Puis, je ferai les choses les moins exigeantes parmi celles que je veux faire aujourd'hui. » Utilisez votre esprit pour contrer les pensées négatives. Vous trouverez au chapitre 5 davantage d'information sur la pensée positive, la relaxation, l'imagerie mentale, la visualisation, le détournement de l'attention, la méditation, ainsi que d'autres techniques faisant appel à votre esprit.

Des outils pour gérer la douleur localisée

Dans le cas de douleurs localisées au cou, au dos ou au genou, l'action de la chaleur ou du froid et les massages se sont avérés des moyens efficaces. Ces trois méthodes ont pour effet de stimuler la peau et les tissus dans la région douloureuse. L'action de la chaleur et les massages activent la circulation sanguine dans ces zones, tandis que le froid engourdit les tissus sensibles. Ces trois méthodes permettent de fermer le portillon de la douleur et modifient la façon dont le cerveau interprète les sensations du corps.

Pour soumettre la région affectée à l'action de la chaleur, utilisez un coussin chauffant ou prenez un bain chaud ou une douche chaude (en dirigeant le jet d'eau sur la zone douloureuse). Vous pouvez fabriquer un coussin chauffant artisanal en remplissant de riz crû ou de

Un journal des sensations de douleur

Pour bien comprendre quelle est l'influence de votre humeur, de vos activités et de votre état sur la douleur que vous ressentez, tenez un journal de vos sensations de douleur. Il s'agit d'une version plus élaborée du journal sous forme de calendrier présenté à la figure 4.1, page 51. Commencez par consigner vos activités et votre niveau de douleur trois fois par jour, à intervalles réguliers. Pour chaque donnée consignée, faites ce qui suit :

1. Indiquez la date et l'heure.

2. Décrivez la situation ou l'activité que vous faisiez (regarder la télévision, faire le ménage, avoir une discussion, etc.).

3. Décrivez la douleur ressentie (par exemple, « douleur profonde et continue dans le bas du dos, du côté gauche »).

4. Évaluez sur une échelle de 0 (aucune douleur) à 10 (douleur extrême) la sensation physique que vous ressentez.

5. Décrivez les sentiments de détresse émotionnelle que vous éprouvez (par exemple « je suis très en colère » ou « j'ai envie de pleurer »).

6. Évaluez votre détresse émotionnelle sur une échelle de 0 (aucune détresse) à 10 (très grande détresse).

7. Décrivez ce que vous avez fait, le cas échéant, pour réduire votre inconfort (mis fin aux tâches ménagères, pris un médicament, massé la zone douloureuse, fait un exercice de relaxation, fait une promenade, etc.) et le résultat obtenu.

Tentez d'identifier les régularités qui ressortent de ce que vous avez noté. Par exemple, votre douleur est-elle plus intense après être resté longtemps assis? La douleur s'atténue-t-elle lorsque vous pratiquez l'un de vos hobbys préférés? Des facteurs comme votre humeur, le niveau de fatigue et la tension musculaire peuvent avoir une incidence sur l'acuité avec laquelle vous percevez la douleur.

Il est important de faire la distinction entre les sensations de douleur physique (élancements, sensation de brûlure, douleur continue) et la sensation de détresse émotionnelle (la colère, l'anxiété, la frustration ou la tristesse qui accompagne parfois la douleur). Vous ne pouvez rien aux sensations physiques que vous éprouvez, mais vous avez du pouvoir sur la façon dont vous vous sentez par rapport à celles-ci. En travaillant sur votre perception de la douleur, vous parviendrez à mettre en échec les sentiments de détresse, d'anxiété, d'impuissance et de désespoir qui vous assaillent et pourrez vivre une vie plus saine et plus heureuse.

---

haricots secs une chaussette dont l'extrémité sera refermée par un nœud. Vous n'avez ensuite qu'à mettre la chaussette au micro-ondes pendant trois à quatre minutes. Avant de l'utiliser, prenez soin de vérifier qu'elle ne soit pas trop chaude pour ne pas vous brûler. N'utilisez pas de maïs à éclater!

Certaines personnes préfèrent le froid pour soulager la douleur, en particulier lorsque celle-ci s'accompagne d'inflammation. Un sac de petits pois ou de grains de maïs congelés fait une excellente compresse froide, économique et réutilisable. Que vous utilisiez l'action de la chaleur ou du froid, placez une serviette entre la source de chaleur ou de froid et votre peau. De plus, limitez la durée des compresses à 15 ou 20 minutes à la fois (une période plus longue risque de brûler ou de geler la peau).

Le massage est l'une des techniques les plus anciennes de traitement de la douleur. Hippocrate (v. 460–380 AVANT NOTRE ÈRE) a dit : « Les médecins doivent avoir de l'expérience en bien des choses et assurément aussi dans la friction d'une articulation trop relâchée afin de la raffermir, ainsi qu'afin de relâcher une articulation trop raide. » Vous pouvez facilement vous masser vous-même, cela ne demande pas beaucoup de pratique ni grand préparation. Le simple fait de frictionner et d'étirer la zone douloureuse avec une légère pression permet de stimuler la peau, les tissus sous-jacents ainsi que les muscles. Avant de vous masser, hydratez toujours la zone douloureuse à l'aide de crème pour la peau ou d'huile non irritante. Si vous aimez un effet refroidissant, utilisez une crème mentholée.

Il existe trois techniques de base d'auto-massage :

■ **Le glissé.** Placez votre main sur le muscle que vous voulez masser. Refermez-la légèrement (pour qu'elle soit un peu arquée) et faites glisser la paume et les doigts en un mouvement de va-et-vient sur le muscle. Un mouvement lent et rythmé sur la région tendue ou douloureuse procure les résultats les meilleurs. Essayez différentes pressions. Si vous souffrez d'un mal comme le syndrome douloureux régional complexe, essayez cette méthode : réchauffez votre main en la plaçant dans une bassine d'eau chaude, puis, avec cette main, frictionnez fermement la zone douloureuse.

■ **Le pétrissage.** Si vous avez déjà porté la main à votre cou ou à votre épaule pour presser vos muscles tendus et endoloris, vous appliquiez sans le savoir la méthode du pétrissage. Saisissez le muscle douloureux entre la paume et les doigts ou entre le pouce et les doigts comme si vous pétrissiez de la pâte. Puis, soulevez-le légèrement et serrez. Ne pincez pas votre peau; saisissez le muscle, qui se trouve plus en profondeur. C'est en pressant, puis en relâchant, en une lente pulsation, que vous obtiendrez les résultats les meilleurs. Ne pétrissez pas un même endroit pendant plus de 15 à 20 secondes.

■ **Mouvement circulaire en profondeur.** Faites des mouvements circulaires avec le bout des doigts, le pouce ou le talon de la main, selon la largeur de la zone à frictionner, afin de créer une chaleur apaisante qui pénètre dans le muscle. Placez les doigts, le pouce ou la paume sur la zone à masser et décrivez de petits cercles en appuyant légèrement, puis en augmentant graduellement la pression. Ne pesez pas trop fort. Après 10 secondes, déplacez-vous et recommencez.

Le massage ne convient pas pour tous les cas de douleur. Ne pratiquez jamais l'auto-massage sur une articulation qui présente des rougeurs, enflée ou chaude au toucher ou sur une région infectée. Évitez les massages si vous souffrez d'une phlébite (inflammation d'une veine), d'une thrombophlébite (caillot de sang dans une veine), ou sur toute forme de piqûre ou d'éruption cutanée.

Certains médicaments et d'autres traitements peuvent aussi être utiles pour gérer la douleur localisée. Il en est question au chapitre 16.

Des outils pour gérer la douleur chronique

Gérer la douleur chronique est une tâche complexe. Comme pour toute autre tâche nouvelle que l'on cherche à maîtriser, cela requiert des connaissances, de la pratique et une bonne dose de patience. Parfois, il est impossible de gérer la douleur proprement dite sans avoir recours aux médicaments ou autres traitements prescrits par votre médecin. (Ces sujets sont traités en détail au chapitre 16.) Par contre, il est souvent possible de gérer vous-même les symptômes associés à la douleur chronique, comme le stress, l'insomnie ou les états dépressifs, sans avoir recours aux médicaments et sans intervention médicale. Si vous parvenez à gérer ne serait-ce que quelques-uns de ces symptômes, vous vous sentirez davantage en contrôle de la situation. La suite du présent chapitre et la totalité du chapitre 5 portent sur l'autogestion des symptômes les plus communs.

En plus de gérer ces symptômes, vous avez la possibilité de faire des choix de vie qui auront une influence positive importante sur votre douleur, sur votre santé et sur votre vie en général. Il s'agit entre autres de faire de l'exercice et des activités physiques régulièrement, chaque semaine, de bien manger, de gérer le stress, d'œuvrer à améliorer vos relations familiales et de couple, de collaborer avec vos prestataires de soins de santé et de faire des plans d'avenir. C'est ce sur quoi porte tout le reste du livre. Il s'agit donc là d'un ensemble d'outils à votre disposition afin de gérer la douleur chronique. Tout comme il est impossible de bâtir une maison avec un seul outil, il est bien souvent nécessaire d'avoir plusieurs outils à sa disposition afin de gérer la douleur chronique.

Respiration inefficace

Une respiration superficielle ou laborieuse empêche votre organisme de recevoir tout l'apport en oxygène dont il a besoin. Comme pour bien d'autres symptômes, les causes peuvent en être multiples.

Les causes des problèmes respiratoires

La douleur engendrée par la faiblesse et la tension musculaire peut se solder par une respiration inefficace. Lorsque nous avons mal dans une zone de notre corps, la réaction normale est de contracter nos muscles dans la zone affectée. Si phénomène se produit de manière si automatique que vous êtes bien souvent inconscient de l'ampleur de votre tension musculaire. La tension musculaire peut avoir un impact sur vos mouvements. Vos mouvements peuvent s'en trouver ralentis et votre posture modifiée. Votre poitrine sera moins ouverte et vos poumons n'auront pas l'espace nécessaire pour prendre toute leur expansion.

Une respiration superficielle peut, à terme, affaiblir vos muscles respiratoires et provoquer leur déconditionnement. Cela ne touche pas seulement vos muscles respiratoires, les muscles principaux de votre abdomen et les petits muscles de votre dos risquent aussi de s'en trouver affectés. S'ils se déconditionnent, les muscles deviennent moins efficaces et nécessitent davantage d'énergie (et d'oxygène) pour remplir leurs fonctions.

L'excès de poids peut aussi causer des problèmes d'essoufflement. Le supplément de poids augmente votre consommation d'énergie et par conséquent la quantité d'oxygène dont vous avez besoin. Cela augmente aussi l'effort de votre cœur. Lorsque l'excès de poids s'accompagne d'une limitation des mouvements et d'une mauvaise posture, votre corps lutte pour recevoir l'oxygène dont il a besoin.

Certains problèmes de douleur chronique peuvent avoir un impact direct sur la posture et, par conséquent, avoir un effet négatif sur la capacité pulmonaire. Parmi ces problèmes, on compte la scoliose, l'ostéoporose et certaines formes sévères d'arthrite qui affectent les os du cou et du dos. Des maladies pulmonaires chroniques comme l'emphysème, la bronchite chronique et l'asthme sont aussi la source de problèmes respiratoires. Ces affections nécessitent habituellement une médication particulière et parfois un apport supplémentaire en oxygène, en plus de l'utilisation de techniques d'autogestion.

Il peut être apeurant d'avoir le souffle court et cette peur risque, à son tour, d'occasionner deux autres problèmes : le premier est la sécrétion, induite par la peur, d'hormones comme l'épinéphrine. Celle-ci augmente la tension musculaire et aggrave l'essoufflement. Le deuxième est le risque de cesser toute activité par crainte de la douleur. Si vous cessez toute activité, vous ne pourrez développer l'endurance nécessaire pour vous permettre de gérer vos douleurs chroniques et vos problèmes respiratoires.

Techniques d'autogestion de la respiration

De la même manière que plusieurs causes peuvent être à l'origine d'une respiration inefficace, plusieurs solutions peuvent vous aider à gérer ce problème. Lorsque vous sentez que vous avez le souffle court, n'interrompez pas ce que vous êtes en train de faire et ne vous dépêchez pas non plus à terminer. Au contraire, ralentissez. Si l'essoufflement perdure, arrêtez-vous quelques minutes, puis, si votre médecin vous a prescrit des médicaments contre ce problème, prenez-les.

La règle d'or est de faire les choses doucement, petit à petit. Augmentez peu à peu votre activité, mais pas de plus de 25 pour cent par semaine. À titre d'exemple, si vous êtes en mesure de jardiner à votre aise pendant 20 minutes d'affilée, la semaine suivante allongez vos périodes de jardinage de 5 minutes. Lorsque vous êtes à l'aise de jardiner pendant 25 minutes consécutives, vous pouvez à nouveau ajouter quelques minutes. Les chapitres 6 à 9 portent sur les façons d'augmenter en toute sécurité votre niveau d'activité physique.

Finalement, il est extrêmement important que vous ne fumiez pas. Il peut sembler étrange que la cigarette ait un impact sur la douleur chronique, mais c'est le cas. De récentes études ont démontré que le risque de douleurs musculo-squelettiques (comme les maux de dos) sont 20 pour cent plus élevées chez les fumeurs.

Dans la mesure où il est connu que l'exposition à la fumée secondaire représente un risque pour la santé, il peut être également judicieux que vous évitiez les fumeurs. En pratique, cela peut s'avérer difficile car vos amis fumeurs ne réalisent peut-être pas de quelle façon ils affectent votre santé, mais il est de votre responsabilité de leur faire comprendre. Expliquez-leur que vous apprécieriez qu'ils ne fument pas en votre présence. Faites de votre maison et, plus particulièrement encore, de votre voiture des « zones non-fumeur ». À la maison, demandez aux gens de fumer à l'extérieur. Pour ce qui est des déplacements en voiture, dites-leur qu'ils peuvent fumer avant de monter ou une fois arrivés à destination.

Plusieurs techniques peuvent vous aider à respirer mieux, de façon plus efficace. Nous en décrivons deux ci-après :

La respiration diaphragmatique

Une respiration inefficace peut être causée par le déconditionnement du diaphragme (un grand muscle situé au bas de votre cage thoracique) et des muscles respiratoires de votre poitrine ou par une mauvaise posture. Dans les deux cas, les poumons ne peuvent pas fonctionner adéquatement, c'est-à-dire qu'ils ne se remplissent pas bien et qu'ils n'évacuent pas non plus correctement l'air vicié. La plupart d'entre nous utilisons principalement la partie supérieure de nos poumons et de notre poitrine pour respirer. Par contre, nous pouvons respirer plus profondément en utilisant une respiration diaphragmatique, communément appelée « respiration ventrale ». Lorsque cette technique de respiration est appliquée correctement, le diaphragme s'abaisse à l'intérieur de l'abdomen, permettant ainsi aux poumons de prendre de l'expansion et de se remplir entièrement d'air. La respiration diaphragmatique renforce les muscles respiratoires et les rend plus efficaces. Ainsi, la respiration se fait plus aisément et le corps est mieux oxygéné.

Il est intéressant de constater que les bébés ont instinctivement une respiration ventrale. Pour les adultes, par contre, la respiration ventrale demande un peu de pratique. Il faut apprendre comment laisser vos poumons prendre leur pleine expansion. Voici les étapes à suivre pour pratiquer la respiration diaphragmatique :

1. Couchez-vous sur le dos et placez des oreillers sous votre tête et sous vos genoux.

2. Placez une main sur votre estomac (à la base de votre sternum) et l'autre sur le haut de votre poitrine.

3. Inspirez lentement par le nez en laissant votre ventre se soulever. Visualisez vos poumons s'emplissant d'air frais. La main posée sur votre ventre devrait monter et celle posée sur votre poitrine ne devrait pas bouger, ou très peu.

4. Expirez doucement, en pinçant les lèvres. En même temps, poussez sur votre abdomen vers l'intérieur et vers le haut avec la main posée sur votre ventre.

5. Exercez-vous à cette technique pendant 10 minutes, de trois à quatre fois par jour, jusqu'à ce qu'elle devienne un automatisme. Si vous commencez à avoir la tête qui tourne, reposez-vous ou expirez plus lentement.

Vous pouvez aussi vous exercer à la respiration diaphragmatique en étant assis dans un fauteuil.

1. Relâchez vos épaules, vos bras, vos mains et votre poitrine. Ne serrez pas les accoudoirs du fauteuil et ne collez pas vos genoux.

2. Soyez conscient de votre posture. Asseyez-vous droit, relevez doucement le menton et

sentez votre cou s'allonger. Imaginez le dessus de votre tête soulevé doucement vers le plafond. Il se peut que vous sentiez les muscles de votre abdomen se contracter très légèrement.

3. Placez une main sur votre ventre et l'autre sur votre poitrine.

4. Inspirez par le nez, en emplissant d'air toute la zone entourant votre taille. La main posée sur votre poitrine devrait rester immobile tandis que celle sur votre ventre devrait suivre votre respiration.

5. Expirez sans effectuer d'effort.

Lorsque vous maîtrisez bien cette technique, vous pouvez la pratiquer à peu près n'importe quand, que vous soyez couché, assis, debout ou en train de marcher. La pratique de la respiration diaphragmatique associée à une attention portée à votre posture peut contribuer à renforcer vos muscles respiratoires et à en améliorer la coordination et l'efficacité. C'est une technique qui permet aussi de diminuer la quantité d'énergie qu'il vous faut pour respirer et, de manière générale, de réduire la tension musculaire présente dans votre corps. Elle peut être intégrée à toutes les méthodes de relaxation faisant appel à la puissance de votre esprit pour gérer vos symptômes (voir le chapitre 5).

Respiration les lèvres pincées

Une seconde technique, la respiration les lèvres pincées, vient en général naturellement aux personnes ayant de la difficulté à expirer. Vous pouvez aussi l'utiliser si vous avez le souffle court ou si vous êtes essoufflé.

1. Inspirez, puis pincez vos lèvres comme pour jouer de la flûte ou souffler dans un sifflet.

2. En utilisant la technique de respiration diaphragmatique, expirez en pinçant les lèvres, sans forcer.

3. Relâchez le haut de votre cage thoracique, vos épaules, vos bras et vos mains lors de l'expiration. Portez attention aux tensions. L'expiration doit être plus longue que l'inspiration.

En étant capable d'appliquer cette technique tout en accomplissant d'autres activités, vous pourrez mieux gérer votre problème d'essoufflement.

La fatigue

La douleur chronique peut drainer votre énergie et devenir un problème sérieux. Outre la douleur, la fatigue risque elle aussi de vous empêcher de faire les choses que vous aimez. Malheureusement, la fatigue est souvent mal comprise par ceux qui ne sont pas aux prises avec la douleur chronique. Après tout, les autres ne voient généralement pas votre fatigue.

Votre conjoint, les autres membres de votre famille et vos amis ne comprennent pas toujours la façon imprévisible dont vous affecte la fatigue causée par votre état. Il est possible qu'ils pensent que vous n'êtes tout simplement pas intéressé par certaines activités ou que vous préférez rester seul. Il se peut aussi parfois que vous ne sachiez même pas pourquoi vous vous sentez si fatigué.

Pour bien gérer la fatigue, il est important que vous compreniez que celle-ci peut être liée à plusieurs facteurs, parmi lesquels :

■ **La douleur chronique elle-même.** En cas de douleur chronique ou d'autre maladie, le corps utilise moins efficacement son énergie. L'énergie qui irait normalement à vos activités quotidiennes est plutôt redirigée vers les parties de votre corps touchées par votre affection. Par conséquent, votre cerveau libère des signaux chimiques qui vous poussent à vous reposer davantage afin de conserver votre énergie. De plus, certaines affections chroniques s'accompagnent d'anémie (taux d'hémoglobine anormalement bas), un état qui contribue à la fatigue.

■ **L'inactivité.** Les muscles qui ne sont pas utilisés régulièrement se déconditionnent, perdent de leur force et sont moins efficaces. C'est un phénomène qui peut toucher tous les muscles du corps, y compris le cœur, qui est constitué de tissus musculaires. Si le cœur se déconditionne, il perd de sa capacité à pomper le sang. Le sang apporte aux différentes parties du corps les éléments nutritifs et l'oxygène dont elles ont besoin. Lorsque les muscles ne reçoivent pas tout l'oxygène et les nutriments dont ils ont besoin, leur fonctionnement est inadéquat. De plus, les muscles déconditionnés se fatiguent plus facilement que les muscles en bonne condition.

■ **La mauvaise nutrition.** La nourriture est notre source d'énergie de base. Le fait de consommer des aliments de mauvaise qualité, de trop manger ou de mal digérer sont des facteurs susceptibles de causer de la fatigue. La douleur chronique peut avoir une incidence sur l'appétit. Certaines personnes réagissent en mangeant trop et prennent du poids. L'excédent de poids cause de la fatigue car nos activités quotidiennes nous demandent davantage d'énergie. D'autres perdent l'appétit. Manger trop peu, avoir un poids insuffisant ou manger des aliments inadéquats peut entraîner une perte de masse musculaire. L'atrophie des muscles se traduit par une perte de force et d'énergie qui, à son tour, est source de fatigue.

■ **Un repos insuffisant.** Certaines personnes atteintes de douleurs chroniques se surmènent; elles n'équilibrent pas bien l'activité et le repos. D'autres manquent de sommeil ou ont un sommeil de piètre qualité. Ces deux situations peuvent être sources de fatigue. Nous abordons plus en détail la gestion des problèmes de sommeil plus loin dans le présent chapitre et, au chapitre 6, nous proposons des moyens permettant de bien équilibrer l'activité et le repos.

■ **Les émotions.** L'anxiété, la peur, l'ennui et les états dépressifs sont sources de fatigue. Il peut être épuisant de gérer les stress continuels causés par la douleur chronique. L'ennui et le désœuvrement peuvent aussi être sources de fatigue. La plupart des gens sont conscients du lien de causalité entre le stress et la fatigue, mais beaucoup moins nombreux sont ceux qui savent que la fatigue est l'un des principaux symptômes qui accompagnent la dépression.

■ **Les médicaments.** Certains médicaments, y compris peut-être ceux que vous prenez contre la douleur, peuvent causer de la fatigue. Si vous pensez que votre fatigue est liée aux médicaments que vous prenez, parlez-en à votre médecin. Il est parfois possible de changer de médicament ou simplement d'en modifier la posologie.

Si la fatigue est devenue un problème, commencez par essayer d'en trouver la cause. Dans ce cas-ci aussi, il peut être utile de tenir un journal. Parmi les causes possibles de votre fatigue, évaluez celles par rapport auxquelles vous pouvez apporter des améliorations. Mangez-vous sainement? Faites-vous de l'exercice? Avez-vous établi un équilibre entre activité et repos? Dormez-vous suffisamment et votre sommeil est-il réparateur? Gérez-vous efficacement le stress? Si vous répondez non à l'une ou l'autre de ces questions, vous avez peut-être trouvé la ou les cause(s) de votre fatigue.

Il est important de ne pas oublier que votre fatigue peut provenir de causes *autres que la douleur*. Pour combattre la fatigue, il vous faut donc en résoudre toutes les causes possibles. Cela peut signifier de mettre à l'essai plusieurs outils d'autogestion.

Si la fatigue que vous éprouvez résulte d'une mauvaise alimentation, par exemple une consommation abusive de malbouffe ou d'alcool, la solution consiste à consommer des aliments de meilleure qualité, en quantité raisonnable, ou à diminuer votre consommation d'alcool. Pour certains, le problème est parfois une baisse d'appétit entraînant une alimentation insuffisante et une baisse de poids. Le chapitre 13 traite de certains problèmes liés à l'alimentation. Vous y trouverez des trucs pour vous alimenter sainement.

Les gens disent souvent qu'ils ne peuvent pas faire d'exercice parce qu'ils se sentent trop fatigués. Cette idée fausse crée un cercle vicieux : ces personnes sont fatiguées en raison du manque d'exercice et ne font pas d'exercice en raison de la fatigue. Croyez-le ou non, la solution est peut-être de vous motiver à faire de l'exercice et à être plus actif. Vous n'avez pas à courir le marathon! Il suffit de sortir et de faire une petite promenade. Si ce n'est pas possible, marchez à l'intérieur de votre maison ou faites des exercices légers, comme ceux proposés au chapitre 8, dans le cadre du Programme Facile de Bouger! Consultez les chapitres 7 et 9 pour de l'information sur la façon d'entreprendre un programme d'exercice.

Si ce sont les émotions qui vous fatiguent, le repos ne vous aidera probablement pas. En fait, cela risquerait même d'aggraver votre état, surtout si votre fatigue découle d'un état dépressif. Nous abordons plus loin dans ce chapitre, aux pages 72 à 76, des méthodes permettant de lutter contre un état dépressif. Si vous croyez que votre fatigue peut être liée au stress, lisez la section consacrée à la gestion du stress, à la page 83.

Troubles du sommeil

Les troubles du sommeil sont courants chez les personnes atteintes de douleurs chroniques. Les deux-tiers des personnes atteintes de douleurs chroniques et la quasi-totalité des personnes atteintes de fibromyalgie rapportent avoir un sommeil de piètre qualité. Les problèmes sont variés : difficulté à trouver le sommeil, réveil hâtif et incapacité de se rendormir, réveils fréquents tout au long de la nuit, fatigue et courbatures au réveil. Les spécialistes du sommeil et de la douleur sont d'avis que les substances neurochimiques dont le niveau est anormalement bas chez les personnes souffrant de douleurs chroniques jouent par ailleurs un rôle essentiel dans la régulation du sommeil et de l'humeur. Il peut s'agir d'une des raisons pour lesquelles la douleur chronique s'accompagne souvent de troubles du sommeil et d'états dépressifs. Le problème de la relation entre la douleur et le sommeil est plus complexe encore car plusieurs médicaments utilisés contre la douleur, comme la morphine et la codéine, peuvent avoir pour effet secondaire de morceler le sommeil.

Le sommeil est un besoin humain fondamental, comme l'eau et la nourriture. Un bon sommeil vous permet d'affronter la journée frais et dispos, avec une énergie renouvelée. Pendant le sommeil, le corps régénère et répare les muscles et les tissus et redonne énergie aux organes vitaux, y compris le cerveau. Le sommeil pourrait aussi jouer un rôle important dans la régulation de l'appétit. Lorsque nous dormons mal, nous risquons d'être affectés par différents symptômes : fatigue, difficulté à se concentrer, irritabilité, douleur plus aiguë, prise de poids. Évidemment, cela ne signifie pas non plus que tous ces symptômes soient nécessairement causés par un manque de sommeil. Souvenez-vous : les symptômes associés à la douleur chronique peuvent avoir plusieurs causes.

Néanmoins, une amélioration de la qualité de votre sommeil peut vous aider à gérer plusieurs de ces symptômes, quelle qu'en soit leur cause. En fait, le sommeil est si important que les spécialistes du sommeil et de la douleur affirment que *l'amélioration de la qualité du sommeil devrait compter parmi les objectifs principaux de tout traitement contre la douleur.*

Combien d'heures de sommeil vous faut-il? Le nombre d'heures de sommeil nécessaire varie d'une personne à l'autre. La plupart des gens sont à leur meilleur avec environ 7 heures et demi de sommeil par nuit. Certains se sentent frais et dispos après 6 heures de sommeil seulement, tandis que d'autres ont besoin de 8 à 10 heures pour être en bonne forme. Si vous vous sentez alerte, reposé et êtes en forme toute la journée, c'est probablement que vous dormez suffisamment. Si, par contre, vous manquez jour après jour de sommeil, votre humeur et votre qualité de vie s'en trouvera affectée.

Une bonne nuit de sommeil

Un des gestes essentiels à poser pour gérer la douleur est d'améliorer vos habitudes de sommeil. Des études cliniques ont démontré que les méthodes d'autogestion que nous proposons dans cet ouvrage aident la plupart des gens à mieux dormir. Ce ne sont pas des solutions rapides comme les somnifères, mais elles donnent des résultats plus efficaces (et plus sûrs) à long terme. Accordez-vous un délai d'au moins deux à quatre semaines avant de constater des effets positifs et de 10 à 12 semaines pour obtenir des résultats durables.

Avant d'aller vous coucher

■ **Procurez-vous un lit confortable.** Votre lit doit vous permettre de bouger librement et soutenir adéquatement votre corps. Cela suppose habituellement un matelas cerclé de bonne qualité qui offre un bon soutien pour votre colonne vertébrale et ne permet pas à votre corps de s'enfoncer au milieu du lit. Une planche de raffermissement du matelas de 1 à 2 cm d'épaisseur, en contre-plaqué, peut être placée entre le sommier et le matelas afin de raffermir ce dernier. Les lits d'eau chauffés, les matelas pneumatiques ou les matelas en mousse sont utiles pour certaines personnes souffrant de douleurs chroniques car en s'adaptant à la forme du corps, ils en supportent le poids de façon uniforme. Si l'une de ces options vous intéresse, nous vous conseillons d'en faire d'abord l'essai quelques nuits chez des amis qui ont ce genre de lit ou bien dans un hôtel dont les chambres en sont équipées, afin de savoir si cela vous convient. Une couverture chauffante ou un couvre-matelas électrique, réglés à faible intensité, ou un couvre-matelas en laine peuvent vous tenir bien au chaud durant votre sommeil. Si vous choisissez d'utiliser des accessoires de literie chauffants, suivez rigoureusement les instructions d'utilisation afin d'éviter toute brûlure.

- **Gardez vos mains et vos pieds au chaud à l'aide de gants et de chaussettes.** Si vous avez mal aux genoux, vous pouvez couper l'extrémité de bas chauds et porter ceux-ci comme des manches par-dessus vos genoux.

- **Trouvez une position confortable pour dormir.** La position la meilleure est celle dans laquelle vous vous sentez le mieux, compte tenu de votre état. De petits coussins placés aux bons endroits permettent souvent de soulager la douleur et l'inconfort. Essayez-les dans différentes positions. Demandez aussi l'avis de votre professionnel de la santé à ce sujet, compte tenu de votre état. Mais faites attention : ne soulevez pas votre tête avec une montagne de coussins. Si vous souffrez d'un problème de cou ou de dos, cela risquerait de l'aggraver.

- **Soulevez votre tête de 10 à 15 cm au-dessus du niveau du lit.** Soulevez votre tête si vous avez des problèmes respiratoires ou si vous souffrez de brûlures d'estomac ou de reflux gastrique. Pour que votre tête soit surélevée lorsque vous dormez, vous pouvez disposer des blocs de bois solides sous les pattes du lit ou acheter un lit ajustable.

- **Maintenez la pièce à une température confortable.** Il se peut que vous ayez besoin de chaleur ou de fraîcheur. Les conditions d'un sommeil optimal varient d'une personne à l'autre.

- **Utilisez un vaporisateur si l'air est sec dans votre maison.** L'air chaud et humide favorise une bonne respiration et un bon sommeil. Si vous préférez de l'air frais la nuit, utilisez un humidificateur.

- **Rendez votre chambre sécuritaire et confortable.** Placez une lampe et un téléphone sur votre table de chevet, faciles à atteindre. Éliminez les tapis épars autour de votre lit qui risquent de vous faire trébucher et tomber. Si vous utilisez une canne pour vous déplacer, conservez-la à côté de votre lit, à portée de main, pour pouvoir l'utiliser si vous vous levez pendant la nuit.

- **Conservez vos lunettes à côté du lit.** Si vous avez besoin de vous lever durant la nuit, vous pourrez facilement les mettre et voir où vous allez!

Choses à éviter

- **Ne mangez pas avant d'aller vous coucher.** Il est possible que vous soyez somnolent après un grand repas, mais ça n'est pas en faisant des excès de table que vous vous endormirez rapidement et ferez une bonne nuit de sommeil. Le sommeil permet à votre corps de se reposer et de récupérer. La digestion demande à votre corps de l'énergie et un temps qui autrement seraient consacrés au processus de régénération. Si vous constatez que vous n'arrivez pas à dormir si vous vous couchez avec une fringale, faites l'essai d'une tasse de lait chaud avant d'aller au lit.

- **Évitez de consommer de l'alcool.** Vous pensez peut-être que l'alcool aide à dormir parce que vous vous sentez détendu et avez sommeil lorsque vous prenez un verre, mais, en réalité, l'alcool perturbe les cycles du sommeil. Si vous consommez de l'alcool au cours de la soirée, vous risquez d'avoir un sommeil léger et de vous réveiller fréquemment durant la nuit.

- **Évitez ou limitez la consommation de caféine.** La caféine est un stimulant et, par conséquent, risque de vous tenir éveillé. La caféine est présente dans le café, le thé, les colas et autres sodas, ainsi que le chocolat. Si vous buvez des boissons contenant de la caféine, faites-le tôt dans la journée. Si vous avez des problèmes d'insomnie, essayez d'éliminer toute consommation de caféine et voyez si cela a un effet positif sur votre sommeil. Si vous consommez régulièrement des boissons ou aliments contenant de la caféine, n'interrompez pas votre consommation de façon abrupte. Vous pourriez connaître des symptômes de sevrage comme des maux de tête et de l'agitation. Inscrivez plutôt dans un journal de bord, pendant un certain temps, le nombre de boissons avec caféine que vous consommez chaque jour. Réduisez graduellement ce nombre en consommant plutôt des boissons sans caféine.

- **Cessez de fumer.** Outre le fait que la cigarette peut aggraver votre problème de douleur chronique, le risque de s'endormir une cigarette à la main représente un danger. De plus, la nicotine que contient la cigarette est un stimulant. Tout comme la caféine, la nicotine affecte le sommeil. Cesser de fumer n'est certes pas chose facile, mais cela peut représenter un immense pas en avant dans la gestion de vos douleurs chroniques. Si vous avez besoin d'aide pour cesser de fumer, consultez votre médecin ou communiquez avec votre association pulmonaire ou service de santé publique local.

- **Ne prenez pas de pilules de régime.** Les pilules de régime contiennent souvent des stimulants, qui risquent de vous empêcher de trouver le sommeil et de rester endormi.

- **Ne prenez pas de somnifères.** Même si les somnifères peuvent sembler la solution idéale aux problèmes de sommeil, il ne s'agit pas d'une solution à long-terme viable. Premièrement, les somnifères deviennent de moins en moins efficaces avec le temps. De plus, de nombreux somnifères ont un effet rebond, c'est-à-dire que si vous cessez d'en prendre, il vous sera encore plus difficile de trouver le sommeil et de rester endormi qu'avant que vous en preniez.

Votre médecin pourrait vous prescrire des somnifères pour une courte période (au plus quelques semaines) tout en vous recommandant d'améliorer vos habitudes quant au sommeil, par exemple de limiter votre temps passé au lit et de n'utiliser votre chambre à coucher que pour le sommeil et les activités sexuelles. (Voir la liste *Comment établir une routine* ci-dessous.) La combinaison de somnifères sur une courte période et de pratiques favorisant le sommeil est susceptible d'aider les personnes souffrant de douleurs chroniques aux prises avec des problèmes sérieux d'insomnie. Les spécialistes du sommeil s'entendent sur le fait que ce genre d'approche, plutôt que la simple prise de somnifères, offre, à long-terme, la meilleure solution contre les problèmes de sommeil. D'autres types de médicaments, prescrits contre vos douleurs chroniques, peuvent aussi contribuer à un meilleur sommeil (voir le chapitre 16).

- **Environ une heure avant de vous coucher, cessez d'utiliser ou de regarder tout appareil émetteur de lumière bleue, comme les ordinateurs, les télévisions, les tablettes, les téléphones cellulaires et certaines liseuses.** La lumière émise par ces appareils peut perturber les cycles naturels de votre sommeil.

- **Évitez la prise de diurétiques (médicaments stimulant l'excrétion urinaire) avant de vous coucher.** Si vous suivez un traitement diurétique, prenez vos comprimés le matin afin d'éviter que votre sommeil soit interrompu par de fréquentes allées et venues à la toilette. À moins d'avis contraire du médecin, ne diminuez pas la quantité de liquide que vous buvez car l'hydratation est importante pour votre santé. Par contre, il peut être judicieux d'en limiter la quantité juste avant d'aller vous coucher.

Comment adopter une routine

- **Maintenez un horaire régulier de repos et de sommeil.** Couchez-vous et levez-vous à la même heure tous les jours. Même si vous vous sentez fatigué certains matins, le fait de vous lever à la même heure chaque jour aide à la stabilité du cycle naturel de sommeil de votre corps. Vous pouvez faire une courte sieste l'après-midi si vous le voulez, mais d'une durée de 10 à 20 minutes au plus. Ne faites pas de sieste le soir après le souper. Restez éveillé jusqu'à ce que vous soyez prêt à aller vous coucher pour la nuit.

- **Rétablissez votre horaire de sommeil s'il le faut.** Si votre horaire de sommeil est perturbé (par exemple si un jour vous vous êtes couché à quatre heures DU MATIN et avez dormi jusqu'à midi), vous devez rétablir votre horloge biologique par rapport à l'horaire de sommeil. Pour ce faire, essayez de vous coucher une heure plus tôt (ou une heure plus tard, selon le cas) chaque jour, jusqu'à atteindre l'heure à laquelle vous désirez vous coucher.

- **Faites votre exercice aux mêmes heures tous les jours.** Non seulement l'exercice vous aide-t-il à mieux dormir, mais il vous aide aussi à établir une routine dans votre journée. Évitez cependant l'exercice intense en soirée, avant d'aller vous coucher.

- **Sortez prendre un peu de soleil tous les matins.** L'exposition à la lumière du soleil est importante, même si ce n'est que 15 ou 20 minutes par jour. L'exposition régulière au soleil, chaque matin, aide à régulariser les rythmes biologiques de votre corps.

■ **Faites aussi vos exercices de relaxation selon le même horaire tous les jours.** Ces exercices n'ont pas à être très sophistiqués. Même une dizaine de minutes d'une respiration ventrale profonde peut vous aider. Tout comme l'exercice régulier, cela contribue à instaurer une routine dans votre journée et apaise votre système nerveux. Pour en savoir plus sur les techniques qui peuvent vous aider à vous détendre avant d'aller vous coucher, voir le chapitre 5.

■ **Ayez la même routine chaque soir avant d'aller vous coucher.** Cela peut être l'écoute de musique reposante à la radio, la lecture d'un chapitre d'un livre ou un bain chaud, ou autre chose encore. En suivant avec assiduité une routine de « préparation au sommeil », vous indiquez à votre corps le moment où il est temps de ralentir et de se mettre au repos.

■ **N'utilisez votre chambre à coucher que pour le sommeil et les relations sexuelles.** Si vous souffrez de douleurs depuis un certain temps déjà, il se peut que vous ayez commencé à utiliser votre chambre à coucher pour d'autres activités que le sommeil. Des activités comme de regarder la télévision ou de faire vos comptes vous maintiennent éveillé. Lorsque vous faites ces activités dans votre lit, le fait d'être dans votre lit devient un signal de veille pour votre corps. Vous ne parvenez plus à vous détendre et à trouver le sommeil. Si vous

faites ces activités au lit parce que vous avez mal et avez besoin de vous allonger, déplacez-vous plutôt dans une autre pièce où vous pouvez vous reposer confortablement et faites-y toutes vos activités diurnes. Réservez votre chambre à coucher au sommeil et aux relations sexuelles! Si vous vous couchez et n'arrivez pas à trouver le sommeil, levez-vous et allez dans une autre pièce jusqu'à ce que vous sentiez le sommeil vous gagner à nouveau. Lorsque vous n'arrivez pas à dormir, maintenez un éclairage de faible intensité, peu importe la pièce où vous êtes. Un éclairage intense envoie à votre corps le signal qu'il est temps de se réveiller.

Que faire lorsque vous n'arrivez pas à vous rendormir

Il arrive à beaucoup de gens de s'endormir sans difficulté, mais de se réveiller au petit matin assaillis par les préoccupations et incapables d'arrêter les pensées qui leur trottent dans la tête. Si l'incapacité à retrouver le sommeil les rend plus préoccupés encore, cela devient un véritable cercle vicieux.

Occuper son esprit par des pensées agréables et intéressantes est un bon moyen de chasser les préoccupations et de retrouver le sommeil. Essayez par exemple une technique de distraction pour calmer votre esprit, comme de compter à rebours par sauts de trois à partir de 100 ou bien de nommer une fleur ou une équipe sportive dont le nom commence par chacune des lettres de l'alphabet. Les techniques de relaxation décrites au chapitre 5 peuvent aussi vous être utiles. Si vous n'arrivez toujours pas à trouver le sommeil, levez-vous et sortez de votre chambre. Lisez un livre, prenez une douche ou jouez une partie de solitaire (mais pas à l'ordinateur). Après 15 ou 20 minutes, retournez vous coucher.

Cela peut aussi vous aider à dissiper un moment de préoccupation. Est-il fréquent que les préoccupations vous empêchent ainsi de dormir? Si c'est le cas, consacrez chaque soir à la même heure, bien avant d'aller vous coucher, un moment à mettre sur papier vos problèmes et vos préoccupations et faites une liste des choses à faire en vue de les résoudre. Vous pourrez ainsi vous détendre et bien dormir la nuit, sachant que vous avez des pistes de solutions pour résoudre vos problèmes. Vous ne résoudrez peut-être pas vos problèmes immédiatement, mais demain soir, vous aurez de nouveau un moment pour ajouter de nouvelles idées de solutions à votre liste.

Apnée du sommeil et ronflements

Si vous vous sentez fatigué le matin, malgré une bonne nuit de sommeil, il se peut que vous souffriez d'un trouble du sommeil. Les personnes souffrant d'apnée obstructive du sommeil, le plus commun des troubles du sommeil, ne le savent souvent même pas. Lorsqu'on leur demande s'ils ont des problèmes de sommeil, ils répondent « non, je dors très bien ». Souvent, le seul indice du trouble de sommeil est que leurs proches se plaignent qu'ils ronflent très fort. Les spécialistes du sommeil sont d'avis que l'apnée obstructive est très répandue et que son sous-diagnostic est alarmant.

Chez les gens souffrant d'apnée obstructive, les tissus mous de la gorge et du nez se relâchent durant le sommeil et bloquent les voies respiratoires. Ainsi, chaque respiration demande un effort extrême. La personne lutte contre l'obstruction jusqu'à une minute, se réveille le temps de prendre une inspiration, puis se rendort immédiatement. Et ainsi de suite. La personne est rarement consciente de s'être réveillée des dizaines de fois tout au long de la nuit. Ce problème a pour effet d'entraîner des symptômes comme la fatigue et la douleur étant donné que le corps ne bénéficie pas du sommeil profond dont il a besoin pour retrouver son énergie et se régénérer.

L'apnée obstructive du sommeil peut être un problème médical sérieux et même constituer une menace pour la survie des personnes qui en souffrent. Il a été prouvé qu'elle a un lien avec les maladies du cœur et les accidents vasculaires cérébraux. Selon les spécialistes du sommeil, les personnes qui se sentent toujours fatiguées malgré de bonnes nuits de sommeil ou qui ont besoin de plus de sommeil que lorsqu'elles étaient jeunes devraient consulter un médecin et subir des examens afin de vérifier si elles souffrent d'apnée obstructive du sommeil ou d'autres troubles du sommeil. Ces examens sont particulièrement urgents si vous constatez que vous ronflez.

Obtenir de l'aide professionnelle pour les problèmes du sommeil

Vous pouvez gérer par vous-même de nombreux problèmes du sommeil en utilisant les techniques que nous vous avons présentées, mais il y a des situations pour lesquelles il vous faut de l'aide professionnelle. Dans quelles circonstances devez-vous chercher de l'aide ?

■ Lorsque la douleur perturbe votre sommeil de deux à trois fois par nuit et que vous êtes incapable de retrouver le sommeil rapidement lorsque vous vous réveillez;

- Lorsqu'un mauvais sommeil continue d'affecter sérieusement votre vie quotidienne (au travail et dans vos relations sociales), après que vous ayez essayé de bonne foi les solutions d'autogestion proposées dans ce chapitre;

- Si vous avez beaucoup de difficulté à demeurer éveillé durant la journée et que votre somnolence a causé ou risque de causer un accident;

- Si votre sommeil est perturbé par des problèmes respiratoires, y compris de forts ronflements entrecoupés de longues pauses, de douleurs à la poitrine, de brûlures d'estomac, de secousses musculaires dans les jambes ou de symptômes physiques apparentés;

- Si vos problèmes de sommeil sont accompagnés d'un état dépressif, de problèmes liés à la consommation d'alcool ou de l'usage de somnifères ou de drogues de pharmacodépendance;

Sollicitez de l'aide. La plupart des problèmes liés au sommeil peuvent être résolus. Lorsque la qualité de leur sommeil s'améliore, les gens constatent souvent une diminution de leurs douleurs chroniques et une amélioration de leur humeur.

La dépression

La plupart des gens souffrant de douleur chronique se sentent déprimés de temps à autre. Les scientifiques croient que la douleur chronique, la dépression et les troubles du sommeil sont liés à un déséquilibre de certaines substances chimiques dans votre cerveau (par exemple, des neurotransmetteurs comme la sérotonine et la norépinéphrine). Tout comme pour la douleur, il y a différents niveaux de dépression. Cela va d'un sentiment occasionnel de tristesse et de mélancolie à la dépression clinique. La dépression clinique, aussi appelée dépression majeure, est caractérisée par un sentiment constant de désespoir. Environ 27 pour cent des personnes souffrant de douleurs chroniques qui sollicitent l'aide d'un médecin de famille souffrent de dépression clinique. L'incidence de la dépression clinique est encore plus élevée chez les personnes qui fréquentent une clinique antidouleur.

Il arrive parfois qu'une personne ne se rende pas compte qu'elle est déprimée. Il est fréquent, aussi, que les gens n'admettent pas qu'ils sont déprimés. La façon de gérer la dépression fait toute la différence.

Qu'est-ce que la dépression?

Il est normal de se sentir triste parfois. La tristesse « normale » est un sentiment passager, souvent lié à un événement particulier ou une perte. Nous utilisons parfois le mot *déprimé* de façon erronée pour décrire un sentiment de tristesse ou de déception : « Ça me déprime de ne pas pouvoir aller voir mes amis. » Dans de telles circonstances, nous nous sentons tristes, mais nous pouvons tout de même communiquer avec les autres et avoir du plaisir dans d'autres sphères de notre vie.

Parfois la tristesse vous affecte plus profondément et dure plus longtemps, lorsque vous perdez un être cher, par exemple, ou si vous apprenez que vous êtes atteint d'une maladie grave. Par contre, si ces sentiments de tristesse sont particulièrement intenses, se prolongent ou sont récurrents, il est possible que vous souffriez de dépression clinique. La dépression clinique vous enlève toute joie de vivre; elle vous laisse avec un sentiment de désespoir, d'impuissance et d'inutilité. La dépression clinique rend apathique; en ce cas, même le fait de pleurer n'apporte aucun soulagement.

La dépression affecte tous les aspects de votre vie : la façon dont vous pensez, dont vous vous comportez, dont vous entrez en relation avec les autres et même la façon dont votre corps fonctionne.

Quels sont les facteurs susceptibles de provoquer la dépression?

La dépression n'est pas causée par la faiblesse personnelle, la paresse ou l'absence de volonté. L'hérédité, la douleur chronique, les médicaments et même le climat sont des facteurs pouvant jouer un rôle dans la dépression. La façon dont vous pensez, en particulier si vous cultivez des pensées négatives, peut créer un climat dépressif et l'entretenir. Les pensées négatives liées à la dépression sont souvent spontanées et récurrentes, et ne sont souvent liées à aucune cause ou événement déclencheur.

Certains sentiments et certaines émotions contribuent également à causer la dépression. Parmi ceux-ci, on compte :

- **La peur, l'anxiété et l'incertitude face à l'avenir.** Des soucis financiers, des préoccupations par rapport à votre famille, votre problème de douleur chronique, ou le traitement contre celle-ci, sont des facteurs pouvant mener à la dépression. Si vous vous attaquez à résoudre ces problèmes au plus vite, vous passerez moins de temps à vous faire du souci et davantage à profiter de la vie, et il en sera de même pour votre famille. Cela peut avoir un effet de guérison. Nous abordons plus en détail ces problèmes et la façon de les résoudre au chapitre 20.

- **Le sentiment de frustration.** Le sentiment de frustration peut avoir bien des causes. Il se peut que vous vous preniez à penser « Je n'arrive plus à faire ce que je veux », « Je me sens incapable », « Avant, j'arrivais à faire ceci par moi-même », ou encore « Comment se fait-il que personne ne me comprenne? » Plus vous laissez d'emprise à de tels sentiments, plus seul et isolé vous vous sentirez!

- **La sensation de perdre le contrôle sur votre propre vie.** Lorsque vous êtes aux prises avec des douleurs chroniques, bien des choses peuvent vous donner l'impression de perdre le contrôle. Être dépendant de médicaments, devoir aller chez le médecin régulièrement, avoir besoin de l'aide des autres pour faire ce que vous pouviez faire par vous-même auparavant n'en sont que quelques exemples. Le sentiment de perdre le contrôle peut entraîner une perte de confiance en vous et en vos capacités. Même si vous ne parvenez pas à tout faire par vous-même, vous pouvez demeurer aux commandes. Souvenez-vous : en tant qu'autogestionnaire, vous êtes l'entraîneur responsable de votre propre équipe.

Suis-je déprimé?

Voici un petit test vous permettant de le savoir : Demandez-vous quelles sont les activités que vous faites pour vous amuser. S'il n'y a pas de réponse qui vous vient spontanément à l'esprit, essayez de vous rappeler quelle était votre humeur au cours des deux dernières semaines. Avez-vous ressenti l'un des symptômes ci-dessous?

- **Peu d'intérêt ou de plaisir dans ce que vous faites.** Une incapacité à apprécier la vie et les autres personnes peut être un signe de dépression. On compte parmi les symptômes l'envie de ne parler à personne, de ne pas sortir, de ne pas répondre au téléphone ou à la porte.

- **Se sentir mal, se sentir déprimé ou désespéré.** Se sentir constamment mélancolique peut être un symptôme de dépression.

- **Avoir de la difficulté à vous endormir, vous réveiller fréquemment ou trop dormir.** Le fait de se réveiller la nuit et d'avoir de la difficulté à se rendormir, ou de trop dormir et de ne pas avoir envie de se lever, révèlent souvent un problème.

- **Se sentir fatigué ou ne pas avoir beaucoup d'énergie.** La fatigue – ou plutôt le fait de se sentir tout le temps fatigué – est souvent un symptôme de dépression.

- **Mauvais appétit ou tendance à trop manger.** Ce problème peut aller du manque d'appétit à une alimentation irrégulière ou excessive.

- **Manque d'estime de soi.** Avez-vous le sentiment que vous êtes un raté, que vous êtes lâche ou que vous avez abandonné votre famille? Doutez-vous de votre valeur ou avez-vous une image négative de votre propre corps?

- **Problèmes de concentration.** Trouvez-vous difficile de lire le journal ou de regarder la télévision?

- **Léthargie ou agitation.** Vos mouvements et votre élocution sont-ils si lents que les autres le remarquent? Ou, au contraire, êtes-vous beaucoup plus agité, fébrile, qu'en temps normal? Ces symptômes peuvent tous deux être un signe de dépression.

- **Penser attenter à votre personne ou à votre vie.** Penser que l'on serait mieux mort que vivant ou avoir des pensées masochistes est une manifestation fréquente de la dépression clinique.

Les personnes déprimées peuvent aussi engraisser ou au contraire maigrir de façon anormale, perdre intérêt pour la sexualité ou pour l'intimité en général, se négliger physiquement et esthétiquement, avoir de la difficulté à prendre des décisions et avoir des accidents plus fréquemment.

Si plusieurs de ces symptômes s'appliquent à votre situation, veuillez demander de l'aide auprès d'une personne en qui vous avez confiance – votre médecin, un psychologue, un travailleur social, un religieux ou une religieuse. N'attendez pas que ces sentiments passent d'eux-mêmes. Si vous pensez à porter atteinte à votre propre personne ou à d'autres, demandez de l'aide immédiatement. Ne laissez pas une tragédie vous arriver et arriver à vos êtres chers.

Heureusement, les traitements contre la dépression – parmi lesquels les antidépresseurs, la consultation psychologique et l'auto-assistance – sont très efficaces et permettent d'en diminuer de beaucoup la fréquence, la durée et la sévérité. La dépression, tout comme d'autres symptômes, est gérable.

Une personne peut ne même pas réaliser qu'elle souffre de dépression. Ou alors, elle peut le sentir au fond d'elle-même, mais tenter de le masquer. Parfois, les gens affichent une gaieté superficielle pour masquer ce qu'ils ressentent réellement. Seul un observateur sensible et perspicace parvient à saisir qu'il ne s'agit que d'une façade. Le refus de toute aide, même en cas de besoin évident, est un symptôme fréquent de déni face à la dépression.

La dépression peut mener au retrait, à l'isolement, à l'arrêt de toute activité physique. De tels comportements risquent d'alimenter les sentiments dépressifs. Le paradoxe des comportements liés à la dépression est que, plus vous vous isolez, plus vous éloignez de vous les gens les mieux placés pour vous soutenir et vous réconforter. Habituellement, notre famille et nos amis souhaitent nous aider à mieux nous porter, mais souvent ils ne savent pas trop quoi faire. Si leurs efforts pour nous réconforter et nous rassurer sont constamment repoussés, ils risquent de jeter la serviette et de cesser d'essayer. Puis, la personne déprimée conclut en disant : « Vous voyez, personne ne se soucie de moi! » Cela renforce encore davantage les sentiments d'abandon et de solitude.

Tous ces facteurs, jumelés à la douleur chronique elle-même, contribuent à causer un déséquilibre des substances neurochimiques dans votre cerveau, appelées neurotransmetteurs. Ce déséquilibre risque d'entraîner des changements dans la façon dont vous pensez, dont vous vous sentez et dont vous agissez. Le fait de penser et d'agir de façon plus positive et proactive peut contribuer avec force et efficacité à modifier la chimie de votre cerveau, à alléger la dépression,

et même simplement à chasser la mauvaise humeur ordinaire.

Traitements contre la dépression

Les traitements les plus efficaces contre la dépression sont les antidépresseurs, la consultation psychologique et l'auto-assistance. Nous abordons chacun d'eux dans les prochaines pages.

Les médicaments

Les médicaments antidépresseurs qui aident à redonner au cerveau son équilibre chimique sont hautement efficaces. Ils peuvent aussi aider directement à soulager la douleur, diminuer l'anxiété et améliorer la qualité du sommeil (voir le chapitre 16). La plupart des antidépresseurs ne font pas effet immédiatement. Cela peut prendre plusieurs jours et même plusieurs semaines. Mais ensuite, ils apportent en général un soulagement important. Si vous ne ressentez pas d'amélioration tout de suite, ne vous découragez pas. Persévérez. Pour obtenir l'effet maximal, il se peut que vous deviez prendre ces médicaments pendant six mois ou plus.

Les effets secondaires des antidépresseurs se manifestent le plus dans les quelques premières semaines du traitement, puis ils s'estompent ou disparaissent. Si ces effets secondaires ne sont pas particulièrement forts, continuez à prendre vos médicaments. Vous vous sentirez mieux au fur et à mesure que votre corps s'y habituera. Il est important de prendre vos médicaments assidument. Si vous cessez de les prendre parce que vous vous sentez mieux (ou moins bien encore), vous risquez de rechuter. Les antidépresseurs ne créent pas de dépendance. Si les effets secondaires sont importants ou si le médicament ne vous aide pas, consultez votre médecin avant de cesser le traitement ou pour toute modification de la posologie.

La consultation psychologique

Plusieurs types de psychothérapie, en particulier la thérapie cognitivo-comportementale, peut être très efficace contre les symptômes de la dépression. Comme dans le cas des médicaments, il est rare que la consultation psychologique soit efficace immédiatement. Cela peut prendre des semaines (ou davantage) avant que vous constatiez une amélioration. Les séances de thérapie sont habituellement de courte durée et ont lieu à une fréquence d'une ou deux rencontres par semaine, sur une période de plusieurs mois. En vous permettant d'acquérir de nouvelles habiletés et d'apprendre de nouvelles manières d'entrer en relation, la psychothérapie peut aussi contribuer à réduire le risque de récurrence de la dépression.

L'auto-assistance

L'auto-assistance peut être étonnamment efficace contre la dépression. Vous pouvez apprendre par vous-même plusieurs techniques de psychothérapie. Dans le cas de dépression légère à modérée, ou simplement pour égayer votre humeur, les stratégies d'autogestion que nous vous présentons peuvent être très productives. Une étude a révélé que la lecture et la mise en pratique de conseils d'autogestion a permis d'améliorer l'état de 70 pour cent des patients y ayant fait appel.

Ces techniques et ces stratégies peuvent être utilisées seules ou comme complément aux médicaments et à la consultation psychologique.

■ **Éliminez tout ce qui est négatif.** Rester seul, vous isoler, pleurer longuement, vous mettre en colère et crier, tenir les autres responsables de vos échecs ou de votre mauvaise humeur, ou consommer de l'alcool ou de la drogue n'a généralement pour effet que d'aggraver votre état. Les tranquillisants ou les narcotiques analgésiques comme le Valium®, le Librium®, le Restoril®, le Vicodin®, la codéine, les somnifères et autres sédatifs amplifient les états dépressifs ou peuvent même causer la dépression comme effet secondaire. Cependant, si l'un de ces médicaments vous a été prescrit, ne cessez pas de le prendre avant d'avoir consulté votre médecin. Il pourrait y avoir des raisons importantes justifiant la poursuite du traitement. Par ailleurs, en cessant votre traitement de manière inopportune, vous risqueriez d'être victime de symptômes de sevrage.

L'alcool est aussi un dépresseur. Pour la plupart des gens, prendre une ou deux consommations au début de la soirée ne représente pas un problème. Par contre, si vous êtes tenté par l'alcool une bonne partie de la journée, vous avez un problème de dépendance. Trouvez une solution avec l'aide de votre professionnel de la santé ou demandez de l'aide auprès des Alcooliques Anonymes.

■ **Faites des projets afin de vous divertir.** Quand on se sent triste ou déprimé, on a souvent tendance à se retirer, à s'isoler et à restreindre ses activités. C'est justement la chose à ne pas faire. Rester actif ou l'être même davantage est l'un des meilleurs antidotes contre la dépression. Allez vous promener, regardez le coucher de soleil, visionnez une comédie, faites-vous masser, mettez-vous à apprendre une nouvelle langue, prenez des cours de cuisine ou inscrivez-vous à un club social. Des activités comme celles-là peuvent vous aider à rester enthousiaste et vous éviter de sombrer dans la dépression.

Parfois, cependant, il n'est pas aussi facile qu'il n'y paraît d'avoir du plaisir... Vous devez faire un effort délibéré afin de planifier des activités agréables. Ne laissez pas les bonnes choses au hasard. Pourquoi ne pas faire un horaire pour planifier vos temps libres durant la semaine? Même si vous n'en avez pas toujours envie, essayez de respecter l'horaire d'activités que vous avez planifié. Malgré vos doutes, cette promenade en pleine nature, cette tasse de thé ou cette demi-heure d'écoute de musique pourrait fort bien changer votre humeur.

Si vous avez de la difficulté à ressentir la moindre émotion, si le monde vous semble terne, faites un effort pour ramener les sensations dans votre vie. Allez dans une librairie. Bouquinez dans votre section préférée. Écoutez de la musique entraînante et dansez si l'envie vous en prend. Faites de l'exercice ou prenez rendez-vous pour un massage et reprenez contact avec votre corps. Essayez des mets épicés. Détendez-vous dans un bain aromatique ou essayez une douche à l'eau froide. Rendez-vous dans une pépinière et humez le parfum des fleurs.

Faites des projets et réalisez-les. Pensez à l'avenir. Plantez de jeunes arbres. Préparez la graduation de vos petits-enfants de leurs études collégiales, même si vos enfants n'ont pas encore fini leur cours secondaire.

Si vous savez que certaines périodes de l'année sont particulièrement difficiles, par exemple Noël ou un anniversaire, faites des plans afin de vous tenir occupé au cours de cette période. N'attendez pas de voir ce qui arrivera. Préparez-vous.

■ **Passez à l'action.** Poursuivez vos activités quotidiennes. Habillez-vous chaque matin. Tirez fierté de votre apparence. Faites votre lit, sortez, faites des courses, promenez votre chien. Planifiez et préparez des repas. Astreignez-vous à faire ces activités même si vous n'en avez pas envie.

Passer à l'action pour résoudre vos problèmes les plus immédiats est assurément le meilleur moyen de chasser les sentiments négatifs. Plus important encore que ce que vous parvenez à changer ou que la quantité de choses que vous réussissez à changer est le sentiment de confiance que vous acquérez en apportant des changements dans votre vie, quels qu'ils soient. Ce qui importe, c'est de passer à l'action. Vous pourriez, par exemple, faire le ménage d'une pièce de votre maison ou la réorganiser, ou faire le ménage d'un placard ou même d'un tiroir de bureau. Une seule action, même simple, peut avoir un effet bénéfique sur votre état d'esprit. Abonnez-vous à un magazine ou appelez un vieil ami.

Lorsque vous vous sentez vulnérable sur le plan émotionnel, ne vous fixez pas des objectifs difficiles à atteindre et ne vous mettez pas trop de responsabilités sur les épaules. Subdivisez les grandes tâches en plusieurs tâches plus petites. Établissez des priorités et faites ce que vous pouvez, du mieux que vous le pouvez. Apprenez à suivre les étapes reconnues permettant de mener à bien une tâche (voir le chapitre 2). Il serait sage de ne pas faire d'importants choix de vie dans des moments où vous vous sentez déprimé. À titre d'exemple, ne déménagez jamais sans avoir parcouru votre nouvel environnement pendant quelques semaines et sans connaître les ressources qui y sont disponibles. Le fait de déménager peut être vécu comme un retrait. Loin de vos amis et de vos connaissances, votre état dépressif risque de s'intensifier. Par ailleurs, plusieurs problèmes risquent de vous suivre, alors que le soutien dont vous pourriez avoir besoin pour y faire face est resté derrière.

■ **Rencontrez des gens.** Ne vous isolez pas. Recherchez la compagnie de gens positifs et optimistes, à même de vous distraire de la lourdeur de vos sentiments. Faites un effort pour voir les amis et les membres de votre famille dont vous aimez la compagnie. Engagez-vous dans un groupe confessionnel ou dans un club de lecture; inscrivez-vous à un cours dans un collège communautaire, dans un groupe d'entraide ou dans un programme de nutrition. Si vous ne pouvez pas vous déplacer, pourquoi ne pas vous joindre à un groupe de discussion sur Internet? Si vous vous joignez à un groupe de discussion en ligne, assurez-vous qu'il y ait un modérateur, c'est-à-dire quelqu'un chargé de faire respecter les règles de fonctionnement du groupe.

■ **Bougez.** L'activité physique chasse les états dépressifs et l'humeur maussade. Les gens déprimés se disent souvent trop fatigués pour faire de l'exercice. Mais le sentiment de fatigue lié à la dépression n'est pas dû à un épuisement physique. Essayez de faire chaque jour au minimum 20 à 30 minutes d'exercice, sous une forme ou sous une autre. Ce peut être de la marche, des travaux dans le jardin, de l'aérobie sur chaise – ce que vous voudrez. Si vous vous mettez à bouger, vous réaliserez probablement que vous avez plus d'énergie que vous ne le pensez (voir les chapitres 7 à 9).

■ **Soyez positif.** Beaucoup de gens ont tendance à être trop critiques envers eux-mêmes, en particulier lorsqu'ils sont déprimés. Il se peut que vous vous surpreniez à penser des choses fausses, sans fondement à votre propre égard.

Réfutez les pensées négatives qui vous viennent automatiquement en les reformulant avec un tour plus positif (voir le chapitre 5). Par exemple, il se peut que vous vous disiez au fond de vous-même « Si je ne réussis pas tout parfaitement, je suis un raté ». Pourquoi ne pas réviser cette croyance en : « Le succès consiste à faire de mon mieux en toutes circonstances ». Aussi, lorsqu'on se sent déprimé, il est facile d'oublier les bonnes choses qui nous arrivent. Faites la liste des bonnes choses et des événements positifs dans votre vie.

■ **Faites des choses pour les autres.** Aider les autres est l'un des moyens les plus efficaces de chasser la morosité, pourtant c'est l'un des moins pratiqué. Offrez à des amis de garder leurs enfants, faites la lecture à une personne malade ou faites du bénévolat pour une soupe populaire. Si vous êtes déprimé, il se peut que vous accueilliez ce conseil avec des réflexions du genre : « J'ai bien assez de me propres problèmes, sans avoir à m'occuper de ceux des autres. » Mais si vous parvenez à aider une autre personne un tant soit peu, vous vous sentirez valorisé. Se sentir utile est bon pour l'estime de soi, sans compter qu'en venant en aide aux autres, vous serez moins obnubilé par vos propres problèmes. Le fait d'aider d'autres personnes qui sont davantage dans le besoin que vous ne l'êtes peut aussi vous amener à mieux apprécier ce que vous avez et ce que vous pouvez faire. Vos propres problèmes et difficultés vous apparaîtront peut-être moins insurmontables. Parfois, aider les autres est le meilleur moyen de s'aider soi-même.

Ne vous découragez pas si cela prend un certain temps avant de vous sentir mieux. Si, par contre, ces stratégies d'auto-assistance seules ne suffisent pas, demandez de l'aide à votre médecin ou à un professionnel de la santé mentale. La psychothérapie ou l'usage d'antidépressifs (ou la combinaison des deux) peuvent être très efficaces pour soulager la dépression. Solliciter de l'aide professionnelle et prendre des médicaments au besoin n'est pas un signe de faiblesse. Au contraire, c'est un signe de force.

La colère

La colère et la frustration sont des réactions courantes face à la douleur chronique. L'incertitude, l'imprévisibilité qui caractérisent maintenant votre vie sont une menace pour votre indépendance, pour votre contrôle sur les choses. Il se peut que vous vous demandiez « Pourquoi cela m'arrive-t-il? C'est si injuste! » C'est une réaction normale face à un problème de douleur persistant, qui affecte tous les aspects de votre vie.

Vous dirigerez peut-être votre colère à votre propre endroit ou à l'endroit de votre famille, de vos amis, des professionnels de la santé qui s'occupent de vous, de Dieu ou du monde en général. Vous pourriez, par exemple, vous en vouloir de ne pas avoir davantage pris soin de vous. Vous pourriez être en colère contre les membres de votre famille ou vos amis parce qu'ils ne font pas les choses comme vous le voudriez. Ou être en colère contre votre médecin et les autres professionnels de la santé pour ne pas être en mesure de résoudre vos problèmes. Chez certaines personnes, les problèmes de dépression ou les troubles anxieux se manifestent par la colère.

Pas étonnant, donc, que les personnes souffrant de douleur chronique soient parfois fâchées. Malheureusement, la colère et la frustration, en particulier lorsqu'elles se manifestent de façon inappropriée, sont des émotions qui risquent de faire échec à une bonne gestion de la douleur. La colère peut venir à bout de la motivation, entraîner l'inactivité, provoquer de l'hostilité envers les autres, être à l'origine d'une mauvaise conduite (avoir des explosions de colère, crier ou poser des gestes plus agressifs encore). De tels comportements peuvent aliéner ceux-là même qui sont les plus aptes à vous venir en aide. Une telle chose pourrait aggraver votre sentiment d'isolement et mener à une colère et à une frustration encore plus grandes.

Le premier pas vers l'autogestion de votre colère est d'abord de reconnaître que vous êtes en colère. Le second consiste à identifier les raisons de votre colère. Pour gérer celle-ci, il faut aussi que vous trouviez des façons constructives d'exprimer vos émotions.

Gérer la colère

Les recherches récentes portent à croire que les gens qui passent leur colère sur quelqu'un ou quelque chose ne font en réalité qu'attiser leur sentiment de colère. Pourtant, supprimer la colère n'est pas non plus la solution. En ce cas, la colère continue souvent à couver et refait surface à un autre moment. Vous pouvez, par contre, faire appel à certaines stratégies afin de réduire l'animosité qui vous habite, notamment :

■ Relever votre seuil de colère, c'est-à-dire laisser simplement moins de choses déclencher votre colère et vous mettre hors de vous-même.

■ Lorsque vous sentez la colère monter en vous, maîtrisez votre réaction – sans toutefois nier ce que vous ressentez ou céder face à la situation.

Cela semble bien simple, mais ce qui fait obstacle, c'est notre propension à voir la colère comme quelque chose d'extérieur à nous, sur quoi nous n'avons pas grand contrôle. Nous nous voyons comme si nous en étions les victimes impuissantes. Nous blâmons les autres et leur disons : « Tu me mets dans une de ces colères! » Nous explosons de rage, puis nous disons : « Je n'y pouvais rien. » Nous voyons nos conjoints comme égoïstes et insensibles, nos patrons comme hautains ou tyranniques, nos amis comme s'ils ne nous appréciaient pas. Il

semble alors que nous n'avons d'autre choix que de céder à une explosion d'hostilité. Mais pourtant, avec un peu de pratique, un irascible invétéré peut arriver à maîtriser toute une palette de réactions nouvelles, plus saines et plus efficaces.

Stratégies de gestion de la colère

Il y a plusieurs choses que vous pouvez faire pour gérer votre colère.

Raisonnez-vous

La façon dont vous interprétez une situation et l'expliquez est déterminante dans le fait que celle-ci vous mette en colère ou non. Il est possible d'apprendre à désamorcer votre colère en prenant un temps d'arrêt et en remettant en question les pensées qui l'induisent. Si vous avez un pouvoir sur vos pensées, vous avez aussi un pouvoir sur vos réactions. Vous pouvez décider ou non de vous mettre en colère, puis d'agir ou de ne pas agir.

Dès que vous sentez le moindrement la colère monter en vous, comptez jusqu'à trois et posez-vous les questions suivantes :

■ **Cela vaut-il la peine que je me mette en colère pour une telle chose?** L'incident est peut-être assez sérieux pour que j'y consacre du temps et de l'énergie. Évaluez si la question a réellement une incidence sur votre vie. Si ce n'est pas le cas, ça ne vaut pas la peine de vous enrager.

■ **Ai-je raison de me mettre en colère?** Il se peut que vous ayez besoin de plus d'information pour bien comprendre la situation. Avec plus d'information, vous ne risquez pas de sauter aux conclusions hâtivement ou de mal interpréter les intentions et les gestes d'autrui.

■ **Me mettre en colère fait-il la différence?**

Plus souvent qu'autrement, vous n'irez nulle part en perdant votre sang froid. Cela risque même de se retourner contre vous. Exploser de rage ou passer votre colère sur quelqu'un ou quelque chose ne fait qu'exacerber vos émotions, met à l'épreuve vos relations avec les autres et risque de nuire à votre santé.

Calmez-vous

Toute méthode permettant de vous détendre ou de vous distraire – comme de méditer ou de faire une longue promenade – peut vous aider à calmer votre fureur. Respirer lentement, profondément, est l'une des façons les plus rapides et les plus simples de se calmer (voir la page 95). Lorsque vous sentez la colère monter en vous, respirez dix fois, lentement et calmement, avant de répondre. Parfois, se retirer et rester seul un moment peut aider à désamorcer la situation. L'exercice physique est aussi un bon exutoire, naturel, contre le stress et la colère.

Verbaliser sans blâmer

Il est important d'apprendre à communiquer verbalement votre colère, de préférence en évitant de blâmer ou d'insulter les autres. Pour exprimer vos sentiments, apprenez à parler à la première personne, à utiliser le « je » (plutôt que le « tu » ou le « vous »). (Consultez le chapitre 10; il y est question de l'expression à la première personne, c'est-à-dire de parler au « je ».) Si vous choisissez d'exprimer votre colère verbalement, sachez toutefois que la plupart des gens seront incapables de vous aider à résoudre la cause de votre colère. La plupart des gens se sentent dépourvus face à la colère d'autrui. Cela est vrai même lorsque cette colère est justifiée.

Si vous ressentez un fort besoin de vous défouler, vous pourriez faire appel à la consultation psychologique ou vous inscrire à un groupe de soutien. En ce domaine, les organismes sans but lucratif comme les nombreuses associations contre la douleur chronique, les maladies du cœur, le diabète, l'arthrite et autres associations en lien avec la santé peuvent être des ressources utiles.

Modulez vos attentes

Il a fallu moduler vos attentes tout au long de votre vie. Par exemple, lorsque vous étiez enfant, vous pensiez que vous pouviez devenir tout ce que vous vouliez dans la vie : pompier, danseur, médecin, etc. En grandissant, il vous a fallu réévaluer tous ces rêves à la lumière de vos possibilités, de vos talents et de vos intérêts réels. Suite à cette réévaluation, vous avez rajusté vos plans.

Vous pourriez appliquer ce même processus pour vous aider à gérer la frustration que vous cause votre problème de douleur chronique. Par exemple, il est peut-être irréaliste de penser que vous serez un jour « parfaitement rétabli ». Par contre, il est réaliste de vous attendre de pouvoir encore faire une multitude de choses agréables. Modifier vos attentes peut vous aider à changer de perspective. Plutôt que de vous appesantir sur les 10 pour cent de choses que vous ne pouvez plus faire, pensez aux 90 pour cent que vous pouvez encore faire!

En bref, la colère est une réaction normale face à un état comme la douleur chronique. Apprendre à gérer votre état implique entre autres de reconnaître cette colère et de trouver des moyens constructifs pour la gérer.

Le stress

Le stress est un problème courant. Mais qu'est-ce que le stress? Dans les années cinquante, le physiologiste Hans Selye décrivait le stress comme suit : « Le stress est la réaction non-spécifique du corps à toute demande qui lui est faite. » D'autres scientifiques décrivent le stress comme la façon dont le corps s'adapte aux demandes, que celles-ci soient agréables ou désagréables. Vous pouvez ressentir du stress en réaction à des événements négatifs, comme le décès d'un être cher, et même en réaction à des événements joyeux comme le mariage d'un enfant.

Comment le corps réagit-il au stress?

Votre corps est habitué de fonctionner selon un certain rythme. Si un changement de rythme lui est demandé, votre corps s'ajuste. Il réagit en se préparant à passer à l'action : votre rythme cardiaque s'accélère, votre pression sanguine augmente, les muscles de votre cou et de vos épaules se raidissent, votre respiration s'accélère, votre digestion ralentit, votre bouche s'assèche et il se peut que vous vous mettiez à transpirer. Ce sont là des signes de ce qu'on appelle le stress.

Pourquoi cela se produit-il? Pour réagir, vos muscles doivent être alimentés en oxygène et en énergie. Votre respiration s'accélère donc afin que vous inhaliez le plus d'oxygène possible et évacuiez le plus de dioxyde de carbone possible. Votre fréquence cardiaque augmente pour faciliter l'acheminement de l'oxygène et des nutriments à vos muscles. Il y a en même temps ralentissement des fonctions organiques dont la nécessité n'est pas immédiate, comme la digestion et la réponse immunitaire.

En règle générale, ces réactions se manifestent seulement le temps que dure l'événement stressant. Une fois celui-ci terminé, votre corps retrouve son rythme normal. Parfois, cependant, votre corps ne retrouve pas son niveau d'activité confortable initial. Si le stress persiste pour une période prolongée, votre corps commence à s'y adapter. Cet état de stress permanent peut contribuer à l'apparition de certaines affections chroniques et peut rendre les symptômes plus difficiles à gérer.

Facteurs de stress courants

Les changements qui surviennent dans votre corps sont les mêmes, quels que soient les facteurs de stress en jeu. Par contre, les facteurs de stress ne sont pas complètement indépendants les uns des autres. En fait, un facteur de stress peut souvent en amener d'autres, ou amplifier les effets de ce qui existent déjà. Plusieurs facteurs de stress peuvent aussi être présents en même temps. Par exemple, la fatigue peut entraîner de l'anxiété, de la frustration, l'inaction et une diminution de l'endurance. Examinons maintenant quelques-unes des sources les plus courantes de stress.

Facteurs de stress physiques

Les facteurs de stress physiques incluent les symptômes physiques liés à votre problème de douleur chronique, mais également des choses aussi agréables que de prendre un petit bébé dans ses bras ou d'aller magasiner. Qu'ont donc en commun tous ces facteurs de stress? Ils augmentent la demande en énergie de votre corps. Si votre corps n'est pas prêt à répondre à cette demande, il peut en résulter des effets variés allant des courbatures à la fatigue, en passant par l'aggravation de symptômes existants.

Facteurs de stress mentaux et émotionnels

Les facteurs de stress mentaux et émotionnels peuvent eux aussi être agréables ou, au contraire, être inconfortables. La joie que vous ressentez lorsqu'un de vos enfants se marie ou se fait de nouveaux amis peut induire un stress similaire à celui causé par le sentiment de frustration que vous fait vivre votre maladie. Bien que cela puisse paraître surprenant, la similitude vient de la façon dont votre cerveau perçoit le stress.

Facteurs de stress environnementaux

Les facteurs de stress environnementaux peuvent eux aussi être bons ou mauvais. Ils peuvent être aussi variés qu'une journée ensoleillée, une plage de sable, des trottoirs inégaux, des bruits assourdissants, des intempéries, un conjoint qui ronfle ou de la fumée secondaire. Chacun d'entre eux provoque une excitation, faite de plaisir ou d'appréhension, qui déclenche le stress.

L'exercice physique est un facteur de stress bénéfique

Certains stress sont positifs, comme une promotion au travail, un mariage, des vacances, une nouvelle amitié ou la naissance d'un bébé. Ces facteurs de stress vous rendent joyeux, mais ils provoquent tout de même dans votre corps les changements que nous venons de décrire. Un autre exemple de facteur de stress positif est l'exercice physique.

Lorsque vous faites de l'exercice ou toute forme d'activité physique, votre corps est sollicité davantage qu'au repos. Votre cœur doit fournir un effort plus intense pour alimenter les muscles en sang. Vos poumons aussi sont sollicités davantage. Vous respirez plus rapidement pour satisfaire au besoin en oxygène de vos muscles. Entretemps, vos muscles répondent aux signaux de votre cerveau qui leur ordonnent de continuer à bouger.

Si vous suivez assidument un programme d'exercice durant plusieurs semaines, vous constaterez peu à peu à des changements. Ce qui vous semblait d'abord pratiquement impossible vous semblera beaucoup plus facile. Les mêmes exercices demanderont moins d'efforts à votre cœur, à vos poumons et à vos autres muscles car ceux-ci seront devenus plus efficaces et vous serez plus en forme. Que s'est-il passé? Votre corps s'est adapté au stress.

La même chose peut arriver avec les stress de nature psychologique. Beaucoup de gens deviennent plus résilients, plus forts émotionnellement après avoir été confrontés à des défis émotionnels et réussi à les surmonter.

Reconnaître les moments où vous vous sentez stressé

Nous avons tous besoin d'un minimum de stress. Cela nous rend plus efficaces dans la vie. Il y a des jours où nous pouvons tolérer davantage de stress que d'autres. Cela est vrai pour la plupart d'entre nous. Parfois, cependant, vous pouvez dépasser le point de rupture et avoir le sentiment que vous avez perdu le contrôle sur votre vie. Il est parfois difficile de réaliser que vous subissez un trop grand stress. Voici quelques-uns des signes avant-coureurs auxquels vous devriez porter attention :

■ mordre vos ongles, vous tirer les cheveux, taper du pied et autres tics répétitifs;

■ grincer des dents, serrer la mâchoire;

■ ressentir de la tension dans votre tête, dans votre cou ou dans vos épaules;

■ vous sentir anxieux, nerveux, impuissant ou irritable;

■ avoir fréquemment de petits accidents;

■ oublier des choses que vous n'oubliez pas normalement;

■ avoir de la difficulté à vous concentrer;

■ vous sentir fatigué et épuisé.

Certains de ces symptômes sont aussi des effets de la douleur chronique. C'est pour cette raison que la douleur chronique peut être considérée comme une forme de stress chronique.

Bien entendu, de nombreuses choses peuvent faire en sorte que vous vous sentiez stressé, pas uniquement la douleur. Il se peut que vous vous surpreniez parfois à agir sous l'effet du stress ou à vous sentir stressé. Quand c'est le cas, prenez un moment pour tenter d'identifier l'origine de votre tension. Respirez profondément et essayez de vous détendre. Aussi, une analyse rapide de votre corps vous aidera à y repérer les zones de tension. Nous vous montrons, au Chapitre 5, comment effectuer une analyse rapide de votre corps et vous donnons d'autres bonnes idées pour combattre le stress.

Faire face au stress

Faire face efficacement au stress n'a pas à être compliqué. En fait, vous pouvez commencer par un processus simple, en trois étapes :

1. **Faites une liste afin d'identifier vos facteurs de stress.** Prenez en compte tous les aspects de votre vie : famille, relations, santé, sécurité financière, cadre de vie, etc.

2. **Triez vos facteurs de stress.** Pour chaque facteur de stress, demandez-vous deux choses : Est-ce important ou pas? Cela peut-il être modifié ou pas? Puis, classez vos facteurs de stress dans l'une de ces quatre catégories :

   ◆ Important et modifiable

   ◆ Important et non modifiable

   ◆ Sans importance et modifiable

   ◆ Sans importance et non modifiable

   Par exemple, la nécessité de cesser de fumer correspond à quelque chose de modifiable et, pour la plupart des gens, d'important. La perte d'un être cher ou de son emploi est une chose importante et non modifiable. Les mauvais résultats de votre équipe sportive favorite, un embouteillage ou le mauvais temps sont des choses non modifiables et peuvent être importantes ou non. Ce qui compte réellement est votre perception subjective de chaque facteur de stress.

3. **Adaptez votre stratégie.** Les stratégies efficaces varient selon les facteurs de stress. Voici quelques stratégies pour vous aider à gérer plus efficacement les différents types de facteurs de stress.

   ◆ **Les facteurs de stress importants et modifiables.** La meilleure façon de gérer ce type de facteur de stress est de modifier la situation qui en est la cause. Pour ce faire, on compte parmi les méthodes de résolution de problème utiles : la planification et la définition d'objectifs (voir le chapitre 2), la visualisation (voir page 102), la pensée saine et positive (voir page 99), une communication efficace (voir le chapitre 10) et le soutien social.

- **Les facteurs de stress importants et non modifiables.** Ces facteurs de stress sont souvent les plus difficiles à gérer. Face à de telles situations, vous ressentirez peut-être de l'impuissance ou même du désespoir. Quoique vous fassiez, vous ne pouvez modifier la personnalité d'autrui, ramener à la vie une personne décédée ou effacer les expériences traumatiques de votre vie. Ces situations sont peut-être hors de votre contrôle, mais l'une ou l'autre des stratégies suivantes pourrait vous aider à leur faire face :

  1. **Modifiez votre façon d'interpréter le problème.** Par exemple, imaginez combien plus grave aurait pu être la situation, concentrez-vous sur ce qui est positif et soyez reconnaissant (voir page 112), ignorez le problème, distrayez-vous (voir pages 97-98) ou acceptez simplement ce que vous ne pouvez changer.

  2. **Cernez une partie du problème qu'il est possible de reclasser dans la catégorie « modifiable ».** Vous ne pouvez arrêter un ouragan, mais vous pouvez prendre des mesures pour vous y préparer, ou, s'il a déjà frappé, vous pouvez reconstruire ce qui a été détruit.

  3. **Réévaluez l'importance du problème au vu de l'ensemble de votre vie et de vos priorités.** Les critiques de votre voisin ne sont peut-être pas si importantes que cela, après tout.

  4. **Modifiez votre façon de réagir à la situation.** Vous n'avez aucune prise sur les événements du passé. Par contre, il y a des choses à faire pour que ceux-ci vous bouleversent moins. Écrivez dans un journal vos pensées et vos sentiments les plus profonds (voir page ••), faites appel aux ressources de soutien sociales, aidez les autres, faites des exercices de relaxation, pratiquez la visualisation, cultivez l'humour ou faites de l'exercice.

- **Les facteurs de stress non importants et modifiables.** Si le facteur de stress est sans importance, essayez d'abord de l'ignorer, tout simplement. Si, toutefois, vous pouvez l'éliminer sans trop d'effort, allez-y! La résolution de problèmes simples vous aidera à développer vos habiletés et votre confiance afin de vous attaquer à des problèmes plus importants. Vous pouvez utiliser pour résoudre les facteurs de stress non importants et modifiables les mêmes stratégies que pour les problèmes importants et modifiables.

- **Les facteurs de stress non importants et non modifiables.** Il s'agit là de petits embêtements dont nous avons tous notre lot. La meilleure solution consiste à les ignorer. Vous avez dorénavant la permission de lâcher prise sur les problèmes sans importance! Ne les laissez pas vous tracasser. Changez-vous les idées grâce à l'humour, la relaxation, la visualisation ou en concentrant votre attention sur des choses plus agréables.

Il est aussi important que vous sachiez que certaines substances chimiques que vous ingérez sont susceptibles d'augmenter les réactions de stress dans votre corps. C'est le cas de la nicotine, de l'alcool et de la caféine. Pour apaiser leurs tensions, certaines personnes fument une cigarette, prennent un verre de vin ou de bière, mangent un bonbon sucré ou boivent une tasse de café, mais, en réalité cela ne fait qu'augmenter leur stress. Vous vous sentirez probablement moins stressé si vous coupez ou réduisez la consommation de ces substances.

Gestion du stress et résolution de problèmes

Réfléchissez à certaines situations que vous trouvez stressantes, par exemple le fait d'être coincé dans un embouteillage, voyager ou préparer à manger. Tout d'abord, demandez-vous ce qui, pour vous, rend cette situation stressante. Est-ce que les embouteillages vous fatiguent parce que vous détestez être en retard? Est-ce que les voyages vous stressent à cause de la part d'inconnu qui vous attend à destination? Est-ce que la préparation d'un repas comporte trop d'étapes et vous demande trop d'énergie?

Une fois que vous aurez trouvé où réside le problème, tâchez d'identifier des moyens de diminuer le stress. Lorsque vous vous déplacez en voiture, serait-il possible de partir plus tôt ou de laisser quelqu'un d'autre conduire? Avant de partir en voyage, pouvez-vous communiquer avec quelqu'un à destination et vous informer sur l'accessibilité aux fauteuils roulants, les transports en commun et toutes les autres choses qui vous préoccupent? Lorsque vous avez un repas à préparer, est-il possible de préparer les aliments le matin ou de faire une courte sieste en début d'après-midi?

Si vous savez que certaines situations risquent de vous stresser, développez à l'avance des stratégies pour les gérer au cas où elles se produiraient. Pratiquez mentalement ce que vous pourriez faire pour les affronter. Lorsque vous aurez identifié un certain nombre de possibilités, choisissez une solution que vous mettrez en pratique quand vous vous trouverez face à l'une de ces situations. Après y avoir été confronté, évaluez les résultats. (Vous vous souviendrez que nous avons discuté de cette approche de résolution de problème au chapitre 2.)

Plus tôt dans ce chapitre, nous avons vu comment gérer avec succès certains types de stress en modifiant la situation qui les génère. Mais parfois le stress vous assaille quand vous ne l'attendez pas. Gérer un stress inattendu nécessite de faire appel à la résolution de problème, comme pour gérer toute autre situation stressante. Comme nous l'avons déjà souligné, un bon sommeil, de l'exercice et une bonne alimentation sont d'importants outils pour faire face au stress. Parfois, cependant, le stress peut devenir accablant et ces outils ne suffisent plus. Même les bons autogestionnaires doivent parfois faire appel à l'aide de conseillers, de travailleurs sociaux, de psychologues ou de psychiatres.

En somme, le stress, comme tous les autres symptômes, a des causes multiples et peut, par conséquent, être géré de nombreuses façons. Il vous revient d'analyser la situation et d'essayer de trouver des solutions qui répondent à vos besoins et conviennent à votre mode de vie.

Troubles de la mémoire

Bien des gens s'inquiètent des changements que subit leur mémoire, en particulier lorsqu'ils vieillissent. Bien qu'il nous arrive à tous d'oublier des choses, il y a des personnes atteintes de douleurs chroniques qui souffrent de problèmes de mémoire autres que ceux, normaux, liés au vieillissement. Pour les personnes souffrant de douleurs chroniques, les problèmes de mémoire peuvent être causés par les médicaments, par d'autres symptômes, comme un état dépressif, ou par des maladies comme la démence. Mais des modifications de la mémoire et de la pensée peuvent aussi faire partie des symptômes du problème de douleur chronique en tant que tel. Les scientifiques croient que cela se produit en raison des nombreux changements à survenir dans

Conseils d'autogestion au sujet des problèmes liés à la mémoire et à la pensée

- Parlez de ce problème à votre famille. Cela leur permettra de comprendre votre comportement et de vous soutenir.

- Accordez-vous suffisamment de temps pour accomplir les tâches. Ne vous précipitez pas. Ne laissez personne vous presser.

- N'essayez pas de faire trop de choses en même temps. Limitez-vous à une seule tâche à la fois. Si une tâche est complexe, subdivisez-la en plusieurs étapes. Pour d'autres suggestions, consultez le chapitre 6 sur la gradation. N'en mettez pas trop sur vos épaules. Il est important de ne pas aller au-delà de vos forces.

- Soyez actif physiquement. Cela augmentera l'alimentation en sang et en oxygène à votre cerveau, ce qui vous aidera à avoir les idées plus claires.

- Faites régulièrement des exercices de relaxation. Faites-en un des éléments de votre routine quotidienne. La relaxation apaise le système nerveux et, tout comme l'activité physique, vous aidera à avoir les idées plus claires.

- Éliminez les sources de distraction. Lorsque vous essayez de vous concentrer ou d'être attentif à quelque chose, baissez le volume de la radio, fermez la télé ou retirez-vous dans un endroit calme.

- Faites de l'ordre dans votre maison. Désignez un endroit particulier où mettre vos clés ou votre téléphone cellulaire et habituez-vous à remettre les choses à leur place après les avoir utilisées. Cela vous aidera à être mieux organisé.

- Faites-vous des rappels pour rester sur la bonne voie. Placez des papillons adhésifs à différents endroits dans votre maison, faites des listes sur un calendrier, dans un calepin, sur votre ordinateur ou dans votre téléphone cellulaire pour vous rappeler de vos rendez-vous importants et des tâches à accomplir.

- Lors de vos rendez-vous importants, faites-vous accompagner par un membre de la famille ou un ami. De cette façon, vous ne raterez aucun renseignement important, même si vous avez de la difficulté à vous concentrer ou à vous rappeler de nouvelles informations.

le cerveau à cause du déferlement constant de signaux de douleur. Les personnes atteintes de fibromyalgie semblent particulièrement sujettes aux troubles de la mémoire et aux problèmes de concentration. Ce phénomène est appelé communément « brouillard cognitif ».

Le brouillard cognitif et les problèmes de mémoire associés à d'autres problèmes de douleur chronique rendent très difficile l'accomplissement des tâches quotidiennes. Il se peut que vous vous sentiez confus, que vous n'ayez pas les idées claires et que vous ayez de la difficulté à vous concentrer, à retenir de nouvelles informations ou à fixer votre attention sur des choses nouvelles. Bien que cela soit frustrant et perturbant, il y a moyen de gérer ce symptôme.

Comme nous l'avons indiqué, les troubles de mémoire peuvent être le signe d'autres problèmes, comme la dépression, ou de maladies, ou peuvent être causés par certains médicaments que vous prenez contre la douleur. Parlez sans faute à votre médecin, ouvertement, de vos problèmes de mémoire et de concentration, ou de votre difficulté à réfléchir de façon claire. Celui-ci évaluera votre situation et vous aidera à gérer les symptômes dont vous souffrez.

Surmonter le chômage

Ne pas être en mesure d'exercer son métier n'est pas un symptôme comme la fatigue ou un état dépressif, mais cela peut être une conséquence de la douleur chronique. Le changement de votre statut d'emploi est peut-être encore un autre changement dans votre vie exigeant un ajustement majeur.

Lors de vos allées et venues quotidiennes, les gens que vous rencontrez vous posent sans doute des questions du genre « Que faites-vous dans la vie? », « Avez-vous recommencé à travailler?» Lorsque vous êtes en arrêt de travail en raison d'un problème comme la douleur chronique, les questions qui portent sur le travail, même bien intentionnées, peuvent être embarrassantes, décourageantes et même enrageantes. Il est normal que les autres s'intéressent à votre vie professionnelle, mais il l'est aussi que vous deveniez sensible face à de trop fréquentes questions.

C'est par le travail que se définissent la plupart d'entre nous. Dire aux autres ce que l'on fait et où l'on travaille est devenu une façon commune de se présenter et d'exprimer qui nous sommes. Par exemple, un homme peut se présenter en disant « Je m'appelle Jean et je suis directeur de l'entreprise Produits commerciaux 4 As ». Dans cet exemple, les rôles et intérêts de Jean en tant que mari, père, animateur scout, passionné d'informatique et jardinier expert sont considérés comme des renseignements secondaires. Lorsque nous sommes sans emploi, nous sommes amenés à redéfinir nos vies de façon plus large, pas seulement selon notre lieu de travail ou notre profession.

Les conséquences de la perte d'emploi

Votre réaction face à la perte d'emploi dépend de plusieurs facteurs.

- **Teniez-vous beaucoup à votre emploi?**
  Aimiez-vous ou pas votre emploi et votre environnement de travail?

Les causes du chômage

Le chômage, la plupart du temps, est causé par des facteurs sur lesquels les gens n'ont aucun contrôle. Il affecte chaque année des millions de personnes. Les restructurations, le redimensionnement, les pénuries de travail, la transformation de la main d'œuvre, les problèmes régionaux ou mondiaux, ainsi que les accidents du travail et l'invalidité sont toutes des causes de chômage et ont une incidence sur la vie des gens, que ceux-ci souffrent ou non de douleur chronique.

En ce qui concerne les personnes ayant des problèmes de santé comme la douleur chronique, les préoccupations sont particulières. La douleur chronique peut affecter votre énergie, votre concentration et vos capacités physiques. Il peut s'avérer difficile de maintenir le niveau de productivité exigé ou, de façon générale, de s'acquitter de ses fonctions. Le défi auquel sont confrontées les personnes atteintes de douleurs chroniques ayant perdu leur emploi est de ne pas s'en faire le reproche, ni de le reprocher amèrement aux autres. Si vous faites partie de ces personnes, il est essentiel que vous utilisiez vos habiletés en résolution de problème, ainsi que les stratégies de gestion de la douleur, pour reprendre le plus possible le contrôle.

■ **Étiez-vous attaché à votre milieu de travail?** Combien de temps avez-vous travaillé à cet endroit? Pensiez-vous y rester à long terme? Vos relations avec vos collègues et vos patrons étaient-elles bonnes?

■ **Avez-vous déjà eu à surmonter une crise?** Avez-vous déjà réussi à surmonter d'autres périodes de chômage ou d'autres obstacles dans la vie?

■ **Quelle est la nature et l'ampleur de vos limitations physiques?** Seriez-vous en mesure d'assumer d'autres responsabilités ou de changer de poste au sein de l'établissement ou de l'entreprise où vous travaillez?

■ **Avez-vous fait des études postsecondaires ou spécialisées, ou avez-vous des compétences transférables?** Seriez-vous en mesure de mettre à profit ces compétences dans un autre poste ou au sein d'une autre entreprise?

■ **Quelle est votre situation financière?** Aviez-vous un poste permanent ou temporaire? Est-ce que des prestations d'invalidité ou une pension y étaient associées? Actuellement, quels sont vos besoins financiers?

Quelle qu'en soit la cause et quelle que soit la façon dont vous y réagissez, la perte d'emploi a un impact important à bien des égards. Les dimensions sociale, émotionnelle et financière de votre bien-être s'en trouvent menacées.

Conséquences émotionnelles

On a souvent décrit le chômage comme des « montagnes russes émotionnelles ». C'est une période au cours de laquelle les gens sont souvent confrontés à de nombreuses difficultés et luttent contre le sentiment de colère, de perte, de désespoir et de découragement, comme illustré à la Figure 4.2.

Colère

■ envers l'employeur pour ne pas avoir maintenu notre emploi

■ envers la personne ayant causé l'accident ou la blessure

■ envers l'assureur, le gestionnaire de cas ou le système de santé

■ envers nous-mêmes

Espoir/détermination

■ explorer les différentes options

■ tisser des liens

■ être optimiste

■ se prendre en mains

Perte

■ de l'estime de soi, de motivation

■ d'amis, de relations sociales

■ d'un certain avenir

Découragement

■ peur

■ isolement

■ apathie

■ stress

Figure 4.2 **Les conséquences émotionnelles de la perte d'emploi**

Les phases et les émotions décrites à la Figure 4.2 sont vécues couramment par ceux qui perdent leur emploi. Il s'agit d'une période de défi et pour certains de défaite. C'est pourquoi il n'y a pas à s'étonner que les réactions émotionnelles des gens soient encore plus complexes lorsque la douleur chronique fait partie du tableau. Chez une personne atteinte de douleur chronique, la perte d'emploi risque de provoquer une intensification de la colère et du stress, deux symptômes majeurs abordés plus tôt dans ce chapitre. Par contre, en identifiant les facteurs précis qui influencent vos émotions, vous serez mieux outillé pour gérer ce qui est en votre pouvoir et pour apprendre à vivre positivement avec le reste.

Conséquences financières

Les conséquences d'une diminution ou d'une perte de revenu dépendent de la situation personnelle de chacun. Avec les contraintes financières, vous pourriez avoir de la difficulté à subvenir à vos besoins essentiels. Le remboursement de votre prêt-auto, le loyer ou les versements hypothécaires, les factures d'électricité, les frais médicaux, les dépenses essentielles pour les enfants sont des responsabilités financières susceptibles de générer beaucoup de stress. La perte de revenus pourrait aussi compromettre la possibilité de réaliser vos objectifs de vie, vos ambitions et vos rêves. Une telle situation risque aussi de vous rendre dépendant envers votre famille ou vos amis, ou envers des systèmes dont vous n'aviez jamais eu besoin auparavant, ce qui aura un impact sur vos relations et votre amour-propre.

Conséquences sociales

Des changements dans votre situation d'emploi risquent d'affecter vos rapports avec les autres. Lorsque vous travaillez, vous êtes en contact avec des collègues et des clients. Un vaste réseau se développe ainsi autour de vous au fil des conversations quotidiennes, de la prestation des services, du travail en comité et des activités sociales entourant le travail. Lorsque vous n'êtes plus en mesure de travailler, il est normal que ces contacts quotidiens vous manquent. Il peut devenir difficile de maintenir un réseau social et d'éviter l'isolement lorsque vous ne travaillez plus tous les jours.

Le chômage peut aussi affecter les rôles et les responsabilités au sein de la famille. Lorsqu'un parent ou un conjoint est « à la maison », les attentes de chacun des membres de la maisonnée peuvent changer. Cela n'est cependant pas nécessairement négatif : il peut s'agir d'une occasion pour redéfinir de façon positive les rôles de chacun. (Par exemple cela vous permet de passer davantage de temps auprès de votre famille et de participer davantage aux tâches ménagères, si vous parvenez à bien doser vos énergies.)

L'autogestion durant une période de chômage

Pour surmonter la perte d'emploi, il faut faire appel à plusieurs stratégies. Plusieurs des techniques de gestion de la douleur et des symptômes connexes peuvent aussi vous aider prendre votre vie en mains tandis que vous êtes sans travail. Voici quelques suggestions de ce que vous pourriez faire :

■ Maximiser votre état physique en mettant en pratique des stratégies de gestion de la douleur comme l'exercice, la relaxation, de meilleures habitudes de sommeil et un bon équilibre entre vos activités.

■ Cultiver vos relations interpersonnelles. Discuter avec votre famille et avec vos amis et essayer de comprendre leurs réactions et leurs attentes.

■ Faire un effort pour rester positif et pour vous redéfinir autrement que par le travail.

■ Respecter un programme quotidien.

■ Faire du bénévolat pour approfondir ou élargir vos intérêts, vous sentir valorisé,

ainsi qu'acquérir des habiletés et de l'expérience.

■ Consulter un conseiller financier.

■ Vous investir dans de nouvelles amitiés, des hobbies et des centres d'intérêt.

■ Demander conseil auprès d'une agence de placement qui accepte d'assister les personnes ayant des éléments particuliers à prendre en considération.

■ Envisager une réorientation de votre carrière, un retour aux études, la possibilité de travailler à temps partiel, comme employé contractuel ou à votre propre compte.

Dans la société d'aujourd'hui, de nombreuses personnes font face au défi d'être sans travail, avec tout ce que cela comporte d'incertitude et de bouleversements. Si vous êtes au chômage, vous n'êtes pas seul. Par contre, être sans emploi tout en souffrant de douleur chronique peut s'avérer particulièrement difficile. Les techniques et les habiletés exposées dans ce livre, ainsi que le soutien de votre famille, de vos amis et de votre équipe de professionnels de la santé, vous aideront à relever ce défi.

Dans ce chapitre, nous avons abordé quelques-uns des symptômes les plus courants dont souffrent les personnes atteintes de douleurs chroniques. En outre, nous avons décrit certains outils susceptibles de vous aider à surmonter vos symptômes. Pour surmonter votre état au jour le jour, il est nécessaire de poser des gestes de nature physique afin de contrer vos symptômes.

Mais ces outils ne représentent qu'un aspect de la gestion de la douleur chronique. Vous aurez besoin, chaque jour, de vous échapper de votre

Quelques ressources à consulter

American Chronic Pain Association : www.theacpa.org

Association canadienne pour la santé mentale : www.cmha.ca/fr/

National Institute of Mental Health : www.nimh.nih.gov

National Library of Medicine : www.nlm.nih.gov

National Sleep Foundation : www.sleepfoundation.org

environnement habituel et d'avoir du temps pour vous – des moments pour faire le vide et calmer vos nerfs, afin de voir les choses d'un œil neuf. Les prochains chapitres présentent différents moyens de compléter la gestion de vos symptômes physiques par des techniques mentales, faisant appel à la force de votre esprit, afin de réduire et même de prévenir certains des symptômes dont vous souffrez.

Lectures complémentaires

Pour en apprendre davantage sur les sujets abordés dans ce chapitre, nous vous suggérons d'explorer les ouvrages suivants :

Clère, F. 2012. Douleur chronique : la colère est mauvaise conseillère. *Douleurs : Évaluation-Diagnostic – Traitement*, v13 n3 (201206), 159-160.

Crussol, G. 2015. *Stress & douleur : Vous n'imaginez pas ce que la vitamine C peut faire pour vous : afin que nul ne souffre inutilement.* Institut Antoine Bechamp.

Guité, M. & Drouin, A. 2013. *La fibromyalgie : bien la connaitre pour mieux surmonter la douleur, la fatigue chronique et les troubles du sommeil.* Que?bec : Éditions MultiMondes.

Marchand, S. 2016. *Santé mentale et douleur : composantes somatiques et psychiatriques de la douleur en santé mentale.* Paris : Springer.

Sarno, J. & Sobecki, C. 2015. *Le meilleur antidouleur c'est votre cerveau.* Vergèze : Thierry Souccar Éditions.

Scott, W. 2014. *The Role of Perceived Injustice in Chronic Pain: Outcomes, Mechanisms, and Clinical Implications.* Montreal: McGill University Libraries.

Servant, D. 2015. *La relaxation : Nouvelles approches, nouvelles pratiques.* Issy-les-Moulineaux : Elsevier Masson.

Servant, D. 2016. *Plus serein : Le stress et l'équilibre intérieur, un abécédaire.* Paris : Odile Jacob.

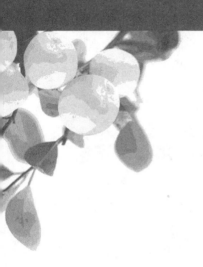

Le premier pas vers des temps meilleurs consiste à les imaginer.

—proverbe chinois

CHAPITRE 5

Utiliser le pouvoir de votre esprit pour gérer la douleur et autres symptômes

IL Y A UN LIEN ÉTROIT ENTRE nos pensées, attitudes et émotions et notre santé physique et mentale. Comme l'un de nos patients le dit si bien : « L'esprit ne domine pas toujours la matière, mais l'esprit compte. » Et dans le cas de la douleur chronique, l'esprit compte pour beaucoup. Les recherches en imagerie du cerveau ont démontré que les zones responsables des émotions et de la pensée sont non seulement reliées l'une à l'autre, mais le sont également à la région du cerveau responsable de détecter les sensations du corps. Ces zones sont toutes connectées à une multitude de circuits nerveux. Ce que vous pensez ou ressentez peut apaiser ou aggraver votre douleur en provoquant l'ouverture ou la fermeture du portillon dans la moelle épinière, influençant ainsi le réseau complexe de cellules nerveuses de votre cerveau (voir le chapitre 1).

Même si les pensées et les émotions ne peuvent pas causer directement des affections chroniques, elles ont une influence sur bien des symptômes, et pas seulement la douleur. Les recherches ont démontré que les pensées et les émotions déclenchent la sécrétion de certaines hormones et autres substances chimiques qui envoient des signaux à travers le corps. Ces messages ont un effet sur le fonctionnement de notre corps. Ils peuvent, par exemple, influencer le rythme cardiaque, la pression sanguine, la respiration, le taux de glycémie, la réponse musculaire, la réponse immunitaire, la concentration, la fertilité et même la capacité de combattre les maladies. Les pensées et les émotions agréables comme désagréables peuvent provoquer l'accélération ou le ralentissement de notre rythme cardiaque et de notre respiration. Lorsque nous éprouvons une émotion vive, celle-ci s'accompagne souvent d'une réaction physique. Nous pouvons transpirer, rougir, pleurer, etc. Nous avons tous fait l'expérience d'un pareil effet de l'esprit sur le corps.

Parfois, un simple souvenir ou une image peut déclencher une telle réaction. À titre d'exemple, essayez cet exercice tout simple : Imaginez que vous tenez entre les doigts une tranche de citron jaune vif, bien épaisse. Vous l'approchez de votre nez et sentez son arôme puissant d'agrume. Vous mordez dedans. C'est juteux! Le jus de citron emplit votre bouche et dégouline sur votre menton. Vous sucez la tranche de citron et son jus acide. Que se passe-t-il lorsque vous imaginez ce scénario? Votre corps réagit! Vos lèvres s'avancent et vous vous mettez à saliver. Vous pouvez même sentir l'odeur du citron! Toutes ces réactions sont déclenchées par votre cerveau, par la réactivation des souvenirs que vous avez d'avoir mordu dans un véritable citron.

Cet exemple illustre tout le pouvoir que l'esprit a sur le corps. Voilà une bonne raison de développer vos habiletés mentales et de les mettre à contribution pour gérer vos symptômes. Votre esprit peut beaucoup aider à soulager les désagréments causés par la douleur. Avec de l'entraînement, vous parviendrez à utiliser votre esprit pour relâcher vos muscles tendus, calmer vos nerfs et contrôler votre respiration. Vous pouvez aussi apprendre à contrer le stress et l'anxiété, ainsi que d'autres émotions désagréables inhérentes à l'expérience de la douleur chronique. Utiliser pleinement les capacités de votre esprit peut aussi vous aider à réduire votre dépendance à certains médicaments.

Dans ce chapitre, nous décrivons plusieurs méthodes qui vous permettront d'utiliser votre esprit afin de mieux gérer la douleur et les symptômes connexes. Celles-ci sont parfois appelées techniques « de la pensée » ou « cognitives » car elles mettent à profit notre faculté de penser afin d'induire des changements dans notre corps.

En lisant ce chapitre, gardez à l'esprit ces quelques principes essentiels :

■ **Les symptômes peuvent avoir plusieurs causes.** C'est donc dire que la plupart des symptômes se gèrent de différentes manières, selon leur cause. Une fois que vous avez compris la nature et la cause de vos symptômes, vous êtes donc mieux à même de les gérer.

■ **Les méthodes d'autogestion ne fonctionnent pas toutes chez toutes les personnes.** Vous devez trouver celles qui fonctionnent le mieux pour vous. Soyez souple. Expérimentez. Mettez à l'essai différentes techniques et évaluez les résultats obtenus afin de déterminer, selon les circonstances, quelle méthode de gestion convient le mieux à tel ou tel symptôme.

■ **Il faut du temps pour apprendre de nouvelles techniques et arriver à maîtriser la situation.** Mettez les nouvelles méthodes en pratique pendant plusieurs semaines avant de tirer des conclusions quant à leur efficacité.

■ **N'abandonnez pas trop rapidement.** Tout comme pour l'exercice physique et l'apprentissage de nouvelles habiletés, il faut du temps et beaucoup de pratique pour parvenir à utiliser votre esprit pour gérer votre état. Cela peut prendre du temps avant d'en constater les bienfaits. Même si vous avez l'impression que vous n'arrivez à rien, n'abandonnez pas. Continuez d'essayer et soyez patient.

■ **Ces techniques ne doivent pas avoir d'effet négatif.** Si vous devenez effrayé, en colère ou déprimé en faisant appel à un de ces outils, cessez de l'utiliser. Essayez-en plutôt un autre.

Techniques de relaxation

Vous avez peut-être lu ou entendu dire que la relaxation est une bonne méthode de gestion de la douleur, sans savoir précisément de quoi il s'agit, quels en sont les bienfaits, ni comment vous y prendre. En résumé, la relaxation correspond à l'utilisation de techniques de pensée ou cognitives afin d'atténuer ou de supprimer les tensions du corps et de l'esprit. La relaxation a généralement pour effet d'améliorer la qualité du sommeil, de favoriser une meilleure respiration, ainsi que de diminuer le stress, l'anxiété et la douleur. Elle insuffle souvent aussi un sentiment de calme et de bien-être.

Il existe plusieurs techniques de relaxation différentes, chacune ayant ses propres caractéristiques et consignes. Certaines techniques sont utilisées principalement pour relâcher les muscles, tandis que d'autres visent plutôt à réduire l'anxiété et le stress émotionnel ou à détourner votre attention des symptômes. Tout cela aide à la gestion de la douleur et des symptômes.

La relaxation ne signifie pas la même chose pour tout le monde. Nous pouvons tous identifier des activités qui nous aident à nous détendre. Ce peut être de se promener, de regarder la télévision, d'écouter de la musique, de tricoter ou de jardiner, par exemple. Ces activités, par contre, sont différentes de la plupart des techniques abordées dans le présent chapitre étant donné qu'elles comportent une forme ou une autre d'activité physique ou bien nécessitent, comme dans le cas de l'écoute de musique, un stimulus extérieur à votre esprit. Les techniques de relaxation sur lesquelles nous nous concentrons dans ce chapitre font appel à l'esprit afin de détendre le corps.

Le but de la relaxation est de faire cesser les stimuli du monde extérieur pour permettre à l'esprit et au corps de se reposer. Ainsi, vous apaisez les tensions susceptibles d'amplifier ou d'aggraver les symptômes.

Le respect des consignes suivantes favorisera le succès de votre pratique de la relaxation.

■ **Choisissez un endroit et un moment tranquilles.** Choisissez le moment et l'endroit de façon à ne pas être dérangé pendant au moins 15 à 20 minutes. Si cela vous semble trop long, commencez par une période de cinq minutes. (Soit dit en passant, dans certaines maisons, le seul endroit tranquille est la salle de bain, endroit qui convient parfaitement bien également.)

- **Essayez de mettre en pratique cette technique deux fois par jour et jamais moins de quatre fois par semaine.** Il s'agit pour vous de nouvelles techniques. Leur maîtrise demande de la pratique.

- **Ne vous attendez pas à des miracles, ni à des résultats immédiats.** Il faut parfois de trois à quatre semaines de pratique régulière avant de pouvoir constater certains bienfaits.

- **La relaxation doit vous aider.** Au pire, cela peut vous paraître ennuyeux, mais s'il vous est désagréable de pratiquer telle ou telle technique ou si cela vous rend davantage nerveux et anxieux, choisissez plutôt un autre outil de gestion des symptômes parmi ceux décrits dans ce chapitre.

Relaxation facile et rapide

Certains modes de relaxation sont si faciles, si naturels et si efficaces que les gens ne les considèrent même pas en tant que « techniques de relaxation ».

- Faites une sieste ou prenez un bon bain chaud.

- Pelotonnez-vous et lisez ou écoutez un bon livre.

- Regardez une comédie.

- Faites un avion de papier et faites-le voler à travers la pièce.

- Faites-vous masser.

- Dégustez un bon verre de vin de temps en temps. Faites un petit jardin ou faites pousser une belle plante d'intérieur.

- Faites de l'artisanat, comme du tricot, de la poterie ou de l'ébénisterie.

- Regardez votre émission de télévision préférée.

- Lisez un poème ou un dicton inspirant.

- Faites une promenade.

- Démarrez une collection (de monnaie, d'art populaire, de coquillages, de modèles réduits).

- Écoutez votre musique préférée.

- Chantez dans la maison.

- Faites des boules de papier et lancez-les dans la corbeille à papier, comme si vous jouiez au basket.

- Observez les mouvements de l'eau (les vagues au bord de la mer, un lac ou une fontaine).

- Observez les nuages.

- Couchez-vous sur votre bureau et fermez les yeux cinq minutes.

- Frottez-vous les mains jusqu'à ce qu'elles soient chaudes, puis joignez vos paumes et placez-les sur vos yeux fermés.

- Frottez vigoureusement vos mains et vos bras pendant dix secondes.

- Appelez un ami ou un membre de votre famille pour bavarder un peu.

- Souriez et faites connaissance avec quelqu'un d'inconnu.

- Faites pour quelqu'un d'autre une chose gentille et inattendue.

- Jouez avec un animal de compagnie.
- Partez en vacances quelque part où vous avez envie d'aller.

Méthodes de relaxation qui prennent entre 5 et 20 minutes

Les techniques de relaxation que nous abordons maintenant – l'analyse corporelle et la réponse de relaxation – prennent un peu plus de temps mais leur efficacité est reconnue.

L'analyse corporelle

Pour relâcher vos muscles, vous devez savoir analyser votre corps et identifier les endroits où vous êtes tendu. Une fois que vous savez faire cela, vous pouvez apprendre à relâcher la tension.

Mais tout d'abord, il est important de bien saisir la différence entre la sensation de tension et la sensation de relaxation. Cet exercice vous permet de comparer ces deux sensations et, avec de la pratique, vous arriverez à localiser et à libérer la tension n'importe où dans votre corps. Idéalement, vous vous couchez sur le dos, mais vous pouvez aussi vous installer dans n'importe quelle position confortable. Vous trouverez à la page 96 un scénario d'analyse corporelle.

La réponse de relaxation

Au début des années 1970, un médecin nommé Herbert Benson a étudié le phénomène qu'il a appelé la « réponse de relaxation ». Selon le Dr Benson, notre corps a plusieurs états naturels. Un exemple de ces états est la réaction de lutte ou de fuite qu'ont les gens lorsqu'ils sont confrontés à un grand danger. Un autre exemple est la tendance naturelle du corps à se relâcher après avoir été sous tension. Cette tendance est

la réponse de relaxation. Nos vies devenant de plus en plus frénétiques, nos corps ont tendance à demeurer tendus pendant de longues périodes. Nous perdons la capacité de nous détendre. La réponse de relaxation aide à changer cela.

Pour déclencher la réponse de relaxation, installez-vous confortablement dans un endroit tranquille, à l'abri des distractions. Vous devez être suffisamment confortable pour demeurer dans la même position pendant 20 minutes.

Choisissez un mot agréable et un objet ou une émotion qui inspire le calme. Répétez un mot ou un son (par exemple, le mot un) tout en fixant un symbole (ou peut-être une fleur) ou en vous concentrant sur une émotion (le sentiment de paix, par exemple).

Adoptez une attitude passive. C'est extrêmement important. Faites le vide dans votre esprit. Des pensées, des images ou des sensations peuvent le traverser, mais ne vous concentrez pas sur elles. Laissez-les simplement passer.

Pour déclencher la réponse de relaxation, faites ce qui suit :

- Restez assis dans une position confortable.
- Fermez vos yeux.
- Relâchez tous vos muscles, en commençant par les pieds et en remontant jusqu'au visage. Laissez-les bien relâchés.
- Respirez par le nez. Prenez conscience de votre respiration. Lorsque vous expirez par la bouche, dites-vous mentalement le mot que vous avez choisi. Essayez de vider votre esprit de toute pensée; concentrez-vous sur votre mot, votre symbole ou votre émotion.
- Continuez pendant 10 à 20 minutes. Vous pouvez ouvrir les yeux pour voir l'heure, mais n'utilisez pas d'alarme. Lorsque vous

Scénario d'analyse corporelle

Tandis que vous vous installez dans une position confortable et que vous vous calez peu à peu dans la surface qui vous porte, laissez vos yeux se fermer graduellement. . . Concentrez maintenant votre attention sur votre respiration. . . Inspirez, en laissant la respiration descendre graduellement jusqu'à votre ventre, puis expirez. . . Inspirez. . . Expirez. . . en étant attentif au rythme naturel de votre respiration . . .

Concentrez-vous maintenant sur vos pieds. En commençant par les orteils, prenez conscience de vos sensations – chaleur, froid, ce que vous ressentez, tout simplement. . . concentrez-vous sur les sensations. Imaginez maintenant que lorsque vous inspirez, votre respiration descend jusqu'à vos orteils et leur apporte de l'air frais régénérateur. . . Portez maintenant attention aux sensations que vous éprouvez dans le reste de vos pieds. Ne portez pas de jugement sur ce que vous sentez; prenez simplement conscience de la sensation dans vos pieds en vous laissant caler peu à peu dans la surface qui supporte votre corps. . .

Puis, déplacez votre attention sur vos tibias et vos genoux. Ces muscles et ces articulations sont très sollicités. Pourtant, nous ne leurs accordons pas toujours l'attention qu'ils méritent. Alors, respirez maintenant jusque dans vos genoux, vos mollets et vos chevilles, en étant attentif à toutes vos sensations. . . Essayez simplement de vous laisser imprégner par ces sensations. . . Inspirer de l'air frais et, en expirant, évacuer les tensions et le stress et laisser les muscles se détendre . . .

Concentrez maintenant votre attention sur vos muscles, vos os et les articulations des cuisses, des fesses et des hanches. . . Respirez jusqu'à vos cuisses, en étant attentif à toutes les sensations que vous ressentez. Ce peut être une sensation de chaleur, de froid, de lourdeur ou de légèreté. Il se peut que vous preniez conscience du contact avec la surface sous votre corps, ou peut-être de la pulsation de votre sang. Laissez-vous imprégner par vos sensations, quelles qu'elles soient. . . ce qui compte, c'est que vous preniez le temps de vous détendre. . . toujours plus profondément, au fur et à mesure que vous . . . inspirez . . . puis expirez.

Déplacez maintenant votre attention vers votre dos et votre poitrine. Sentez votre souffle emplir votre abdomen et votre poitrine. . . Remarquez toutes vos sensations . . . Ne les analysez pas, ne réfléchissez pas. . . Prenez simplement conscience de ce que vous sentez ici et maintenant. Laissez l'air frais alimenter vos muscles, vos os et vos articulations quand vous inspirez, puis exhalez toute tension et tout stress.

Concentrez-vous maintenant sur votre cou, vos épaules, vos bras et vos mains. Inspirez par le cou et les épaules, en descendant jusqu'au bout de vos doigts. N'essayez pas de vous détendre à tout prix, prenez simplement conscience de ces parties de votre corps et soyez attentif à vos sensations. . .

Concentrez-vous maintenant sur votre visage et sur votre tête; prenez conscience de vos sensations en commençant par la nuque, puis en remontant le long du cuir chevelu et en redescendant sur votre front . . . Prenez maintenant conscience des sensations dans vos yeux et vos orbites, puis en descendant aux joues et à la mâchoire . . . Laissez vos muscles se relâcher et se détendre au fur et à mesure que vous inspirez de l'air vivifiant, puis exhalez la tension et le stress en expirant. . .

En respirant, laissez l'air frais se répandre dans tout votre corps, de la plante des pieds jusqu'au-dessus de votre tête. . . Puis exhalez toute tension, tout stress restant. . . Profitez maintenant quelques instants de votre immobilité, tandis que vous inspirez . . . et expirez . . . Vous êtes éveillé, détendu et immobile . . .

Tandis que l'analyse corporelle s'achève, revenez peu à peu dans la pièce où vous vous trouvez, en gardant en vous toute sensation de détente . . . de confort . . . de paix... quelle qu'elle soit . . . sachant que vous pouvez répéter cet exercice quand et là où bon vous semble . . . Lorsque vous êtes prêt, vous pouvez rouvrir les yeux.

avez terminé, asseyez-vous doucement et restez ainsi quelques minutes, d'abord les yeux fermés. Ne vous levez pas avant plusieurs minutes.

■ Demeurez passif; laissez la relaxation suivre son propre rythme. Lorsque des pensées vous distraient, ignorez-les en ne vous appesantissant pas sur elles, recommencez à répéter le mot que vous avez choisi. Ne vous préoccupez pas de savoir si vous avez atteint ou non un état de relaxation profonde.

■ Faites cet exercice une ou deux fois par jour.

Distraction/diversion

Nos esprits ont de la difficulté à se concentrer sur plus d'une chose à la fois. Il est donc possible de diminuer l'intensité des symptômes en entraînant notre esprit à se concentrer sur autre chose que notre corps et les sensations que nous éprouvons. Cette technique, appelée distraction ou diversion, est particulièrement utile pour les personnes souffrant de douleurs chroniques.

Les recherches ont démontré que lorsqu'une personne est concentrée sur la douleur qu'elle ressent, plusieurs zones de son cerveau manifestent une activité liée à la douleur plus intense que lorsqu'elle en est distraite. Selon plusieurs études, les personnes qui centrent leur attention sur la douleur et y pensent constamment risquent plus que les autres de souffrir des pires désagréments et d'être incapables de les contrôler. Il y a de bonnes chances que vous vous sentiez mieux si vous faites un effort pour détourner votre attention de la douleur. (Il est important de souligner qu'avec la méthode de distraction/diversion, vous n'ignorez pas la douleur et les autres symptômes dont vous souffrez. Vous *choisissez* plutôt de ne pas trop vous y attarder.)

Il est parfois difficile de ne pas penser à la douleur et de chasser de votre esprit les pensées anxieuses. Si vous tentez d'éloigner une pensée, il se peut que vous vous retrouviez à y penser encore plus. Tentez, par exemple, de ne pas penser à un tigre vous donnant la chasse. Ne laissez surtout pas l'image d'un tigre s'immiscer dans votre esprit. Il y a fort à parier que vous ne pourrez pas ne pas y penser!

Même s'il est difficile de cesser de penser à une chose, il est possible de vous distraire et de rediriger votre attention ailleurs. Par exemple, repensez au tigre qui vous pourchasse. Levez-vous soudainement et frappez la table avec la main en criant « Stop! » Qu'est-il arrivé au tigre? Il a disparu, du moins momentanément.

La méthode de distraction est particulièrement bien adaptée aux activités de courte durée ou aux situations pour lesquelles les symptômes sont prévisibles. Par exemple, si vous savez qu'il vous est pénible de monter les escaliers ou que vous avez de la difficulté à dormir la nuit, essayez l'une des techniques de distraction suivantes :

■ Planifiez en détail ce que vous ferez une fois l'activité ou le moment désagréable passé. Par exemple, si vous êtes inconfortable ou avez mal lorsque vous montez des escaliers, pensez à ce que vous ferez une fois que vous les aurez grimpés. Si vous avez de la difficulté à vous endormir, essayez de vous concentrer à planifier un événement futur, de la façon la plus détaillée possible.

■ Pour chaque lettre de l'alphabet, pensez à un prénom, à une espèce d'oiseau, à une marque de voiture, etc. Si vous bloquez à une lettre, passez à la suivante. (Il s'agit d'une bonne technique de distraction pour la douleur, comme pour l'insomnie.)

■ Mettez-vous au défi de compter à rebours par sauts de trois, à partir de 100 (100, 97, 94 . . .).

■ Pour passer au travers des tâches ménagères quotidiennes ingrates comme de passer le balai, l'aspirateur ou la vadrouille, imaginez le plancher comme la carte d'un pays ou d'un continent. Essayez de nommer toutes les provinces, tous les États ou tous les pays, en vous déplaçant d'est en ouest ou du nord au sud au fur et à mesure qu'avance votre travail. Si la géographie ne vous dit rien, imaginez votre magasin favori et l'emplacement des différents rayons.

■ Essayez de vous rappeler les paroles de vos chansons favorites ou le scénario d'une vieille histoire.

■ Essayez la technique « Stop! » Si vous vous surprenez en train de vous inquiéter ou à ressasser des pensées négatives, levez-vous subitement, frappez la table ou frappez-vous la cuisse en criant « Stop! ! » Avec la pratique, il ne sera plus nécessaire de crier. La plupart du temps, vous n'aurez qu'à murmurer « Stop! ! » ou simplement à articuler le mot « Stop! ! » en silence. Il y a des gens qui imaginent un grand panneau d'arrêt. D'autres personnes attachent une bande de caoutchouc à leur poignet et la font claquer fort pour interrompre le flot de pensées négatives qui les assaille. Vous pouvez aussi simplement vous pincer. Faites ce qui détourne le mieux votre attention.

■ Redirigez votre attention vers une expérience agréable :

  ◆ Regardez la nature à l'extérieur.

  ◆ Essayez d'identifier tous les sons ambiants.

  ◆ Massez votre main.

  ◆ Respirez une odeur agréable ou, au contraire, âcre.

Il y a, évidemment, une multitude de variantes de ces exemples, toutes à même de vous aider à centrer votre attention sur autre chose que votre problème.

Jusqu'à maintenant, nous avons abordé des stratégies de diversion à court terme, ne faisant appel qu'aux ressources de l'esprit pour vous distraire, mais l'investissement dans des projets à long terme peut aussi vous aider. Dans ce cas, votre esprit n'est pas concentré intérieurement. Il est plutôt tourné vers l'extérieur, son attention canalisée dans une activité quelconque. Il s'agit de trouver une activité qui suscite votre intérêt et qui vous distrait de la douleur et des autres symptômes dont vous souffrez probablement. Cela peut être une multitude de choses, du jardinage à la cuisine, de la lecture au cinéma, en passant même par le bénévolat. Les bons autogestionnaires ont généralement de multiples intérêts et semblent toujours occupés par quelque activité.

Pensée positive réaliste et monologue intérieur

Nous nous parlons tous à nous-mêmes, constamment. Par exemple, il se peut qu'en vous réveillant le matin, vous vous disiez « Je n'ai pas envie de me lever. Je suis fatigué et je n'ai pas envie d'aller au travail. » Il se peut aussi qu'à la fin d'une agréable soirée, vous vous disiez « Oh, que je me suis amusé! Je devrais sortir plus souvent. » Ce que nous pensons, ce que nous nous disons à nous-même, c'est notre « monologue intérieur ». La façon dont nous nous parlons est influencée par la perception que nous avons de nous-même. Notre monologue intérieur peut être positif ou négatif, tout comme l'image que nous avons de nous-même. S'il est animé d'un esprit positif, le monologue intérieur peut être un outil d'autogestion très utile. Mais s'il est imprégné d'un esprit négatif, il se retournera contre nous et nous causera du tort.

Les phrases négatives que l'on se dit sont en général du genre : « Je ne suis pas capable. . . », « Si seulement je pouvais. . . », « Si au moins je n'avais pas fait cela. . . » ou « Je n'en ai pas la force. . . » De telles phrases négatives expriment les doutes et les peurs que vous avez à l'égard de vous-même en général. Mais cela se traduit par des doutes et des peurs spécifiques quant à votre capacité de gérer la douleur chronique et les symptômes dont vous souffrez.

Les pensées négatives n'ont pas leur place dans la gestion de la douleur. Elles portent atteinte à l'estime que vous avez de vous-même, à votre attitude, à votre humeur. Elles rendent la douleur plus pénible en ouvrant les portillons de la douleur et amplifient les autres symptômes aussi. Les propos que vous vous tenez en votre for intérieur contribuent dans une très large mesure à faire de vous un bon ou un mauvais autogestionnaire. Les pensées négatives limitent vos capacités et freinent vos actions. Si vous vous dites constamment « Je ne suis pas très brillant » ou « Je ne suis pas capable », vous n'essaierai probablement même pas d'apprendre de nouvelles choses. Ce que vous pensez de vous-même empêche tout changement positif. Vous devenez prisonnier de vos propres idées négatives.

Heureusement, nos monologues intérieurs ne sont pas déterminés biologiquement. Ils sont en général sous notre contrôle. Vous pouvez apprendre à penser différemment, de façon plus saine, à votre propre sujet, de façon à ce que votre monologue intérieur joue en votre faveur et non en votre défaveur. Si vous troquez vos propos intérieurs négatifs, contre-productifs, pour des pensées plus positives et réalistes, la gestion de vos symptômes n'en sera que facilitée. Comme toujours lorsqu'on veut changer nos habitudes, il faut s'exercer. Pour ce faire, nous recommandons de suivre les étapes suivantes :

1. **Soyez attentif à ce que vous dites de vous-même, que ce soit verbalement ou intérieurement.** Si vous vous sentez anxieux, déprimé ou en colère, essayez de vous rappeler des pensées que vous aviez juste avant d'être pris par ces émotions. Consignez tous les propos négatifs que vous vous teniez. Portez attention à ce que vous vous dites au cours des périodes particulièrement difficiles. Quelles paroles prononcez-vous intérieurement lorsque vous vous levez en ayant mal, lorsque vous faites ces exercices que vous n'aimez pas particulièrement ou lorsque vous vous sentez triste? Remettez en question ces pensées négatives. Demandez-vous franchement ce qui est vrai et ce qui ne l'est pas. Exagérez-vous, faites-vous des généralisations, vous inquiétez-vous trop ou vous attendez-vous toujours au pire? Croyez-vous que tout est entièrement noir ou entièrement blanc? N'y a-t-il pas place pour les nuances? Peut-être faites-vous une comparaison irréaliste ou injuste; peut-être vous en mettez-vous trop sur les épaules; peut-être prenez-vous certaines choses sur une note trop personnelle; peut-être êtes-vous trop perfectionniste... Faites-vous des suppositions sur ce que les autres pensent de vous? Que savez-vous de façon certaine? En regardant les faits de cette manière, vous aurez plus de facilité à modifier ces pensées négatives.

2. **Ensuite, tournez chaque énoncé négatif en un énoncé plus positif.** Par exemple, vous pourriez vous surprendre à prononcer des phrases du genre :

   - « La douleur est épouvantable. »
   - « Ça ne s'améliorera jamais. »
   - « Rien ne sera jamais plus comme avant. »
   - « Je n'en peux plus. »
   - « Je ne suis bon à rien. »

   Ces énoncés peuvent être reformulés sous une forme plus positive, comme :

   - « J'ai très mal aujourd'hui, mais je sais que ce n'est que temporaire. »
   - « En me relaxant et en prenant un bain chaud, je peux rendre la douleur plus supportable. Je dois prendre les choses une journée à la fois! »
   - « Tout change... il faut que je trouve le moyen de faire les choses que j'aime autrement. »
   - « Je vais inviter un ami à dîner; ça me changera les idées. »
   - « D'autres personnes ont besoin de moi et dépendent de moi. Je suis utile. »

   Notez que ces commentaires ne laissent pas croire que tout est rose et que la douleur a complètement disparu. Ils expriment plutôt une perspective plus réaliste et aussi plus positive susceptible d'avoir un effet réel sur votre expérience de la douleur. Un monologue intérieur plus positif a pour effet, aussi, de générer des émotions plus positives, lesquelles favorisent la fermeture des portillons de la douleur.

3. **Écrivez ces énoncés positifs et exercez-vous à les dire, mentalement ou avec quelqu'un d'autre.** La répétition délibérée

d'un monologue intérieur positif vous aidera à remplacer peu à peu les habituelles pensées négatives.

4. **Répétez les nouveaux énoncés lors de situations réelles.** Cette répétition, alliée au temps et à la patience, favorisera le développement de nouveaux automatismes de pensée.

5. **Exercez-vous à la réussite.** Si vous n'êtes pas satisfait de la façon dont vous avez géré une situation en particulier, essayez l'exercice suivant :

   ◆ Écrivez trois scénarios selon lesquels les choses se seraient mieux passées.

   ◆ Écrivez trois scénarios selon lesquels les choses se seraient moins bien passées.

   ◆ Si vous n'arrivez pas à imaginer comment vous auriez pu faire autrement, pensez à ce qu'aurait fait dans pareille situation une personne que vous connaissez et pour qui vous avez beaucoup de respect.

   ◆ Ou alors, pensez au conseil que vous donneriez à quelqu'un d'autre confronté à une situation semblable.

Rappelez-vous que les erreurs ne sont pas des échecs. Il faut les considérer comme de bonnes occasions d'apprendre. Les erreurs vous donnent l'occasion d'essayer d'autres façons de faire les choses. Il s'agit d'excellentes répétitions qui vous aideront à faire face à de futures crises.

En premier, il pourra vous sembler difficile de transformer des phrases négatives en énoncés plus positifs. Un bon raccourci consiste à faire appel à une diversion pour faire cesser vos pensées ou bien à formuler des énoncés positifs. Pour faire diversion, vous pouvez penser à toute chose significative à vos yeux : un chiot, un ours polaire, un beau lever de soleil, par exemple. Lorsque vous êtes assailli de pensées négatives, remplacez-les en faisant ainsi diversion. Cela peut paraître absurde, mais faites-en l'essai!

Obtenir de l'aide professionnelle

Parfois, les pensées négatives sont irrépressibles, malgré tous vos efforts. Lorsqu'elles vous envahissent ainsi, de façon incontrôlable, vous vous sentez probablement empêtré, démotivé et impuissant. Si vous constatez que votre attention est constamment centrée sur la douleur, si vous vous sentez accablé par les pensées négatives au sujet de la douleur que vous ressentez, ou si vous ne parvenez jamais à vous distraire, demandez de l'aide auprès d'un professionnel comme un psychologue ou un psychothérapeute. Avec de l'aide pour comprendre et modifier votre schéma de pensées négatives, vous pourriez faire de grands progrès dans votre gestion de la douleur. Des recherches ont démontré que les personnes atteintes de douleurs chroniques qui s'attendent constamment au pire sont plus handicapées que celles ayant une vision plus positive des choses. Il est donc essentiel de travailler à modifier votre façon de penser et votre attitude. Discutez aussi de cela avec votre professionnel de la santé. Expliquez-lui ouvertement comment vous vous sentez. Il se peut qu'un problème de dépression se cache derrière tout cela, vous empêchant d'aller de l'avant, et nécessite d'être évalué et traité (voir le chapitre 4, page 76).

Un énoncé positif est une phrase positive que vous pouvez utiliser à volonté. Par exemple : « Je m'améliore de jour en jour », « Je peux le faire » ou « Je suis quelqu'un de bien ». Utilisez ces phrases pour remplacer les pensées négatives.

La visualisation

Vous pensez peut-être que l'« imagination » n'est que dans votre esprit. Erreur : les pensées, les mots et les images issus de votre imagination peuvent avoir des effets très concrets sur votre corps. Bien souvent, votre corps ne peut même pas faire la distinction entre une chose que vous imaginez et une chose qui se produit réellement. Vous avez probablement déjà eu des palpitations, le souffle court ou les muscles du cou tendus en regardant un film de suspense. Ces sensations ont pourtant été entièrement provoquées par les images et la trame sonore d'un film. Lorsque vous rêvez, votre corps peut réagir par la peur, la joie, la colère ou la tristesse, émotions toutes déclenchées par votre imagination. Si vous fermez les yeux et vous imaginez en train de relaxer au bord d'une piscine à l'eau calme ou sur une plage au sable chaud, votre corps réagit jusqu'à un certain point comme si vous y étiez vraiment.

L'imagerie mentale dirigée et la visualisation permettent de mettre à profit votre imagination pour soulager vos symptômes. Ces techniques vous permettront de concentrer votre attention sur des images et des idées de bien-être.

L'imagerie mentale dirigée

Cet outil est comme un rêve éveillé dirigé. L'imagerie mentale dirigée vous aide à détourner votre attention de la douleur et des autres symptômes en vous transportant mentalement dans un autre lieu et à un autre moment. Cette méthode, qui consiste à vous imaginer dans un environnement calme et paisible, vous permet aussi de vous relaxer en profondeur.

Dans le cadre de l'imagerie mentale dirigée, les images à visualiser vous sont suggérées grâce à un scénario, comme celui présenté à la page 105. Il s'agit de concentrer votre esprit sur une image en particulier. En règle générale, vous commencez par la vue, en vous concentrant sur les éléments visuels d'une scène. L'ajout des autres sens, grâce à l'évocation d'odeurs, de goûts et de sons, rend l'imagerie encore plus vive et puissante.

Certaines personnes sont très visuelles et imaginent facilement des images grâce à « l'œil de leur esprit ». Si vos images ne sont pas aussi vives que celles d'un grand film, ne vous en faites pas, les fluctuations d'intensité de l'imagerie sont normales. Il est important de vous concentrer sur le plus de détails possible et de renforcer les images en faisant appel à tous vos sens. Le fait d'écouter de la musique (réelle) peut aussi améliorer l'effet de l'imagerie mentale dirigée.

Avec cette méthode, vous êtes toujours en plein contrôle. Vous êtes le réalisateur du film! Vous êtes libre de projeter les pensées et les émotions que vous voulez sur votre écran mental. Par contre, si vous n'aimez pas une image, une pensée ou une émotion, vous êtes libre de rediriger votre esprit là où vous vous sentez plus à l'aise. Vous pouvez faire appel à d'autres images pour chasser les pensées déplaisantes. Par exemple, vous pourriez les placer sur un radeau et les regarder s'éloigner, emportées par les flots, ou les balayer à l'aide d'un grand balai, ou encore les effacer au moyen d'une gomme à effacer géante. Vous pouvez aussi ouvrir simplement les yeux et mettre fin à l'exercice.

Les scénarios d'imagerie mentale dirigée, aux pages 105 et 106, peuvent vous servir de guide pour cette promenade mentale. Voici quelques suggestions quant à la façon d'utiliser ces scénarios :

■ Lisez le scénario jusqu'à ce qu'il vous soit familier. Puis, asseyez-vous ou allongez-vous dans un endroit tranquille et essayez de reconstruire la scène dans votre esprit. La visualisation du scénario devrait vous prendre de 15 à 20 minutes.

■ Demandez à un membre de la famille ou à un ami de vous lire lentement le scénario, en faisant une pause d'une dizaine de secondes là où il y a des points de suspension (. . .).

■ Enregistrez le scénario et utilisez cet enregistrement lors de vos séances d'imagerie mentale dirigée.

■ Utilisez une cassette audio préenregistrée, un CD ou un fichier audio numérique ayant un scénario d'imagerie mentale dirigée similaire (voir la section « Autres ressources » à la fin du chapitre).

Visualisation

La visualisation vous permet de créer vos propres images, contrairement à l'imagerie mentale dirigée au cours de laquelle les images vous sont suggérées. La visualisation représente un autre moyen d'utiliser votre imagination et de vous représenter comme vous le souhaitez, faisant les activités que vous voulez.

Nous utilisons tous chaque jour une forme de visualisation : lorsque nous rêvons, lorsque nous nous inquiétons, lorsque nous lisons un livre ou lorsque nous écoutons une histoire. Lors de toutes ces activités, notre esprit crée des images que nous pouvons voir. Nous faisons aussi délibérément appel à la visualisation lorsque nous planifions la journée, lorsque nous soupesons les conséquences d'une décision que nous avons à prendre ou lorsque nous nous préparons à un événement ou une activité.

Une bonne façon d'utiliser la visualisation pour gérer vos symptômes est de vous remémorer des moments agréables. Essayez de vous rappeler chaque détail de fêtes de fin d'année mémorables ou d'une soirée qui vous a rendu heureux. Qui était là? Que s'est-il passé? Qu'avez-vous fait? De quoi avez-vous parlé? Vous rappelez-vous de vacances particulièrement agréables ou d'un autre événement heureux ou inoubliable?

Vous pouvez aussi faire appel à la visualisation pour planifier le détail d'un événement à venir ou pour concevoir un rêve. Par exemple, de quelle façon dépenseriez-vous un million de dollars? Quelle serait la rencontre amoureuse idéale? À quoi ressemblerait la maison ou le jardin de vos rêves? Où iriez-vous et que feriez-vous pour faire de vos vacances un moment sublime?

Une autre forme de visualisation consiste à imaginer des symboles représentant l'inconfort ou la douleur que vous ressentez. Par exemple, une articulation douloureuse peut être représentée par la couleur rouge; une poitrine oppressée par une sangle qui l'enserre. Une fois que ces images se sont formées dans votre esprit, vous pouvez les modifier. La couleur rouge peut s'estomper peu à peu jusqu'à disparaître; la sangle se desserrer jusqu'à tomber. De nouvelles images comme celles-ci transforment votre façon de percevoir la douleur et l'inconfort.

La visualisation contribue à développer la confiance et les habiletés. Par conséquent, il s'agit d'une technique qui peut vous aider à vous fixer des objectifs et à les atteindre (voir le chapitre 2). Après avoir rédigé votre plan d'action hebdomadaire, prenez quelques minutes pour vous imaginer en train de vous promener, de faire vos exercices ou de préparer un repas-santé. La visualisation fournit une excellente méthode pour répéter les actions que vous devrez accomplir pour atteindre votre objectif.

L'imagerie pour lutter contre différentes affections

Vous avez le pouvoir d'atténuer (mais pas de guérir) vos affections et vos symptômes grâce à l'imagerie mentale. Évoquez n'importe quelle image vive, puissante et significative à vos yeux. Il faut souvent faire appel à tous vos sens pour créer une telle image. Cette image n'a pas à être exacte pour bien fonctionner. Vous n'avez qu'à utiliser votre imagination et à vous faire confiance. Voici quelques exemples d'images que des gens ont trouvées utiles pour les aider à gérer certaines situations :

La tension et le stress

Une corde entortillée se détord tranquillement.

De la cire dure se ramollit peu à peu et fond.

La tension s'échappe de votre corps en tourbillonnant et est évacuée par un drain.

La douleur

Vous saisissez la télécommande de la télévision et baissez doucement le volume de la douleur jusqu'à ce que vous ne l'entendiez presque plus. Puis, il s'efface complètement.

Une rivière qui s'écoule calmement à travers votre corps vous purifie de toute douleur et l'emporte avec elle.

Une lumière blanche éclatante circonscrit les zones de douleur et de tension dans votre corps et les dissout. Lorsque la lumière s'éloigne de votre corps, vous vous sentez au chaud et détendu sous son éclat.

Toute votre douleur est placée dans une grande boîte métallique, robuste et hermétique, verrouillée à l'aide d'un grand cadenas. La boîte est placée sur le pont d'un navire qui s'éloigne vers l'océan.

La dépression

Vos difficultés et votre sentiment de tristesse sont attachés à de grands ballons colorés, gonflés d'hélium, et s'envolent dans le ciel bleu.

Un soleil chaud et puissant perce les nuages sombres.

Vous avez un sentiment de détachement et de légèreté qui vous permet de flotter aisément à travers la journée.

Les coupures et les blessures

Du plâtre recouvre une fissure dans un mur.

Les cellules et les tissus se soudent grâce à une colle très puissante.

Une chaussure est lacée serré.

Les pièces d'un puzzle s'assemblent.

Les artères et les maladies du cœur

Un camion miniature muni d'un débouchoir électrique parcourt à toute vitesse vos artères et les débloque.

L'eau s'écoule librement dans le lit d'une large rivière.

L'équipage d'un petit bateau filiforme rame en cadence propulsant l'embarcation sur les eaux calmes.

Un système immunitaire affaibli

Les globules blancs lents et endormis se réveillent et enfilent leur armure, puis engagent le combat contre le virus.

Les globules blancs se multiplient à toute vitesse, comme des millions de graines libérées par l'éclatement d'une cosse bien mûre.

Un système immunitaire hyperactif (arthrite, psoriasis, etc.)

À la caserne, on rassure les cellules immunitaires trop zélées : il s'agit d'une fausse alerte déclenchée par les allergènes. Elles peuvent retourner à leur partie de poker.

La guerre civile prend fin : les belligérants ont convenu de ne pas attaquer leurs concitoyens.

Vous pouvez utiliser ces images ou créer les vôtres. Souvenez-vous que les images vives, qui ont un sens pour vous, sont les plus efficaces. Mettez à profit la puissance de votre imagination pour favoriser votre mieux-être et votre santé.

Scénario d'imagerie mentale dirigée : une promenade à la campagne

Vous vous accordez un peu de temps pour calmer votre corps et votre esprit. Installez-vous confortablement, quel que soit l'endroit où vous vous trouvez en ce moment. Si vous le souhaitez, fermez les yeux. Inspirez profondément par le nez, en laissant votre abdomen se soulever et en emplissant vos poumons. Puis, pincez les lèvres et expirez par la bouche lentement et complètement, en laissant votre corps se caler peu à peu dans la surface qui vous porte . . .

De nouveau, inspirez par le nez jusqu'à soulever votre abdomen, puis expirez doucement en pinçant les lèvres et expulsez la tension et évacuez toutes les pensées qui occupent votre esprit, pour ne laisser place qu'à votre attention au moment présent. . .

Imaginez que vous marchez sur un vieux chemin de campagne. Le soleil réchauffe votre dos; . . . les oiseaux chantent, . . . l'air est calme et odorant . . .

Vous avez tout votre temps. Votre pas est calme et assuré. Tout en marchant, vous profitez de la campagne qui vous entoure. Vous arrivez à la hauteur d'une vieille grille. L'endroit est invitant et vous décidez d'entrer. La barrière grince lorsque vous la poussez.

Vous entrez dans un vieux jardin à l'abandon : fleurs échappées de culture, vignes grimpant sur un arbre tombé, herbes folles vert tendre, arbres d'ombrage.

Vous remarquez que vous respirez profondément . . . en humant le parfum des fleurs . . . en écoutant le chant des oiseaux et le bourdonnement des insectes . . . en sentant la fraîcheur de la brise sur votre peau. Tous vos sens sont en éveil et prennent plaisir à ce lieu calme et à ce moment de paix . . .

Lorsque vous êtes prêt, vous continuez votre chemin sur le sentier à l'arrière du jardin, qui vous mène vers une zone plus boisée. En entrant dans ce sous-bois, vous trouvez reposants les arbres et la végétation tout autour. Les feuilles filtrent les rayons du soleil. L'air est doux et un peu plus frais . . . Vous humez avec plaisir l'odeur d'arbres et de terre. . . Vous prenez peu à peu conscience qu'un ruisseau coule à proximité. Vous faites une pause et portez attention au boisé qui vous entoure et au bruit de l'eau qui s'écoule. Vous respirez profondément l'air frais et odorant. . . Avec chaque respiration, vous ressentez cette fraîcheur. . .

Vous poursuivez votre route jusqu'au ruisseau limpide qui s'écoule sur un lit rocheux coupé çà et là par quelques billots. Vous suivez le sentier qui longe le ruisseau et, après un moment, vous arrivez à une clairière ensoleillée, dans laquelle vous découvrez une petite cascade qui s'écoule dans un bassin calme.

Vous vous dites que c'est un endroit agréable pour vous asseoir un moment, la niche idéale pour profiter du sentiment de détente qui vous habite.

Vous vous sentez bien et appréciez simplement la chaleur et la tranquillité de ce lieu. . .

Après un moment, vous prenez conscience qu'il est temps de prendre le chemin du retour. Vous vous levez et vous en retournez par le sentier, détendu et à votre aise. Vous passez par le sous-bois et arrivez au vieux jardin abandonné . . . Vous humez une dernière fois le parfum des fleurs, puis sortez par la vielle barrière grinçante.

Vous quittez pour l'instant ce havre de paix et rentrez par le petit chemin de campagne. Vous constatez que vous vous sentez calme et reposé. Vous vous sentez reconnaissant et vous vous rappelez à vous-même que vous pouvez visiter ce bel endroit quand vous le voulez pour vous reposer et vous ressourcer.

Tout en vous préparant à mettre fin à cette période de relaxation, vous vous imaginez emportant cette expérience de repos et de ressourcement avec vous dans vos activités quotidiennes. . . Lorsque vous êtes prêt, prenez une grande inspiration et ouvrez les yeux.

Scénario d'imagerie mentale dirigée : une promenade sur la plage

Commencez par vous installer dans une position confortable, que ce soit assis ou couché. Desserrez vos vêtements si ceux-ci sont serrés, afin d'être le plus confortable possible. Décroisez les jambes et laissez vos mains retomber le long de votre corps ou posez-les sur vos genoux. Si vous n'êtes pas confortable, changez de position.

Lorsque vous êtes prêt, fermez doucement les yeux et concentrez votre attention sur votre respiration. Laissez votre ventre se soulever lorsque vous inspirez afin que l'air frais alimente votre corps. Puis expirez. Soyez attentif au rythme de votre respiration. Inspirez . . . et expirez . . . sans essayer de la contrôler. Soyez simplement attentif au rythme naturel de votre respiration . . .

Imaginez maintenant que vous vous trouvez sur une plage magnifique. Le ciel est d'un bleu éclatant. Quelques nuages cotonneux défilent doucement. Vous buvez cette vue magnifique . . . Il ne fait ni trop chaud, ni trop frais. Le soleil brille. Vous fermez les yeux pour que sa chaleur vous inonde. . . Une douce brise vous caresse le visage, complément parfait à l'éclat du soleil.

Vous vous tournez vers l'océan et scrutez son immensité . . . Vous prenez conscience de la rumeur des vagues, qui se brisent doucement sur le rivage. . . Vous vous rendez compte de la fermeté du sable humide. Si vous décidez d'enlever vos chaussures, vous pourrez profiter de la sensation du sable frais et humide sous vos pieds. . . En marchant sur la berge, vous laissez peut-être les vagues vous baigner les pieds, ou peut-être préférez-vous rester hors de leur portée . . .

Au loin, vous entendez quelques goélands se répondre. Vous levez les yeux et apercevez les oiseaux planer gracieusement dans les airs. Vous vous tenez là et constatez à quel point vous vous sentez bien en ce lieu. Vous avez peut-être une sensation de détente, de confort, de paix. Prenez conscience de vos sensations, quelles qu'elles soient . . .

Faites une promenade sur la grève. Retournez-vous et mettez-vous à marcher tranquillement sur la plage, en profitant du bruit des vagues, de la chaleur du soleil et du doux massage de la brise. Vous marchez en prenant votre temps. Votre démarche est de plus en plus souple et légère . . . vous sentez l'odeur de la mer . . . vous vous arrêtez pour respirer l'air frais . . . Puis, vous repartez et continuez à profiter du calme de ce merveilleux endroit.

Après un moment, vous décidez de vous reposer un peu. Vous trouvez un endroit confortable où vous asseoir ou vous allonger. . . et vous vous accordez le temps de profiter de cet endroit merveilleux . . .

Puis, lorsque vous vous sentez prêt, vous vous levez et repartez en longeant la berge, tranquillement, en ramenant avec vous vos sensations — détente, confort, paix, joie... ce que vous ressentez, tout simplement. . . Vous constatez à quel point vous vous sentez bien dans cet endroit. Vous retournez jusqu'à l'endroit d'où vous êtes parti.

Vous vous arrêtez de nouveau pour admirer le paysage qui vous entoure. Vous vous laissez imprégner par l'éclat de la mer et du ciel . . . du bruit des vagues qui se brisent doucement sur le rivage, de la chaleur du soleil et de la fraîcheur du vent . . .

Vous vous préparez à quitter ce magnifique endroit en ramenant avec vous vos sensations — joie, détente, confort, paix... ce que vous ressentez, tout simplement, sachant que vous pouvez y retourner quand et là où bon vous semble.

Vous ramenez peu à peu votre attention dans la pièce et vous vous concentrez sur votre respiration . . . inspiration, expiration . . . Vous prenez encore quelques profondes respirations . . . et lorsque vous êtes prêt, vous ouvrez les yeux.

Prière et spiritualité

Le lien entre la spiritualité et la santé est largement attesté dans la littérature médicale. Selon l'American Academy of Family Physicians, la spiritualité permet de trouver sens, espoir, bien-être et paix intérieure dans nos vies. Beaucoup de gens vivent leur spiritualité par la religion. Certaines personnes la trouvent dans la musique, dans l'art ou dans une forme de communion avec la nature. D'autres la vivent à travers leurs valeurs et leurs principes.

Beaucoup de gens sont animés par un sentiment religieux et désirent partager ce sentiment avec les autres. D'autres ne pratiquent pas une religion en particulier, mais sont animés par des valeurs spirituelles. Notre religion et nos croyances sont susceptibles de donner un sens et un but à nos vies. Elles peuvent nous aider à mettre les choses en perspective, à définir nos priorités, et aussi nous apporter réconfort lors des moments difficiles. L'adhésion à un système de croyances fortement structuré peut nous aider à accepter notre sort, mais aussi nous motiver à apporter des changements, même difficiles, à notre mode de vie lorsque cela s'avère nécessaire. L'appartenance à une communauté spirituelle ou religieuse offre une source de soutien en cas de besoin et nous fournit l'occasion d'aider les autres.

Des études récentes ont démontré que les personnes appartenant à des communautés religieuses ou spirituelles ou qui pratiquent régulièrement des activités religieuses comme la prière ou l'étude des textes sacrés sont en meilleure santé. Il y plusieurs formes de prières. Chacune d'entre elles peut contribuer à améliorer votre santé. Demander de l'aide, son chemin ou le pardon de quelqu'un est une forme de prière.

Exprimer sa gratitude, ses louanges ou donner sa bénédiction en est une autre. De plus, plusieurs religions ont une tradition de contemplation ou de méditation. La prière et la méditation sont probablement les plus anciens de tous les outils d'autogestion. Nous vous encourageons à explorer, à découvrir ce qui, pour vous, est source d'espoir et donne sens à la vie. Si vous avez une foi religieuse, essayez de prier le plus régulièrement possible. Si vous n'en avez pas, envisagez la possibilité d'adhérer à une forme de réflexion ou de pratique méditative.

En outre, si vous avez une foi religieuse, envisagez d'en faire part à votre médecin et à votre équipe soignante. Ce n'est pas un renseignement qui vous sera demandé, mais il leur sera utile d'en être informé; cela leur permettra de comprendre le rôle que jouent vos croyances dans la gestion de votre santé et de votre vie. La plupart des hôpitaux ont des aumôniers ou des conseillers pastoraux. Même si vous n'êtes pas hospitalisé, ces guides spirituels se rendront probablement disponibles pour vous rencontrer. Choisissez quelqu'un avec qui vous vous sentez en confiance. Leurs conseils seront un bon complément à vos soins médicaux et psychologiques.

Adapté de l'American Academy of Family Physicians : www. aafp.org/afp/2001/0101/p89.html et www.aafp.org /afp/2006/0415/p1336.html

D'autres manières d'utiliser votre esprit pour gérer les symptômes

Vous pouvez également faire appel à ces autres techniques très utiles pour faire le vide, calmer vos nerfs, influencer de façon positive votre état émotionnel et réduire vos tensions et votre stress.

La pleine conscience

La pleine conscience suppose de focaliser votre attention sur le moment présent, sans le juger joyeux ou triste, ni bon ou mauvais. Cette méthode vous encourage à vivre chaque moment – même ceux qui sont pénibles – le plus pleinement et le plus consciemment possible. La pleine conscience est bien plus qu'une simple technique de relaxation, il s'agit d'une attitude à l'égard de la vie. Il s'agit d'une manière d'observer et d'accepter calmement, en toute conscience, ce qui arrive, un instant après l'autre.

Cela peut paraître simple, mais nos esprits en ébullition, portés sur le jugement, en font une chose étonnamment difficile. Tout comme un singe excité qui saute de branche en branche, notre esprit passe sans cesse d'une pensée à l'autre.

Si vous voulez pratiquer la pleine conscience, concentrez-vous sur le moment présent. L'« objectif » de la pleine conscience est simplement d'observer, sans chercher à modifier ou à améliorer quoi que ce soit. Par contre, cette pratique opère des changements positifs chez les gens. Observer la vie et l'accepter telle qu'elle est, c'est-à-dire avec ses plaisirs, ses douleurs, ses frustrations, des déceptions et ses insécurités vous rend plus calme, plus confiant et plus résilient.

Si vous souhaitez développer votre capacité de pleine conscience, suivez les instructions ci-dessous :

■ Asseyez-vous confortablement sur le plancher ou sur une chaise, en tenant bien droits votre dos, votre cou et votre tête, sans être crispé.

■ Concentrez-vous sur une seule chose, par exemple votre respiration. Centrez votre attention sur la sensation de l'air qui passe par vos narines à chaque inspiration et à chaque expiration. N'essayez pas de contrôler votre respiration en l'accélérant ou en la freinant. Ne faites que l'observer.

■ Même si vous décidez de concentrer votre attention sur votre respiration, votre esprit s'en détournera rapidement. Si cela se produit, observez dans quelle direction votre esprit s'en est allé. Peut-être du côté d'un souvenir, de préoccupations quant à l'avenir, d'une douleur physique ou d'un sentiment d'impatience. Puis, ramenez doucement votre attention vers votre respiration.

■ Centrez-vous sur votre respiration. Chaque fois qu'une pensée ou qu'un sentiment fait surface, prenez-en conscience. Sans toutefois l'analyser ou porter de jugement. Ne faites que l'observer et retournez à votre respiration.

■ Renoncez à la recherche d'une finalité; ne vous attendez pas à ce que quoi que ce soit de particulier se produise. Enchaînez simplement les moments de pleine conscience l'un après l'autre, une respiration à la fois.

■ Pour commencer, pratiquez la pleine conscience pendant cinq minutes, ou même une minute à la fois. Vous pourrez par la suite allonger les périodes à 10, 20 ou 30 minutes.

Comme la pleine conscience correspond simplement à l'attention qui s'exerce instant après instant, vous pouvez l'appliquer à n'importe quoi : manger, prendre votre douche, travailler, converser, faire des courses ou jouer avec les enfants. La pleine conscience ne nécessite pas de temps supplémentaire. Selon de nouvelles études scientifiques, la pratique de la pleine conscience induit des changements favorables dans les aires du cerveau liées à la mémoire, à l'apprentissage et aux émotions. De nombreuses recherches ont démontré que la pratique de la pleine conscience aide à évacuer le stress, à diminuer la douleur, à améliorer la concentration et à soulager une multitude d'autres symptômes.

Le réflexe apaisant

La technique du réflexe apaisant a été conçue par un médecin du nom de Charles Stroebel. Elle vous aidera à gérer les stress ponctuels comme le besoin pressant de manger ou de fumer, la rage au volant ou la réaction à d'autres désagréments. En activant ce que l'on appelle le système nerveux sympathique, cette technique permet de relâcher les muscles tendus et de desserrer la mâchoire, et vous empêche de retenir votre souffle. Vous devriez la mettre en pratique plusieurs fois par jour, aussitôt qu'apparaissent les premiers signes de stress. Vous pouvez garder les yeux ouverts, ou les fermer.

Pour débuter l'exercice du réflexe apaisant, suivez les étapes ci-dessous :

1. Prenez conscience de ce qui vous embête : la sonnerie du téléphone, un commentaire agressif dirigé à votre endroit, l'envie de fumer, une pensée troublante, etc.

2. Répétez intérieurement la phrase suivante : « esprit alerte, corps détendu ».

3. Souriez en votre for intérieur avec les yeux et la bouche. Cela empêche les muscles faciaux de donner à votre visage un air intimidant ou une expression de colère. Le sourire intérieur est un sentiment et ne peut être vu par les autres.

4. Inspirez doucement en comptant jusqu'à trois, en imaginant que vous respirez depuis la plante des pieds. Puis, expirez doucement. Sentez votre souffle redescendre le long de vos jambes et ressortir de votre corps par la plante des pieds. Relâchez votre mâchoire, votre langue et les muscles de vos épaules.

Après plusieurs mois d'exercice, le réflexe apaisant devient un automatisme.

Les vertus thérapeutiques de la nature

Plusieurs d'entre nous souffrent d'un manque de contact avec l'environnement naturel. On peut y remédier très simplement en pratiquant régulièrement des activités de plein air. Depuis l'antiquité, on fait appel à des cures dans différents environnements naturels comme mode de traitement contre certaines affections. Il est important de se régénérer en prenant une pause de l'éclairage artificiel, des écrans d'ordinateur et de télévision et des environnements intérieurs confinés. Une escapade de plein air, ou même une courte promenade au parc, est bénéfique pour le corps et l'esprit. S'il fait mauvais temps, promenez-vous dans une serre pour humer le parfum des fleurs et en admirer les couleurs et la beauté. Vous pouvez aussi faire entrer la nature à la maison en faisant pousser des plantes, en ayant un animal de compagnie et en accrochant aux murs des photographies de la nature. Jouer avec un animal de compagnie ou le flatter, ne serait-ce que quelques minutes, peut avoir un effet bénéfique sur la pression artérielle et calmer un esprit agité.

Un moment pour s'occuper des soucis

Les pensées négatives, l'inquiétude, alimentent l'anxiété : nous ne pouvons pas non plus ignorer continuellement les pensées négatives. Les problèmes que nous ignorons ont toujours tendance à refaire surface. Il sera plus facile de mettre de côté les soucis si vous prévoyez un moment pour vous en occuper.

Réservez de 20 à 30 minutes par jour pour vous occuper de vos soucis. Vous l'appellerez le « moment des soucis ». Lorsqu'un souci vous vient à l'esprit, prenez-le en note et dites-vous que vous vous en occuperez quand sera venu le moment des soucis. Notez les petites préoccupations (« Linda a-t-elle apporté son lunch à l'école? »), les préoccupations un peu plus grandes (« Que faire si mes douleurs augmentent? Je risque de ne pas pouvoir aller à l'anniversaire de naissance de ma petite-fille. »), et les questions cruciales (« Nos enfants trouveront-ils du travail? »).

Il est parfois possible d'atténuer le stress et de briser le cercle vicieux des pensées négatives en mettant les choses en perspectives. Si une chose vous préoccupe, demandez-vous : « Quelle importance cela aura-t-il dans une heure, demain, dans un mois ou dans un an? » Ce changement de perspective peut vous aider à faire la distinction entre les choses réellement importantes, dont vous devez absolument vous occuper, et les tracas mineurs qui détournent inutilement votre attention.

Au cours de votre moment des soucis quotidien, ne faites rien d'autre que de laisser libre cours à vos préoccupations, réfléchir et écrire vos idées de solutions. Posez-vous les questions suivantes, pour chacune de vos préoccupations :

■ Quel est le problème?

■ Quelles sont les probabilités que le problème se concrétise?

■ Quelle est la pire chose qui puisse arriver?

■ Quelle est la meilleure chose qui puisse arriver?

■ De quelle manière est-ce que je gérerais le problème advenant qu'il se concrétise?

■ Quelles sont les solutions envisageables?

■ Quel est mon plan d'action?

Répondez à ces questions de façon spécifique. Au lieu de vous demander ce qu'il adviendrait si vous perdiez votre emploi, demandez-vous plutôt quel est le risque que vous perdiez votre emploi. Si vous le perdez effectivement, réfléchissez à une stratégie à adopter face à la situation, aux démarches que vous entreprendrez, à qui vous vous adresserez. Déterminez un échéancier. Rédigez un plan de recherche d'emploi.

Si vous avez peur d'avoir le mal de mer en prenant le bateau et d'être incapable de vous rendre à la toilette à temps, imaginez comment vous géreriez une telle situation. Demandez-vous si cela est à ce point insoutenable. Dites-vous que vous vous sentirez peut-être mal à l'aise ou embarrassé, mais vous y survivrez sans conteste! Cherchez des méthodes afin d'éviter le mal de mer ou d'en atténuer les effets.

N'oubliez pas, si un autre souci se pointe une fois le « moment des soucis » de la journée terminé, prenez-le en note pour la session suivante. Puis, changez-vous les idées en vous concentrant de nouveau sur ce que vous étiez en train de faire.

En consacrant ainsi des moments spécifiques aux soucis, vous pouvez réduire au moins du tiers le temps que vous passez à vous en faire! Avec le recul, si vous jetez un œil à vos anciennes inquiétudes, vous vous rendrez probablement compte que la vaste majorité d'entre elles ne se sont jamais concrétisées, ou sont loin d'avoir eu l'ampleur que vous anticipiez.

Soyez reconnaissant

Si vous souhaitez être de meilleure humeur et plus heureux, concentrez votre attention sur les aspects positifs de votre vie. De quoi êtes-vous reconnaissant? Des recherches effectuées par des psychologues ont démontré que le bonheur des gens augmente lorsqu'ils pratiquent des exercices de reconnaissance. Nous vous encourageons à essayer les trois suivants :

■ **Écrire une lettre de remerciements.** Écrivez une lettre exprimant votre gratitude envers une personne qui a été particulièrement aimable avec vous et que vous n'avez jamais suffisamment remerciée, et remettez-la-lui. Il peut s'agir d'un professeur, d'un mentor, d'un ami ou d'un membre de la famille. Dites à cette personne à quel point vous appréciez sa gentillesse. La lettre aura plus de portée si vous faites référence à quelques exemples concrets de ce que la personne a fait pour vous. Décrivez ce que les gestes de cette personne vous ont fait ressentir. Si vous le pouvez, lisez-lui votre lettre, idéalement en personne. Soyez conscient de ce que vous ressentez et observez les réactions de la personne.

■ **Reconnaître au moins trois choses positives chaque jour.** Chaque soir avant de vous coucher, écrivez au moins trois choses qui sont bien allées au cours de la journée. Aucun événement ou sentiment n'est trop anodin pour être noté. En mettant en mots votre reconnaissance, vous augmentez votre appréciation des bienfaits de la vie et les gravez dans votre mémoire. Sachant que vous devez écrire à ce sujet chaque soir, vous n'aurez plus les mêmes filtres au cours de la journée. Vous aurez davantage tendance à rechercher et à susciter les bonnes choses, et à les prendre en notes. S'il devient trop lourd d'écrire ces notes chaque jour, ou si cela prend l'aspect d'une corvée, faites-le seulement une fois par semaine.

■ **Faire la liste des choses que vous prenez pour acquises.** Par exemple, si la douleur chronique affecte vos genoux, vous pouvez tout de même être reconnaissant que vos coudes et vos mains ne soient pas touchés. Soyez reconnaissants des journées où vous n'avez pas de migraine ou pas de maux de dos, par exemple. Le fait de prendre conscience de vos chances peut contribuer à améliorer votre humeur et à vous rendre plus joyeux.

Faites la liste de vos forces

Faites l'inventaire de vos talents, de vos habiletés, de vos réalisations et de vos qualités, petites et grandes. Soyez fier de vos réalisations. Quand quelque chose va mal, jetez un coup d'œil à cette liste pour vous aider à mettre le problème en perspective. Ainsi, cette chose devient simplement une expérience parmi tant d'autres, non pas ce qui définit l'ensemble de votre vie.

Soyez bon

Le monde est gangrené par la violence et la souffrance. Quand une catastrophe survient, elle fait les manchettes. Faites preuve de bonté. Ce sera votre antidote contre la misère, le désespoir et le cynisme. Donnez sans rien attendre en retour. Voici quelques exemples de gestes de bonté :

■ Tenez la porte à la personne qui vous suit.

■ Offrez des billets de cinéma ou de concert à l'improviste.

■ Envoyez un cadeau anonyme à un ami qui a besoin d'encouragement.

■ Donnez un coup de main à une personne qui porte de lourds paquets.

■ Relatez des histoires positives d'entraide et de bonté.

■ Soyez reconnaissant pour les gestes de bonté envers vous.

■ Plantez un arbre.

■ Souriez et cédez votre place dans une file ou cédez le passage sur l'autoroute.

■ Ramassez les déchets qui traînent.

■ Offrez à un autre conducteur votre place de stationnement.

Soyez créatif. Les gestes de bonté sont contagieux. Lors d'une étude, les gens ayant reçu une gâterie inattendue (des biscuits) étaient ensuite plus enclins à aider les autres.

Évacuez le stress en écrivant ce qui vous tracasse

Il est difficile de cacher de profonds sentiments négatifs. Avec le temps, ce stress accumulé porte atteinte aux défenses de notre organisme et affaiblit notre système immunitaire. En confiant à quelqu'un nos sentiments, ou en les écrivant, nous devons les mettre en mots et cela nous aide à y voir plus clair. Les mots nous aident à comprendre et à absorber un événement traumatique et, avec le temps, à passer par-dessus. Le partage de ce que nous ressentons a un effet libérateur et en même nous donne le sentiment d'avoir prise sur les choses.

Dans son livre *Opening Up*, le psychologue Jamie Pennebaker décrit plusieurs études qui démontrent l'effet thérapeutique de la confidence verbale ou écrite.

Dans l'une de ces études, on a demandé à un groupe de personnes d'exprimer leurs pensées et leurs sentiments profonds au sujet d'un événement difficile qu'elles ont vécu. Les membres de l'autre groupe ont été appelés à écrire à propos de choses ordinaires comme leur programme de la journée. Les participants des deux groupes devaient écrire de 15 à 20 minutes par jour, pendant trois à cinq jours consécutifs. Quel que soit le groupe, aucun participant ne lisait ce que les autres écrivaient.

Les résultats de cette étude se sont révélés étonnamment puissants. Contrairement aux personnes ayant écrit à propos d'événements banals, ceux qui ont raconté leurs expériences difficiles ont rapporté moins de symptômes, moins de visites chez le médecin et moins d'absences du travail. Ils se disaient aussi de meilleure humeur et plus optimistes. Suite à cet exercice d'écriture, leur fonction immunitaire s'est trouvée stimulée pour une période d'au moins six semaines. Ce phénomène a été constaté en particulier chez les personnes ayant exprimé des sentiments pénibles jusqu'alors refoulés.

Essayez aussi l'exercice d'écriture lorsque quelque chose vous tracasse. Ce peut être lorsque vous vous surprenez à trop penser (ou rêver) à une expérience passée, ou oubliez des choses parce que celle-ci est devenue trop obsédante, ou bien lorsque vous souhaitez dire quelque chose aux autres mais ne le faites pas par peur du ridicule ou de représailles.

Les conseils qui suivent peuvent vous aider à utiliser l'écriture pour vous libérer des expériences négatives.

- Établissez un horaire d'écriture. Par exemple, écrivez 15 minutes par jour, sur quatre jours d'affilée, ou bien un seul jour par semaine pendant quatre semaines.

- Écrivez dans un endroit où vous ne risquez pas d'être interrompu ou distrait.

- Ne prévoyez pas partager ce que vous écrivez; vous risqueriez de vous censurer. Conservez ou détruisez ce que vous écrivez, selon votre préférence.

- Explorez vos pensées et vos sentiments les plus intimes et tentez d'analyser les raisons pour lesquelles vous vous sentez comme cela. Écrivez à propos de votre tristesse, de votre douleur, de votre haine, de votre colère, de votre peur, de votre culpabilité ou de votre ressentiment.

- Écrivez de façon continue. Ne vous souciez pas de la grammaire et de l'orthographe, ni de la cohérence. Si la clarté et la cohérence viennent à force d'écrire, tant mieux. Si vous n'avez plus de choses à dire, répétez celles que vous avez déjà écrites en les reformulant.

- Même si, au début, vous trouvez gênant d'écrire, persévérez. Cela devient de plus en plus facile. S'il vous est impossible d'écrire, essayez plutôt de raconter, pendant une quinzaine de minutes, vos pensées et vos sentiments les plus intimes, en vous enregistrant à l'aide d'un magnétophone.

- Ne vous attendez pas à vous sentir mieux immédiatement. Il se peut que vous vous sentiez triste et déprimé lorsque vos sentiments les plus profonds commencent à faire surface. Cela se dissipe généralement en une heure ou deux, ou tout au plus un jour ou deux. L'immense majorité des gens rapportent un sentiment de soulagement, de joie et de satisfaction peu après avoir écrit pendant quelques jours consécutifs.

- L'écriture peut aussi vous aider à clarifier quels gestes vous devez poser. Mais elle ne doit surtout pas devenir un substitut à l'action, ni une façon d'éviter les choses.

Relaxation, imagerie mentale, pensée plus réaliste et positive, voilà autant d'outils puissants que vous pouvez ajouter à votre boîte à outils d'autogestion. Ces outils vous aideront à gérer la douleur et les autres symptômes dont vous souffrez, ainsi qu'à maîtriser les autres techniques abordées dans ce livre.

Comme pour l'exercice physique et l'apprentissage de nouvelles habiletés, il faut du temps et de la pratique avant d'être en mesure d'utiliser votre esprit pour gérer votre état et de pouvoir constater les bienfaits qui en découlent. Si vous avez l'impression que vous n'arrivez à rien, n'abandonnez pas. Continuez d'essayer et

Autres ressources à consulter

American Psychological Association (APA) : www.apa.org

Association of Cancer Online Resources (ACOR) : www.acor.org

Société canadienne de psychologie : www.cpa.ca/fr/

Darnall, Beth. *Enhanced Pain Management: Binaural Relaxation* [CD audio] : Boulder, Colorado : Bull Publishing Company, 2014.

Gardner-Nix, Jackie. *Meditations for the Mindfulness Solution to Pain* [CD audio] : www.shopneuronova.com

Greater Good Science Center : www.greatergood.berkeley.edu

The Happiness Project : www.gretchenrubin.com

Mental Health America : www.liveyourlifewell.org

Naparstek, Belleruth. *Health Journeys Guided Imagery* [CD audio] : www.healthjourneys.com

National Center for Complementary and Alternative Medicine : www.nccam.nih.gov

National Institute of Mental Health : www.nimh.nih.gov

Regan, Catherine et Rick Seidel. *Relaxation for Mind and Body: Pathways to Healing* [CD audio] : Boulder, Colorado : Bull Publishing Company, 2012.

StressStop : www.stressstop.com

WebMD : www.webMD

Weil, Andrew et Martin Rossman. *Self-Healing with Guided Imagery* [CD audio] : Louisville, Colorado : Sounds True, 2006.

soyez patient. Par contre, si vos symptômes s'aggravent, ne tardez pas à consulter un professionnel de la santé. N'oubliez pas de lui signaler les techniques que vous mettez à l'essai. Brossez un tableau complet de ce que vous faites pour gérer vos douleurs et votre état de santé en général. Cela l'aidera à vous fournir des soins coordonnés et sécuritaires.

Lectures complémentaires

Pour en apprendre davantage sur les sujets abordés dans ce chapitre, nous vous suggérons d'explorer les ouvrages suivants :

Benezech, J. 2005. *Douleur chronique : une face cachée de la résilience*. Sauramps.

Chase, S. 2016. *Yoga & the Pursuit of Happiness : A Beginner's Guide to Finding Joy in Unexpected Places*. Oakland, CA : New Harbinger Publications, Inc.

Christophe, V., Ducro, C. & Antoine, P. 2014. *Psychologie de la santé : Individu, famille et société*. Villeneuve d'Ascq, France : Presses universitaires du Septentrion.

Danzger, N. 2010. *Vivre sans la douleur?* Paris : O. Jacob.

Fosse, P. 2015. *La gratitude, clé du bonheur : 125 exercices pratiques.* Romont (Suisse) : Éditions Recto Verseau.

Gervais, M. 2001. *Renaissance, retrouver l'équilibre intérieur.* Saint-Hubert (Québec) : Un monde différent.

Janssen, T. 2011. *Le défi positif : une autre manière de parler du bonheur et de la bonne santé.* Paris : Les liens qui libèrent.

Keller, T. 2015. *La souffrance.* Lyon : Clé.

Keller, T. 2016. *La prière : S'émerveiller dans l'intimité de Dieu.* Lyon : Clé.

Marillac, A. 2011. *Combattre la douleur avec l'hypnothérapie: La méthode de la relaxation immédiate.* Quebecor

Michaud, C. 2016. *Mon projet bonheur.* Édito.

Provencher, M. 2010. *L'intervention psychologique auprès des personnes souffrant de douleur chronique* (Thèse de Doctorat e Psychologie). Trois-Rivières : Université du Québec à Trois-Rivières.

Roussel, P., Laroche, F. 2012. *Douleur chronique et thérapies comportementales et cognitives : Fondements, efficacit?, cas cliniques.* Paris : In Press.

Ortner, N. 2013. *Solution tapping : Un système révolutionnaire pour se libérer du stress.* Dauphin blanc.

Thiriet, J-F. 2015. *Pratique de la gratitude : L'art d'être déjà heureux.* Le Souffle d'or.

Violon, A. & Paderi, J. 2017. *Guide du douloureux chronique.* Desclée de Brouwer.

Watkins, P. 2016. *Gratitude and the Good Life.* Springer.

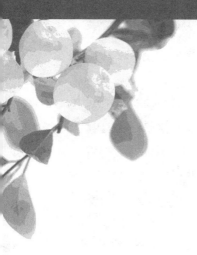

CHAPITRE 6

Savoir doser les activités et le repos

Q UAND ON SOUFFRE DE DOULEURS CHRONIQUES, il est parfois difficile de trouver un bon équilibre entre les activités et le repos. Cela est dû, entre autres, au fait que l'on croie devoir interrompre toute activité en cas de douleur. C'est effectivement ce qui se produit dans le cas de la douleur aiguë. Nous savons depuis très longtemps que la douleur aiguë est la façon dont la nature nous avertit de faire attention, de nous reposer et de nous soigner. Nous avons réagi comme cela à la douleur toute notre vie, il nous est donc difficile de penser autrement que selon l'équation « douleur = cesser toute activité ».

Mais, comme nous l'avons vu au chapitre 1, la douleur chronique est différente de la douleur aiguë. Si vous souffrez d'une forme de douleur chronique idiopathique (c'est-à-dire des douleurs qui auraient dû normalement disparaître mais qui persistent), les tissus qui étaient endommagés dans votre corps auraient dû être guéris après trois à six mois. L'activité physique n'aura aucun impact sur la guérison car celle-ci a déjà eu lieu.

Si vous souffrez d'une maladie évolutive bien connue comme l'arthrite, l'arrêt de toute activité physique ne fera qu'aggraver votre état. Avec la douleur chronique, il est nécessaire d'avoir une autre approche de l'activité physique. En restant actif, au contraire, votre santé sera meilleure et vous profiterez davantage de la vie. C'est très important. Même avec la douleur chronique, il demeure essentiel que vous restiez actif, que vous profitiez de la vie et que vous continuiez à faire les choses que vous aimez.

Les schémas d'activité

Les personnes atteintes de douleurs chroniques agissent en général selon trois schémas : l'évitement, l'hyperactivité et le dosage des activités. Abordons chacun d'entre eux séparément.

L'évitement de toute activité

Certaines personnes atteintes de douleurs chroniques se reposent presque tout le temps. Elles évitent toute forme d'activité. Elles ont commencé à se reposer lorsque les douleurs ont débuté, en pensant que le repos les aiderait, mais ça n'a pas été le cas. Elles sont maintenant en si mauvaise forme que le moindre mouvement leur fait mal, non pas à cause de leur douleur chronique mais plutôt en raison de l'atrophie, de la raideur et de la tension de leur muscles, qui découlent du manque d'exercice. Elles pensent aussi parfois qu'elles n'ont pas la résistance qu'il faut pour persister dans une tâche, ne serait que pour de courtes périodes. Cela est principalement dû à leur faiblesse musculaire. La peur de la douleur rend les gens inactifs, mais, pourtant, l'inactivité ne fait qu'amplifier la douleur. C'est un cercle vicieux, comme le montre la figure 6.1.

L'excès de repos entraîne plusieurs effets négatifs qui risquent d'augmenter vos incapacités, de vous déprimer davantage et de vous causer encore plus de douleur. Le Dr Walter Bortz a effectué des études sur l'inactivité et a nommé ce phénomène « syndrome d'inutilisation ». Ses recherches ont démontré que le manque d'activité physique mène à la détérioration du cœur, des os, et même de l'état mental. Saviez-vous que vous pouviez perdre de 10 à 20 pour cent de votre masse musculaire et de votre force en étant inactif une seule semaine? Un excès de repos est mauvais pour votre santé et votre bien-être. C'est aussi mauvais pour la douleur chronique et les symptômes qui s'y rattachent.

L'excès d'activité

L'envers de la médaille consiste à vous forcer à poursuivre une tâche coûte que coûte, jusqu'à ce qu'elle soit terminée. Pour certaines personnes, il s'agit d'un schéma commun les jours où elles se sentent en forme. Elles décident alors que toutes les corvées doivent être accomplies « aujourd'hui », coûte que coûte. Elles se poussent à bout malgré la douleur et s'effondrent à la fin de la journée, aux prises avec des douleurs intenses. Pour tenir le coup, il se peut qu'elles aient pris davantage d'analgésiques; il se peut qu'elles aient été irritables et désagréables

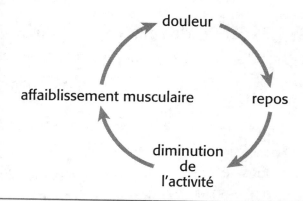

Figure 6.1 **Le cercle vicieux de l'inactivité**

avec les gens qu'elles côtoient. Il se peut qu'elles réalisent leur objectif, mais elles doivent souvent prendre congé ensuite pour récupérer. Ce temps de récupération peut être long et décourageant.

Tout comme celles qui se reposent trop, les personnes qui se poussent à bout et sont hyperactives sont elles aussi prises dans un cercle vicieux, comme l'illustre la figure 6.2. Quand ce cycle perdure, la récupération devient de plus en plus longue. Les personnes qui se trouvent dans un tel cercle vicieux risquent de se décourager et de devenir de moins en moins actives.

De dosage des activités

Le groupe des « inactifs » et celui des « trop actifs » peuvent tous deux améliorer leur situation en dosant mieux leurs activités. Le dosage

des activités consiste simplement à trouver un bon équilibre entre activité et repos. Cela vous permet d'accomplir ce que vous souhaitez faire la plupart du temps, tout en gardant la douleur sous contrôle.

Le dosage ne consiste pas à éviter l'activité. Il consiste à la réguler. Pour le groupe des inactifs, le dosage consiste à augmenter progressivement l'activité jusqu'à un niveau normal. Les chapitres 7, 8 et 9 portent tous trois sur la façon de devenir plus actif physiquement, sans compromettre votre sécurité. Pour ceux qui ont tendance à en faire trop, il s'agit plutôt d'apprendre à ralentir leur activité. Il peut s'agir, entre autres stratégies, de prendre de courtes pauses, de changer de position ou d'alterner les tâches. Les gens qui dosent bien leurs activités ont tendance à être

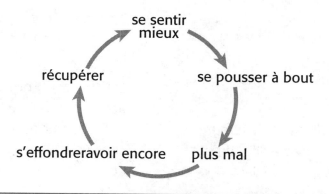

Figure 6.2 **Le cercle vicieux de l'hyperactivité**

Dix conseils sur le dosage des activités

L'objectif du dosage des activités est d'augmenter graduellement votre niveau d'activité jusqu'à un niveau approchant le plus possible la normale, la plupart du temps. Cela vous aidera à accomplir ce que vous avez envie de faire.

- **Déterminez tout d'abord comment vous utilisez votre temps.** Analysez vos activités quotidiennes, y compris les périodes de repos, afin d'avoir une idée de votre emploi du temps. Pour ce faire, tenez un journal pendant quelques jours. Choisissez une journée typique sur semaine et une journée la fin de semaine. Notez quelles sont vos activités et combien de temps vous pouvez vous y adonner avant d'être importuné par la douleur. Prenez en note vos périodes de repos et leur durée. (Vous pouvez utiliser le modèle de journal d'activités et de repos qui se trouve à la fin de ce chapitre.)

- **Faites-vous un horaire.** Élaborez un horaire d'activité incluant des périodes de repos et tenez-vous-y. Par exemple, faites une pause de 5 minutes pour chaque période de 20 minutes d'activité. Ce ratio est très individuel et dépend du type d'activité que vous faites.

- **Laissez-vous guider par l'horaire que vous vous êtes donné, pas par la douleur.** Sachant combien de temps vous pouvez faire telle ou telle activité avant que la douleur ne prenne le dessus, vous pourrez planifier conséquemment chacune de vos activités pour une durée appropriée et les faire suivre d'une pause d'une durée prédéterminée. De cette façon, c'est vous qui serez maître de la situation, et non votre douleur.

- **Reposez-vous, avant que la douleur ne s'aggrave.** Il est si fréquent que nous forcions la note, malgré la douleur, pour terminer une activité. Respectez votre horaire! Arrêtez-vous. Reposez-vous.

- **Incorporer des modifications dans votre horaire d'activités.** Un changement de routine peut être tout aussi bénéfique qu'une période de repos. Si vous êtes dans un contexte où vous ne pouvez pas prendre de pause pour vous reposer, changez d'activité fréquemment, modifiez la position de votre corps, étirez-vous, allez marcher quelques minutes.

- **Utilisez une minuterie pour vous signaler le moment des pauses.** Ainsi, vous n'aurez pas à vous soucier de vous rappeler à quel moment prendre vos pauses.

- **Subdivisez les tâches en composantes plus petites, plus faciles à gérer.** Prenez des pauses entre celles-ci, ou répartissez-les sur plusieurs jours.

- **Ne vous précipitez pas. Ralentissez.** Planifiez. La précipitation risque d'augmenter votre stress. Une bonne planification peut vous aider à économiser vos forces et à diminuer la frustration.

- **Ne surchargez pas votre horaire.** Exercez-vous à avoir des attentes réalistes envers vous-même. Parfois, il faut savoir dire non.

- **Établissez un ordre de priorité dans vos activités.** Il y a des jours où vous n'arriverez pas à tout faire. Déterminez quelle est la chose que vous tenez le plus à accomplir aujourd'hui et concentrez-vous sur celle-là.

plus satisfaits de ce qu'ils accomplissent. Ils se disent aussi davantage en contrôle de leur problème de douleur. Nous présentons dans la zone en gris, à la page 120, les trucs de dosage d'autogestionnaires pour qui cette méthode a bien réussi.

Trouver l'équilibre qui vous convient

Trouver le juste équilibre entre activité et repos peut s'avérer plus complexe qu'il n'y paraît. Cet équilibre est propre à chacun. Un horaire équilibré pour l'un peut s'avérer trop ou pas assez chargé pour l'autre. Voilà pourquoi nous vous incitons à prendre le temps de définir ce qui vous convient personnellement. En procédant par essai/erreur, vous identifierez les activités que vous êtes en mesure de faire, et pendant combien de temps vous êtes capable de les faire sans ressentir d'augmentation marquée de la douleur. À titre d'exemple, vous verrez peut-être que vous êtes capable d'effectuer une certaine activité pour des périodes maximales de 30 minutes, à condition de faire des pauses de 10 minutes entre chacune d'elles. Il se peut aussi que vous ayez besoin de cinq minutes de repos toutes les 15 minutes. Dans le cas d'activités qu'il vous est particulièrement difficile d'accomplir, vous devrez peut-être faire alterner des périodes d'activité et de repos de cinq minutes chacune. L'objectif est de maintenir un niveau de confort acceptable tout en restant actif. Servez-vous d'une minuterie pour vous rappeler les pauses.

Ces périodes de repos peuvent être l'occasion de vous lever et de marcher un peu, de vous étirer, de faire un exercice de relaxation, d'appeler un ami, d'écouter un peu de musique ou de lire le journal. Si vous faites le compte à la fin de la journée, il se peut que vous constatiez que vous avez été actif quatre ou cinq heures, sans réelle aggravation de votre douleur. Par contre, si vous vous étiez poussé à travailler trois heures d'affilée, votre douleur aurait pu augmenter au point que vous deviez vous arrêter complètement. En incorporant ainsi des pauses régulières, vous arriverez à accomplir beaucoup plus de choses.

La planification de pauses *avant* que la douleur ne vous oblige à cesser définitivement la pratique d'une activité est un élément clé du dosage des activités. On appelle cette méthode le travail selon horaire, par opposition au travail selon la tolérance. Quand vous travaillez selon votre seuil de tolérance, vous vous poussez jusqu'à votre limite. En ce cas, la douleur s'intensifie et devient beaucoup plus sévère. Cela ne se produira pas si vous planifiez systématiquement vos tâches selon une alternance entre périodes d'activité et périodes de repos. Lorsque vous planifiez votre horaire et vous y tenez, c'est *vous* qui êtes aux commandes, et non votre douleur.

| Repos | Trouvez le bon équilibre | Activité |

Gérer vos activités

Quelles sont vos activités au cours d'une journée normale? Le meilleur moyen de le découvrir consiste à tenir un journal de vos activités pendant quelques jours. Vous trouverez un modèle de journal d'activités et de repos à la fin de ce chapitre, page 125. Ce journal vous aidera à déterminer quel est votre horaire de base. Consignez les périodes d'activité et de repos d'au moins un jour sur semaine et un jour la fin de-semaine. Vous pouvez utiliser le tableau proposé à la fin du chapitre ou simplement écrire les heures de la journée sur une feuille de papier, puis noter vos activités au fur et à mesure que la journée se déroule. N'oubliez pas d'indiquer aussi vos périodes de repos. Notez la durée de vos périodes d'activité et de repos. Notez également si votre douleur augmente, diminue ou demeure inchangée au cours de l'activité. Utilisez une échelle de 0 à 10, selon laquelle 0 indique l'absence complète de douleur et 10 la pire douleur qui soit. (Pour des instructions détaillées, voir le chapitre 11, pages 214–214.) Ce journal vous donnera une bonne idée de votre emploi du temps – des activités que vous faites, de leur durée et de l'influence qu'elles ont sur votre douleur. Vous serez alors à même de voir si vous vous reposez au point de ne presque rien faire de la journée ou si, au contraire, vous vous poussez à bout en attendant trop longtemps avant de prendre des pauses.

Le Dr David Corey, directeur clinique du programme Fonction et douleur de l'hôpital Mont-Sinaï à Toronto, travaille depuis près de 40 ans auprès des personnes souffrant de douleurs. Il propose un programme en trois points pour l'autogestion et le dosage des activités. Pourquoi ne pas l'essayer? (Le livre du Dr Corey est disponible gratuitement sur l'Internet. Voir les lectures complémentaires à la fin de ce chapitre.)

Établir un horaire quotidien

Chaque soir, préparez un horaire pour le jour suivant. Décidez à quelle heure vous vous lèverez le lendemain matin et quelles seront vos activités de la journée. Fixez-vous des buts réalistes. Demandez-vous : « Qu'est-ce que je tiens vraiment à accomplir demain? »

Il est très important de ne pas surcharger votre horaire. Pour chacune des activités que vous souhaiteriez faire, demandez-vous si vous êtes absolument certain d'être capable de l'accomplir, même en cas de « mauvais jour ». Si vous n'êtes pas au moins à 70 pour cent certain de pouvoir accomplir cette activité, il est probable que vous vous en mettez trop sur les épaules. En ce cas, allégez votre horaire afin d'être en mesure de réaliser votre programme de la journée. Avec le temps, vous serez capable d'en faire davantage. Ce processus fait appel aux mêmes principes que le plan d'action, abordé au chapitre 2.

Le chapitre 2 aborde aussi la résolution de problème et la prise de décision, deux autres habiletés d'autogestion essentielles pour le dosage des activités. Réfléchissez à la façon dont vous pouvez les utiliser pour bien doser activité et repos. Il peut aussi être utile de vous acheter un agenda bon marché dans une papeterie ou une pharmacie de votre quartier. Vous pourrez ainsi indiquer vos activités et vos périodes de repos dans la grille horaire de chaque jour. Votre planification s'en trouvera facilitée.

Prévoir des périodes de repos

Planifiez des pauses tout au long de la journée et prenez-les aux moments prévus. D'après votre journal, vous devriez être en mesure de prévoir combien de temps vous pouvez faire une activité avant que la douleur ne commence à augmenter. Apprenez à écouter votre corps. Bien souvent, notre corps nous envoie des signaux lorsque la douleur est sur le point de s'accentuer. En ce cas, vous risquez par exemple de ressentir davantage de raideur dans les muscles, ou d'avoir des élancements ou des spasmes dans une région douloureuse de votre corps. Des indices comme ceux-là sont comme des panneaux de signalisation qui nous préviennent de l'augmentation prochaine de la douleur. Celle-ci passera bientôt de 4 à 6 (sur 10) sur l'échelle d'intensité de la douleur. Apprenez à vous arrêter et à prendre une pause avant un tel avertissement.

Par exemple, il se peut que vous ne puissiez pas éplucher les légumes pour le souper pendant plus de dix minutes d'affilée sans que votre cou et vos épaules ne se raidissent. Sachant cela, prévoyez une période de repos à toutes les huit ou neuf minutes lorsque vous préparez le repas. Par contre, il se peut aussi que vous soyez en mesure de rester assis à l'ordinateur ou de conduire votre voiture pendant 30 minutes sans ressentir des élancements dans les muscles du dos. Dans le cas de ces activités, prévoyez alors des pauses après 25 minutes. Il s'agit donc de planifier la journée de façon à changer d'activité avant que ce ne soit la douleur qui vous oblige à mettre fin à ce que vous êtes en train de faire.

Soyez prévoyant de façon à empêcher la douleur de s'aggraver. Ainsi, vous garderez la situation sous contrôle.

Prendre une pause n'est pas signe de faiblesse ou d'échec. C'est un geste de sagesse qui vous aide à augmenter petit à petit votre endurance. Selon vos progrès, vous pourrez éventuellement réduire le nombre et la durée de vos périodes de repos. Dans le cas de ceux qui vont au travail tous les jours, il n'est sans doute pas toujours possible de planifier des périodes de repos. Si c'est le cas, pourquoi ne pas faire diversion en cours de journée en effectuant des tâches qui vous permettent de bouger, de changer de position? Pourquoi ne pas vous lever et faire des étirements ou marcher pendant quelques minutes sur votre lieu de travail? Parfois, un changement de routine est tout aussi bénéfique qu'une période de repos. Profitez de vos pauses-café et de vos repas pour vous détendre.

Rendre compte de chaque heure de la journée

Lorsque vous planifiez votre journée, remplissez toutes les plages horaires, en faisant alterner activités et périodes de repos. Planifiez chaque heure de la journée. Cela vous encouragera à vous laisser gouverner par l'horaire (travail selon horaire) et non par la douleur (travail selon la tolérance). Ainsi, vous aurez tendance à vous concentrer sur votre activité et non sur votre inconfort, sachant toujours qu'une période de repos approche. Utilisez une minuterie pour vous signaler les pauses. De cette façon, vous n'aurez pas à surveiller constamment l'heure. Profitez pleinement des périodes de repos. Vous pouvez en profiter pour faire des exercices de relaxation. Vous pouvez aussi faire un peu de gymnastique douce, faire un tour, lire ou appeler un ami. La chose que vous ne devez pas faire, c'est de vous inquiéter!

Au début, lorsque les gens se font un horaire, ils ont tendance à trop le charger. Résistez à cette tentation. Soyez réaliste par rapport à ce que vous pouvez accomplir. Allez-y doucement et incorporez des périodes de repos tout au long de la journée. Utilisez la minuterie et prenez les pauses que vous avez inscrites à votre horaire. La planification d'horaire est une compétence qui se développe avec le temps. Tout ne sera pas parfaitement au point du premier coup. Mais soyez persévérant. De prime abord, la planification d'horaire peut paraître un processus laborieux, mais une fois que vous y êtes habitué, cela devient beaucoup plus facile et rapide. Les résultats en valent vraiment la peine.

Lectures complémentaires

Pour en apprendre davantage sur les sujets abordés dans ce chapitre, nous vous suggérons d'explorer les ouvrages suivants :

Beaulieu, P. 2011. *La douleur chronique : Une approche interdisciplinaire.* Montréal : Presses de l'Université de Montréal.

Berquin, A., Grisart, J. & Le Breton, D. 2016. *Les défis de la douleur chronique.* Bruxelles : Mardaga.

Swanson, D. 2000? *La douleur chronique : Approche globale.* Boucherville, Qc : Lavoie Broquet.

Campagna, Y. (réalisateur), Raynaud, J-F. (réalisateur) & Benedito, D. 2013. *Chroniques de la douleur.* [Motion Picture]. Les Films du zèbre.

Cole, F. & Carus, C. et al. 2009. *La douleur chronique : Un guide personnel à suivre au quotidien.* Montréal : Béliveau éditeur.

Journal d'activités et de repos

Remplissez le journal pour une journée typique sur semaine
et une journée typique la fin de semaine.

Heure	Périodes d'activités et de repos	Temps consacré à chaque période d'activité/de repos	Niveau de douleur 0 = aucune douleur à 10 = douleur extrême
7 h			
8 h			
9 h			
10 h			
11 h			
12 h			
13 h			
14 h			

continuer ▶

Heure	Périodes d'activités et de repos	Temps consacré à chaque période d'activité/de repos	Niveau de douleur 0 = aucune douleur à 10 = douleur extrême
15 h			
16 h			
17 h			
18 h			
19 h			
20 h			
21 h			
22 h			

Même le plus faible et le plus vieux d'entre nous peut devenir une forme d'athlète, mais seuls les plus forts sont à même de survivre en tant que spectateurs. Seuls les plus hardis peuvent supporter les périls de l'inertie, de l'inactivité et de l'immobilité.

—J. H. Bland et S. M. Cooper,
Séminaires sur l'arthrite et les rhumatismes (1984)

CHAPITRE 7

Exercice et activité physique adaptés à chacun

LES GENS ACTIFS SONT EN MEILLEURE SANTÉ ET PLUS HEUREUX que les personnes sédentaires. C'est une réalité pour les gens de tous les âges, quel que soit leur état et condition, y compris la douleur chronique. L'inactivité peut causer ou amplifier la douleur, l'invalidité, ainsi que plusieurs autres affections. Vous devez apprendre à bien équilibrer l'activité et le repos afin de mieux gérer la douleur chronique. Au chapitre 6, nous avons traité de l'importance de prévoir des périodes de repos tout au long de la journée. Il est tout aussi important de planifier des séances d'exercice régulières.

L'activité physique vous garde en forme et vous donne la force, l'énergie et l'endurance nécessaires pour accomplir ce que vous désirez dans la vie. À long terme, une meilleure condition physique peut contribuer à atténuer la douleur chronique. Les recherches scientifiques menées au cours des 30 dernières années ont systématiquement démontré qu'une augmentation du niveau d'activité physique atténue les symptômes de la douleur chronique, rend les gens plus fonctionnels et, de manière générale, favorise leur santé et leur bien-être. En fait, l'exercice représente la plupart du temps la majeure partie du programme de réhabilitation des gens atteints de douleur chronique.

Bref : *Bougez!*

Vous savez probablement déjà qu'il est important de faire de l'exercice régulièrement. Mais, lorsqu'on est atteint de douleur chronique, il peut s'avérer difficile de connaître précisément ce que l'on peut se permettre de faire, et comment le faire. Bonne nouvelle : il existe énormément d'information pour vous aider à vous y mettre... et à réussir! Il existe, par exemple, des guides gouvernementaux qui expliquent l'importance de l'activité physique et proposent des programmes d'exercice. Ces guides vous indiquent quelles formes d'exercices ou d'activités physiques vous conviennent le mieux et selon quel régime. Dans le présent chapitre et

dans les deux suivants, nous vous présentons les recommandations gouvernementales à propos de l'activité physique. Vous y apprendrez donc à faire des choix éclairés en matière d'exercice.

Bien entendu, il ne s'agit pas simplement de savoir quoi faire. Il faut aussi vous y mettre! Il n'en tient qu'à vous de rendre votre vie plus agréable, plus confortable et plus saine, grâce à l'activité physique. Comme c'est le cas de toute autre information fournie dans ce livre, les renseignements sur l'exercice présentés dans ce chapitre et les suivants ne remplacent aucunement les conseils de médecins ou d'autres professionnels de la santé. Si un autre programme d'exercice, différent de celui suggéré dans ce livre, vous a été prescrit, assurez-vous de consulter votre équipe soignante ou votre physiothérapeute avant d'entreprendre le présent programme.

Pourquoi faire de l'exercice?

Plusieurs décennies de recherches scientifiques ont démontré hors de tout doute que l'activité physique régulière est la clé d'une vie plus saine. L'activité physique aide à prévenir les maladies du cœur et le diabète. Chez les personnes qui en sont atteintes, elle contribue à leur gestion. Elle a un effet bénéfique sur la pression artérielle, le taux de glycémie et le taux de lipides sanguins. L'exercice peut vous aider à maintenir un poids-santé, ce qui allège la contrainte sur vos articulations porteuses. L'exercice favorise aussi la solidité des os et aide à combattre l'ostéoporose. Il est prouvé que l'exercice régulier aide à prévenir la formation de caillots

sanguins, une des raisons pour lesquelles les personnes atteintes de maladies cardiovasculaires peuvent en tirer grand bénéfice. L'exercice régulier a un effet positif sur la force, l'énergie et la confiance en soi, et aide à chasser le stress, l'anxiété et les états dépressifs. Il favorise le sommeil, la détente et la joie de vivre.

De surcroît, il a été démontré à maintes reprises que l'exercice régulier est le principal outil au moyen duquel vous pouvez gérer la douleur chronique. L'exercice aide à poursuivre des activités normales et amoindrit la douleur, l'endolorissement et la sensation de fatigue. Il permet d'augmenter la force musculaire des gens aux prises avec différentes formes de douleur généralisée, par exemple la fibromyalgie. Chez les personnes souffrant de maux de dos chroniques, il permet aussi de réduire la douleur tout en améliorant la fonctionnalité. Les exercices de renforcement musculaire et les étirements améliorent l'état des personnes souffrant de douleurs chroniques au cou et de certains types de maux de tête. Les personnes qui souffrent d'arthrite ont besoin de muscles forts, qui assurent leur stabilité et absorbent les chocs, afin de protéger leurs articulations. L'exercice régulier aide aussi à alimenter les articulations et à garder le cartilage et les os en santé. Grâce à un programme d'exercice régulier, de nombreuses personnes souffrant de douleurs aux jambes, à cause d'une mauvaise circulation ou de quelque autre raison, parviennent à marcher plus facilement et sur de plus grandes distances.

En voilà de bonnes nouvelles! Mieux encore : vous n'avez pas à faire des heures d'exercices pénibles, à transpirer, pour voir les effets positifs de l'exercice sur votre santé. Des études ont démontré que même de courtes périodes d'activité physique modérée suffisent à améliorer la forme physique et la santé, à atténuer la douleur et faciliter la vie quotidienne, à réduire les risques de maladie et à améliorer l'humeur. L'activité physique vous aide également à vous sentir davantage aux commandes de votre vie et moins à la merci de la douleur.

Élaborer un programme d'exercice

Si vous n'êtes pas déjà actif, le fait d'entreprendre un programme d'exercice vous obligera à faire place à de nouvelles habitudes et à une nouvelle routine dans votre vie. Pour que l'exercice fasse partie intégrante de votre routine, vous devrez lui réserver un moment la plupart des jours. Les programmes d'exercice recommandés se concentrent sur quatre aspects de la forme physique :

■ **La flexibilité.** Être flexible signifie que vous êtes en mesure de bouger en tout confort pour faire ce que vous avez à faire et souhaitez faire. Une flexibilité limitée peut entraîner de la douleur, demander un effort supplémentaire à vos muscles et par conséquent les fatiguer plus rapidement, et même causer des blessures. Vous perdez de votre flexibilité lorsque vous demeurez inactif. Cela peut aussi être une conséquence de certains types de douleur chronique. Vous pouvez cependant améliorer votre flexibilité en faisant des exercices d'étirement légers, comme ceux décrits au chapitre 8.

■ **La force.** Pour conserver leur force, les muscles doivent être utilisés. Lorsqu'ils sont inactifs, les muscles s'affaiblissent et s'atrophient (rétrécissent). Lorsque vos muscles ne sont pas forts, vous vous sentez faible et vous vous fatiguez rapidement. Une bonne partie des incapacités et du manque de mobilité des personnes atteintes de douleurs chroniques est dû à leur faiblesse musculaire. Les programmes d'exercice axés davantage sur le travail des muscles (par exemple les poids et altères) ont pour effet d'améliorer la force musculaire.

- **L'endurance (aérobie).** Votre niveau d'énergie dépend de la bonne forme de votre cœur, de vos poumons et de vos muscles. Le cœur et les poumons doivent fonctionner efficacement et acheminer aux muscles du sang à teneur élevée en oxygène. Les muscles doivent être suffisamment en forme pour utiliser efficacement l'oxygène. Les exercices aérobiques (« avec oxygène ») nécessitent l'activité continue des grands muscles de votre organisme. La marche, la natation, la danse, le vélo, mais aussi passer la tondeuse à gazon, sont des activités de nature aérobique. Les exercices aérobiques améliorent la forme cardiovasculaire, contribuent à diminuer le risque de crise cardiaque et aident au contrôle du poids. Ils favorisent aussi le bien-être, dissipent les états dépressifs et l'anxiété, aident à mieux dormir et contribuent à la bonne humeur et au dynamisme.

- **L'équilibre.** Un bon équilibre permet d'éviter les chutes. L'équilibre dépend en bonne partie de la force et de la coordination des muscles du tronc et des jambes. La flexibilité, la force et l'endurance contribuent également à l'équilibre. Bien entendu, les gens font aussi des chutes pour d'autres raisons (mauvaise vue, éclairage inadéquat, étourdissement, trébuchement sur un tapis), mais le maintien d'un bon tonus musculaire et d'une bonne coordination fait partie des mesures préventives essentielles. Certains exercices sont très efficaces pour améliorer l'équilibre.

Établir vos objectifs

Un programme d'exercice complet permet d'améliorer les quatre aspects de la forme physique : flexibilité, force, endurance et équilibre. Ce livre vous fournit toute l'information nécessaire à l'élaboration d'un tel programme. Le chapitre 8 présente un programme en douceur d'amélioration de la flexibilité et des exercices pour la posture et l'équilibre. Le chapitre 9 présente des exemples d'exercices aérobiques permettant d'améliorer votre endurance et votre santé en général, et les explique.

S'il y a longtemps que vous n'avez pas fait d'exercice régulièrement, consultez un professionnel de la santé comme un médecin, une infirmière praticienne ou un physiothérapeute avant d'entreprendre un tel programme. La douleur chronique se manifeste différemment d'une personne à l'autre. Il faut donc déterminer quels exercices conviennent à votre situation, comment les adapter à vos besoins particuliers s'il y a lieu et quelles précautions sont à prendre avant de commencer votre programme. Vous devez spécialement parler à votre médecin avant d'entreprendre toute nouvelle activité si, outre la douleur chronique, vous avez éprouvé l'un des symptômes ou souffrez de l'un ou l'autre des problèmes de santé suivants : maladie cardiaque, douleurs à la poitrine, pression artérielle élevée, évanouissements, étourdissements graves ou essoufflement.

Les entraîneurs physiques certifiés, parfois appelés kinésiologues, possèdent également les connaissances requises pour vous aider. Ces entraîneurs sont généralement employés par les centres de conditionnement physique ou de réadaptation. Ils sont en mesure de concevoir à votre intention un programme d'exercice sécuritaire, adapté à votre problème de douleur chronique. Certains centres de conditionnement physique ont déjà des programmes spéciaux disponibles pour les personnes ayant des problèmes de douleur. Lorsque vous prenez contact avec ces experts, faites-leur toujours part de votre problème de douleur chronique.

Un bon moyen pour vous encourager à entreprendre un programme d'exercice est de vous fixer un objectif que l'exercice vous permettrait d'atteindre. À titre d'exemple, vous auriez peut-être envie d'emmener votre petit-fils ou votre petite-fille faire un tour en poussette, de vous asseoir confortablement avec de vieux amis lors de repas mensuels en groupe ou de recommencer à pratiquer un sport que vous aimez.

Dès lors que vous avez un objectif en tête, il est beaucoup plus facile de concevoir un programme d'exercice qui a du sens à vos yeux. Si vous voyez clairement comment l'exercice peut vous aider, vous aborderez avec plus d'enthousiasme cette tâche supplémentaire dans votre journée.

Surmonter vos obstacles

Qui n'est pas pour la santé et le bien-être? Pourtant, lorsqu'on les encourage à faire davantage d'activité physique, les personnes atteintes de douleur chronique sont souvent saisies de peurs, de préoccupations, d'inquiétudes. Ces obstacles risquent de vous empêcher de faire le saut. Voici quelques prétextes souvent invoqués et des pistes de solutions pour passer par-dessus.

« L'exercice me fera du mal. » Il est important de comprendre que ce qui vous cause un peu de douleur momentanément ne vous fait pas nécessairement du mal. Si vous êtes inactif depuis longtemps, vos muscles ont probablement rétréci et se sont affaiblis; vos articulations sont peut-être raides parce qu'elles ne bougent pas selon leur pleine amplitude. Par conséquent, si vous entreprenez un programme d'exercice, même léger, il se peut que vos muscles soient un peu endoloris au début. C'est un phénomène parfaitement normal, qui ne vous causera aucun tort, pas plus qu'il n'aggravera votre état. Avec un programme d'exercice sécuritaire, qui débute en douceur et progresse de façon graduelle, vos muscles ne devraient pas être très endoloris. Gardez en tête cette règle d'or : y aller en douceur, selon vos capacités.

« Je n'ai pas le temps. » Nous disposons tous du même temps, mais l'utilisons différemment. C'est en fin de compte une question de priorités. Certaines personnes trouvent du temps pour regarder la télévision mais pas pour faire de l'exercice. Pourtant, l'exercice ne demande pas tellement de temps. Une quinzaine de minutes d'exercice par jour représente déjà un bon point de départ. Même cet investissement minimal est nettement mieux que rien. Pourquoi ne pas essayer d'incorporer l'exercice à votre routine quotidienne? Vous pourriez, par exemple,

Déterminez votre objectif et faites un plan d'action

1. **Choisissez une chose que vous souhaiteriez faire mais ne faites pas pour des raisons d'ordre physique.** Par exemple, vous aimeriez peut-être faire un voyage de magasinage ou de pêche avec des amis, tondre vous-même le gazon de votre parterre ou prendre des vacances en famille.

2. **Réfléchissez aux raisons pour lesquelles vous ne faites pas ces choses ou n'avez pas de plaisir à les faire.** Il se peut que vous vous fatiguiez avant tout le monde, ou que vous ayez de la difficulté à vous lever d'une chaise ou d'un banc trop bas. Il vous est peut-être pénible de monter des escaliers. Peut-être cela vous fatigue-t-il les jambes. Vos épaules sont peut-être trop faibles ou trop raides pour que vous arriviez à lancer la ligne à pêche ou puissiez porter votre sac-à-dos.

3. **Déterminez ce qui vous empêche de faire ce dont vous auriez envie.** Par exemple, s'il vous est difficile de vous lever d'un siège bas, c'est peut-être que vos hanches et vos genoux sont raides et que les muscles de vos jambes sont faibles. Dans ce cas, des exercices pour améliorer la flexibilité et la force de vos hanches et de vos genoux vous seront utiles. Si vous vous fatiguez rapidement en grimpant des escaliers, vous devez améliorer votre capacité aérobique pour avoir une meilleure endurance.

4. **Élaborez votre programme d'exercice.** Lisez le chapitre 8 et étudiez le Programme facile de bouger! (PFB). Le PFB est un programme d'exercices de flexibilité sécuritaires, en douceur, conçu spécialement pour les gens atteints de douleurs chroniques. C'est une excellente façon de mettre votre corps en mouvement, tout en vous sentant bien. Écoutez le CD audio qui accompagne ce livre. Suivez les instructions à la page 148 et prenez exemple des photographies. Vous augmenterez le nombre d'exercices à mesure qu'il vous sera plus facile de bouger votre corps. Si vous souhaitez améliorer votre endurance, lisez le chapitre 9 sur les exercices aérobiques. Commencez par de courtes périodes d'exercice, puis augmentez graduellement leur durée. La santé et la bonne forme ne viennent pas du jour au lendemain. Par contre, chaque jour où vous prenez la peine de faire de l'exercice représente un pas de plus vers une meilleure santé et la maîtrise de votre vie. Voilà pourquoi il est si important de persévérer.

écouter la télé en faisant du vélo d'intérieur, ou, à l'occasion d'une promenade, tenir une rencontre pour discuter affaires ou parler de questions familiales. Si vous ajoutez trois promenades de 10 minutes dans votre routine quotidienne, vous aurez fait 30 minutes de marche à la fin de la journée!

« **Je suis trop fatigué.** » Si vous n'êtes pas en forme ou êtes dans un état dépressif, vous risquez de vous sentir fatigué. Vous devez sortir de ce cercle vicieux. Essayez ceci : la prochaine fois que vous vous sentirez « trop fatigué », faites une courte promenade (marchez cinq minutes, ou même deux). Vous serez sans doute agréablement surpris de constater que la marche vous redonne de l'énergie. En retrouvant une meilleure forme, vous verrez facilement la différence entre l'apathie et la fatigue physique.

« Je suis trop vieux. » On n'est jamais trop vieux pour l'activité physique. En fait, la bonne forme revêt une importance toute particulière en vieillissant. Quel que soit votre âge et votre condition physique, il y a toujours moyen d'améliorer votre niveau d'activité et d'énergie, et d'augmenter votre bien-être.

« Je fais suffisamment d'exercice. » Cela est peut-être vrai pour vous. Cependant, le travail et les activités quotidiennes de la majorité des gens ne comportent pas assez d'exercice soutenu, de niveau modéré, pour les garder en forme et énergiques.

« L'exercice est ennuyeux. » Vous pouvez le rendre plus intéressant et agréable. Entraînez-vous avec d'autres personnes. Distrayez-vous en écoutant de la musique avec votre iPod et des écouteurs, ou allumez la radio. Variez les activités et les lieux. Par exemple, si vous avez choisi la marche comme exercice, faites varier votre parcours. Votre période d'exercice peut aussi être un bon moment pour la réflexion.

« L'exercice va causer une recrudescence de la douleur. » Les bienfaits pour la santé découlent d'une activité physique de moyenne intensité. Dans le cas de certaines formes de douleur chronique, l'exercice permet en fait d'atténuer la douleur. Si vous avez plus mal lorsque vous terminez vos exercices que lorsque vous les commencez, analysez attentivement ce que vous faites. Le vieil adage « pas de résultat sans douleur » est tout simplement erroné. Il se peut que vous ne fassiez pas vos exercices correctement ou que vous en fassiez trop. Consultez votre entraîneur, votre physiothérapeute ou votre médecin. Il se peut que vous deviez simplement y aller plus doucement ou que vous changiez de sorte d'exercice.

« Cela me gêne. » Pour certains, l'idée de trotter en public dans une tenue d'exercice dernier cri, bien moulante, est un pur délice. Pour d'autres, elle est carrément pénible. Il existe bien des façons de faire de l'activité physique : cela va de l'intimité de votre demeure aux activités sociales de groupe. Vous trouverez la formule qui vous convient. Non, vous n'avez à porter aucune tenue exotique pour faire vos exercices!

« J'ai peur de tomber. » Vérifiez la sécurité de vos lieux d'exercice (bon éclairage, stationnements et trottoirs bien entretenus, rampes, planchers dégagés). Choisissez des exercices sécuritaires – les exercices sur chaise, l'aquaforme, le vélo couché offrent beaucoup de soutien à votre corps et sont excellents pour débuter. Souvenez-vous que des jambes et chevilles vigoureuses et flexibles, ainsi qu'une bonne coordination, réduisent le risque de chute. L'activité physique contribuera à préserver votre force et votre coordination et vous aidera ainsi à éviter les chutes. Votre médecin ou votre physiothérapeute pourrait vous recommander une canne ou un déambulateur afin d'améliorer votre stabilité. Il est très important que votre physiothérapeute l'ajuste pour vous et que vous appreniez à l'utiliser de façon sécuritaire. Vous risquez de faire une chute si vous utilisez une canne ou un déambulateur mal ajustés ou si vous ne les utilisez pas correctement.

« J'ai peur de faire une crise cardiaque. » Dans la plupart des cas, le risque de crise cardiaque est plus élevé chez les personnes sédentaires que chez les personnes qui font régulièrement de l'exercice. Si toutefois votre santé cardiaque vous préoccupe, parlez-en à votre médecin. Si votre maladie est sous contrôle, il est probablement plus sécuritaire de faire de l'exercice que de ne pas en faire. Si vous avez des douleurs liées à l'angine de poitrine ou souffrez de maladie coronarienne, veuillez consulter le chapitre 19 pour plus de renseignements.

« Il fait trop froid, trop chaud, trop noir, etc. » Si vous êtes flexible et variez votre type d'exercice, vous pouvez généralement travailler autour des conditions météorologiques qui rendent certains types d'exercices plus difficiles. Lorsque la météo vous empêche de faire des activités à l'extérieur, tournez-vous vers des activités d'intérieur comme le vélo d'exercice, la natation ou même simplement de marcher dans les couloirs d'un centre commercial.

« J'ai peur de ne pas faire mes exercices correctement... de ne pas réussir. » Nombreuses sont les personnes qui n'entreprennent pas de nouveaux projets par peur de l'échec. Si vous vous sentez ainsi, souvenez-vous des deux choses suivantes : Premièrement, qu'importe si vos activités sont « faciles » ou de courte durée, cela vaut bien mieux que de ne rien faire. Soyez fier de ce que vous avez accompli, et non coupable de ce que vous n'avez pas fait. Deuxièmement, les nouveaux projets paraissent souvent comme une montagne, jusqu'à ce que l'on s'y mette et que l'on apprenne à aimer les défis et les succès que chaque jour nous apporte.

Vous avez peut-être d'autres obstacles. Soyez honnête avec vous-même. Il ne faut pas avoir peur de vous avouer ce qui vous préoccupe. Parlez-vous intérieurement et échangez avec les autres afin de développer une vision positive de l'exercice. Si vous êtes bloqué, n'hésitez pas à demander aux autres leurs suggestions, ou essayez les méthodes de pensée positive proposées au chapitre 5.

Se préparer à faire de l'exercice

Entreprendre un programme d'exercice régulier est un engagement important pour quiconque. Si vous souffrez de douleurs chroniques, vous êtes peut-être aussi confronté à de nombreux défis quotidiens. Vous avez peut-être des besoins spéciaux en fait d'exercice. Il faut peut-être adapter les exercices en fonction du type de douleur chronique dont vous souffrez. Si vous êtes inactif depuis plus de six mois, ou si vous songez à entreprendre un programme d'exercice et avez des questions à ce sujet, il vaut mieux consulter votre professionnel de la santé ou votre physiothérapeute. Apportez ce livre avec vous lors de cette rencontre et discutez de vos plans d'exercice ou préparez d'avance une liste de questions. Si, par exemple, vous souffrez de douleur chronique stable liée à l'angine de poitrine, il vous faudra être particulièrement attentif à certains symptômes potentiellement sérieux comme les douleurs à la poitrine, les palpitations (rythme cardiaque irrégulier), l'essoufflement ou une fatigue excessive. Vous devez aviser votre personnel soignant si ces symptômes, ou de nouveaux symptômes, apparaissent. Pour plus d'information, reportez-vous au chapitre 19.

L'objectif du présent chapitre est de vous encourager à explorer les bienfaits de l'activité

Améliorer votre équilibre

Les gens croient parfois que le meilleur moyen de ne pas faire de chute est de rester davantage assis. Après tout, si vous n'êtes pas en train de vous promener, vous ne risquez pas de tomber. Par contre, l'inactivité entraîne faiblesse et raideur, cause un ralentissement des réflexes et de la réponse musculaire, et peut même contribuer à l'isolement social et à la dépression. Tous ces facteurs nuisent à votre équilibre et augmentent le risque de chute. Si vous êtes complètement sédentaire, même les choses toutes simples comme de se lever ou de s'asseoir dans une chaise, d'aller à la toilette ou de descendre ne serait-ce qu'une seule marche peuvent devenir problématiques.

D'autres problèmes physiques comme la faiblesse, les étourdissements, la raideur, une mauvaise vue, une perte de sensibilité dans les pieds ou des problèmes de l'oreille interne peuvent être à l'origine de chutes, tout comme les effets secondaires de certains médicaments. Des chutes peuvent aussi être causées par l'état de l'environnement qui vous entoure : éclairage insuffisant, sol inégal, tapis et planchers encombrés. Pour éviter les chutes, éliminez ce genre de risques de votre environnement. Faites ce qu'il faut pour demeurer fort et flexible, et pour garder une bonne coordination. Des études ont démontré que les gens ont moins peur de tomber et tombent effectivement moins, lorsqu'ils ont des jambes et des chevilles fortes, lorsqu'ils sont flexibles et qu'ils ont des activités qui leur demandent de l'équilibre.

Si vous avez fait une chute ou craignez d'en faire une, parlez-en à votre professionnel de la santé et demandez-lui de faire une évaluation de votre équilibre et de vérifier que vous n'ayez pas de problème de la vue ou de l'oreille interne, ou que vos médicaments ne doivent pas être rajustés. Assurez-vous de la sécurité de votre domicile. L'exercice régulier permet de demeurer fort, flexible et actif. Il contribue ainsi à éviter les chutes. Consultez le chapitre 8, aux pages 166 à 169. Vous y trouverez les exercices pour améliorer votre équilibre, numérotés ME 1 à ME 6.

physique. Commencez par identifier vos besoins personnels et vos limites, et respectez votre corps. Parlez à d'autres personnes qui sont dans la même situation que vous et qui font de l'exercice. Consultez votre médecin et d'autres professionnels de la santé à même de comprendre le problème chronique dont vous souffrez. Soyez toujours attentif à votre propre expérience. Cela vous aide à bien connaître votre propre corps et à faire des choix éclairés.

Passer à l'action

La meilleure façon d'aimer votre programme d'exercice et de le respecter est de faire en sorte que celui-ci vous convienne. Choisissez les exercices que vous avez envie de faire, un endroit où vous êtes à l'aise pour les faire et un moment adapté à votre horaire. Si vous souhaitez vous mettre à table à 18 h, ne choisissez pas un programme d'exercice qui se donne dans le cadre d'un cours qui débute à 17 h. Si vous êtes retraité et aimez dîner avec des amis, puis faire une sieste l'après-midi, choisissez de faire vos exercices tôt le matin ou au cours de l'avant-midi.

Choisissez deux ou trois activités qui vous intéressent et vous semblent confortables et sécuritaires, et faites-leur une place dans votre horaire quotidien. S'il s'agit d'une activité nouvelle, essayez-la avant d'acheter de l'équipement ou de vous abonner à des installations sportives. En pratiquant plusieurs formes d'activités physiques, il est plus facile de demeurer actif en tout temps et de composer avec les vacances, les changements de saisons et les fluctuations de votre état. Cette variété d'activités aide aussi à éviter la monotonie et le risque de blessures dues au surmenage.

Avoir du plaisir et s'amuser sont d'autres bienfaits de l'exercice qu'on oublie trop souvent. On considère l'exercice comme une chose sérieuse et austère. Pourtant, la plupart des gens qui persévèrent dans un programme d'activité physique le font parce que cela leur procure du plaisir et contribue à leur bien-être. Ils voient leurs séances d'exercice comme une récréation ou comme un élément positif de leur vie et non comme une corvée. Abordez l'exercice avec le succès en tête. Laissez-vous le temps d'apprivoiser ces nouvelles activités et les nouvelles personnes que vous rencontrez. Vous aurez probablement un jour la bonne surprise de constater que vous avez hâte à vos séances d'exercice.

L'expérience, la pratique et la réussite contribuent à la consolidation d'une habitude. Suivez les étapes d'autogestion proposées au chapitre 2 pour vous aider à commencer votre programme d'exercice. Les conseils ci-dessous vous aideront à élargir vos horizons afin d'y inclure l'activité physique :

- **Ne perdez pas de vue l'objectif que vous visez par l'exercice.** Revoyez la section « Déterminez votre objectif et faites un plan d'action », à la page 132.

- **Choisissez des exercices que vous avez envie de faire.** Pour commencer, choisissez des exercices parmi ceux proposés aux chapitres 8 et 9. Combinez les activités qui vous aident à atteindre votre objectif avec celles recommandées par les professionnels de la santé qui vous suivent.

- **Choisissez le moment et le lieu de vos séances d'exercice.** Mettez votre famille et vos amis au courant de votre plan. Il y a de meilleures chances que vous suiviez votre programme d'exercice avec assiduité si vous faites part de votre engagement à vos proches.

- **Donnez-vous un plan d'action.** Décidez pour combien de temps vous ferez les exercices que vous avez choisis. Une durée de six à huit semaines est raisonnable pour tout nouveau programme.

- **Commencez dès que possible.** Au début, allez-y doucement, en vous limitant à ce que vous êtes capable de faire, surtout si cela fait longtemps que vous n'avez pas fait d'exercice.

- **Consignez les séances d'exercice dans un journal ou sur un calendrier.** Un journal convient bien aux personnes qui aiment consigner dans le détail ce qu'elles ont fait et comment elles se sont senties. Les autres préféreront simplement noter chaque séance d'exercice sur un calendrier.

■ **Faites des autodiagnostics à intervalles réguliers.** Il est important de suivre tout changement (positif ou négatif) à votre état de santé et à votre condition physique.

■ **Révisez votre programme.** Après six à huit semaines, identifiez ce que vous avez aimé, ce qui a bien fonctionné, ainsi que ce qui a été plus difficile. Refaites un plan d'action pour encore quelques semaines, en effectuant des ajustements selon ce que vous avez constaté. Vous pourriez décider de remplacer certains exercices, de changer de lieu ou d'horaire, ou de changer de groupe ou de partenaire d'entraînement.

■ **Récompensez vos efforts.** Votre récompense ne vient pas seulement de l'amélioration de votre santé et de votre endurance, elle vient aussi du fait de pouvoir maintenant faire d'agréables activités comme des sorties en famille, des promenades régénératrices, des sorties au concert ou au musée, ou des journées de pêche. Des tapes dans le dos et un nouveau survêtement d'entraînement font du bien aussi!

Persévérer

Si vous n'avez pas fait d'exercice depuis longtemps, vous ressentirez probablement de nouvelles sensations et peut-être même un peu d'inconfort au début. Il est normal, en débutant un programme de mise en forme, que vos muscles soient endoloris, que vos articulations vous fassent un peu mal et que vous soyez plus fatigué dans la soirée. Par contre, si vous avez des douleurs aux muscles ou aux articulations qui se prolongent plus de deux heures après la fin de la séance d'exercice ou si vous êtes encore fatigué le lendemain, vous avez probablement brûlé les étapes et êtes allé au-delà de vos capacités. Ne vous arrêtez pas! Ménagez vos forces à la séance suivante ou entraînez-vous moins longtemps.

Au cours d'exercices aérobiques, il est normal de sentir votre rythme cardiaque et votre respiration s'accélérer, et votre corps s'échauffer. Cependant, si vous avez des douleurs à la poitrine, avez la nausée ou vous sentez étourdi, ou si vous êtes extrêmement essoufflé, cessez l'entraînement jusqu'à ce que vous consultiez votre médecin (se reporter au tableau 7.1 à la page suivante).

Les personnes souffrant de douleurs chroniques ont souvent d'autres sensations à analyser et à évaluer lorsqu'elles font de l'exercice. Comment savoir, par exemple, si le sentiment de malaise et d'inquiétude que vous éprouvez est causé par la douleur, par l'exercice ou par l'anxiété? Il peut vous être très profitable de discuter avec une personne dans la même situation que vous qui a déjà entrepris un programme d'exercice. Une fois que vous aurez démêlé les nouvelles sensations que vous éprouvez, il vous sera plus facile de vous entraîner en toute confiance.

Prévoyez qu'il y aura des contretemps. Au cours de la première année, les gens doivent généralement interrompre à deux ou trois reprises leur programme d'entraînement. Ces interruptions peuvent être dues à des besoins au sein de leur famille, à des blessures mineures

Tableau 7.1 **Que faire en cas de problème**

Problème	Conseils
Rythme cardiaque irrégulier ou rapide. Douleur, serrement ou pression dans la cage thoracique, la mâchoire, les bras ou le cou. Essoufflement perdurant au-delà de la période d'exercice.	Cessez l'entraînement. Consultez votre médecin immédiatement. Ne reprenez pas l'entraînement tant que votre médecin n'a pas approuvé votre programme d'exercice.
Faiblesse, étourdissements, évanouissement, sueurs froides ou confusion.	Couchez-vous les pieds en l'air ou asseyez-vous et appuyez la tête sur les genoux. Consultez un médecin immédiatement.
Essoufflement ou douleur aux mollets en raison d'une mauvaise circulation ou difficulté à respirer.	Commencez doucement pour vous réchauffer. Prenez de courtes pauses pour récupérer, puis reprenez les exercices.
Fatigue excessive ou muscles endoloris après l'exercice, en particulier si vous êtes encore fatigué ou avez encore mal le lendemain de votre séance d'entraînement.	Faites un entraînement plus léger à la séance suivante. Si la fatigue persiste, consultez votre médecin.

ou à des maladies sans lien avec l'exercice. Un peu de repos, un changement de routine et d'autres activités vous feront peut-être du bien. Si vous n'arrivez pas à respecter votre programme momentanément, ne vous découragez pas. Lorsque vous vous sentirez mieux ou que vous aurez davantage de temps et serez prêt à reprendre l'entraînement, recommencez en douceur à un niveau inférieur. Soyez patient. Si vous arrêtez pendant trois semaines, cela vous prendra au moins autant de temps pour revenir au niveau où vous étiez auparavant. Allez-y doucement. Soyez bon envers vous-même. Votre engagement en est un à long terme.

Imaginez votre tête comme un entraîneur et votre corps comme son équipe. Pour que l'équipe réussisse, tous ses membres ont besoin d'attention. Soyez un bon entraîneur. Encouragez-vous et félicitez-vous. Concevez des « jeux » que votre équipe aimera exécuter. Choisissez des endroits agréables et sécuritaires pour vous entraîner. Un bon entraîneur connaît bien son équipe, lui fixe des objectifs sensés et la guide vers la confiance et la réussite. Un bon entraîneur est loyal. Un bon entraîneur ne dénigre, ne critique et ne culpabilise personne. Soyez un bon entraîneur pour votre équipe, c'est-à-dire pour votre corps!

Mis à part un bon entraîneur, nous avons tous besoin d'un ou deux supporters. Bien entendu, vous pouvez aussi être votre propre supporter, mais être à la fois entraîneur et supporter, ça fait beaucoup.

Les personnes qui s'entraînent avec succès reçoivent généralement des encouragements de la part d'au moins un membre de leur famille ou ami proche. Votre supporter peut s'entraîner avec vous, vous aider avec les tâches ménagères pendant que vous vous entraînez, faire votre éloge ou simplement prendre en considération vos séances d'exercice lorsqu'il fait des plans. Parfois, les supporters se manifestent par eux-mêmes, mais ne soyez pas gêné non plus de demander un coup de main.

Avec l'expérience que vous procure l'exercice, vous développez peu à peu un sentiment de contrôle sur vous-même et sur votre maladie. Vous apprenez à choisir vos activités en fonction de vos besoins. Vous savez quand il faut en faire moins et quand il faut en faire plus. Vous êtes conscient du fait qu'un changement dans les symptômes ou qu'une période d'inactivité ne sont généralement que temporaires et n'ont pas à être considérés comme des catastrophes. Vous savez que vous avez ce qu'il faut pour vous remettre sur les rails. Donnez-vous la chance de réussir. En persévérant et en faisant les choses à votre manière, vous serez gagnant à coup sûr.

Recommandations quant à l'activité physique

De nombreux pays ont émis des recommandations officielles sur le type et la quantité d'activité physique nécessaires pour maintenir une bonne santé. Ces recommandations sont sensiblement les mêmes partout dans le monde. Elles visent les personnes adultes avec ou sans affections chroniques et handicaps. Il ne faut pas oublier que ces recommandations doivent être considérées non pas comme un point de départ, mais plutôt comme un objectif à viser.

Pratiquer le yoga deux fois par semaine.

Dans tous les pays, seulement 25 pour cent des gens, en moyenne, font assez d'exercice pour satisfaire à ces recommandations. Donc, vous n'avez aucune raison de penser que tout le monde sauf vous est capable de faire ces exercices. Votre objectif est d'augmenter graduellement et de façon sécuritaire votre activité physique jusqu'à un niveau qui vous convient. Vous pourrez peut-être un jour satisfaire aux objectifs nationaux en matière d'exercice, ou peut-être pas non plus. Ce qui importe, cependant, c'est d'utiliser cette information pour vous motiver à être plus actif et en meilleure santé. Commencez simplement en faisant votre possible. Si vous faites ne serait-ce que quelques minutes d'activité physique plusieurs fois par jour, c'est déjà un bon début! Choisissez un exercice qui vous convient bien et intégrez-le à votre routine. Puis, si vous le pouvez, augmentez graduellement le temps que vous y consacrez à chaque occurrence ou le nombre d'occurrences par semaine.

Le Department of Health and Human Services des États-Unis a émis ses recommandations en 2008. Nous vous les avons présentées ci-dessus. (Les recommandations de l'Agence de la santé publique du Canada sur l'activité physique, publiées en 2010, sont très semblables.) Souvenez-vous que ces guides n'ont pas pour objectif de vous montrer où vous devriez en être à l'heure actuelle, mais plutôt de vous proposer des objectifs. Les chapitres 8 et 9 vous fournissent davantage d'information pour vous aider à commencer votre programme d'exercice.

Recommandations quant à l'activité physique

Pratiquer des activités physiques aérobiques (endurance) de moyenne intensité pendant au moins 150 minutes (2 h 30) par semaine ou des activités physiques aérobiques de forte intensité pendant au moins 75 minutes (1 h 15) par semaine.

Les périodes d'activité aérobique peuvent être réparties sur toute la semaine, mais doivent avoir chacune une durée d'au moins 10 minutes.

Faire des activités de renforcement à intensité modérée de tous les principaux groupes musculaires, au moins deux jours par semaine.

Si vous ne pouvez suivre ces recommandations, soyez aussi actif que possible et évitez l'inactivité.

Exemples de 150 minutes par semaine d'activités aérobiques modérées :

Promenade à pied de 10 minutes, à intensité moyenne, trois fois par jour, cinq jours par semaine.

Promenade à vélo de 20 minutes, à intensité moyenne, trois jours par semaine et promenade à pied de 30 minutes trois jours par semaine.

Cours de danse aérobique de 30 minutes à moyenne intensité deux fois par semaine et promenade à pied de 10 minutes, trois fois par jour, trois jours par semaine.

Jardinage et travaux extérieurs (creuser, râteler, transporter des objets) 30 minutes par jour, cinq jours par semaine.

Exemples d'activités de renforcement musculaire :

Faire des exercices pour renforcer vos bras, votre tronc et vos jambes (poids et haltères, bandes élastiques ou exercices utilisant le poids de votre propre corps).

Deux fois par semaine, effectuer dix exercices (parmi les catégories indiquées ci-dessus), à raison de huit à douze répétitions chacun, avec un poids ou une résistance suffisants pour que vous vous sentiez fatigué à la fin de chaque exercice.

Essayez le yoga deux fois par semaine.

Ressources communautaires

Les gens qui font de l'exercice de façon régulière s'entraînent souvent en groupe. S'entraîner à deux ou à plusieurs est une source de motivation. Si vous faites votre activité physique dans le cadre d'un cours, la classe peut devenir un véritable cercle d'amis. Par contre, vous entraîner seul vous donne davantage de liberté. Vous pensez peut-être qu'aucun cours ne vous convient ou qu'il n'y a personne avec qui vous pourriez vous entraîner. Si c'est le cas, commencez votre propre programme. Vous changerez peut-être d'avis en progressant.

Dans la plupart des collectivités, on trouve une multitude de cours et d'activités de mise en forme, parmi lesquelles des programmes spéciaux pour les personnes de plus de 50 ans, des activités physiques adaptées, de la marche dans les couloirs de centres commerciaux, des groupes de randonnée pédestre, de l'aquaforme, du taï-chi et du yoga. Voyez ce qu'ont à offrir les YMCA et les YWCA, les centres communautaires et les centres pour personnes âgées, les parcs et les programmes récréatifs, les cours à l'éducation des adultes, les organismes d'aide aux personnes atteintes de certaines maladies (comme l'arthrite, le diabète, les maladies du cœur, etc.) et les collèges communautaires. Pour la plupart, ces cours sont peu coûteux et le personnel qui s'occupe de leur planification est à l'écoute des besoins des gens. Les services de santé publique locaux subventionnent aussi des cours conçus pour une vaste gamme d'âges et de besoins.

Les hôpitaux offrent souvent des classes sous supervision médicale pour les personnes souffrant de maladies cardiaques ou pulmonaires (classes de réhabilitation cardiaque ou pulmonaire). À l'occasion, des gens souffrant d'autres affections chroniques comme la douleur chronique peuvent y être inscrits. Ces programmes sont en général plus chers que les autres cours offerts dans les centres communautaires, mais ils ont l'avantage de bénéficier d'une supervision médicale, si cela vous importe.

Les centres sportifs offrent habituellement des classes d'aérobie, une salle de musculation, des appareils d'entraînement cardiovasculaire et parfois une piscine chauffée. Lorsque vous vous informez sur les programmes offerts dans les centres sportifs ou les centres communautaires, posez les questions suivantes :

■ **Les cours conviennent-ils aux débutants et aux personnes qui désirent faire de l'exercice à intensité faible ou modérée?** Vous devriez pouvoir observer les cours et participer à au moins un cours avant de vous inscrire et payer.

■ **Est-ce que ces cours comprennent des éléments efficaces pour travailler l'endurance, la force, l'équilibre et la flexibilité, convenant à vos besoins?** Encore une fois, l'observation d'un cours vous permet généralement de répondre à ces questions. Si ce n'est pas le cas, vous pouvez aborder l'instructeur après le cours et lui poser vos questions et lui faire de vos préoccupations.

■ **Y a-t-il parmi le personnel des instructeurs qualifiés ayant de l'expérience auprès des personnes atteintes de douleur chronique?** Les instructeurs qui connaissent la problématique comprendront mieux vos besoins et seront probablement plus enclins à travailler avec vous et en mesure de le faire.

■ **La politique d'adhésion vous permet-elle de payer par classe ou pour une série de quelques classes, et vous permet-elle de geler votre adhésion lorsque vous n'êtes pas en mesure de participer aux cours?** Certaines installations sportives offrent des tarifs qui varient selon le nombre de services que vous utilisez.

■ **Est-il facile de se rendre aux installations, de se stationner à proximité et d'y entrer?** Le stationnement, les vestiaires et les aires d'exercice doivent être accessibles et sécuritaires et du personnel professionnel doit s'y trouver.

■ **Y a-t-il une piscine avec des périodes pour adultes au cours desquelles les enfants ne sont pas admis dans les couloirs destinés aux longueurs?** De jeunes enfants jouant et criant dans la piscine ne correspondent peut-être pas à ce dont vous avez besoin.

■ **Le personnel et les autres membres du centre sont-ils amicaux? Est-il facile de les aborder?** Vous souhaitez vous sentir le bienvenu dans cet environnement qui sera peut-être un nouvel environnement pour vous.

■ **Le centre est-il doté d'un protocole de gestion des urgences, et y a-t-il des moniteurs certifiés en RCR et en premiers soins?** Ce sera le cas dans la plupart des centres, mais s'informer n'a jamais fait de mal à personne.

Il est bon de dissiper au préalable toute préoccupation.

Il existe aussi de nombreux vidéos et DVD d'exercice que vous pouvez utiliser à la maison. L'intensité des exercices varie selon l'enregistrement : certains proposent des exercices légers sur chaise et d'autres des exercices aérobiques vigoureux. Demandez des suggestions de titres à votre professionnel de la santé ou à votre physiothérapeute, ou passez en revue les enregistrements par vous-même. Plusieurs sites Web qui vendent ces vidéos d'exercice permettent de visionner un extrait du contenu des cours avant d'acheter. Les organismes sans but lucratif dédiés à votre type de douleur chronique ont peut-être aussi des recommandations à vous faire.

Autres ressources à consulter

Recommandations quant à l'activité physique :

Australie : www.health.gov.au/internet/main/publishing.nsf/content/health-pubhlth-strateg -act-guidelines

Canada : www.phac-aspc.gc.ca/hp-ps/hl-mvs/pa-ap/index-fra.php

États-Unis : www.health.gov/paguidelines

Centers for Disease Control and Prevention : www.cdc.gov/physicalactivity

National Center for Injury Prevention and Control, *What You Can Do to Prevent Falls :* www.cdc.gov/HomeandRecreationalSafety/Falls/WhatYouCanDoToPreventFalls.htm

National Center on Health, Physical Activity, and Disability: www.nchpad.org

National Institute on Aging, *Exercise and Physical Activity: Your Everyday Guide from the National Institute on Aging:* www.nia.nih.gov/health/publication/exercise-physical-activity /introduction

Lectures complémentaires

Pour en apprendre davantage sur les sujets abordés dans ce chapitre, nous vous suggérons d'explorer les ouvrages suivants :

Association Canadienne de Physiothérapie. 2017. Accessible à https://physiotherapy.ca/fr

Association Québécoise de la Physiothérapie. 2017. https://www.aqp.quebec/

Broullard, G. 2017. *La Douleur repensée*. Homme.

Calais-Germain, B. & Lamotte, A. 2014. *Anatomie pour le mouvement. : Bases d'exercices / 02*. Gap : Ed. Désiris.

Falstrault, E. 2016. *Le Code: Votre guide vers une santé et condition physique remarquable*. CreateSpace.

Ordre Professionnel de la Physiothérapie du Québec. 2017. Accessible à https://oppq.qc.ca/

Plante, S. (Réalisateur). 2008. *Exercices sur mesure pour vos problèmes*. [Motion Picture]. Physiosphère.

CHAPITRE 8

Améliorer votre flexibilité, votre équilibre et votre force

Aux chapitres 6 et 7, nous avons souligné l'importance de demeurer actif physiquement lorsqu'on est atteint de douleur chronique. Ce chapitre vous présente le Programme facile de bouger!, constitué de 26 mouvements en douceur visant à améliorer la portée et la fluidité de vos mouvements, ainsi que votre flexibilité. Dès que vous aurez appris la séquence de mouvements, vous pourrez intégrer le Programme facile de bouger! dans votre routine d'entraînement, soit comme réchauffement avant l'exercice aérobique, soit après comme exercice de récupération. Vous pouvez aussi faire seulement le programme, comme exercice de relaxation, afin d'évacuer le stress et les tensions. Le chapitre inclut aussi six exercices permettant d'améliorer votre équilibre, ainsi qu'une brève introduction à l'aquaforme, au taï-chi et au yoga.

Un vieil adage dit : « on s'en sert ou on le perd » (« use-it-or-lose-it »). Si vous n'utilisez pas votre corps suffisamment – en étant actif, en faisant bouger vos muscles – vous perdrez peu à peu votre force et votre flexibilité. Un problème courant amené par la douleur chronique est précisément de cesser d'utiliser votre corps comme vous l'utilisiez auparavant. Vous devenez moins actif et faites moins d'exercice qu'auparavant. Vous avez tendance à crisper vos muscles, ce qui entrave vos mouvements. Vos articulations se raidissent. Par conséquent, vous devenez moins flexible et l'amplitude de mouvement de vos articulations est réduite. Cela devient vite un cercle vicieux : moins vous êtes flexible, moins vous êtes actif. Vos muscles s'affaiblissent et se rétractent, ce qui réduit encore davantage votre flexibilité, et ainsi de suite.

La flexibilité suppose un mouvement de pleine amplitude et confortable des muscles et des articulations. Pensez par exemple à votre poignet. Vous pouvez faire un mouvement circulaire avec votre poignet, dans le sens horaire et anti-horaire. Vous pouvez étendre votre poignet vers l'avant ou le replier vers vous. Si vous allongez votre avant-bras droit devant vous, vous pouvez déplacer votre main de gauche à droite, en bougeant votre poignet sur l'axe horizontal. Ces déplacements permettent d'exploiter toutes les possibilités de mouvement du poignet. Ils nécessitent un léger étirement des muscles qui agissent sur l'articulation. Ce genre d'exercices, qui exploitent toutes les possibilités de mouvement de vos articulations, combinés à des étirements en douceur, vous permettront de maintenir une bonne flexibilité.

Les exercices de flexibilité, comme ceux du Programme facile de bouger!, contribuent à relâcher les muscles et les articulations trop raides et vous aident à commencer la journée du bon pied. Ce sont des exercices en douceur que vous pouvez faire chaque jour, même lorsque vous n'êtes pas au meilleur de votre forme. Ils aident à la conscience du corps et à la détente, ce qui favorise une meilleure posture et une meilleure respiration. Les exercices de flexibilité stimulent la circulation sanguine vers les muscles et les articulations. Ils sont excellents comme réchauffement avant l'exercice aérobique, et après comme exercice de récupération.

Le Programme facile de bouger!

Le Programme facile de bouger! vous offre une façon agréable et sécuritaire d'améliorer votre flexibilité. Il permet de relâcher les muscles et les articulations en douceur et favorise la circulation sanguine. Il comprend des exercices pour tout le corps, mais n'est pas fatigant. Le Programme facile de bouger! consiste en une routine de 26 mouvements d'une durée de moins de 15 minutes. Ces exercices de flexibilité et un entraînement musculaire léger, combinés à une meilleure respiration, réduisent le stress et la tension. Le programme est sécuritaire pour presque toutes les personnes souffrant de douleur chronique. Pour vous aider à vous y mettre, un CD décrivant les 26 mouvements est fourni avec ce livre. Le CD et les photographies aux pages 148 à 165 vous serviront de guide pour suivre le Programme Facile de bouger! à la mai-

Quelques conseils

Préparation

- Chassez de votre esprit les soucis et les pensées inutiles. Concentrez-vous sur le moment présent.

- Prenez conscience de votre respiration. Respirez profondément, calmement.

- Tenez-vous droit. Restez droit en imaginant un fil attaché sur le dessus de votre tête, tiré doucement vers le plafond.

Mouvements

- Faites attention à vos articulations en bougeant. Faites des mouvements doux, mais résolus.

- Bougez lentement, sans à-coups ni sursauts.

- Soyez détendu en bougeant. Relâchez vos épaules.

- Respirez normalement en effectuant vos mouvements. Ne retenez pas votre souffle.

- Ne poussez jamais un mouvement jusqu'à l'inconfort.

son. Il est très important que vous teniez compte des conseils qui figurent dans la zone en gris, à la page suivante.

Précautions à prendre et suggestions

1. Le Programme Facile de bouger! comprend des exercices en douceur pour le cou et le dos. Si vous souffrez de douleurs au cou ou au dos, ou si vous n'êtes pas certain que ces exercices vous conviennent, consultez d'abord votre médecin, votre physiothérapeute ou un autre professionnel de la santé.

2. Si vous savez que certains mouvements du Programme ne vous conviennent pas, ne les faites pas. Modifiez-les plutôt (voir la suggestion no 7 ci-dessous), ou imaginez seulement que vous les faites. Les recherches scientifiques tendent à démontrer que le fait d'imaginer bouger une partie du corps

active réellement certaines zones du cerveau et stimule les nerfs reliés à cette partie du corps.

3. Déliez vos articulations et relâchez vos muscles avec le Programme Facile de bouger!, avant de faire votre activité physique aérobique.

4. Vous pouvez faire les exercices du Programme même les jours où vous n'êtes pas en grande forme car ce n'est pas un programme très fatigant. Par contre, si vous n'êtes pas au meilleur de votre forme, adaptez vos mouvements de façon à ne pas augmenter la douleur ou la tension.

5. Même si votre objectif à long terme est de faire les exercices avec une pleine amplitude de mouvement, évitez l'effort excessif et ne vous poussez jamais au-delà de vos capacités. Votre objectif n'est pas d'atteindre la perfection mais plutôt d'atteindre un niveau

de flexibilité et de forme vous permettant de bouger librement et en tout confort!

6. Lorsque vous passez d'une position assise à une position debout, évitez d'incliner le tronc vers l'arrière pour ne pas créer de tension dans le bas de votre dos.

7. Si vous êtes incapable d'effectuer certains mouvements, vous pouvez les modifier. Si vous n'arrivez pas à rester debout, vous pouvez modifier la plupart des mouvements pour les faire assis.

8. Pour augmenter graduellement l'amplitude de mouvement d'une articulation, bougez celle-ci jusqu'au point de confort, faites une pause et détendez-vous, puis déplacez-la encore un peu, sans faire d'effort excessif.

Séquence d'exercices du Programme facile de bouger! – instructions et exemples

Placez une chaise stable dans un endroit où vous aurez suffisamment d'espace pour bouger librement. Asseyez-vous confortablement. Prenez quelques instants pour faire le vide. Concentrez-vous maintenant sur votre respiration … prenez quelques profondes respirations pour vous détendre avant de commencer. N'oubliez pas de respirer normalement tout au long du programme. Ne retenez pas votre souffle.

1. Lever les bras

Inspirez, soulevez doucement vos bras sur les côtés, aussi haut que vous le pouvez … si possible au-dessus de vos épaules. Ramenez vos mains l'une contre l'autre et redescendez-les vers le milieu de votre corps. On recommence … on soulève … mains l'une contre l'autre … et on redescend. On termine en ramenant les bras le long du corps.

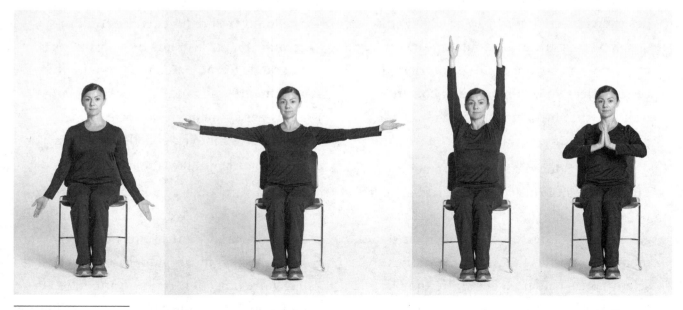

Nos sincères remerciements à Ned Pratt pour avoir réalisé les photographies de cette section.

2. Oreille contre l'épaule

Concentrez votre attention sur votre tête. Rapprochez l'oreille de votre épaule … Restez en position pour laisser vos muscles s'étirer … et ramenez la tête au centre. De l'autre côté maintenant. Restez en position pour laisser vos muscles s'étirer … et retour au centre.

(*Remarque :* Dans tous les exercices du Programme Facile de bouger!, « retour au centre » signifie « revenez à la position initiale ».)

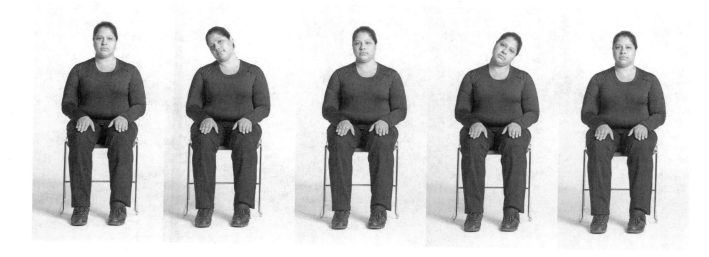

3. Coup d'œil de côté

Tournez doucement la tête et regardez de côté. Il se peut que vous ressentiez un étirement ou un relâchement de tension … Retour au centre. Répétez le même mouvement de l'autre côté et restez en position pour laisser vos muscles s'étirer … et retour au centre.

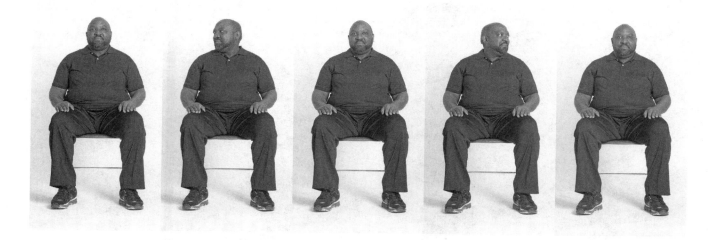

4. Hochement de la tête

Abaissez doucement la tête vers votre poitrine et restez dans cette position … vous sentez la tension se dissiper … Retour au centre. Répétez le mouvement … votre tête s'abaisse doucement contre votre poitrine … et retour au centre.

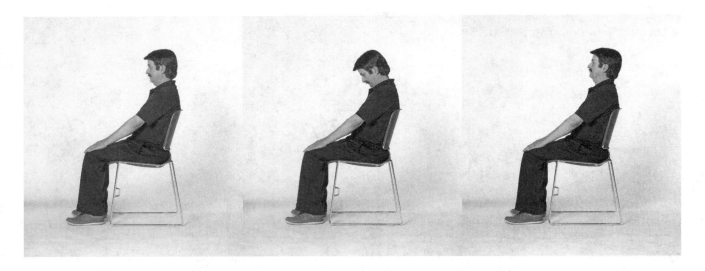

5. Roulement d'épaules

Concentrez votre attention sur vos épaules et faites-leur faire de petites rotations vers l'avant. Augmentez peu à peu l'ampleur des rotations. Souvenez-vous que même le plus léger des mouvements peut être bénéfique. . . Maintenant vers l'arrière … faites de petites rotations, tout doucement, puis augmentez graduellement leur ampleur. Vous sentez peu à peu la tension se relâcher … Répétez cette séquence quelques fois.

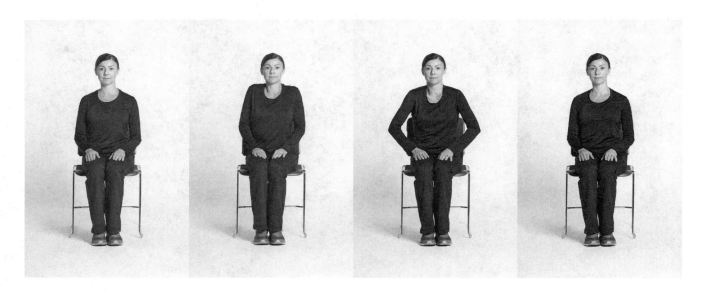

6. Rotation latérale

Placez les deux mains sur une cuisse. Regardez doucement de côté en pivotant la tête, les épaules et le tronc … Vous sentez un léger étirement de votre colonne vertébrale et vous maintenez cette position … Revenez au centre. Vous placez maintenant vos mains sur l'autre cuisse et tournez doucement la tête, les épaules et le tronc de ce côté … vous sentez l'étirement de votre corps. Revenez au centre … Répétez ces mouvements une autre fois. D'un côté … puis de l'autre.

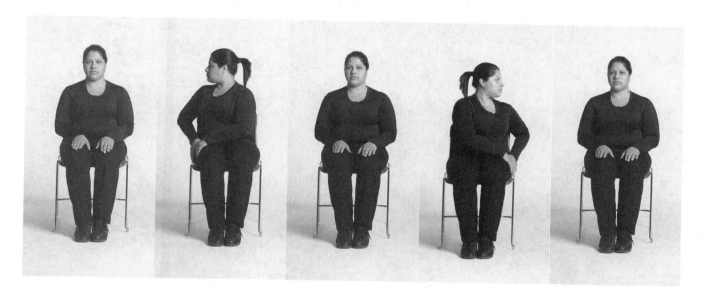

7. Puiser l'eau et arroser

Avec des mouvements plus amples maintenant, allongez les bras derrière vous tout en penchant les hanches vers l'avant, le dos bien droit. Penchez-vous autant que vous le pouvez, tant que vous êtes confortable et n'avez pas mal, et imaginez-vous puiser de l'eau … Redressez-vous lentement et jetez l'eau par-dessus vos épaules. Bien … Recommencez deux autres fois.

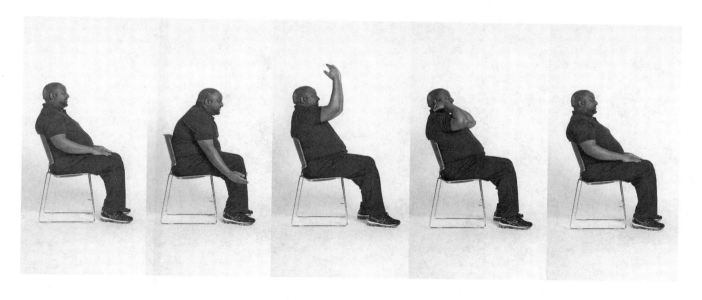

8. Redressements

Si vous êtes capable de vous tenir debout, avancez-vous sur la chaise, à l'aide de vos mains, puis levez-vous et utilisant les muscles de vos cuisses.

(*Remarque* : Évitez d'incliner le corps vers l'arrière pour ne pas créer de tension dans le bas de votre dos.)

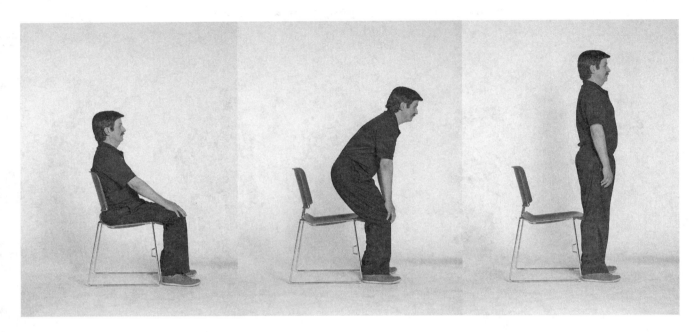

9. Coups de pied

Déplacez-vous d'un côté de la chaise. Appuyez-vous au dossier de la chaise pour garder votre équilibre (ou demeurez assis), allongez la jambe vers l'avant comme si vous balanciez votre pied dans un bassin d'eau peu profond … d'avant en arrière … en avant, en arrière … Répétez ce mouvement encore quelques fois.

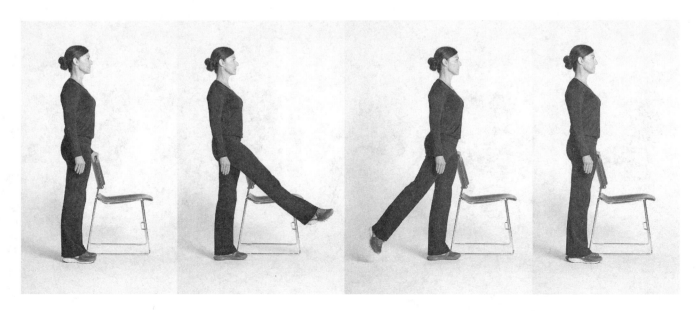

10. Balancement de jambe

Faites glisser doucement la même jambe à la surface du bassin, d'un côté à l'autre, face à vous. . . Répétez ces mouvements, en douceur, quelques fois encore.

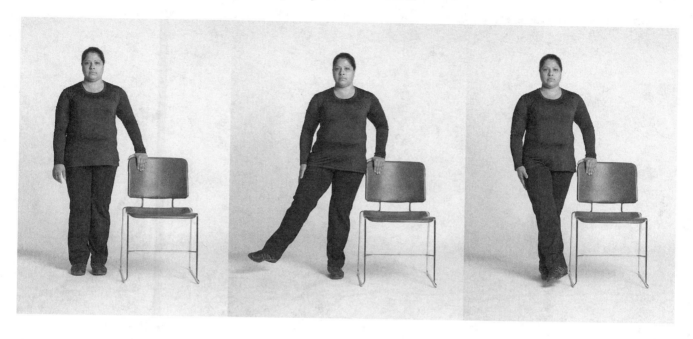

11. Redresser, pointer

Tenez cette jambe en extension devant vous et pointez les orteils vers le haut … puis, pointez-les vers le bas. Vous sentez la tension dans vos mollets en pointant vers le haut, puis le relâchement en pointant vers le bas. Continuez … en haut … en bas … en haut … et en bas.

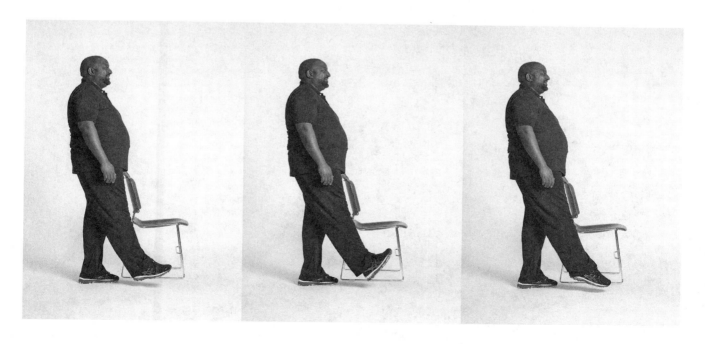

12. Coups de pied (2)

Déplacez-vous de l'autre côté de la chaise. Appuyez-vous au dossier de la chaise pour garder votre équilibre, allongez l'autre jambe vers l'avant comme si vous balanciez votre pied dans un bassin d'eau peu profond … en avant, en arrière…en avant, en arrière … Répétez ce mouvement encore quelques fois.

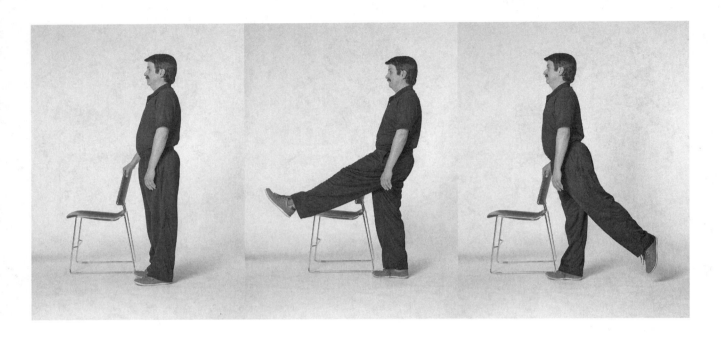

13. Balancement de jambe (2)

Faites glisser doucement la même jambe à la surface du bassin, d'un côté à l'autre, face à vous. Répétez ces mouvements, en douceur, quelques fois encore.

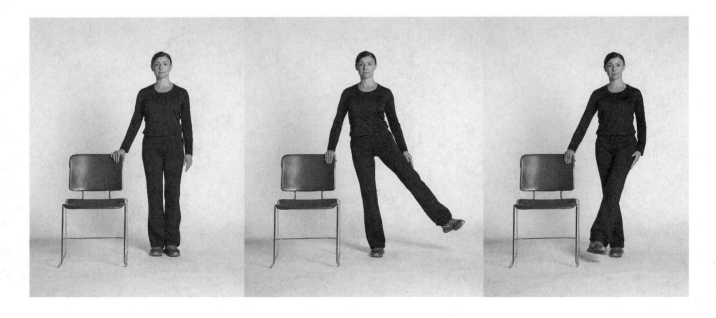

14. Redresser, pointer (2)

Tenez cette jambe en extension devant vous et pointez les orteils vers le haut … puis, pointez-les vers le bas. Sentez la tension dans vos mollets en pointant vers le haut … puis le relâchement en pointant vers le bas. En haut … en bas … Répétez ce mouvement encore quelques fois.

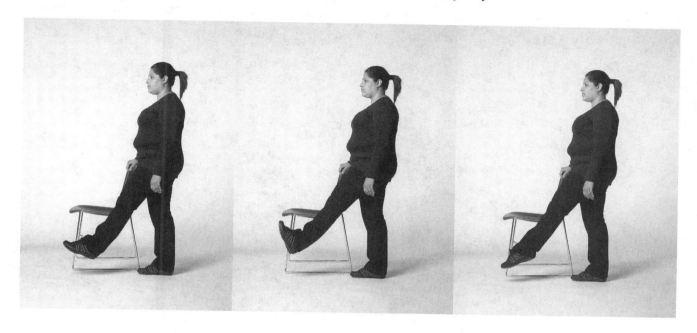

15. Se lever et s'asseoir

Replacez-vous debout devant votre chaise. Nous allons utiliser les grands muscles de nos cuisses pour nous lever et nous asseoir. Penchez-vous légèrement vers l'avant et asseyez-vous lentement sur la chaise, en prenant soin de faire reposer votre poids sur vos talons en vous asseyant. . . De nouveau, penchez-vous légèrement vers l'avant et levez-vous en faisant travailler les muscles de vos cuisses. On recommence. On se rassoit lentement … on se relève … et on se rassoit.

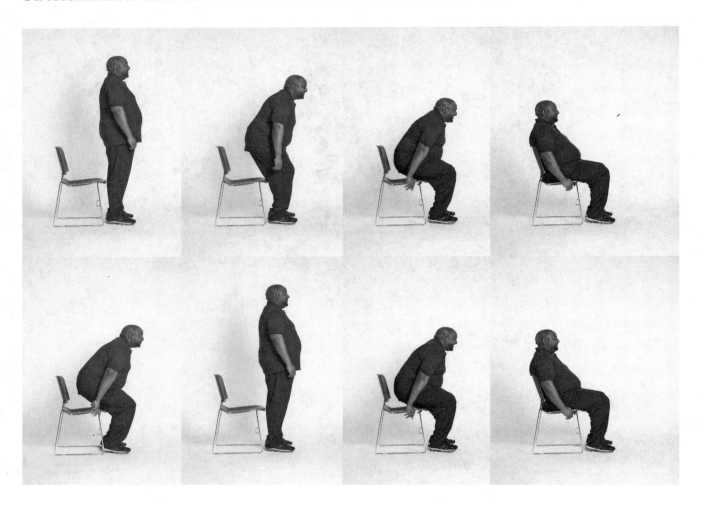

16. Genou contre poitrine

Toujours assis, placez les deux mains sous un de vos genoux. Relevez-le doucement vers votre poitrine, en restant bien droit. (Si vous avez un problème de hanche ou de dos, vous pouvez simplement relever votre genou sans le tirer avec les mains.) Vous sentirez un léger étirement au niveau des hanches et des fesses. Tenez votre jambe ainsi pendant 2 ou 3 secondes, puis déposez-la. Placez vos mains sous l'autre jambe et soulevez-la … puis déposez-la. On recommence, en prenant soin de rester bien droit … un côté … et puis l'autre.

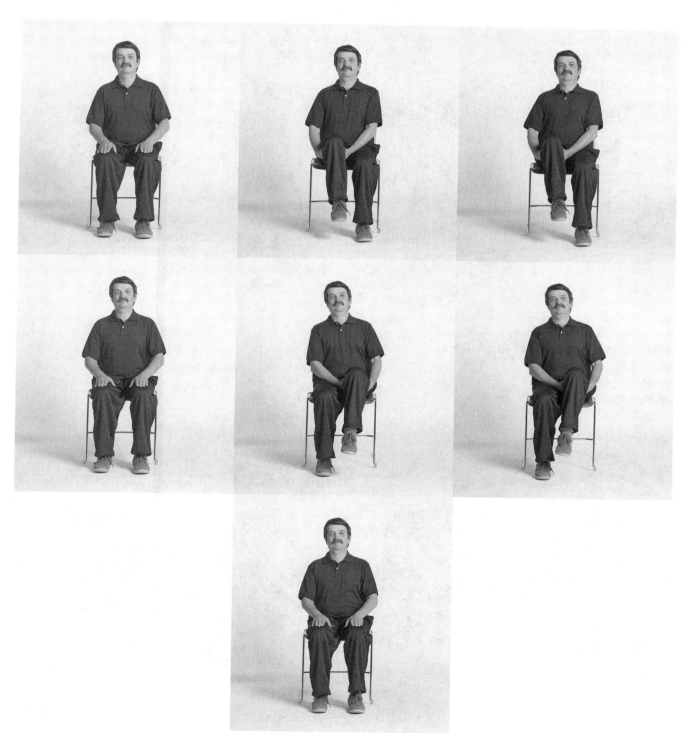

17. Abdominaux

Avancez-vous légèrement sur votre chaise. Croisez les bras devant la poitrine – ou tenez les côtés de la chaise – et inclinez TOUT DOUCEMENT le dos vers l'arrière, jusqu'à un angle d'environ 45 degrés, en exerçant une retenue avec vos muscles abdominaux. Restez dans cette position … et retour au centre. Répétez ce mouvement encore quelques fois. Inclinez le dos TOUT DOUCEMENT, jusqu'à un angle d'environ 45 degrés. Vous devriez sentir vos muscles abdominaux se contracter … mais ne forcez que dans les limites du confortable. Faire des abdominaux peut être aussi simple que cela!

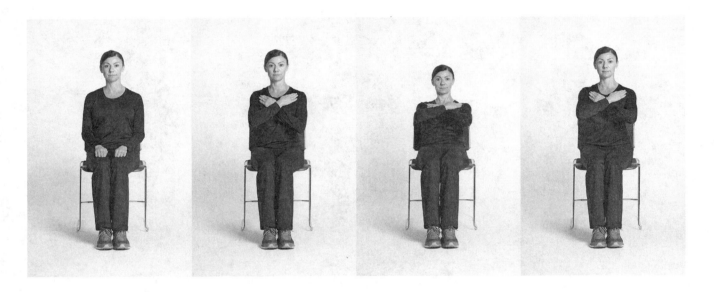

18. Rotation des chevilles

Tendez un pied devant vous. Faites tourner votre cheville dans un sens. Sentez-la se relâcher … Puis, faites des rotations dans l'autre sens.

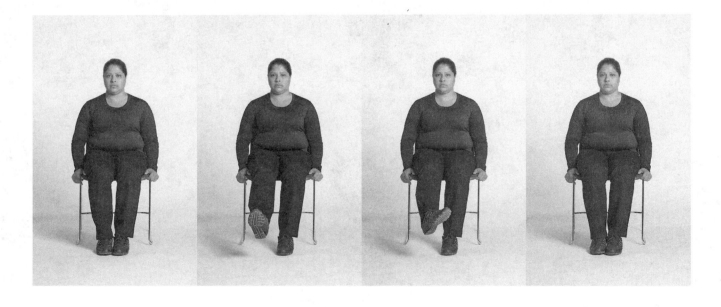

19. Étirement des muscles ischio-jambiers

Placez le talon sur le sol, jambe légèrement dépliée vers l'avant. Penchez-vous doucement vers l'avant comme si vous faisiez un petit salut et étirez les muscles ischio-jambiers, derrière votre genou. Bougez lentement, doucement – de façon à être confortable. Maintenez l'étirement pendant quelques secondes … Retour au centre. Recommencez, en essayant d'étirer vos muscles un peu plus, si possible … Retour au centre.

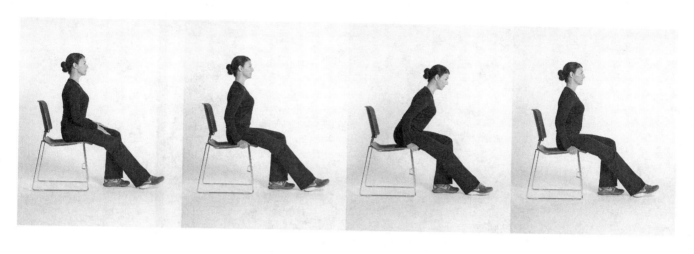

20. Rotation des chevilles (2)

Étendez votre autre jambe devant vous pour la rotation de la cheville. Faites tourner votre cheville dans un sens … puis, dans l'autre sens.

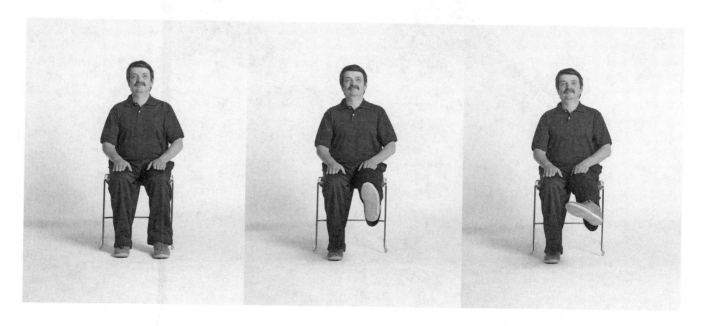

21. Étirement des muscles ischio-jambiers (2)

Placez le talon sur le sol, jambe légèrement dépliée vers l'avant. Penchez-vous doucement vers l'avant comme si vous faisiez un petit salut. Vous devriez sentir l'étirement à l'arrière de votre genou. Bougez lentement, doucement – de façon à être confortable. Maintenez l'étirement pendant quelques secondes … Retour au centre. Recommencez, en essayant d'étirer un peu plus si possible … et retour au centre.

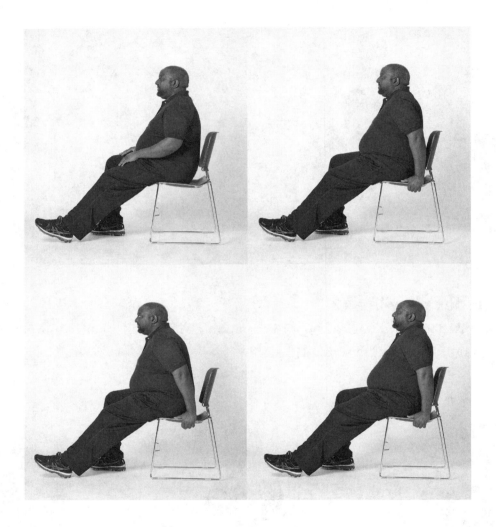

22. Étirement latéral

Respirez profondément … inspiration, expiration … Soulevez les deux bras au-dessus de la tête si vous le pouvez. Abaissez l'un des deux bras le long de votre corps. Déplacez le bras resté en l'air vers le centre de votre corps pour l'étirer davantage. Restez dans cette position … C'est bien. De l'autre côté maintenant. Levez l'autre bras et déplacez-le vers le centre de votre corps … Restez en position pour laisser vos muscles s'étirer … et retour au centre. Recommencez … d'un côté … puis de l'autre … et retour au centre.

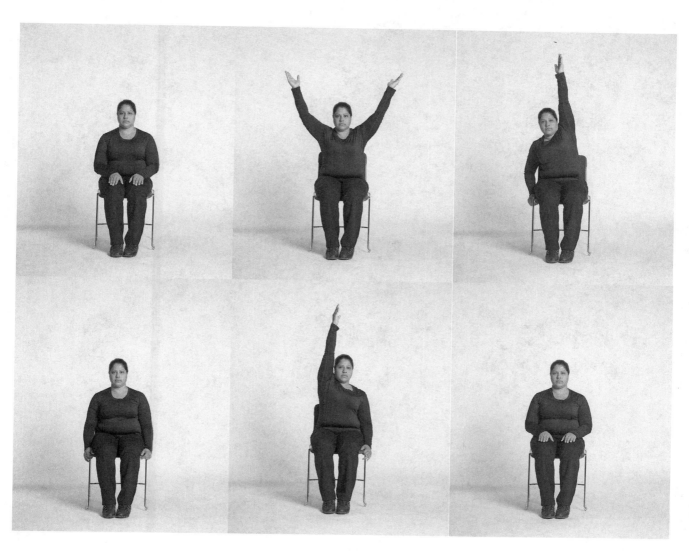

23. Flexion des biceps et des poignets

Placez maintenant les bras devant votre corps et pliez les coudes pour ramener les bras vers les épaules. Fermez les poings doucement et repliez-les, puis dépliez vos bras. Restez dans cette position … Sentez l'étirement dans vos avant-bras et sur le dessus de vos mains. Répétez ce mouvement encore quelques fois … On avance les bras, on replie les poings vers soi et on déplie les bras.

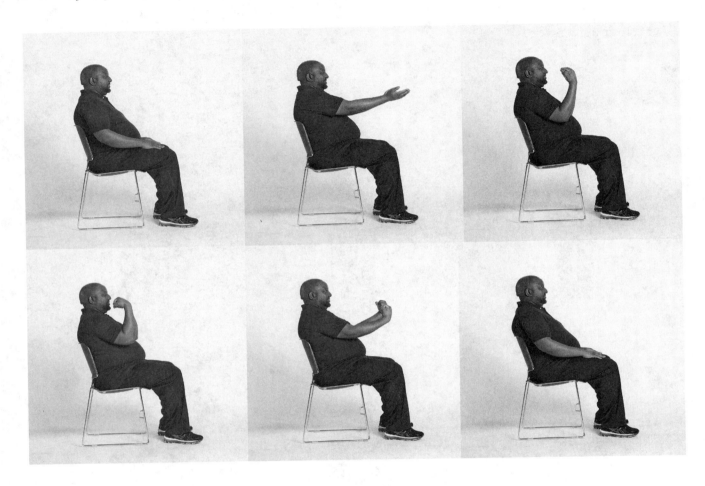

24. Rotations des poignets

Laissez les bras en extension ou laissez-les reposer sur vos jambes si vous préférez, et faites tourner vos poignets dans un sens … puis dans l'autre.

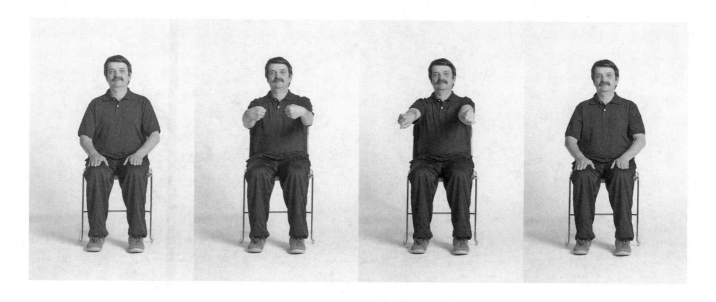

25. Déployer vos ailes

Placez les bras en extension de chaque côté du corps et remontez-les comme s'ils étaient des ailes. Tirez-les vers l'arrière en ouvrant le poitrail. Maintenez l'étirement pendant quelques secondes, en laissant vos épaules molles et détendues. Ramenez les bras devant votre corps, puis recommencez … Abaissez vos bras.

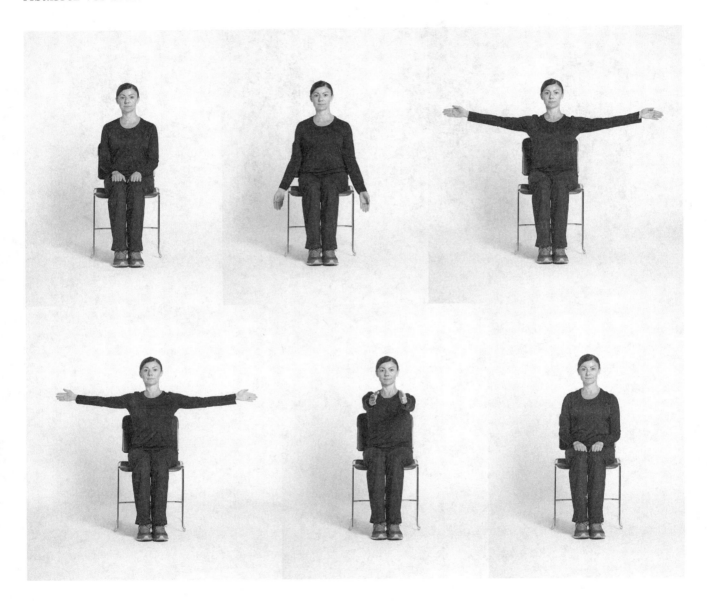

26. Lever les bras

Respirez profondément, de manière détendue … inspirez … puis expirez. . . Levez les bras aussi haut que possible tout en restant confortable. Lentement, en douceur, ramenez vos mains l'une contre l'autre et redescendez-les vers le milieu de votre corps. . . Terminez en ramenant les bras au milieu de votre corps en expirant. Voilà, vous avez fini!

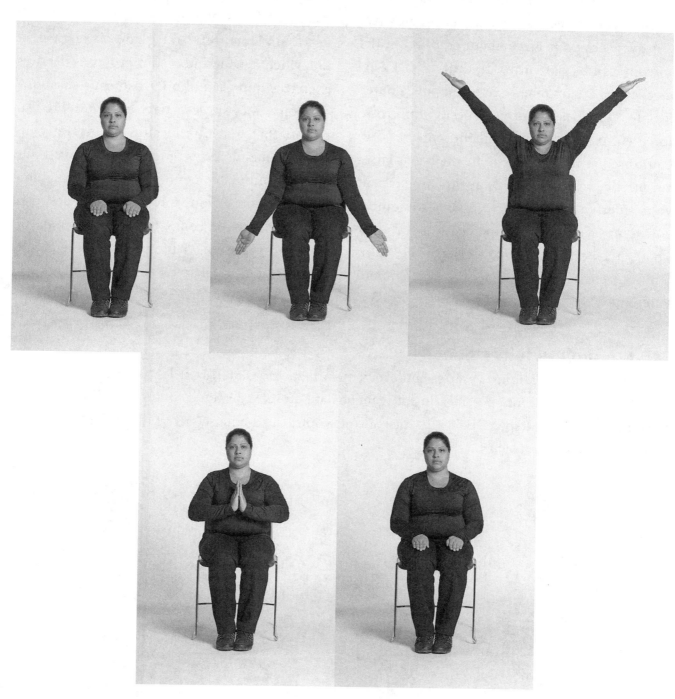

Exercices pour l'équilibre

Tout comme les exercices du Programme Facile de bouger!, les exercices de cette section sont conçus pour vous permettre d'améliorer votre équilibre de manière sécuritaire et progressive. Ces exercices pour un meilleur équilibre (ME) sont présentés par ordre de difficulté. Commencez par les premiers exercices, puis ajoutez les plus difficiles au fur et à mesure que votre force et votre équilibre s'améliorent. Si votre équilibre est particulièrement mauvais, faites les exercices en présence de quelqu'un qui peut vous aider au besoin. Exercez-vous toujours à côté d'un comptoir ou d'une chaise pour avoir un appui en cas de besoin. La capacité de maintenir une position plus longtemps ou sans appui externe, ou de faire l'exercice ou de rester dans cette position les yeux fermés sont des signes de l'amélioration de votre équilibre.

Le National Institute on Aging, un organisme affilié aux National Institutes of Health des États-Unis, offre un guide d'exercices et une vidéo dans lesquels sont proposés d'autres exercices pour l'équilibre. Il se peut aussi que des cours axés sur les exercices d'équilibre soient offerts dans votre localité et puissent vous aider à poursuivre vos progrès. Le taï-chi est une activité formidable pour vous aider à améliorer votre équilibre et votre force. Elle est douce pour les articulations et comporte très peu d'impacts. Vous trouverez plus d'information sur le taï-chi plus loin dans ce chapitre.

ME 1. Équilibre fondamental

Tenez-vous debout, les pieds écartés confortablement. Placez les mains sur les hanches et tournez la tête et le tronc le plus loin possible du côté gauche, tant que cela demeure confortable. Pivotez maintenant du côté droit. Répétez de 5 à 10 fois. Si vous voulez augmenter le niveau de difficulté, faites la même chose les yeux fermés.

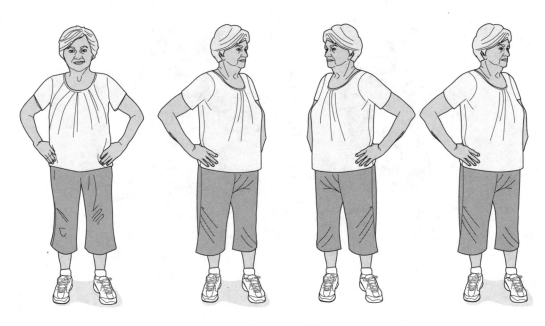

ME 2. Balancement et équilibre

En vous appuyant à un comptoir ou au dossier d'une chaise stable, faites chacun de ces exercices de cinq à dix fois :

1. Tenez-vous sur les talons, puis sur la pointe des pieds.

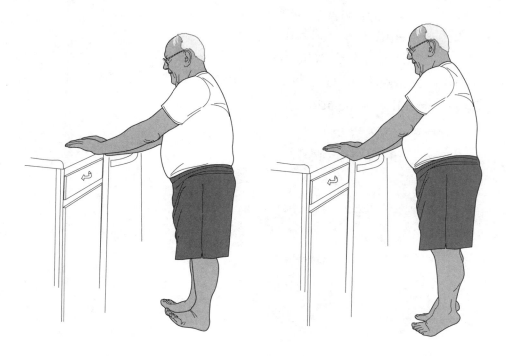

2. Faites les pas du box step (comme si vous dansiez une valse).

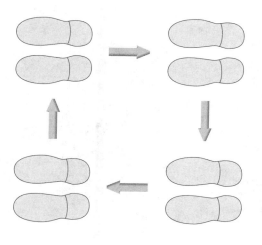

3. Marchez sur place, d'abord les yeux ouverts, puis les yeux fermés.

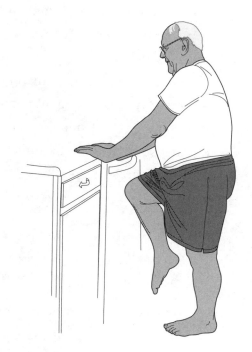

ME 3. Base d'appui

Faites ces exercices à proximité d'un comptoir pour vous appuyer au besoin ou en présence d'une autre personne à même de vous aider. L'objectif de cet exercice est de vous aider à améliorer votre équilibre en réduisant graduellement votre base d'appui. Tâchez de tenir chaque position pendant 10 secondes. Lorsque vous êtes en mesure de tenir toutes les positions les yeux ouverts, exercez-vous les yeux fermés.

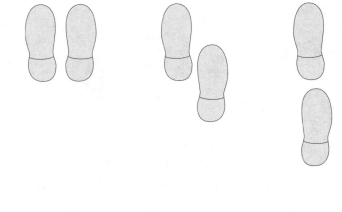

1. Tenez-vous debout les pieds l'un à côté de l'autre.

2. Tenez-vous debout les pieds décalés l'un par rapport à l'autre.

3. Tenez-vous debout les pieds l'un derrière l'autre.

ME 4. Marcher sur la pointe des pieds

L'objectif de cet exercice est de renforcer vos chevilles et de vous faire pratiquer à garder votre équilibre quand vous vous déplacez, malgré une base d'appui réduite. Tenez-vous à proximité d'un comptoir pour vous appuyer au besoin. Mettez-vous sur la pointe des pieds et marchez vers l'avant, puis vers l'arrière, le long du comptoir. Lorsque vous êtes à l'aise de marcher sur la pointe des pieds sans soutien les yeux ouverts, essayez en gardant les yeux fermés.

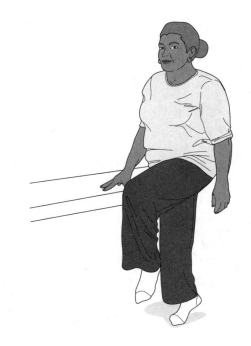

ME 5. Marcher sur les talons

L'objectif de cet exercice est de renforcer la partie inférieure de vos jambes et de vous faire pratiquer à garder votre équilibre quand vous vous déplacez, malgré une base d'appui réduite. Tenez-vous à proximité d'un comptoir pour vous appuyer au besoin. Soulevez les orteils et marchez sur les talons vers l'avant, puis vers l'arrière, le long du comptoir. Lorsque vous êtes à l'aise de marcher sur les talons sans soutien les yeux ouverts, essayez en gardant les yeux fermés.

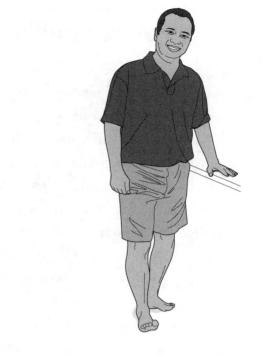

ME 6. Se tenir sur une jambe

En vous appuyant à un comptoir ou au dossier d'une chaise, soulevez un pied du sol. Lorsque vous avez trouvé votre équilibre, lâchez l'objet sur lequel vous preniez appui. L'objectif est de maintenir cette position pendant 10 secondes. Lorsque vous êtes en mesure de garder votre équilibre pendant 10 secondes sans prendre appui, exercez-vous les yeux fermés. Recommencez avec l'autre jambe.

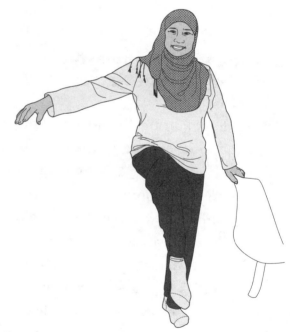

Votre équilibre s'améliore-t-il?

Pour savoir si votre équilibre s'améliore, faites l'exercice ME 6 (se tenir sur une jambe) et notez combien de temps vous pouvez rester en équilibre sur chaque jambe sans devoir vous appuyer sur un objet voisin. Notez combien de temps vous êtes capable de rester en équilibre les yeux ouvert, ainsi que les yeux fermés. Refaites le test après un certain temps pour vérifier si vous êtes en mesure de garder votre équilibre par vous-même plus longtemps et comment vous vous débrouillez les yeux fermés. L'objectif consiste à rester en équilibre sur une jambe sans autre appui pendant 30 secondes, yeux ouverts comme fermés.

Autres formes de gymnastique douce : l'aquaforme, le taï-chi et le yoga

Les cours de conditionnement physique en milieu aquatique offrent une autre bonne option pour augmenter en douceur votre niveau d'activité et ajouter de la variété à votre programme d'exercice. La flottabilité de l'eau soulage la pression que vous ressentez dans les zones douloureuses de votre corps comme le dos, les hanches, les genoux et les pieds. L'aquaforme en eau peu profonde est un excellent moyen d'améliorer votre flexibilité, votre force et votre endurance, dans un environnement agréable et détendu. Vous n'avez pas à savoir nager pour participer à des cours d'aquaforme, ce qui est un autre avantage.

En règle générale, les personnes atteintes de douleur chronique doivent éviter le jogging ou les sautillements, que ce soit sur terrain sec ou bien dans l'eau. Informez votre moniteur d'exercices aquatiques que vous souffrez de douleur chronique. Il peut adapter les exercices pour vous, au besoin. Si vous êtes un nageur, sachez que certains styles de nage risquent d'aggraver vos douleurs, alors que d'autres sont idéaux. Demandez toujours à votre professionnel de la santé si l'activité physique que vous vous proposez de faire convient à votre situation. Vous en apprendrez davantage sur le conditionnement physique en milieu aquatique au chapitre 9, pages 187 à 188.

Le taï-chi et le yoga sont d'excellentes formes d'exercice, qui font appel à la fois au corps et à l'esprit. Dans les deux cas, l'entraînement en force et en flexibilité se combine à la relaxation afin de réduire le stress et la tension.

Le taï-chi convient à beaucoup de gens souffrant de douleur chronique car il consiste en une combinaison de mouvements doux, lents et détendus, qui permettent d'augmenter en toute sécurité la flexibilité, la force et l'équilibre. On y fait souvent référence en tant que « méditation en mouvement ». Le taï-chi est pratiqué par les jeunes comme par les vieux, par les personnes en santé comme par celles souffrant de maladies chroniques. Des études scientifiques récentes ont démontré que le taï-chi ainsi qu'une pratique apparentée issue elle aussi des traditions asiatiques, le Qi Gong, sont bénéfiques pour les personnes atteintes de fibromyalgie et d'ostéoarthrite dégénérative, et favorisent la bonne santé et le bien-être en général. Pour plus d'information, consultez le site Web du National Center for

Complementary and Alternative Medicine (nccam.nih.gov/health/taichi).

Le yoga est basé sur une combinaison de postures physiques, de techniques de respiration et de relaxation. De récentes études ont montré qu'après avoir suivi un programme comprenant des postures de yoga adaptées à leur situation, les personnes souffrant de douleurs chroniques au bas du dos parvenaient à marcher plus facilement et avaient des douleurs moins intenses. D'autres études ont démontré que le yoga aide à soulager l'anxiété et la dépression et peut diminuer la pression artérielle. Il améliore aussi l'équilibre et réduit l'incidence des chutes chez les aînés.

Soyez informé qu'il existe plusieurs formes de yoga et que certaines sont plus exigeantes que d'autres pour le corps. Si le yoga vous intéresse, informez-vous sur les types disponibles dans votre localité. Demandez aux instructeurs s'ils connaissent la problématique de la douleur chronique et s'ils savent comment adapter les postures du yoga en fonction de votre problème. Pour en savoir plus sur les bienfaits du yoga pour la santé, le site Web du National Center for Complementary and Alternative Medicine (nccam.nih.gov/health/yoga) est un excellent point de départ.

Encore une fois, consultez votre professionnel de la santé ou votre physiothérapeute avant d'entreprendre un programme d'exercice ou d'ajouter un nouveau mouvement à un programme en cours. Mettez-le au courant de toute activité alternative ou complémentaire à laquelle vous faites appel pour gérer votre douleur chronique et votre santé en général. Cela vous assurera des soins les plus sécuritaires possibles.

Un mot à propos de l'entraînement musculaire

La musculation fait partie intégrante d'un programme d'exercice complet, pour les hommes et les femmes de tous âges. Les exercices avec poids et haltères aident à bâtir et à maintenir une ossature en santé. La musculation arrête la perte osseuse, améliore l'équilibre, peut aider à prévenir les fractures, aide au contrôle du poids et contribue à rehausser le niveau d'énergie. Les exercices présentés dans ce chapitre doivent être considérés comme un premier pas vers l'amélioration de votre force musculaire. Avant de passer à un programme de musculation plus exigeant, susceptible d'inclure des poids et altères ou d'autres types d'exercices contre résistance, consultez sans faute un professionnel de la santé comme un physiothérapeute ou un spécialiste de l'activité physique à même de comprendre le problème de douleur chronique dont vous souffrez. Cette personne peut vous aider à définir un programme d'entraînement musculaire sécuritaire adapté à vos besoins.

Autres ressources à consulter

Centers for Disease Control and Prevention, *Growing Stronger: Strength Training for Older Adults* [téléchargement gratuit] : www.cdc.gov/physicalactivity/downloads/growing_stronger.pdf

Exercise! Arthritis Self-Management [CD audio]. Bull Publishing Company, 2006.

National Center for Complementary and Alternative Medicine : www.nccam.nih.gov/health/yoga et www.nccam.nih.gov/health/taichi

National Council on Aging : www.ncoa.org

National Institute on Aging : www.nia.nih.gov

Sit and Be Fit [DVD] : www.sitandbefit.org

Yoga for People with Pain (séminaire en ligne) : www.cirpd.org/resources/Webinars/Pages/YogaforPain.aspx

Lectures complémentaires

Pour en apprendre davantage sur les sujets abordés dans ce chapitre, nous vous suggérons d'explorer les ouvrages suivants :

Collectif. 2012. *Santé et activité physique : Manuel.* Les Éditions CEC.

Garner, R. 2014. *La santé consciente.* Ariane.

Le Page, C. 2016. *Physiologie de l'exercice physique, entraînement et santé.* Ellipses.

Poirier, R., Drouin, J. & Pedneault, D. 2011. *Les exercices qui vous soignent: Arthrose, bursite, entorse, ostéoporose, tendinite...* Les Éditions de l'Homme.

Vergès, S. 2015. *Activité Physique : Supplice ou délice ?* Muscadier.

Il est essentiel que les personnes atteintes de douleurs chroniques consacrent plus de temps aux activités physiques d'intensité modérée à forte. Pour le moment, seul un petit nombre d'entre elles cumulent le nombre recommandé de minutes d'exercice à ces intensités.

—E. J. Dansie, D. C. Turk et al. *The Journal of Pain*, 2014

Programme d'exercices d'intensité modérée à forte pour l'endurance et la bonne forme physique

UNE ÉTUDE D'ENVERGURE NATIONALE MENÉE RÉCEMMENT AUX États-Unis sur les habitudes d'activité physique des adultes a révélé que les personnes atteintes de douleurs chroniques faisaient autant d'exercices légers et à caractère sédentaire que les personnes ne souffrant pas de douleur chronique. Par contre, cette étude montre aussi que les femmes et surtout les hommes souffrant de douleur chronique font beaucoup moins d'activités physiques d'intensité modérée à forte que les personnes ne souffrant pas de douleur chronique. Par conséquent, les personnes atteintes de douleurs chroniques courent un plus grand risque de souffrir de problèmes cardiaques, du diabète et d'autres maladies chroniques.

Ceci n'a pourtant rien d'inéluctable. Les personnes atteintes de douleurs chroniques peuvent augmenter graduellement et en toute sécurité l'intensité de leurs activités physiques et profiter elles aussi des bienfaits sur la santé de l'activité physique.

Dans ce chapitre, vous apprendrez les notions de base sur le niveau d'effort dans l'activité physique, découvrirez plusieurs activités aérobiques et apprendrez comment élaborer un programme d'entraînement adapté à vos besoins. Comme nous l'avons vu au chapitre 7, les exercices aérobiques (« avec oxygène ») nécessitent l'activité continue des grands muscles de votre organisme. La marche, la natation, la danse, le vélo, mais aussi passer la tondeuse à gazon, comptent parmi les activités de nature aérobique. L'activité physique aérobique a un effet positif sur la forme cardiovasculaire, contribue à diminuer le risque de crise cardiaque et aide au contrôle du poids. Ils favorisent aussi le bien-être, dissipent les états dépressifs et l'anxiété, aident à mieux dormir et contribuent à la bonne humeur et au dynamisme.

Quand vient le temps d'ajouter des activités physiques d'intensité modérée à forte (activités physiques aérobiques ou d'endurance) à leur programme d'entraînement, de nombreuses personnes se demandent quels exercices elles doivent faire au juste et en quelle quantité. Rappelez-vous les recommandations gouvernementales présentées au chapitre 7, selon lesquelles les adultes doivent faire au moins 150 minutes (deux heures et demie) d'exercice d'intensité modérée, réparties sur l'ensemble de la semaine. Nous avons aussi présenté aux chapitres 7 et 8 les lignes directrices à respecter en ce qui a trait aux exercices aérobiques, aux exercices de flexibilité et à la musculation. Même en ayant à votre disposition tous ces renseignements, il peut s'avérer difficile de mettre au point un programme d'exercice parfaitement adapté à vos besoins.

Souvenez-vous qu'il vaut toujours mieux faire un peu d'exercice que pas du tout. En commençant votre programme d'entraînement par des exercices avec lesquels vous vous sentez à l'aise, puis en augmentant peu à peu vos efforts, vous prendrez de saines habitudes à l'égard de l'activité physique, que vous conserverez toute votre vie. Vous apprendrez à demeurer actif lorsque les changements dans votre état de santé vous obligent à ralentir le rythme, et à reprendre le cours normal de votre programme le moment venu. Il vaut généralement mieux débuter votre programme d'exercice par des efforts en-deçà de vos capacités que par des efforts qui les outrepassent.

Fréquence, durée et intensité

Pour atteindre l'objectif que vous visez par l'exercice, ne perdez jamais de vue les trois éléments fondamentaux de tout programme d'entraînement physique : la fréquence, la durée et l'intensité.

- **La Fréquence.** C'est le nombre de fois par semaine que vous faites de l'exercice. Selon les experts, il faut que vous fassiez au moins un peu d'exercice, la plupart des jours de la semaine. Dans le cas de l'activité physique aérobique modérée, une fréquence de trois à cinq fois par semaine est adéquate. En intercalant des jours de repos dans la semaine, vous permettez à votre corps de se reposer et de récupérer.

■ **La Durée**. C'est la longueur de chaque période d'exercice. Le mieux est de faire des séances d'exercice d'une durée d'au moins 10 minutes. Vous pouvez additionner ces périodes d'exercices de 10 minutes toute la semaine en vue d'atteindre votre objectif hebdomadaire de 150 minutes. Par exemple, si vous faites des promenades de 10 minutes trois fois par jour, cinq jours par semaine, vous atteignez votre objectif de 150 minutes par semaine. Si vous ne parvenez pas à faire dix minutes d'exercice d'affilée au début, commencez par deux minutes. C'est déjà un début. Puis, travaillez à atteindre les dix minutes.

■ **L'Intensité**. C'est l'effort que vous déployez au cours de votre séance d'exercice. À intensité modérée, les exercices aérobiques sont sécuritaires et efficaces. Lorsque vous faites de l'exercice à intensité modérée, vous sentez votre corps se réchauffer, vous respirez plus profondément et plus rapidement qu'au repos et votre rythme cardiaque s'accélère. Ceci dit, si vous vous entraînez à la bonne intensité, vous devriez sentir que vous pouvez poursuivre votre exercice encore un moment. L'intensité de l'exercice dépend de votre condition physique. Pour un athlète, courir un 1500 mètres en dix minutes correspond probablement à une activité physique de faible intensité.

Pour quelqu'un qui n'a pas fait d'exercice depuis longtemps, une promenade d'un pas vif d'une durée de 10 minutes peut correspondre à une activité physique d'intensité modérée à élevée. Pour une personne ayant des limitations physiques importantes, marcher à pas lent peut représenter une activité physique d'intensité élevée. Il s'agit, bien entendu, de déterminer ce qui représente pour vous une activité physique modérée. Dans les prochaines pages, nous vous proposons plusieurs façons de procéder.

Le Test de la parole

Le Test de la parole est un moyen simple et rapide d'évaluer votre effort afin d'en ajuster l'intensité. En cours d'entraînement, parlez à quelqu'un, ou parlez-vous à vous-même. Vous pouvez aussi réciter à haute voix un poème ou les paroles d'une chanson. Si votre activité physique est modérée, vous devriez être en mesure de parler sans difficulté. Si vous n'arrivez pas à poursuivre la conversation parce que vous respirez trop fort ou êtes essoufflé, c'est que l'intensité de votre effort est élevée. Abaissez-la à un niveau plus modéré.

Effort perçu

Un autre moyen de déterminer l'intensité de votre activité physique est d'évaluer votre effort physique sur une échelle de perception de l'effort. Cette méthode est sans doute préférable au Test de la parole si vous souffrez de douleur chronique liée à l'angine de poitrine ou d'un autre problème de santé affectant votre respiration.

Il existe deux échelles : 0 à 10 et 6 à 20. Sur l'échelle de 0 à 10, 0 correspond au repos complet, en position couchée, tandis que 10 correspond à l'effort physique maximal que vous pouvez fournir, c'est à dire, un effort très intense que vous ne pouvez soutenir plus de quelques secondes. Sur cette échelle, le niveau correspondant à une activité physique aérobique modérée se situe entre 4 et 5.

Sur l'échelle de 6 à 20, 6 correspond à rester assis calmement, tandis que 20 correspond à l'effort physique maximal que vous pouvez déployer. Sur cette échelle, une activité physique d'intensité modérée se situe entre 11 et 14. (Voir le chapitre 19, pages 374–375 pour plus d'information sur l'échelle de 6 à 20.) Utilisez l'échelle qui vous convient le mieux.

Rythme cardiaque

À moins que vous ne preniez des médicaments contre l'arythmie cardiaque, un autre bon moyen de mesurer l'intensité de votre activité physique est de prendre votre pouls. Plus votre pouls est élevé, plus votre effort est intense. (Votre cœur bat vite également lorsque vous avez peur ou lorsque vous êtes nerveux, mais dans ce cas-ci, il s'agit de la façon dont votre cœur réagit à l'activité physique.) L'activité physique d'endurance à intensité moyenne fait monter votre rythme cardiaque à un niveau qui se situe entre 55 et 70 pour cent de votre fréquence cardiaque maximale sécuritaire. La fréquence cardiaque maximale sécuritaire

décline en vieillissant. Par conséquent, votre fréquence cardiaque sécuritaire pour l'activité physique diminue avec les années. Le tableau 9.1, à la page 176, vous donne des indications générales quant à la fréquence cardiaque sécuritaire pour l'exercice physique, selon l'âge. Vous pouvez aussi calculer plus exactement la vôtre en utilisant la formule ci-dessous.

Peu importe la méthode que vous choisissez pour suivre votre fréquence cardiaque, vous devez savoir comment prendre votre pouls. Placez le bout de l'index et du majeur sur votre poignet, sous la base du pouce. Déplacez légèrement les doigts, jusqu'à ce que vous sentiez la pulsation du sang à chaque battement de votre cœur. Appuyez davantage et comptez le nombre de battements sur 15 secondes. Multipliez ce nombre par quatre pour obtenir votre rythme cardiaque au repos. Le rythme cardiaque au repos de la plupart des gens se situe entre 60 et 100 battements à la minute. En prenant votre pouls régulièrement, dans différentes circonstances, vous verrez rapidement la différence entre votre rythme cardiaque au repos et lors d'activités physiques.

Tableau 9.1 **Fréquence cardiaque durant l'exercice physique de moyenne intensité, par groupe d'âge**

Âge	Fréquence cardiaque durant l'exercice (battements par minute)	Fréquence cardiaque durant l'exercice (battements aux 15 secondes)
30–39 ans	105–133	26–33
40–49 ans	99–126	25–32
50–59 ans	94–119	24–30
60–69 ans	88–112	23–28
70–79 ans	83–105	21–26
80–90 ans	77–98	19–25
90 ans et plus	72–91	18–23

Prenez les mesures suivantes pour calculer votre propre plage de fréquences cardiaques pour l'exercice :

1. Soustrayez votre âge de 220 :

   Exemple : $220 - 60 = 160$

   Pour vous : 220 − _____ = _____

2. Pour trouver la limite inférieure de votre plage de fréquences cardiaques d'activité physique, multipliez le résultat obtenu à l'étape 1 par 0,55 :

   Exemple : $160 \times 0.55 = 88$

   Pour vous : _____ × 0.55 = _____

3. Pour trouver la limite supérieure de votre plage de fréquences cardiaques d'activité physique à intensité moyenne, multipliez le résultat obtenu à l'étape 1 par 0,7 :

   Exemple : $160 \times 0.7 = 112$

   Pour vous : _____ × 0.7 = _____

Dans notre exemple, la plage de fréquence cardiaque à respecter pour une activité physique modérée se situe entre 88 et 112 battements/minute. Quelle est la vôtre?

Lorsque vous vérifiez votre rythme cardiaque au cours de votre période d'exercice, vous n'avez qu'à prendre votre pouls pendant 15 secondes, plutôt qu'une minute, puis à multiplier par quatre le nombre de battements. Pour trouver votre plage de fréquences cardiaques d'exercice pour une durée de 15 secondes, divisez simplement par quatre les limites inférieure et supérieure de la plage. Lors de ses séances d'exercice, la personne fictive de notre exemple devra compter entre 22 (88/4) et 28 (112/4) battements sur une période de 15 secondes.

La raison principale pour laquelle vous devez connaître votre plage de fréquences cardiaques d'exercice est que celle-ci vous permettra d'apprendre à ne pas vous entraîner trop intensément. Après votre échauffement et cinq minutes d'exercice en endurance, prenez votre pouls. S'il est plus élevé que la limite supérieure, ne paniquez pas; il suffit simplement de réduire un peu la cadence. Vous n'avez pas à vous fatiguer autant.

Si vous prenez des médicaments pour régulariser votre fréquence cardiaque, avez de la difficulté à sentir votre pouls ou trouvez embêtant de vérifier régulièrement votre rythme cardiaque, utilisez plutôt le Test de la parole ou la méthode de l'Effort perçu pour vérifier l'intensité de votre activité physique.

Soyez FIT

Vous pouvez concevoir votre propre programme d'exercices d'endurance et de mise en forme en utilisant l'approche FIT. F correspond à votre fréquence d'exercice, I à l'intensité de vos exercices et T au temps que vous leur consacrez chaque jour. Construisez votre propre programme d'entraînement en variant la fréquence, la durée et le type de vos exercices. Commencez doucement, puis augmentez graduellement la fréquence des séances d'exercice et le temps consacré à chacune au fur et à mesure que vous approchez des 150 minutes par semaine recommandées, ou les dépassez. Vous pouvez utiliser différentes combinaisons d'exercices.

Les objectifs mis de l'avant dans les recommandations sur l'activité physique minimale sont pratiquement à la portée de tous. Leur atteinte peut amener d'importants bénéfices sur le plan de la santé. Pour retenir facilement l'objectif à atteindre, souvenez-vous que vous devez faire 30 minutes d'activité physique d'intensité modérée la plupart des jours de la semaine (30 minutes/jour x 5 jours/semaine = 150 minutes/ semaine). Vous pouvez atteindre vos objectifs hebdomadaires d'activité modérée en marchant, en faisant du vélo d'exercice, en dansant, en faisant de la natation, ou même en accomplissant des tâches domestiques qui demandent un effort d'intensité modérée (comme de tondre le gazon ou de passer l'aspirateur).

Voici quelques exemples de programmes permettant d'atteindre vos 150 minutes d'activité par semaine :

- Promenade à pied de 10 minutes, à intensité moyenne, trois fois par jour, cinq jours par semaine.

- 20 minutes de vélo à intensité moyenne (à l'extérieur principalement sur terrain plat ou à l'intérieur sur vélo d'exercice) trois fois par semaine et promenade à pied de 30 minutes trois jours par semaine.

- Cours de danse aérobique faible impact d'une durée de 30 minutes, à moyenne intensité, deux fois par semaine, et promenade à pied de 10 minutes, trois fois par jour, trois jours par semaine.

Si vous commencez à peine, vous pourriez suivre l'un des programmes ci-dessous :

- Marcher 5 minutes autour de votre maison trois fois par jour, six jours par semaine (total = 90 minutes).

- Suivre un cours d'aquaforme de 40 minutes, deux fois par semaine et faire deux promenades de 10 minutes par jour, deux autres jours pendant la semaine (total = 120 minutes).

- Suivre un cours de danse aérobique faible impact d'une durée de 50 minutes une fois par semaine, faire des travaux extérieurs pendant 30 minutes et faire deux promenades de 20 minutes (total = 120 minutes).

N'oubliez pas que 150 minutes d'activité physique modérée par semaine est votre objectif; votre point de départ peut être plus modeste. Même si, au début, vous ne faites que deux minutes d'exercice à la fois, vous serez probablement en mesure, en les additionnant, d'atteindre la recommandation de 10 minutes trois fois par jour. S'il vous est arrivé un contretemps et que vous avez dû interrompre temporairement l'activité physique, reprenez votre programme progressivement en commençant par vous entraîner moins longtemps et moins intensément qu'avant l'interruption. Il vous faudra un certain temps avant de retrouver la même forme qu'avant. Patience!

Soyez FIT

Voici un aide-mémoire pour vous rappeler des trois piliers de votre programme d'exercice :

F = Fréquence

I = Intensité

T = Temps

Exercices de réchauffement et de récupération

Il est important de faire des exercices de réchauffement avant les activités physiques d'intensité modérée, ainsi que des exercices de récupération à la fin.

Réchauffement

Il est essentiel de préparer votre corps avant de le soumettre aux exigences d'une activité physique d'intensité modérée. Il s'agit donc de commencer par au moins cinq minutes d'activité de faible intensité afin d'augmenter graduellement le travail de vos muscles, de votre cœur et de vos poumons, et activer votre circulation sanguine. Si vous sortez pour une promenade à pas vif, commencez par cinq minutes de marche lente. Si vous faites du vélo d'exercice, commencez par cinq minutes à faible cadence. Dans un cours d'aérobie, vous commencez toujours par vous réchauffer par une séquence en douceur avant de passer à des exercices plus vigoureux.

Un bon réchauffement diminue le risque de blessures, de courbatures et d'arythmie.

Récupération

Une période d'exercices de récupération après avoir pratiqué une activité physique d'intensité modérée aide votre corps à retourner à l'état de repos. En répétant la même séquence de cinq minutes d'exercices qu'au réchauffement ou en marchant lentement après une activité plus intense, vos muscles se détendent graduellement et votre rythme cardiaque, ainsi que votre respiration, reviennent peu à peu à la normale. Des exercices de flexibilité et des étirements en douceur au cours de la période de récupération favorisent la détente et atténuent les douleurs musculaires et la raideur.

Le Programme facile de bouger!, vu au chapitre 8, est une parfaite séquence d'exercices pour le réchauffement et la récupération, en plus d'améliorer votre flexibilité et l'amplitude de vos mouvements.

Exercices d'aérobie (endurance)

Les exercices aérobiques mettent en mouvement les grands muscles de votre corps de façon rythmée et continue. Les exercices les plus efficaces mettent l'ensemble de votre corps en mouvement. Dans cette section du chapitre, nous abordons quelques formes classiques d'exercice aérobique à faible impact. Toutes ces formes d'exercice sont à même d'améliorer la condition de votre cœur et de vos poumons, de fortifier vos muscles, de vous détendre et de vous aider à

la gestion de votre poids. Ils peuvent aussi contribuer à fortifier votre ossature (sauf la natation et l'aquaforme).

La marche

La marche est une activité d'intensité modérée que la plupart des gens souffrant de douleur chronique peuvent pratiquer sans danger. C'est facile, ça ne coûte rien et c'est une activité que l'on peut pratiquer à peu près n'importe où. V ous pouvez marcher seul ou en compagnie d'autres personnes. Marcher avec quelqu'un d'autre est une bonne source de motivation. La marche est plus sécuritaire que le jogging ou la course et cause moins de stress au corps. C'est un choix judicieux si vous avez été long-temps sédentaire, si vous avez des problèmes d'équilibre ou si vous avez des douleurs musculosquelettiques chroniques comme des douleurs au bas du dos ou des douleurs au cou ou aux articulations.

Si vous êtes en mesure de faire les courses, de rendre visite à des amis et d'accomplir les tâches ménagères, vous êtes probablement en mesure de pratiquer la marche comme activité physique. L'âge n'est pas un obstacle. Le fait d'utiliser une canne ou un déambulateur ne devrait pas vous empêcher d'entreprendre un programme de marche. Si vous êtes en fauteuil roulant ou utilisez des béquilles, il y a d'autres formes d'exercice aérobique que vous pouvez pratiquer. Demandez conseil auprès d'un physiothérapeute.

Soyez prudent au cours des deux premières semaines d'un programme de marche. Si vous n'avez pas été actif depuis un certain temps, il est peut-être préférable de commencer par quelques minutes de marche à la fois seulement. Commencez par ce avec quoi vous êtes à l'aise et augmentez la durée graduellement. Faites alterner la marche à pas lent et à pas vif. Chaque semaine, augmentez la durée de l'intervalle à pas vif d'au plus cinq minutes, jusqu'à ce que vous marchiez à pas vif pendant 20 à 30 minutes au total. Rappelez-vous que l'objectif est de marcher, à intensité moyenne, la plupart des jours de la semaine, chaque fois pendant au moins 10 minutes. Plusieurs études sur les personnes souffrant de maux de dos ont démontré que la marche rapide n'augmente aucunement la douleur, en plus d'avoir un effet très positif sur l'humeur.

Conseils sur la marche

- **Choisissez bien votre parcours.** Marchez dans des endroits plats, de niveau. Il est beaucoup plus difficile de marcher en terrain vallonné, sur un sol inégal ou sur de la terre meuble, du sable ou du gravier. Les sentiers sportifs, les centres commerciaux, les pistes d'athlétisme des écoles, les trottoirs, les parcs et les quartiers tranquilles sont de bons endroits où commencer.

- **Commencez toujours par vous réchauffer en marchant à pas plus lent et faites la même chose en terminant pour récupérer.** Marchez doucement pendant cinq minutes pour préparer votre système circulatoire et vos muscles à une marche à pas vif. Terminez votre séance d'exercice en marchant de nouveau à pas lent pour permettre à votre corps de s'apaiser graduellement et pour éviter d'avoir les muscles endoloris. Les marcheurs expérimentés savent qu'ils éviteront de l'inconfort aux pieds et aux tibias s'ils commencent et finissent leur promenade en marchant à pas lent.

- **Allez-y à votre propre rythme.** C'est à la pratique que vous trouverez la bonne vitesse de marche. Pour trouver la vitesse qui vous convient, commencez par marcher lentement quelques minutes, puis augmentez votre vitesse à un rythme légèrement supérieur à votre cadence normale. Après cinq minutes, évaluez votre intensité d'exercice au moyen d'un test de la parole ou de l'effort perçu. Si vous constatez que votre effort est trop important, ou que vous vous sentez essoufflé, ralentissez la cadence. Si, par contre, vous réalisez que vous vous situez sous l'intensité désirée, essayez de marcher un peu plus vite. Marchez encore cinq minutes, puis vérifiez de nouveau l'intensité de votre effort. Si vous vous situez encore sous l'intensité désirée, continuez à marcher à une vitesse confortable et vérifiez l'intensité de votre effort au milieu et à la fin de chaque séance de marche.

■ **Balancez les bras.** Vous pouvez balancer les bras en marchant afin de hausser votre fréquence cardiaque jusqu'à la plage de fréquences cardiaques cible. Pliez légèrement les coudes et balancez les bras plus vigoureusement. Vous pourriez aussi porter dans chaque main un poids d'un-demi kilo à un kilo. Pour ce faire, vous pouvez acheter des poids spécialement conçus pour la marche, ou porter une petite boîte de conserves dans chaque main, ou encore remplir de sable, de haricots secs ou de cents deux petites bouteilles en plastique ou deux chaussettes. L'effort supplémentaire que vous faites avec les bras augmente l'intensité de votre exercice sans que vous ayez à marcher à une cadence plus élevée que celle à laquelle vous êtes confortable. (Si on vous a conseillé d'éviter de faire des exercices avec les bras en raison de vos douleurs ou de ne pas transporter d'objets pesants pour quelque raison que ce soit, tenez les poids à la main, mais laissez les bras le long de votre corps.)

Chaussures de marche

Portez des chaussures de la bonne longueur et ayant la bonne largeur. Vous ne devez sentir aucune pression sur les côtés ou sur le dessus de vos orteils. Assurez-vous que vos chaussures soient assez grandes et que vos orteils ne soient pas à l'étroit. Il doit y avoir un espace de l'épaisseur du pouce entre le bout de l'orteil le plus long et l'extrémité de la chaussure. L'arrière de la chaussure doit tenir votre talon fermement en place lorsque vous marchez.

Assurez-vous que vos chaussures sont en bon état. Les chaussures avec lacets permettent un meilleur ajustement à la largeur de votre pied et vous offrent un meilleur soutien que des sans-gêne. Si vous avez de la difficulté à attacher les lacets, essayez des chaussures à attaches Velcro ou à lacets élastiques. Les chaussures avec semelles en cuir et talon séparé n'absorbent pas aussi bien les impacts que les souliers de course ou de détente munis d'une semelle continue en matière composite. Évitez les chaussures trop lourdes ou ayant une semelle très épaisse, faite de matériaux caoutchouteux ou adhérents, qui risquent d'entraîner une chute.

Bien des gens aiment les chaussures dotées de semelles intérieures amovibles, pouvant être remplacées par d'autres semelles intérieures plus cousinées. Ce genre de semelles intérieures spéciales sont disponibles dans les magasins d'articles de sport et les magasins de chaussures. Lorsque vous magasinez pour ce genre de semelles, apportez avec vous vos chaussures de marche. Retirez la semelle intérieure originale et essayez la chaussure avec la semelle intérieure spéciale. Il faut vous assurer que celle-ci est confortable et que votre pied n'est pas à l'étroit. Les semelles intérieures sont disponibles en différentes tailles et peuvent être découpées avec des ciseaux afin de les ajuster. Essayez les semelles intérieures trois-quarts qui s'arrêtent avant le début des orteils pour laisser à ceux-ci plus d'espace. Si vous portez déjà des orthèses d'ordonnance dans vos souliers, demandez à votre médecin quelles sont d'après-lui les semelles intérieures appropriées pour faire de l'exercice.

De bonnes chaussures n'ont pas nécessairement à être coûteuses. N'importe quelle chaussure correspondant aux critères décrits ci-dessus saura répondre à vos besoins.

Défis potentiels

Si vous avez mal autour des tibias lorsque vous marchez, il se peut que vous ne vous réchauffiez pas assez. Essayez de faire quelques exercices pour les jambes et les chevilles avant votre promenade (voir le Programme facile de bouger!, au chapitre 8, exercices 9 à 14, 18 et 20). Ou faites le Programme facile de bouger! au complet en guise de réchauffement. Puis, commencez par marcher lentement au moins cinq minutes. Il est important que vos pieds et vos orteils demeurent bien détendus.

Les douleurs aux genoux est un autre problème courant. La marche rapide cause davantage de tension aux articulations des genoux. Pour accélérer votre fréquence cardiaque sans marcher très rapidement, essayez de faire travailler davantage vos bras. Ajoutez les deux exercices illustrés à la Figure 9.1. Ils aident à renforcer les muscles des genoux et des cuisses. Comme avantage supplémentaire, ils peuvent contribuer à améliorer votre équilibre.

Exercice pour les genoux 1 (ME)

Il est important d'avoir les genoux solides pour être confortable lorsqu'on se tient debout et que l'on marche. Cet exercice renforce les genoux. Asseyez-vous sur une chaise. Redressez la jambe en contractant le muscle qui se trouve sur le dessus de votre cuisse. Placez la main sur la cuisse et sentez votre muscle se contracter. Si vous le voulez, bougez les orteils. Lorsque votre genou se sera renforcé, essayez de tenir votre jambe droite pendant 30 secondes. Comptez à voix haute. Ne retenez pas votre souffle.

Exercice pour les genoux 2 (ME)

Tenez-vous debout, une jambe légèrement avancée par rapport à l'autre, talon appuyé au sol, comme si vous vous apprêtiez à faire un pas. Contractez maintenant les muscles du dessus de la cuisse pour que votre genou soit bien droit et tendu. Comptez jusqu'à 10. Relâchez. Recommencez avec l'autre jambe.

Vous pouvez contrer les crampes dans les mollets et réduire la douleur aux talons en ajoutant à votre échauffement l'étirement du tendon d'Achille, illustré à la Figure 9.2. Si vous souffrez de problèmes de circulation dans les jambes et que vous avez des crampes dans les mollets et que ceux-ci vous font mal quand vous marchez, faites alterner des segments de marche à pas vif confortable et des segments à pas lent. Ralentissez et laissez votre circulation reprendre le dessus avant que la douleur vous oblige à arrêter. Comme vous le verrez, ces exercices peuvent graduellement vous aider à marcher de plus grandes distances tout en diminuant les crampes ou la douleur. L'étirement du tendon d'Achille peut aussi contribuer à un meilleur équilibre (ME). Si ces quelques suggestions ne suffisent pas, consultez votre professionnel de la santé ou votre physiothérapeute afin d'obtenir d'autres suggestions de leur part.

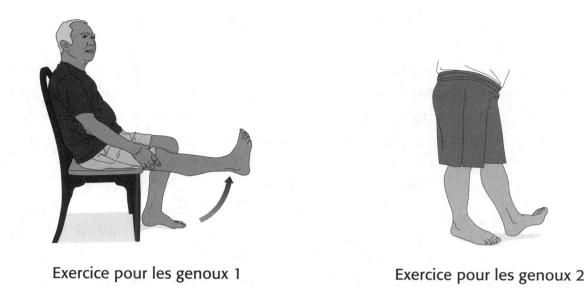

Exercice pour les genoux 1   Exercice pour les genoux 2

Figure 9.1 **Exercices pour renforcer les genoux**

Étirement du tendon d'Achille (ME)

Cet exercice aide à maintenir la flexibilité du tendon d'Achille, le grand tendon qui se trouve à l'arrière de votre cheville. Une bonne flexibilité permet de réduire le risque de blessures, ainsi que de diminuer l'inconfort des mollets et la douleur aux talons. L'étirement du tendon d'Achille est particulièrement utile au moment des exercices de récupération après la marche ou le vélo ou pour les gens sujets aux crampes dans les muscles des mollets.

Placez-vous face à un comptoir ou à un mur (voir la Figure 9.2). Placez les pieds l'un vers l'avant, l'autre vers l'arrière, les orteils pointés en avant et les talons au sol. Penchez-vous vers l'avant, pliez le genou de la jambe avant et laissez le genou de l'autre jambe bien droit, talon au sol. Vous sentirez un bon étirement dans le mollet. Maintenez l'étirement pendant 10 secondes. Ne sautillez pas. Bougez lentement. Vous pouvez aussi ajuster cet exercice pour étirer aussi l'autre grand muscle du mollet en poussant légèrement votre genou vers l'arrière lorsque vous étirez le mollet. Sentez-vous la différence? Allez-y avec précaution : il est facile d'endolorir vos muscles en faisant cet exercice, en particulier si vous portez depuis longtemps des souliers à talons hauts.

Si vous avez des problèmes d'équilibre lorsque vous vous tenez debout ou souffrez de spasticité (spasmes musculaires), vous pouvez faire une version assise de cet exercice. Asseyez-vous, les pieds à plat sur le sol. Laissez votre talon sur le sol et glissez doucement le pied vers l'arrière

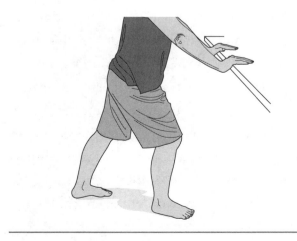

Figure 9.2 **Exercice contre les crampes**

(un pied à la fois) afin de plier votre cheville. Vous sentirez une légère tension à l'arrière du mollet (bas de votre jambe).

Une dernière chose, très importante : gardez toujours une bonne posture en marchant afin d'éviter l'inconfort dans le cou et dans la partie supérieure du dos. Gardez la tête droite au-dessus du cou et non penchée vers l'avant, et relâchez vos épaules.

La natation

La natation est une autre activité de type aérobique accessible aux nageurs de tous les âges et de tous les niveaux. Dans l'eau, vous flottez. L'eau soutient votre corps et soulage la pression exercée habituellement sur les régions douloureuses. La natation est un excellent exercice pour le cœur et les poumons. La résistance de l'eau aide aussi à tonifier les muscles. Prenez toutefois soin de vérifier auprès d'un professionnel de la santé ou d'un expert en conditionnement physique s'il y a des styles de nage que vous devriez éviter. De par leur nature, certains styles de nage vous font faire des étirements et améliorent votre flexibilité. D'autres styles, par contre, peuvent aggraver l'état d'une région douloureuse de votre corps. Si vous souffrez d'un problème cardiaque comme la douleur chronique stable liée à l'angine de poitrine, il est important de vérifier si la natation est appropriée dans votre situation. Les personnes cardiaques qui souffrent d'arythmie sévère et à qui un défibrillateur interne a été implanté devraient éviter la natation. Par contre, pour la plupart des gens souffrant de douleur chronique, la natation demeure un excellent exercice. Il s'agit d'un exercice pour l'ensemble du corps. Si vous n'avez pas nagé depuis longtemps, il peut être

judicieux de vous inscrire à un cours de mise à niveau.

Pour que la natation puisse être considérée comme exercice aérobique, vous devrez éventuellement être en mesure de nager de façon continue pendant au moins 10 minutes. Essayez différents styles de nage. Changez de style après une ou deux longueurs. Cela met en mouvement tous vos muscles et toutes vos articulations, sans épuiser aucune région de votre corps.

La natation est un excellent exercice aérobique mais ne permet cependant pas d'améliorer l'équilibre et, contrairement à la musculation, n'est pas non plus une forme d'activité physique contribuant à bâtir et à maintenir une ossature en santé. (Comme nous l'avons vu au chapitre 8, la musculation arrête la perte osseuse et peut aider à prévenir les fractures.) Faites une place à la natation dans votre programme de conditionnement physique et utilisez d'autres exercices recommandés dans ce livre pour la musculation et l'équilibre.

Les trucs suivants peuvent vous aider à incorporer la natation dans votre programme d'activité physique :

- La brasse et le style libre (anciennement appelé *crawl*) demandent une grande mobilité du cou et peuvent être des styles inconfortables. L'usage d'un masque et d'un tuba, afin de respirer sans avoir à vous tordre le cou, est une bonne solution à ce problème.

- Évitez la nage papillon si vous souffrez de douleurs chroniques au dos, au cou ou aux épaules.

- Le chlore peut irriter les yeux. Achetez de bonnes lunettes de natation. Si vous portez des lunettes, vous pouvez même faire faire des lunettes de natation avec la même correction.

- ■ Une douche chaude ou quelques minutes dans un spa après l'entraînement atténueront les raideurs et les douleurs musculaires. Évitez de faire des efforts excessifs ou de trop vous fatiguer. Si vos muscles sont endoloris pendant plus de deux heures après votre séance de natation, diminuez l'effort lors de la suivante.

- ■ Baignez-vous toujours là où des sauveteurs qualifiés sont en poste, ou, sinon, avec un ami. Ne vous baignez jamais seul.

L'aquaforme

Si vous n'aimez pas nager ou si vous n'avez pas envie d'apprendre des styles de nage, vous pouvez marcher dans la piscine ou joindre les rangs des millions de gens qui pratiquent l'aquaforme – c'est-à-dire l'activité physique dans l'eau. Souvenez-vous, au chapitre 8, nous avons expliqué comment l'aquaforme peut aider à améliorer votre flexibilité. Le conditionnement physique en milieu aquatique est aussi un bon moyen d'améliorer votre forme physique et votre endurance.

L'aquaforme est confortable et amusante, et permet d'améliorer la flexibilité, la force musculaire et l'endurance (aérobie). Le fait d'être dans l'eau enlève du poids de sur vos hanches, vos genoux, vos pieds et votre dos. C'est pour cette raison que les personnes atteintes de différentes formes de douleurs chroniques tolèrent généralement mieux l'exercice physique dans l'eau. Le fait de faire vos exercices dans une piscine vous assure aussi une certaine intimité puisque personne ne peut voir grand-chose sous le niveau des épaules.

Vous inscrire dans un cours d'aquaforme avec un bon instructeur est un excellent point de départ. Les piscines de nombreux centres communautaires et clubs de santé privés offrent des cours d'aquaforme, dont certains sont conçus spécialement en fonction des besoins des aînés. Des organismes comme la Fondation de l'arthrite, la Société de l'arthrite et les YMCA et YWCA subventionnent les cours de conditionnement physique en milieu aquatique et forment des instructeurs pour les donner. Prenez le temps de vous renseigner sur les cours d'aquaforme disponibles dans votre voisinage et demandez d'assister à un cours pour vous faire une idée. Si vous avez accès à une piscine et préférez vous entraîner par vous-même, il existe de nombreux livres et DVD d'aquaforme qui peuvent vous guider.

Quand il est question d'aquaforme, la température de l'eau est toujours matière à préoccupation. La Fondation de l'arthrite recommande que l'eau soit à une température de 29 °C et que la température de l'air ambiant soit à peu près semblable. Cela signifie bien entendu une piscine chauffée, sauf dans les climats chauds. Si vous vous apprêtez à commencer l'aquaforme, trouvez une piscine dont l'eau avoisine cette température. Si vous êtes en mesure de vous entraîner avec une certaine vigueur et n'êtes pas trop sensible au froid, vous pouvez sans doute pratiquer l'aquaforme dans une piscine dont l'eau est plus fraîche que cela. De nombreuses piscines où les gens font des longueurs sont à une température autour de 27–28 °C. Cela donne une sensation de fraîcheur lorsque vous entrez, mais en commençant par marcher doucement dans l'eau ou avec un exercice pour l'ensemble du corps, vous vous réchaufferez rapidement.

Plus l'eau où vous vous tenez est profonde, moins il y a de pression sur vos articulations. Par contre, si l'eau dépasse votre poitrine, il peut être difficile de garder votre équilibre. En vous tenant en eau moins profonde, vous pouvez laisser l'eau recouvrir davantage votre corps en écartant les jambes ou en pliant un peu les genoux.

Les trucs suivants peuvent vous aider à incorporer l'aquaforme dans votre programme d'activité physique :

- Portez quelque chose à vos pieds pour les protéger des fonds de piscine rugueux et pour vous assurer une meilleure prise au fond de l'eau et éviter de déraper sur le bord de la piscine. Il existe des chaussures conçues spécialement pour les activités aquatiques. Certaines sont munies de bandes Velcro pour les rendre plus faciles à mettre. Les chaussures de plage avec semelles de caoutchouc et dessus en filet conviennent bien également.

- Si vos mains sont sensibles au froid ou que vous souffrez de la maladie de Raynaud, portez des gants chirurgicaux jetables en latex. Vous pouvez en acheter des boîtes dans la plupart des pharmacies. L'eau emprisonnée et réchauffée à l'intérieur du gant semble isoler votre main. Si vous avez froid à la ceinture abdominale à cause de l'eau, portez un t-shirt ou des collants d'exercice pleine-longueur en Lycra pour vous tenir au chaud.

- Si votre état affecte votre force et votre équilibre, assurez-vous que quelqu'un peut vous aider à entrer dans l'eau et à en sortir. Pour plus de sécurité, placez-vous à proximité du bord de la piscine ou tenez-vous proche d'un camarade qui pourra vous aider en cas de besoin. Vous pourriez même faire vos exercices assis sur une chaise là où l'eau est peu profonde. Demandez au moniteur de vous aider à choisir le meilleur programme d'exercice, le meilleur équipement et les meilleures installations selon vos besoins.

- Si la piscine n'est pas pourvue de marches et qu'il vous est difficile de descendre et monter une échelle, demandez au personnel de la piscine de placer pour vous un escabeau de cuisine à trois marches dans l'eau, à côté de la main courante de l'échelle. Il s'agit d'une façon peu coûteuse de vous permettre de disposer de marches pour vous faciliter l'accès à la piscine. L'escabeau peut être facilement rangé lorsque personne n'en a besoin.

- Vous flotterez plus facilement en portant une ceinture de flottaison ou un gilet de sauvetage. Vous aurez ainsi moins de poids sur les hanches, les genoux et les pieds et vous sentirez plus confortable.

- Vos exercices aquatiques seront plus faciles si vous bougez lentement. Vous pouvez aussi ajuster l'intensité des exercices en déplaçant plus ou moins d'eau lorsque vous effectuez les mouvements. Par exemple, cela demande un certain effort de déplacer vos bras d'avant en arrière, devant vous, en tenant les paumes l'une face à l'autre comme si vous essayiez de taper dans vos mains. Il est beaucoup plus facile de faire le même mouvement en tenant les paumes vers le bas, doigts pointés vers l'avant. L'eau offre moins de résistance.

■ Soyez conscient qu'une meilleure flottaison permet de plus amples mouvements des articulations que ce à quoi vous êtes probablement habitué, en particulier si vous faites vos exercices dans une piscine chaude. Commencez par vous entraîner doucement et ne restez pas trop longtemps dans la piscine, même si vous vous sentez bien. Vous devez tout d'abord savoir comment votre corps réagira et comment vous vous sentirez le lendemain de vos exercices. Si tout va bien, vous pourrez alors vous entraîner avec plus d'intensité.

Le vélo d'exercice

Sur le plan de la forme physique, le vélo d'exercice offre les mêmes avantages que faire du vélo à l'extérieur, sans les risques. Il s'agit d'une bonne option pour les personnes qui n'ont pas la flexibilité, la force ou l'équilibre pour pédaler et diriger le vélo sur la route. C'est aussi une excellente option pour les gens qui vivent en région froide ou montagneuse. Il est possible d'adapter les vélos d'exercice en fonction de différents problèmes physiques. Par exemple, les personnes ayant une jambe ou un bras paralysé peuvent s'entraîner sur un vélo d'exercice à l'aide d'un accessoire spécial pour leur membre paralysé.

Le vélo d'exercice représente une solution de rechange particulièrement bonne pour les personnes souffrant de douleurs chroniques. C'est une forme d'exercice qui ne fait pas subir de tension supplémentaire à vos hanches, vos genoux ou votre colonne vertébrale. Vous pouvez facilement ajuster l'intensité de votre effort. Vous choisissez aussi le modèle de vélo sur lequel vous êtes le plus confortable. Deux types de vélos d'exercice sont recommandés pour les personnes souffrant de douleurs chroniques. Certaines personnes sont plus confortables pour pédaler légèrement penchées vers l'avant, sur un vélo d'exercice droit, qu'on appelle souvent « vélo hybride » ou « vélo de ville ». D'autres sont plus à l'aise sur un vélo couché, long et bas, muni d'un véritable siège et d'un dossier. Évitez un vélo de type compétition qui vous oblige à plier beaucoup le dos. Nombreux sont les centres de conditionnement physique à être équipés de ces deux types de vélos d'exercice et à offrir des classes supervisées de vélo en salle d'entraînement. Le choix de modèles est vaste si vous optez plutôt pour vous acheter un vélo d'exercice pour la maison. Tout comme la natation, le vélo n'est pas un exercice de musculation et ne permet donc pas d'améliorer l'équilibre ni ne contribue à bâtir et à maintenir une ossature en santé. Utilisez le vélo d'exercice les jours où vous ne voulez pas marcher ou faire des exercices de musculation, ou lorsque vous ne pouvez pas vous entraîner à l'extérieur.

Rendre le vélo d'exercice intéressant

Le commentaire négatif le plus commun à propos du vélo d'exercice est que c'est ennuyeux. Si vous pratiquez le vélo d'exercice en regardant la télévision, en lisant ou en écoutant de la musique, vous pourrez vous mettre en bonne forme tout en évitant l'ennui. Une dame se garde motivée en traçant sur une carte des circuits de lieux qu'elle aimerait visiter et y marque sa progression au fur et à mesure qu'elle accumule les kilomètres. D'autres personnes font leur demi-heure de vélo d'exercice en regardant un téléroman ou le bulletin de nouvelles. Il existe aussi des vidéocassettes et des DVD de circuits à vélo exotiques, filmés selon la perspective du cycliste. Il existe aussi des supports à livres qui se fixent sur le guidon et permettent de lire facilement tout en pédalant.

Conseils sur le vélo d'exercice

- Le vélo d'exercice ne sollicite pas les mêmes muscles que la marche. Jusqu'à ce que les muscles de vos jambes s'habituent à pédaler, il se peut que vous n'arriviez à faire que quelques minutes de vélo à la fois. Commencez avec un réglage sans aucune résistance. Lorsqu'il sera plus facile de pédaler, augmentez peu à peu la résistance. Pédaler avec une résistance accrue, c'est comme grimper une côte. Si la résistance est trop forte, vous aurez probablement mal aux genoux et devrez vous arrêter avant de profiter des bienfaits de l'entraînement en endurance.

- Pédalez à une vitesse confortable. Pour la plupart des gens, 50 à 70 tours par minute (tr/min) est un bon point de départ. La plupart des vélos d'exercice sont munis d'un écran qui affiche le nombre de tours par minute. Sinon, vous pouvez compter combien de fois, en une minute, votre pied droit passe par le point le plus bas de sa rotation. Une fois que vous vous serez habitué au vélo, vous pourrez augmenter votre vitesse. Par contre, plus vite ne veut pas nécessairement dire meilleur. En écoutant de la musique au bon tempo, il est plus facile de pédaler à une vitesse constante. Avec l'expérience, vous trouverez le bon équilibre entre vitesse et résistance.

- Fixez-vous comme objectif de pédaler pendant 20 à 30 minutes, à une vitesse confortable. Alternez entre périodes de pédalage intense et périodes d'effort moins intense. Vérifiez votre fréquence cardiaque, ou utilisez le test de l'effort perçu ou le test de la parole (voir page 175) pour vous assurer que votre effort n'est pas trop intense. Si vous êtes seul, le temps passera plus vite si vous récitez des poèmes ou vous vous racontez des histoires en pédalant. Si vous vous essoufflez, ralentissez.

Liste de contrôle pour les vélos d'exercice

- Le vélo est stable lorsque vous y montez et en descendez.

- La résistance est facile à régler et il est possible de la régler à zéro.

- La selle est confortable et peut être ajustée pour que votre genou approche de la pleine extension lorsque la pédale est à son point le plus bas.

- Les pédales sont assez larges. Les sangles de pédales sont suffisamment lâches pour permettre à vos pieds de bouger légèrement lorsque vous pédalez.

- Le dégagement par rapport au cadre est suffisant pour ne pas risquer de cogner vos genoux et vos chevilles.

- Le guidon vous permet d'avoir une posture adéquate et une position confortable pour les bras.

- Notez les durées et les distances de vos « expéditions » à vélo. Vous serez surpris en voyant jusqu'où vous êtes capable d'aller.

- Les mauvais jours, tenez-vous-en à votre routine d'exercice, mais en pédalant sans résistance, à une cadence plus faible ou pour une période plus courte.

- Réchauffez-vous et faites vos exercices de récupération. Pédalez lentement, sans résistance, pendant cinq minutes avant et après une séance d'exercices plus intense.

Utiliser d'autres appareils de conditionnement physique

Outre les vélos d'exercice, il existe plusieurs autres sortes d'appareils d'exercice : les tapis roulants, les machines à ramer manuelles et à moteur, les machines de ski de fond, les simulateurs d'escalier et les machines elliptiques, entre autres. La plupart d'entre eux sont disponibles dans les centres de conditionnement physique ou peuvent être achetés afin d'être utilisés à la maison. Si vous songez à l'une ou l'autre de ces options d'entraînement, prenez le temps de définir clairement les objectifs que vous voulez atteindre. Pour la bonne forme et l'endurance cardiovasculaire, choisissez un appareil qui permet à votre corps un maximum de mouvement. Le mouvement que permet de faire l'appareil doit être rythmique, répétitif et doux. L'appareil doit être confortable, sécuritaire et ne pas éreinter les articulations. Consultez votre médecin, votre physiothérapeute ou un instructeur de conditionnement physique certifié si vous êtes intéressé par un nouvel appareil. Ensuite, essayez-le pendant une semaine ou deux avant de prendre un abonnement de longue durée dans un centre sportif ou d'en faire l'achat pour la maison.

L'équipement d'entraînement avec contrepoids ne permet pas en général d'améliorer votre forme cardiovasculaire mais améliore votre force et contribue à la solidité de vos os. Si vous souhaitez ajouter à votre programme des appareils à contrepoids ou des exercices de renforcement musculaire avec poids et haltères, consultez aussi vos experts en soins de santé au préalable.

L'aérobie sans sauts

La plupart des gens trouvent que la danse aérobique sans sauts est une forme amusante et sécuritaire d'exercice. « Sans sauts » signifie qu'il y a toujours un de vos pieds au sol et qu'il n'y a jamais aucun saut. Par contre, « sans sauts » ne veut pas nécessairement dire sans intensité, ni que tous les exercices sans sauts protègent l'ensemble de vos articulations. Si vous participez à un cours d'aérobie sans sauts, vous devrez probablement modifier certains exercices en fonction de votre situation et de vos besoins. Il est aussi possible de faire de l'exercice physique sans sauts dans les classes de Zumba et de gymnojazz. La pratique régulière de la danse – par exemple la salsa, la danse sociale et la danse carrée – est une autre façon de faire de l'exercice aérobique.

Informez d'emblée le moniteur de votre état. Dites-lui que cela vous obligera peut-être à modifier certains mouvements et que vous aurez besoin de ses conseils. Il est plus facile de commencer avec un nouveau groupe qui vient de se former que de vous joindre à un groupe existant. Si vous ne connaissez pas les autres participants, essayez de tisser des liens avec eux. Soyez franc par rapport aux raisons pour lesquelles vous devez parfois faire les mouvements différemment. Vous serez plus à l'aise ainsi et il se peut que vous trouviez d'autres personnes qui ont des besoins particuliers.

La plupart des moniteurs utilisent de la musique ou comptent les pas selon un certain rythme et répètent les séquences de pas un certain nombre de fois. Il se peut que vous trouviez les mouvements trop rapides ou que vous préfériez répéter moins de fois les séquences de mouvements. En ce cas, vous pouvez modifier la séquence pour faire seulement un mouvement aux deux temps. Sinon, vous pouvez suivre le rythme jusqu'à ce que vous vous fatiguiez, puis ralentir ou vous arrêter. Si le groupe fait un exercice qui mobilise les bras et les jambes et que vous vous fatiguez, essayez de reposer vos bras et de ne faire que les pas ou marchez simplement sur place jusqu'à ce que vous soyez prêt à recommencer. La plupart des moniteurs peuvent vous apprendre des exercices aérobiques sur chaise pour les moments où vous avez besoin de reposer vos jambes.

Certaines séquences d'exercices sans sauts comprennent de nombreux mouvements des bras au niveau des épaules ou au-dessus, afin d'augmenter la fréquence cardiaque. Dans le cas des personnes souffrant de douleurs aux épaules, au cou ou dans le haut du dos, d'hypertension ou de problèmes pulmonaires, un trop grand nombre d'exercices au-dessus du niveau des épaules risque d'aggraver l'essoufflement, d'augmenter la pression artérielle ou de causer des douleurs. Modifiez l'exercice diminuant la hauteur de vos bras, ou faites une pause si vous en sentez le besoin.

Faire les exercices autrement que les autres dans une salle fermée avec des miroirs demande une certaine dose de courage et de conviction, et un bon sens de l'humour. En ce sens, il est important de choisir un moniteur qui encourage chacun à faire les exercices à son rythme et un groupe où les gens sont amicaux et ont du plaisir. Assistez à des cours en tant qu'observateur, parlez aux moniteurs et faites au moins un cours d'essai avant de vous inscrire et de vous engager financièrement.

Les trucs suivants peuvent vous aider à incorporer l'aérobie sans sauts dans votre programme d'activité physique :

- **Portez des chaussures.** Plusieurs studios sont équipés de planchers matelassés ou de tapis doux. Vous serez peut-être tenté de faire vos exercices nu-pieds. Ne le faites pas! Les chaussures, avec leur surface ferme et plate, protègent et soutiennent les petites articulations et les muscles de vos pieds et de vos chevilles.

- **Protégez vos genoux.** Gardez les genoux droits mais détendus. De nombreux exercices sans sauts sont effectués les genoux pliés et tendus, avec beaucoup de balancements de haut en bas. Cela peut être douloureux et inutilement éreintant. Évitez cela en faisant attention à ce que vos genoux demeurent détendus (les moniteurs d'aérobie vous diront souvent « relâchez les genoux! »). Vérifiez dans le miroir que le dessus de votre tête demeure bien stable pendant que vous faites vos exercices. Ne vous balancez pas de haut en bas.

■ **Ne vous étirez pas trop.** Il y aura des étirements et des exercices de musculation au début et à la fin du cours (réchauffement et récupération). N'oubliez pas : ne vous étirez jamais davantage que vous ne le pouvez en tout confort. Maintenez la position d'étirement, sans à-coups. Si l'étirement vous fait mal, arrêtez. Demandez plutôt à votre moniteur un exercice de remplacement moins exigeant, ou choisissez-en un par vous-même.

■ **Variez les mouvements.** Faites alterner les mouvements de façon à éviter d'endolorir vos muscles et vos articulations. Il est normal de ressentir des sensations nouvelles dans les muscles et autour des articulations quand on entreprend un nouveau programme d'exercices. Par contre, si vous vous sentez inconfortable à force de répéter le même mouvement, changez de mouvement ou arrêtez un moment pour vous reposer.

■ **Alternez les types d'activités.** Plusieurs centres sportifs offrent une multitude de possibilités d'activités physiques : des salles équipées d'appareils d'exercice, y compris des appareils pour l'exercice cardiovasculaire, des piscines, des studios d'aérobie, etc. Si vous ne voulez pas participer à une classe d'une heure d'aérobie, demandez si vous pouvez vous joindre au groupe pour les portions réchauffement et récupération du cours et si vous pouvez vous entraîner sur un vélo d'exercice ou un tapis roulant durant la portion aérobie du cours. Beaucoup de gens trouvent que cette formule mixte leur offre à la fois les avantages d'un programme individualisé et ceux de l'exercice en groupe.

Autodiagnostics pour l'exercice en endurance (aérobie)

Pour certains, la simple sensation d'une meilleure endurance et d'un plus grand bien-être suffira à confirmer leur progrès. D'autres auront besoin de preuves que le programme d'exercices qu'ils suivent améliore de façon mesurable leur condition physique. Si c'est votre cas, vous pouvez utiliser l'un des tests de condition physique suivants, ou les deux. Tout le monde n'est pas en mesure de faire les deux tests. Choisissez celui qui fonctionne le mieux pour vous.

Notez vos résultats. Après quatre semaines d'exercice, refaites le test et évaluez votre amélioration. Faites-le de nouveau après quatre autres semaines d'exercice et voyez quels sont vos progrès.

Test selon la distance

■ **Utilisez un moniteur d'activité physique.** Le podomètre est l'un des accessoires d'entraînement les moins coûteux. Il peut être difficile de régler la distance, c'est pourquoi les meilleurs podomètres mesurent vos pas. Si vous prenez l'habitude de porter un podomètre, il est ensuite facile de vous motiver à faire quelques pas de plus chaque jour. Vous serez surpris de la rapidité à laquelle ceux-ci s'accumulent. Une autre option, plus coûteuse, est de vous procurer un des nouveaux bracelets numériques qui comptent vos pas, calculent les calories que vous dépensez et vous donnent une foule d'autres informations utiles.

- **Mesurez une distance.** Trouvez un endroit où vous pouvez marcher, faire du vélo, nager, marcher dans l'eau, et où il est aussi possible de mesurer les distances. Une piste d'athlétisme est idéale. Sur la rue, vous pouvez mesurer les distances à l'aide de l'odomètre d'une voiture. L'odomètre d'un vélo d'exercice ou d'un tapis roulant fournit la même mesure. Si vous pensez nager ou marcher dans l'eau, vous n'aurez qu'à compter les longueurs de piscine. Après vous être réchauffé, notez votre point de départ, puis pédalez, nagez ou marchez aussi vite que vous le pouvez, en restant confortable, pendant 5 minutes. Essayez de conserver la même cadence pendant toute cette durée. Une fois les cinq minutes écoulées, notez l'emplacement où vous vous trouvez, la distance que vous avez parcourue ou le nombre de tours que vous avez faits. Prenez immédiatement votre pouls ou évaluez votre effort (sur une échelle de 0 à 10) avec la méthode de l'effort perçu. Continuez à un rythme plus lent de trois à cinq minutes pour récupérer. Notez la distance parcourue, votre rythme cardiaque et votre effort perçu.

- **Répétez le test après plusieurs semaines d'exercice.** Il se peut que vous constatiez un changement en aussi peu que quatre semaines. Toutefois, il faut souvent de huit à douze semaines pour noter une amélioration.

Objectif : Parcourir une plus grande distance, diminuer votre rythme cardiaque ou abaisser votre niveau d'effort perçu.

Test selon le temps

- **Chronométrez un temps.** Mesurez une certaine distance sur laquelle vous devrez marcher, faire du vélo, nager ou marcher dans l'eau. Évaluez jusqu'où vous pensez pouvoir vous rendre en une à cinq minutes. Vous pouvez choisir la pleine distance, un certain nombre de pâtés de maisons ou un certain nombre de longueurs dans la piscine. Réchauffez-vous pendant trois à cinq minutes. Mettez le chronomètre en marche et partez. Déplacez-vous avec régularité et vivacité, mais en restant confortable. Une fois la distance parcourue, notez le temps que cela vous a pris, votre fréquence cardiaque et votre niveau d'effort perçu.

- **Répétez le test** après plusieurs semaines d'exercice, comme pour la distance.

Objectif : Parcourir la distance prédéterminée en moins de temps, à un rythme cardiaque moins élevé ou avec un plus bas niveau d'effort perçu.

Autres ressources à consulter

Entrez des énoncés comme « exercices sur chaise », « conditionnement physique pour personnes à mobilité réduite » ou « conseils de mise en forme pour personnes en fauteuil roulant » dans le champ de recherche des sites Web suivants :

HelpGuide.org : www.helpguide.org

National Health Service : www.nhs.uk/livewell

Sit and Be Fit (exercices sur chaise) : www.sitandbefit.org

Lectures complémentaires

Pour en apprendre davantage sur les sujets abordés dans ce chapitre, nous vous suggérons d'explorer les ouvrages suivants :

Bird, W. & Reynolds, V. 2006. *La marche : Programme de mise en forme*. Éditions de l'Homme.

Blenford, N. 2009. *Danse exercice*. Ottawa : Broquet.

Byl, J. & Association canadienne de loisirs intramuros d'Ontario et al. 2007. *Tout le monde bouge! : Activités physiques énergiques quotidiennes*. Hamilton, Ont. : CIRA Ontario.

Drouin, J. et al. 2018. *La Marche : Pour être en forme et en bonne santé*. Homme.

Morán, O. & Arechabala, I. 2012. *Stretching Exercises Encyclopedia*. Maidenhead [United Kingdom]: Meyer & Meyer Sport.

Paumard, P. 2011. *Douleur musculaire et étirements en 32 planches*. Elsevier Health Sciences.

Seijas, G. 2014. *Anatomy & 100 essential stretching exercises*. Hauppauge, NY : Barron's.

Thibault, G. 2009. *Entrainement cardio : Sports d'endurance et performance*. Vélo Québec.

CHAPITRE 10

Communication avec la famille et les amis

« Tu ne comprends pas! »

COMBIEN DE FOIS AVEZ-VOUS LANCÉ CETTE PHRASE en conclusion d'une discussion frustrante? Quand nous parlons à quelqu'un, nous souhaitons que cette personne nous comprenne. Il est compréhensible que vous ressentiez de la frustration lorsque vous avez le sentiment qu'on ne vous a pas compris. Une mauvaise communication peut vous mettre en colère ou être à l'origine d'un sentiment d'impuissance et d'isolement, ou vous déprimer. Si vous souffrez de douleur chronique, vous risquez de vivre ces sentiments de façon encore plus intense.

La douleur entrave vos interactions avec les autres. Par exemple, il se peut que la douleur vous distraie et que vous n'écoutiez pas très bien lorsque les autres vous parlent. La douleur peut vous mettre en colère et vous rendre irritable et il se peut aussi que vous vous en défouliez de la mauvaise façon, c'est-à-dire sur les membres de votre famille, vos amis ou vos collègues. La douleur peut être si accablante qu'elle finit par prendre toute la place. Votre univers s'en trouve peu à peu réduit à vous et votre douleur. Alors, la communication avec les autres devient très égocentrique. Avec le temps, cette communication à sens unique risque d'éloigner de vous les gens auxquels vous tenez le plus. Résultat : les relations avec votre famille, vos amis, vos collègues et même votre équipe soignante se détériorent.

Lorsque la communication se rompt, cela affecte votre douleur et vos symptômes. Vos muscles se tendent, la douleur augmente, votre cœur est davantage sollicité, votre taux de glycémie et votre pression artérielle risquent également de s'élever. Les conflits et les malentendus nous préoccupent, nous rendent plus irritables et nous déconcentrent – un état qui, parfois, se solde par des accidents. Il est clair que les problèmes de communication ont un effet négatif sur votre santé physique, mentale et émotionnelle.

Pour l'autogestionnaire, savoir communiquer efficacement est une qualité essentielle. Dans ce chapitre, nous nous intéressons à des outils qui favorisent une meilleure communication. Ces outils vous aideront à exprimer vos sentiments de manière positive. Nous vous donnons des conseils sur la façon d'aplanir les conflits, de demander de l'aide et de dire non quand il le faut. Nous abordons aussi l'écoute, les signes du langage corporel, les différents styles de communication et la façon de vous y prendre pour que les autres soient plus enclins à vous renseigner. Au chapitre 11, nous voyons comment communiquer plus efficacement avec les professionnels de la santé sur des questions liées à la douleur et aux autres symptômes, et comment vous orienter au sein du système de santé.

N'oubliez jamais que la communication n'est pas à sens unique; elle doit être réciproque. Vous êtes peut-être mal à l'aise d'exprimer vos sentiments ou de demander de l'aide, mais il est probable que les autres ressentent exactement la même chose. Il se peut que ce soit à vous de veiller à ce que les canaux de communication soient bien ouverts.

Exprimer ce que vous ressentez

Lorsque la communication avec les autres s'avère difficile, essayez la démarche suivante. Tout d'abord, analysez la situation. Mettez le doigt sur ce qui vous embête. Que ressentez-vous? Voici un exemple.

Jacques et Robert avaient convenu d'aller ensemble voir un match de football. Lorsque Robert est passé chercher Jacques, celui-ci n'était pas prêt. En fait, il n'était plus sûr de vouloir y aller parce qu'il avait mal au dos. Voici leur échange :

Jacques : « *Tu ne comprends pas. Si tu avais mal comme j'ai mal, tu ne serais pas aussi prompt à me critiquer.* »

Robert : « *Ouais, on dirait que je vais devoir y aller seul!* »

Dans cette brève conversation, ni Robert, ni Jacques n'a pris la peine de réfléchir à ce qui l'embêtait vraiment ni de se demander comment il se sentait par rapport à cela. Chacun a blâmé l'autre pour cette situation regrettable.

Voici la même conversation, dans laquelle chacun des deux protagonistes s'efforce de communiquer de façon plus attentionnée.

Robert : « *Ça me fâche que tu me dises à la dernière minute que tu n'es plus sûr de vouloir y aller, alors qu'on avait tout planifié. Je ne sais pas quoi faire : y aller seul? Ne plus y aller et rester ici avec toi? Ne plus jamais faire de plans?* »

Jacques : « *Quand les douleurs au dos me prennent comme ça, à la dernière minute, je ne sais pas non plus quoi faire. Je ne t'ai pas appelé parce que j'ai vraiment envie d'y aller et je ne voulais pas te décevoir. J'espère toujours pouvoir y aller. J'espère que je me sentirai mieux tout-à-l'heure.* »

Robert : « *Je comprends.* »

Jacques : « *Allons au match. Tu me laisseras à l'entrée avant d'aller stationner pour ne pas que j'aie trop à marcher. Je monterai doucement les marches. Tu me trouveras à nos places. J'ai vraiment envie qu'on aille voir ce match ensemble. À l'avenir, je te préviendrai avant si mon dos fait des siennes.* »

Robert : « *Ça marche. J'apprécie ta compagnie. Je préfère quand tu me dis comment je peux t'aider. C'est simplement que je n'aime pas être pris par surprise, ça me met en colère.* »

Dans ce dialogue, Jacques et Robert ont tiré la situation au clair. Ils se sont dit comment ils se sentaient par rapport à celle-ci. Par contre, ils ne se sont pas fait de reproche.

Dans ce genre de situation, malheureusement, les gens communiquent souvent sur le mode du reproche. Par exemple, il se peut que nous n'écoutions pas et que nous soyons pris en défaut, mais notre réflexe est de blâmer l'autre personne. Dans ce cas aussi, le fait de communiquer de façon attentionnée peut être d'une grande aide. Voyez l'exemple qui suit.

Johanne : « *Comment se fait-il que tu gâches toujours mes plans? Tu aurais au moins pu m'appeler. J'en ai assez de toujours tenter de tout faire avec toi.* »

Catherine : « *Je comprends. Lorsque mes symptômes de fibromyalgie empirent soudainement, je me sens prise au dépourvu. Je ne t'ai pas appelée parce que ne voulais pas te décevoir. J'espère toujours pouvoir y aller. J'ai vraiment envie d'y aller. J'espère que je me sentirai mieux tout-à-l'heure.* »

Johanne : « *Bien, j'espère qu'à l'avenir tu m'appelleras. Je n'aime pas être prise par surprise.* »

Les clés d'une meilleure communication

■ Ne prenez pas pour acquis que les autres savent ce que vous voulez simplement parce qu'« ils devraient savoir ». Les gens ne peuvent pas deviner vos pensées. Si vous voulez être certain qu'ils sachent une chose, dites-la leur.

■ Vous ne pouvez pas changer la façon dont les autres communiquent. Ce que vous pouvez changer est *votre* façon de communiquer, afin de la rendre la plus claire possible. (Voir le Tableau 10.1, à la page 201.)

Catherine : « *Je comprends. Si ça te va, allons magasiner maintenant. Si j'ai trop mal, je me reposerai dans un café en lisant un bon livre, pendant que tu continues à magasiner. Je veux qu'on continue à planifier des sorties ensemble. À l'avenir, je te préviendrai plus rapidement si je ne me sens pas bien.* »

Dans cet exemple, seule Catherine est attentionnée. Johanne, pour sa part, continue à faire des reproches à son amie. L'issue du dialogue demeure tout de même positive. Les deux amies obtiennent finalement ce qu'elles veulent.

Voici quelques suggestions pour vous aider à établir une bonne communication et à créer des relations qui vous apporteront un réel soutien :

- **Soyez respectueux.** Soyez toujours respectueux et attentionné envers l'autre personne. Ne soyez pas moralisateur et n'en demandez pas trop. Évitez les commentaires dévalorisants du genre « Pourquoi tu gâches toujours mes plans ? » Si vous utilisez souvent le mot *tu*, c'est un indice que vous êtes probablement en train de faire des reproches à votre interlocuteur. Essayez plutôt de commencer vos phrases avec « Je » (nous abordons cette technique plus en détail dans les pages suivantes). Avec un peu de tact et de courtoisie, on arrive à désamorcer la plupart de ces situations délicates (voir la section consacrée à la colère, au chapitre 4, page 76).

- **Soyez clair.** Décrivez les situations ou les observations que vous faites à l'aide de faits. Évitez des mots comme *toujours* ou *jamais*. Ne faites pas de généralisations inutiles et n'y répondez pas si d'autres en font. Dans le dialogue ci-dessus, au lieu de réagir à l'accusation de Johanne, Catherine explique clairement à son amie comment la douleur s'est mise à augmenter soudainement et lui dit que, malgré la douleur et la fatigue, elle souhaite continuer à profiter de sa compagnie.

- **Ne faites pas de suppositions.** Demandez des précisions. Ce n'est pas ce que Johanne a fait. Elle a sauté à la conclusion que Catherine avait été impolie avec elle parce qu'elle ne l'avait pas appelée. Il aurait mieux valu qu'elle demande à Catherine pourquoi elle ne l'avait pas appelée plus tôt. Les suppositions sont les ennemies d'une bonne communication. Les disputes viennent souvent du fait qu'une des personnes s'attend à ce que l'autre devine ses pensées. S'il y a quelque chose que vous ne comprenez pas, posez des questions.

- **Soyez ouvert.** Essayez d'exprimer vos sentiments avec ouverture et honnêteté. Exprimez vos propres besoins clairement et directement. N'obligez pas les autres à deviner ce que vous ressentez ou quels sont vos besoins; il est fort probable qu'ils se trompent. Catherine a fait la bonne chose. Elle a dit qu'elle souhaitait quand même aller magasiner, qu'elle ne voulait pas décevoir Johanne et qu'elle espérait que ses symptômes de fibromyalgie allaient s'estomper.

- **Acceptez ce que les autres ressentent.** Essayez de comprendre leur point de vue. Ce n'est pas toujours facile. Il faut parfois réfléchir à ce qu'on vous dit au lieu de réagir immédiatement. Vous pouvez marquer une pause en disant : « Attends, j'essaie de comprendre. » ou bien « Je ne suis pas certain d'avoir bien compris. Peux-tu m'expliquer? »

■ **Faites de l'humour, mais avec doigté.** Un peu d'humour fait parfois des miracles. Mais évitez les sarcasmes et l'humour dégradant. Sachez être sérieux quand il le faut.

■ **Ne jouez pas la victime.** Vous devenez une victime lorsque vous n'exprimez pas vos besoins et vos sentiments ou lorsque vous vous attendez à ce que quelqu'un agisse de telle ou telle manière plutôt qu'une autre. À moins d'avoir fait quelque chose pour blesser quelqu'un d'autre, ne vous excusez pas. Le fait de vous excuser sans arrêt montre que vous vous percevez comme une victime. Vous méritez le respect et vous avez le droit d'exprimer vos désirs et vos besoins.

■ **Écoutez d'abord.** Les personnes qui ont une bonne écoute interrompent rarement les autres. Attendez quelques secondes avant de répondre lorsqu'une autre personne a fini de parler. Elle pourrait avoir autre chose à ajouter.

Parler au « je »

Plusieurs d'entre nous ont de la difficulté à exprimer leurs sentiments, en particulier lorsqu'ils peuvent paraître critiques à l'égard d'autrui. Il y a quelques règles d'or à suivre qui peuvent nous aider à exprimer plus efficacement nos sentiments sans que nos interlocuteurs se sentent attaqués ou sur la défensive.

Si la discussion est émotive et que nous ressentons de la frustration, nos propos risquent d'être remplis de formules en « tu ». Lorsqu'on parle au « tu », c'est-à-dire à la deuxième personne, nos phrases commencent par un « tu ». Dans une discussion animée, les phrases en « tu » sont souvent conflictuelles et porteuses d'accusations. Elles donnent l'impression de reproches et l'autre personne risque de se sentir attaquée. Lorsque nous nous mettons à lancer à profusion les phrases en « tu », l'autre personne se retrouve sur la défensive et un fossé se creuse. Il risque alors d'y avoir une escalade menant à la colère, à la frustration et au ressentiment.

Les phrases au « je » sont des expressions directes, affirmatives de votre point de vue et de vos sentiments. Par conséquent, pour faire des phrases au « je », il faut éviter le mot *tu*. Il s'agit plutôt de faire état de vos sentiments personnels en parlant au *je*. Dites par exemple « J'essaie toujours de travailler de mon mieux. » plutôt que « Tu me critiques tout le temps. » Ou bien : « Merci de baisser le volume de la télévision quand je te parle. » plutôt que « Tu ne m'écoutes jamais. » Voici d'autres exemples :

Phrase au « tu » : « *Pourquoi es-tu toujours en retard? Nous n'arrivons jamais nulle part à temps.* »

Phrase au « je » : « *Je n'aime pas être en retard. Je tiens à arriver à temps.* »

Phrase au « tu » : « *Tu ne peux pas comprendre à quel point je me sens mal.* »

Phrase au « je » : « *Je ne me sens pas bien. J'aurais besoin d'un coup de main aujourd'hui.* »

Faites attention aux phrases au « tu » déguisées. Ce sont des phases au « tu » que l'on fait précéder de l'expression « Je sens que . . . » Par exemple, la phrase « Je sens que tu ne me traites pas équitablement » est en réalité une phrase en « tu » déguisée. Une véritable phrase au « je » serait : « Je me sens vexé et en colère. » Voici un autre exemple :

Phrase au « tu » : « *Tu marches toujours trop vite.* »

Phrase au « tu » déguisée : « *Je suis fâché que tu marches si vite.*

Phrase au « je » : « *J'ai de la difficulté à marcher rapidement.* »

Comme pour toute nouvelle habileté, apprendre à formuler des phrases au « je » demande du temps et de la pratique. Commencez par être attentif à ce que vous dites et à ce que les autres disent. (Les épiceries sont de bons endroits où entendre une multitude de phrases en « tu », en particulier celles que les parents adressent à leurs enfants.) Faites l'exercice de transformer mentalement certaines de ces phrases en « tu » en phrases en « je ». Vous serez surpris de la vitesse à laquelle vous prendrez l'habitude de faire des phrases en « je ».

Pour commencer, adoptez le format qui suit pour formuler des phrases en « je » :

« Je constate . . . »: (*n'énoncez que les faits*)

« Je pense . . . »: (*énoncez votre opinion*)

« Je me sens . . . »: (*énoncez vos sentiments*)

« Je veux . . . »: (*énoncez exactement ce que vous souhaitez que l'autre personne fasse*)

À titre d'exemple, imaginez que vous avez préparé un pain spécial que vous souhaitez apporter en cadeau à un ami. Un membre de la famille passe par la cuisine, aperçoit le pain sur le comptoir et s'en coupe un généreux morceau.

Vous êtes fâché car vous ne pouvez plus donner le pain en cadeau maintenant qu'il est entamé. Voici ce que vous pourriez-dire au gourmand : « Je vois que tu as pris un morceau du pain que j'ai préparé [fait]. Je pense que tu aurais dû me demander la permission avant d'en prendre un morceau [opinion]. Je suis fâché et déçu parce que je ne peux plus le donner en cadeau maintenant qu'il est entamé [sentiment]. J'aimerais des excuses de ta part, et, la prochaine fois, j'aimerais que tu me demandes la permission avant d'en prendre un morceau [souhait].

Les phrases au « je » sont très utiles, mais il faut rester prudent. Premièrement, elles ne sont pas une panacée. Elles ne peuvent fonctionner que si l'interlocuteur les entend véritablement. Cela peut être problématique si cette personne est habituée à entendre des phrases au « tu » chargées de reproches. Même si vous vous mettez à utiliser des phrases au « je », il se peut que votre interlocuteur soit habitué à des phrases au « tu » de votre part et qu'au début il ne perçoive pas votre nouvelle façon de communiquer. Si l'utilisation de phrases au « je » ne fonctionne pas de prime abord, persévérez. À mesure que vous gagnerez en adresse, vos anciens schémas de communication se déferont petit à petit et vous verrez les choses changer.

Deuxièmement, certaines personnes utilisent les phrases au « je » à des fins de manipulation. Bien souvent, ces personnes affirment qu'elles se sentent tristes, en colère ou qu'elles vivent des frustrations dans le simple but de s'attirer la sympathie des autres. Si les phrases au « je » sont utilisées à cette fin, il ne faudra pas grand temps avant que des problèmes ne surviennent. Les phrases au « je » efficaces doivent exprimer des sentiments sincères, non pas servir d'appâts pour attirer l'attention des autres.

Finalement, sachez que les phrases au « je » ne servent pas uniquement à exprimer des déceptions ou des préoccupations. Elles

Exercice : Parler au « je »

Reformulez les énoncés suivants sous forme de phrases en « je ». (Faites attention de ne pas faire de phrases au « tu » déguisées).

1. « Tu t'attends à ce que je sois à ton service! »

2. « Tu ne me touches pratiquement plus jamais. » « Tu m'ignores depuis mon accident de voiture. »

3. « Tu n'as jamais de temps pour moi. Tu es toujours à la course. »

4. « Docteur, vous ne m'avez pas dit quels sont les effets secondaires de ces médicaments ni pourquoi je dois les prendre. »

peuvent aussi très bien servir à exprimer des sentiments positifs ou des compliments. Par exemple, vous pourriez dire à votre médecin : « Docteur, j'apprécie beaucoup le temps supplémentaire que vous m'accordez aujourd'hui. »

Une communication efficace simplifie la vie de tous, en particulier celle des personnes ayant des problèmes de santé chroniques. Le tableau 10.1 présente quelques mots ou expressions qui peuvent faciliter ou au contraire entraver cette communication.

Atténuation des conflits

Outre les phrases au « je », voici d'autres méthodes pour vous aider à éviter les conflits.

■ **Changer de sujet de conversation.** Si une discussion déraille et que les émotions prennent le dessus, faites-la porter sur un autre sujet. Ou plutôt, ramenez-la vers le sujet d'origine. Par exemple, vous pourriez dire une chose du genre : « Nous nous éloignons du sujet dont nous avions convenu de parler et c'est en train de nous irriter tous les deux », ou « Je sens que d'autres choses que celles dont nous avions décidé de parler font surface et ça m'énerve. Peut-on en parler à un autre moment et nous concentrer sur ce dont nous avions convenu de discuter? »

■ **Gagner du temps.** Vous pourriez dire, par exemple : « Je crois comprendre ce qui te préoccupe, mais j'ai besoin d'encore un peu de temps pour y réfléchir avant de te répondre. » ou « Je comprends ce que tu me dis, mais je me sens trop frustré pour être capable de te répondre maintenant. J'ai besoin d'un peu de temps pour réfléchir à tout ça. »

Tableau 10. 1 **Pour une communication claire et limpide**

Les mots qui aident à se comprendre	Les mots qui font obstacle à la compréhension
Je	Tu
Maintenant, en ce moment, à l'heure actuelle	Jamais, toujours, chaque fois, constamment
Qui, quel, où, quand	Évidemment
Qu'est-ce que tu veux dire?, peux-tu m'expliquer?, dis-moi!, je ne comprends pas	Pourquoi?

Des excuses véritables

Offrir ses excuses n'est pas un signe de faiblesse de caractère, c'est au contraire la preuve d'une grande force. Pour que vos excuses soient valables, il est essentiel de respecter ce qui suit :

- Admettre votre erreur et en accepter la pleine et entière responsabilité. Vous devez verbaliser votre tort envers l'autre personne, non pas simplement utiliser des périphrases comme « Je suis désolé de ce que j'ai fait. » Soyez spécifique. À titre d'exemple, vous pourriez dire « Je suis désolé d'avoir parlé dans ton dos. » Expliquez les circonstances qui vous ont mené au geste que vous avez posé. N'essayez pas d'invoquer des justifications ou d'éluder votre responsabilité.

- Exprimer vos sentiments. Des excuses sincères et authentiques ne vont pas sans une certaine souffrance. Votre tristesse montre que cette relation vous importe.

- Reconnaissez les conséquences du mal que vous avez fait. Vous pourriez dire « Je sais que je t'ai blessé et que mon comportement t'a causé du tort. J'en suis profondément désolé. »

- Faites amende honorable. Demandez ce que vous pourriez faire pour corriger la situation, ou faites des suggestions.

- **Assurez-vous de comprendre vos points de vue réciproques.** Pour ce faire, résumez ce que l'on vient de vous dire et demandez des éclaircissements si nécessaire. Vous pouvez aussi inverser les rôles. Essayez de vous mettre à la place de l'autre personne et de défendre son point de vue de la manière la plus complète et la plus réfléchie possible. Cela vous aidera à comprendre toutes les facettes du problème et montrera que vous respectez le point de vue de l'autre personne. Cela vous aidera aussi à développer la tolérance et l'empathie à l'égard des autres.

- **Chercher un compromis.** Il n'est pas toujours possible de résoudre un problème totalement ou de s'entendre à la perfection. Néanmoins, il est peut-être possible d'en arriver à un compromis acceptable. Essayez de trouver un terrain d'entente. Par exemple, vous pourriez convenir de faire à votre façon pour cette fois, puis à la manière de l'autre personne la fois suivante. Choisissez en partie les choses que vous voulez et en partie celles que l'autre personne veut. Ou convenez des ajustements que vous consentez et de ceux que l'autre personne consent en retour. Ce sont là différents exemples de compromis susceptibles de vous aider à traverser les moments difficiles.

- **S'excuser.** Il nous arrive tous de dire ou de faire, intentionnellement ou non, des choses qui blessent les autres. De nombreuses relations souffrent – parfois des années durant – parce que les gens n'ont pas appris à s'excuser. C'est pourtant une habileté sociale puissante. Il suffit parfois simplement d'excuses sincères pour rétablir une relation rompue. Il n'est pas agréable de s'excuser, mais c'est un acte de courage, de générosité et de guérison, qui ouvre la voie à une relation renouvelée et plus forte, et à un apaisement intérieur.

Demander de l'aide

Recevoir de l'aide et en donner sont des aspects fondamentaux de la vie. Par contre, offrir ou demander de l'assistance à autrui peut s'avérer difficile. Nous avons pour la plupart besoin d'aide à l'occasion, mais en général nous n'aimons pas en demander. Il se peut que cela nous rebute d'admettre être incapables de faire certaines choses par nous-mêmes. Il se peut aussi que nous ne voulions pas être un fardeau pour les autres. Il se peut que nous soyons évasifs ou formulions notre demande de manière très vague. « Excuse-moi de te demander cela . . . , » « Je sais que c'est beaucoup demander . . . , » « Je n'aime pas avoir à demander, mais . . . » Le fait d'être évasif a tendance à mettre l'autre personne sur la défensive : « Ah, là là! Qu'est-ce qu'il va me demander pour tourner autour du pot comme ça? »

Pour éviter ce genre de réaction, soyez spécifique lorsque vous demandez de l'aide. Une demande trop générale risque de causer un malentendu. La personne à qui l'aide est demandée risque de réagir de façon négative si cette demande n'est pas formulée clairement. Résultat : aucune aide et une détérioration de la communication. Une demande spécifique a de meilleures chances de recevoir une réponse favorable.

Demande générale : « *Je sais que c'est probablement la dernière chose dont tu as envie, mais j'aurais besoin d'aide pour mon déménagement. M'aiderais-tu?* »

Réaction : « *Euh . . . ouais. . . Je ne sais pas. Hem . . . Je vais jeter un coup d'œil à mon agenda et je te dirai. (Probablement l'an prochain!)*

Demande spécifique : « *Je déménage la semaine prochaine et j'aimerais transporter mes livres et mon matériel de cuisine à l'avance. Accepterais-tu de me donner un coup de main samedi matin pour charger les boîtes dans ma voiture et pour les décharger? Je pense qu'un seul voyage sera suffisant.* »

Réaction : « *Je suis occupé samedi matin, mais je peux te donner un coup de main vendredi soir.* »

Refuser de l'aide

Les personnes atteintes de douleurs chroniques reçoivent parfois des offres d'aide qui ne sont pas utiles ou souhaitées. Dans la plupart des cas, ces offres viennent de personnes importantes dans votre vie, par exemple vos amis, votre famille ou vos collègues de travail. Il se peut qu'ils pêchent par excès de sympathie à votre égard et cherchent à faire à votre place des choses que vous pouvez très bien faire par vous-même, même si ça vous prend un tout petit peu plus de temps. Ces personnes se soucient de vous et cherchent sincèrement à vous aider, mais si les autres font à votre place des choses que vous êtes en mesure de faire par vous-même, vous risquez de vous sentir dépendant et handicapé. Cela risque de porter atteinte à votre amour-propre. Avec une phrase au « je » bien formulée, vous pourrez décliner une telle offre sans froisser la personne qui souhaitait vous aider. Vous pouvez répondre, par exemple : « Merci d'être si attentionné, mais aujourd'hui je pense pouvoir y arriver seul. J'espère pouvoir profiter de ton offre une autre fois! »

Accepter de l'aide

Il se peut que l'on vous demande fréquemment : « Comment puis-je t'aider? » À quoi vous répondez peut-être « Je ne sais pas » ou « Merci, mais je n'ai pas besoin d'aide. » Entretemps, vous vous dites : « Ils devraient pourtant le savoir . . . » Préparez-vous à accepter les offres d'aide en donnant une réponse spécifique. Par exemple, lorsqu'on vous offre de l'aide, de façon générale, répondez avec une demande spécifique du genre « J'aimerais que nous sortions faire une promenade ensemble une fois par semaine », ou bien « Peux-tu sortir la poubelle s'il-te-plaît? Je n'arrive pas à la soulever. »

N'oubliez pas que les gens ne peuvent pas deviner vos pensées. Il faut leur dire ce que vous voulez. Réfléchissez à la façon dont chaque personne de votre entourage peut vous venir en aide. Si possible, confiez-leur une tâche qu'ils peuvent facilement accomplir. C'est un cadeau que vous leur faites. Les gens aiment se rendre utiles et se sentent rejetés lorsqu'ils ne peuvent pas aider une personne qu'ils aiment. Il est aussi bénéfique d'exprimer votre gratitude pour l'aide que vous recevez. Lorsque les gens vous aident, remerciez-les! (Voir la section Soyez reconnaissant, au chapitre 5, page 112.)

Dire non

Considérons maintenant l'envers de la même médaille : imaginez que vous êtes celui à qui l'on demande de l'aide pour une activité ou une tâche. Vous éviterez les problèmes en prenant soin de communiquer de façon claire et précise. Il est important de bien comprendre une demande avant d'y répondre. Il vaut peut-être mieux de ne pas répondre immédiatement. Souvent, les choses deviennent plus claires si vous demandez des précisions ou si vous répétez la demande pour obtenir confirmation. Une phrase du type « Avant de te répondre . . . » permet non seulement de clarifier la demande, mais aussi d'éviter que la personne prenne pour acquis que vous allez accepter. Si une demande d'aide de la part de quelqu'un vous laisse une impression négative ou vous laisse perplexe, suivez votre intuition. La règle d'or est de ne pas donner de réponse avant d'en savoir suffisamment sur la demande qui vous est faite pour vous sentir à l'aise d'accepter.

L'exemple du déménagement que nous venons de présenter en est un bon. « Peux-tu m'aider à déménager » peut vouloir dire bien des choses, du transport de meubles dans les escaliers à la course au restaurant pour chercher de la pizza pour les troupes affamées. Autre exemple : si l'on vous demande votre aide pour une activité de financement communautaire, cela veut-il dire de rester debout à servir du café ou d'être assis derrière un comptoir et recueillir les dons?

Si cela vous accable et que vous sentez que cette demande est irréaliste compte tenu de votre état actuel, dire non représente un outil d'autogestion important. Si vous répondez non, il est par ailleurs essentiel de reconnaître l'importance de la demande. Ainsi, la personne comprendra que c'est la demande que vous déclinez et non la personne que vous rejetez. Votre refus ne doit pas être interprété comme une rebuffade. Ajoutez plutôt une note positive dans votre refus, comme : « Votre projet me semble extrêmement valable, mais c'est au-delà de mes forces cette semaine. » Encore une fois, il est essentiel d'être clair et précis. Soyez clair quant au contexte de votre refus : Direz-vous toujours non à cette demande ou est-ce simplement que cela ne vous convient pas cette semaine, aujourd'hui ou en ce moment-même? Vous pourriez aussi faire une contreproposition, du genre : « Je ne suis pas en mesure de conduire aujourd'hui, mais il se peut que ce soit possible la semaine prochaine. » Ne l'oubliez jamais, il est toujours parfaitement légitime de refuser une demande, même si celle-ci est raisonnable.

Savoir écouter

Une bonne écoute est probablement la plus importante des habiletés de communication. Nous sommes pour la plupart bien meilleurs à parler qu'à écouter. Lorsque les autres nous parlent, nous sommes bien souvent en train de préparer notre réponse au lieu d'écouter. Il y a plusieurs aspects à la bonne écoute :

1. **Écoutez ce qui vous est dit en portant attention au ton de voix, et observez le langage corporel de votre interlocuteur** (voir la page 196). Il y a des moments où les mots ne disent pas tout. La personne est-elle hésitante? Cherche-t-elle ses mots? Sentez-vous une tension dans son corps? A-t-elle l'air distraite? Sentez-vous le sarcasme dans son ton? Quelle est l'expression de son visage? Si vous détectez certains de ces signes, la personne qui vous parle a probablement des arrière-pensées.

2. **Confirmez que vous avez bien compris ce que la personne a dit.** Cela peut-être un simple « oui... oui ». Quand on est bouleversé, cela est réconfortant de trouver une oreille sympathique. Bien souvent, la seule chose dont a besoin la personne qui parle est une forme de reconnaissance ou simplement de sentir que son interlocuteur prend le temps de l'écouter.

3. **Laissez-savoir à la personne que vous avez compris à la fois son propos et l'émotion qu'il y a derrière.** Pour ce faire, vous pouvez répéter une partie de l'énoncé. Par exemple : « Vous êtes en train de préparer un beau voyage. » Vous pouvez aussi répondre en reconnaissant les émotions sous-jacentes : « Ça doit être difficile » ou « Vous devez être très triste. » Une réponse au propos ou aux émotions favorise la communication et décourage l'autre personne de ne faire que répéter ce qu'elle a déjà dit. Lorsque vous répondez au niveau émotionnel, les résultats sont souvent surprenants. Ce genre de réponses a tendance à favoriser encore davantage l'expression des pensées et des sentiments. N'essayez pas, par vos réponses, de dissuader les gens de parler de leurs sentiments. Ceux-ci sont bien réels pour eux. Écoutez et offrez une rétroaction.

4. **Répondez en demandant des précisions** (voir le Tableau 10.1 à la page 201). Cela est particulièrement important si vous n'êtes pas tout à fait certain de bien comprendre ce que l'on vous dit ou ce que l'on vous demande.

Demander des précisions

Demander des précisions – et les obtenir – est presque un art en soi. Vous pouvez faire appel à des techniques simples comme à d'autres plus sophistiquées.

Le moyen le plus simple d'obtenir des précisions est d'en demander. La phrase « Allez, raconte-moi donc! » vous permettra probablement d'en obtenir, tout comme des phrases comme « Je ne comprends pas; peux-tu m'expliquer? », « J'aimerais en savoir un peu plus sur . . . » « Autrement dit? » « Qu'est-ce que tu veux dire? » « Je ne suis pas certain d'avoir bien compris ce que tu viens de dire » et « Peux-tu me donner quelques précisions? »

Une autre façon d'obtenir plus d'information est de paraphraser votre interlocuteur ou de répéter dans vos propres mots ce que l'on vient de vous dire. C'est une bonne méthode pour vous assurer d'avoir bien compris ce que l'autre personne a réellement voulu dire. Paraphraser ce que votre interlocuteur vient de dire peut soit favoriser, soit entraver la communication. Tout dépend de la façon dont la paraphrase est formulée. Il est important de formuler votre paraphrase sous forme de question, pas d'énoncé affirmatif. Par exemple, si quelqu'un dit :

> *Je ne sais pas. Je ne me sens vraiment pas en forme pour aller à cette fête. Il y aura beaucoup de monde et ce sera bruyant. Je ne connais pas très bien les hôtes non plus. »*

Paraphrase provocatrice :

> *« De toute évidence, ce que tu me dis c'est que tu n'as pas envie d'aller à cette fête. »*

Une telle paraphrase risque de fâcher votre interlocuteur et de vous attirer une réponse du genre : « Non, je n'ai pas dit ça! Si tu as cette attitude, je vais rester à la maison, c'est certain. » Vous risquez aussi de n'avoir aucune réponse – une fermeture complète à cause de la colère et du découragement (« Il ne comprend rien à rien »). Les gens détestent qu'on interprète ce qu'ils ont voulu dire.

Voici une meilleure paraphrase, exprimée sous forme de question :

> *« Est-ce que tu veux dire que tu préfères rester à la maison plutôt que d'aller à la fête? »*

Il est plausible que la réponse à cette paraphrase soit :

> *« Ce n'est pas ce que j'ai voulu dire. J'ai un peu peur que la douleur fasse des siennes. J'aimerais que tu restes près de moi durant la fête et qu'on rentre à la maison si j'en sens le besoin. Je me sentirais plus à l'aise. J'arriverai peut-être à me détendre et à passer un bon moment si je sais que je n'ai pas à rester très tard. »*

Comme vous le voyez, la seconde paraphrase favorise la communication. La véritable raison des doutes au sujet de la fête a été découverte. Comme l'illustre l'exemple suivant, vous obtenez davantage de réponses lorsque vous utilisez des paraphrases sous forme de questions.

Soyez spécifique. Si vous voulez des renseignements spécifiques, vous devez poser des questions spécifiques. Nous parlons souvent en termes très généraux. Par exemple :

Médecin : *« Comment vous sentiez-vous dernièrement? »*

Patient : *« Pas très bien. »*

Ça ne donne pas grand renseignement au médecin. « Pas très bien », ça ne me dit pas grand-chose. Voici comment le médecin s'y prend pour obtenir plus d'information :

Médecin : « *Avez-vous toujours des douleurs aiguës à l'épaule droite ?* »

Patient : « *Oui, beaucoup.* »

Médecin : « *À quelle fréquence ?* »

Patient : « *Quelques fois par jour.* »

Médecin : « *Combien de temps durent-elles ?* »

Patient : « *Longtemps.* »

Médecin : « *Combien de minutes, d'après vous ?* »

. . . et ainsi de suite. »

Les professionnels de la santé sont formés pour obtenir certains renseignements spécifiques de la part de leurs patients, même s'ils posent parfois des questions générales. Pour la plupart, nous n'avons pas ce genre de formation, mais nous pouvons cependant apprendre à poser des questions spécifiques. Poser des questions spécifiques est un bon point de départ : « Pouvez-vous être plus précis à propos de . . . ? » « Pensez-vous à quelque-chose en particulier ? »

Évitez de simplement demander « Pourquoi ? » C'est une question beaucoup trop générale. La question « Pourquoi ? » force aussi la personne à justifier quelque chose, ce qui risque de la placer sur la défensive. La personne peut aussi répondre à un tout autre niveau que ce à quoi vous vous attendiez. Plutôt que d'utiliser la question *pourquoi*, débutez vos réponses par les mots *qui, quel/quelle, quand* et *où*. Ces mots favorisent une réponse précise.

Il arrive que vous ne parveniez pas à obtenir l'information que vous cherchez parce que vous ne savez pas quelles questions poser. Supposons que vous cherchiez à obtenir des services juridiques auprès d'un centre pour personnes âgées. Vous appelez et demandez si le personnel du centre compte un avocat. On vous répond que non, vous saluez et vous raccrochez. Si, au lieu de cela, vous aviez demandé où vous pourriez trouver des services-conseils juridiques à faible coût, on vous aurait peut-être aiguillé vers un certain nombre de ressources.

Langage corporel et styles de conversation

Une bonne part de l'écoute de ce que les autres disent consiste à observer *comment* ils le disent. Même lorsque les gens ne disent rien, leurs corps parlent. Parfois, ils crient même. Des études ont démontré que plus de la moitié de ce que nous exprimons passe par le langage corporel.

Si vous souhaitez communiquer très efficacement, soyez conscient de votre langage corporel, de vos expressions faciales et du ton de votre voix. Ils doivent correspondre à ce que vous dites avec les mots. Autrement, vous envoyez des messages contradictoires et créez des malentendus. Par exemple, si vous voulez énoncer une chose avec fermeté, regardez l'autre personne. Tenez-vous droit et confiant, détendez vos jambes et vos bras et respirez. Vous pouvez même vous pencher légèrement vers l'avant pour montrer votre intérêt. Gardez une expression amicale. Ne ricanez pas et ne vous mordez pas la lèvre; cela risquerait d'exprimer le doute ou l'inconfort. Ne vous éloignez pas et ne courbez pas le dos car ces attitudes expriment le désintérêt et l'incertitude.

Lorsque vous remarquez que le langage corporel de quelqu'un ne cadre pas avec ses propos, faites-le lui gentiment remarquer et tentez de tirer les choses au clair. En ce cas vous pourriez dire, par exemple, « Chéri, tu me dis que tu as envie de venir avec moi au pique-nique familial, mais tu as l'âir fatigué et tu bailles en parlant. Préfères-tu rester à la maison pour te reposer et que j'y aille seule? »

Outre le fait de lire le langage corporel des gens, il faut être conscient du fait que nous nous exprimons tous de façon différente. Plusieurs facteurs influencent notre façon de communiquer : notre culture, notre pays d'origine, notre éducation, notre profession et surtout notre sexe.

Par exemple, les femmes ont tendance à poser davantage de questions personnelles que les hommes. Ce genre de questions représentent des marques d'intérêt et aident à tisser des liens. Les hommes ont plutôt tendance à exprimer leurs opinions ou à faire des suggestions, et à énoncer les faits. Ils discutent des problèmes dans un effort pour trouver des solutions, tandis que les femmes veulent partager leurs sentiments et leurs expériences. Ces façons d'être ne sont ni bonnes ni mauvaises, elles sont simplement différentes. En reconnaissant et en acceptant ces différences, il devient alors possible de dissiper une bonne part des malentendus, de la frustration et de la rancœur que nous éprouvons parfois dans nos échanges avec les autres.

Lectures complémentaires

Pour en apprendre davantage sur les sujets abordés dans ce chapitre, nous vous suggérons d'explorer les ouvrages suivants :

Droit, R-P. 2015. *Qu'est-ce qui nous unit?* Paris : Plon.

Hocker, J. & Wilmot, W. 2017. *Interpersonal Conflict.* New York, NY : McGraw-Hill Education.

Le Guernic, A. 2014. *Amis, travail, famille, améliorez vos relations et vivez mieux!* Bruxelles : Ixelles éditions.

Leu, L. & Baut-Carlier, F. 2016. *Manuel de communication non-violente : Guide d'exercices individuels et collectifs.* Paris : La Découverte.

Picard, D. & Marc, E. 2006. *Petit traité des conflits ordinaires.* Paris : Éditions du Seuil.

CHAPITRE 11

Communication avec les professionnels de la santé

U NE BONNE COMMUNICATION EST ESSENTIELLE lorsque vous êtes atteint d'une maladie chronique. C'est l'élément vital de toute relation, et les relations sont les cordes de sécurité grâce auxquelles vous surmonterez les difficultés de l'autogestion de la douleur chronique. En particulier, il est essentiel que votre équipe soignante vous comprenne bien. De la même manière, si vous ne comprenez pas bien les conseils et les recommandations des médecins et autres professionnels de la santé qui vous soignent, de sérieux problèmes sont à craindre.

Pour recevoir de bons soins, une des clés est la communication efficace avec vos prestataires de soins de santé. Mais cet outil d'autogestion essentiel peut également représenter un défi. Il se peut que vous ayez peur de parler librement ou que vous ayez le sentiment de ne pas avoir suffisamment de temps lors de vos rendez-vous. Il se peut aussi que les professionnels de la santé utilisent un vocabulaire que vous ne comprenez pas, ou que vous soyez réticent à parler de choses personnelles, qui risquent d'être gênantes. Ces sentiments et ces craintes risquent d'entraver la communication avec vos prestataires de soins de santé et cela peut avoir des conséquences pour votre santé.

Les professionnels de la santé sont parfois eux aussi responsables d'une communication déficiente. Ils sont parfois trop occupés ou se croient trop importants pour prendre le temps de parler à leurs patients et d'apprendre à les connaître. Ils ignorent parfois certaines questions. Certains de leurs gestes, ou leur inaction, peuvent vous heurter.

Même si vous n'avez pas à devenir copain avec vos prestataires de soins de santé, vous êtes en droit d'attendre de leur part qu'ils soient attentifs et attentionnés à votre égard. Vous voulez aussi qu'ils vous expliquent les choses clairement. Par contre, dans le cas des problèmes de douleur chronique, il n'est pas toujours facile de donner des explications. Les professionnels de la santé sont souvent perplexes devant les manifestations de ce problème de santé complexe. Vous pensez peut-être que vous pouvez trouver les meilleurs soins uniquement auprès des spécialistes. Cela peut être vrai dans certains cas, mais risque aussi de compliquer de beaucoup les soins que vous recevez. Il se peut que vous soyez suivi par plusieurs spécialistes. Ceux-ci risquent de ne pas bien vous connaître et de ne pas être au fait de ce que vos autres prestataires de soins font, pensent de votre état et vous prescrivent comme traitement. C'est pourquoi il est bon d'être suivi d'abord et avant tout par un médecin de première ligne, c'est-à-dire d'avoir un « port d'attache » sur le plan médical. À bien des égards, la relation avec un professionnel de la santé ressemble à un partenariat d'affaires ou même à un mariage. Établir et entretenir cette relation à long terme peut demander un certain effort, mais cela peut faire une très grande différence pour votre santé.

Plusieurs d'entre nous voudraient que leurs prestataires de soins de santé soient comme des ordinateurs chaleureux, dotés de cerveaux gigantesques, remplis de connaissances sur le corps et l'esprit humain (en particulier le nôtre). Nous voulons qu'ils sachent analyser la situation, lire dans nos pensées, faire un diagnostic parfait, concevoir un plan de traitement et nous dire à quoi nous attendre. En même temps, nous voudrions qu'ils soient chaleureux et attentionnés et qu'ils nous fassent sentir que nous sommes le plus important de leurs patients.

La plupart des professionnels de la santé aimeraient bien pouvoir être ce genre de personne. Malheureusement, aucun professionnel de la santé ne peut offrir tout cela à chacun de ses patients. Les professionnels de la santé sont humains. Ils passent parfois de mauvaises journées, ont des maux de tête, se sentent fatigués... ou ont les pieds endoloris à force de rester debout. Ils ont des familles qui ont besoin de leur présence et de leur attention; ils peuvent vivre des frustrations à cause des tâches administratives, des dossiers électroniques à remplir et de la bureaucratie.

Les médecins et les autres professionnels de la santé ont rejoint le système de santé parce qu'ils avaient de désir d'aider les gens et ils ont suivi une formation très poussée afin d'être en mesure de le faire. Ils peuvent ressentir de la frustration parce qu'ils n'ont pas réponse à tout en matière de douleur chronique. Ils doivent bien souvent tirer leur satisfaction d'améliorations, non de guérisons, ou même de parvenir à ralentir la détérioration de l'état de certains patients. Sans nul doute, il a dû vous arriver de vous sentir frustré, en colère ou déprimé à cause de votre état. Il est aussi probable que votre médecin et les autres professionnels de la santé qui s'occupent de vous aient ressenti des émotions semblables en raison de leur incapacité à trouver un remède à votre mal. Vous êtes dans le même bateau.

Pour une communication efficace, indiquez clairement à vos prestataires de soins de santé ce que vous attendez d'eux. Il faut que vous soyez à l'aise d'exprimer vos craintes, de poser même des questions qui peuvent vous sembler « stupides » et de négocier avec le personnel soignant un plan de traitement qui vous satisfait et le satisfait également.

Les médecins et les autres professionnels de la santé ont généralement des horaires très serrés. Cela devient patent lorsque vous devez attendre dans le bureau de votre médecin en raison d'une urgence ou du retard d'un autre patient. Cela fait parfois en sorte que le patient et le médecin se sentent tous deux pressés. Le manque de temps est une menace pour la relation patient–professionnel de la santé. Vous et votre prestataire de soins apprécieriez probablement disposer de plus de temps lors de vos rencontres. Le manque de temps est source d'anxiété. La communication risque alors d'être caractérisée par la précipitation, les phrases au « tu/vous » et les malentendus. (Voir le chapitre 10, pages 199–200.)

Pour tirer le meilleur parti possible de votre rendez-vous, utilisez la méthode PDRA. Cet acronyme signifie, Préparer, Demander, Répéter, Agir.

Dans cette section du chapitre, nous expliquons en détail la méthode PDRA.

Méthode PDRA

Préparer

Demander

Répéter

Agir

<u>P</u>réparer

Les personnes atteintes de douleurs chroniques sont souvent référées à plusieurs professionnels de la santé. Il n'y a, en effet, aucun d'entre eux qui possède toutes les réponses. Cela signifie, par contre, que vous aurez des rendez-vous avec des gens qui ne connaissent pas toute l'histoire de votre problème de douleur chronique. Nous ne saurions trop insister sur l'importance d'une communication claire et directe avec tous ces professionnels de la santé.

La douleur est une expérience personnelle. Vous êtes la seule personne à ressentir votre douleur. Votre douleur ne peut être comparée à celle d'une autre personne. Vous êtes seul à pouvoir savoir quelle est l'intensité de votre douleur, à quel moment vous la ressentez et comment elle vous affecte physiquement, émotionnellement et socialement. Cela peut paraître simpliste mais pensez à la frustration que vous ressentez lorsque vous essayez de décrire la douleur que vous éprouvez à votre médecin. Ce n'est pas facile, n'est-ce pas? Par ailleurs, votre médecin et les autres professionnels de la santé peuvent ressentir une certaine frustration car ils essaient désespérément de mieux cerner votre problème. La plupart du temps, aucune analyse sanguine, aucune radiographie ne peut les aider à tirer au clair la nature du problème. Les médecins peuvent utiliser ces outils pour s'assurer que vous n'êtes pas atteint d'autres maladies, mais ils ne peuvent pas s'en servir pour évaluer votre douleur. Ils se fient à l'information que vous leur donnez. Quel que soit le type de douleur dont vous souffriez, il est important de bien décrire ce que vous ressentez et l'ensemble de vos symptômes. Cela contribue à réduire le niveau de frustration de chacun. Les conseils suivants vous aideront à réunir des renseignements détaillés sur la douleur que vous éprouvez, qui rendront plus productifs vos rendez-vous avec les professionnels de la santé.

- **Typologie de la douleur :** Avant votre rendez-vous chez le médecin ou autre professionnel de la santé, préparez un document écrit avec votre « typologie de la douleur », pour être en mesure de répondre aux questions qui vous seront posées sur la douleur que vous éprouvez. Que vous souffriez de douleur chronique depuis six mois ou six ans, il peut être difficile de vous souvenir des détails si vous n'êtes pas préparé. Avant votre prochain rendez-vous, répondez aux questions de la Figure 11.1, à la page 213. En étant aussi précis que possible, vous aiderez votre médecin à mieux comprendre la nature de votre douleur. Cela fait partie des qualités d'un bon autogestionnaire puisque vous contribuez au développement du meilleur plan de traitement possible pour vous. Lorsque votre prestataire de soins aura pris connaissance de l'historique de votre problème de douleur chronique, vous n'aurez généralement plus à réviser entièrement votre typologie de la douleur mais simplement à rapporter les changements s'il y a lieu.

- **Vocabulaire de la douleur :** Le mot *douleur* peut parfois prendre différents sens selon les personnes, mais il existe en réalité un vocabulaire spécifique pour décrire les différents types de douleur. À titre d'exemple, les personnes qui souffrent de migraines utilisent souvent les mots *lancinant, violent,* et *atroce* pour décrire leur mal de tête. Les termes *sensation de brûlure, picotements,* et *sursauts de douleur* sont utilisés pour décrire la douleur causée par certaines affections du système nerveux. Les personnes souffrant d'arthrite disent fréquemment qu'elles se sentent *courbaturées, endolories,* ou que la douleur est *fatigante*. Les mots que vous utilisez pour décrire la douleur que vous éprouvez peut signaler un certain type particulier d'affection. Par conséquent, un vocabulaire riche aide à identifier le mal dont vous souffrez. La Figure 11.2 présente les mots employés habituellement pour décrire les sensations de douleur et les émotions qui y sont souvent associées. Cochez la case à côté de chacun de ceux qui décrivent la douleur que vous ressentez. Si vous utilisez d'autres mots qui ne figurent pas dans la liste, ajoutez-les. Apportez cette liste lorsque vous aurez rendez-vous avec votre médecin ou d'autres professionnels de la santé.

Figure 11.1 **Préparer votre typologie de la douleur**

1. Quand la douleur a-t-elle fait son apparition? _____

   _____

   A-t-elle une cause particulière (par exemple une chute) ou est-elle apparue petit à petit? _____

   _____

2. S'est-elle aggravée avec le temps ou est-elle restée semblable? _____

3. Est-elle ☐ intermittente ou ☐ constante?

   Apparaît-elle par vagues pour ensuite se dissiper? Oui ☐ Non ☐

4. De quel type de douleur souffrez-vous? *(Consulter la Figure 11.2 à la page suivante)* _____

5. Y-a-il un moment particulier de la journée où la douleur est plus intense? _____

   La douleur vous réveille-t-elle la nuit? Oui ☐ Non ☐

   La douleur vous cause-t-elle de l'insomnie? Oui ☐ Non ☐

6. Avez-vous déjà souffert de ce genre de douleur par le passé? Oui ☐ Non ☐

   Quand? _____

   Pourquoi? _____

7. Qu'est-ce qui provoque une augmentation de la douleur? ☐ Rester assis?

   ☐ Rester couché? ☐ Masser légèrement?

   Autre? _____

   _____

8. Est-ce que la douleur irradie vers une autre partie de votre corps, comme votre dos, vos épaules ou vos jambes?

   _____

   _____

9. Quelle est l'intensité de la douleur? Sur une échelle de 0 à 10, 10 correspondant à une douleur maximale, comment évalueriez-vous l'intensité de la douleur?

   _____

   _____

10. Arrivez-vous à vous distraire de la douleur, partiellement ou complètement, ou la douleur est-elle trop intense pour cela? _____

    _____

11. Comment la douleur affecte-t-elle votre qualité de vie? Avez-vous cessé de rendre visite à vos amis? Êtes-vous irritable, colérique ou déprimé? _____

    _____

12. La douleur s'accompagne-t-elle de symptômes comme la nausée, des sueurs ou l'essoufflement? _____

    _____

13. Si vous avez pris des médicaments, lesquels? _____

    _____

    _____

    Vous ont-ils soulagé?

    Complètement? Oui ☐ Non ☐

    Partiellement? Oui ☐ Non ☐

    Pas du tout? Oui ☐ Non ☐

14. Avez-vous une sensibilité ou êtes-vous allergique à certains médicaments contre la douleur? _____

    _____

15. Commentaires _____

    _____

Figure 11.2 **Décrire la douleur**

Échelle d'intensité de la douleur
0 absente ou pas du tout
1 faible
2 inconfortable
3 forte
4 sévère
5 insupportable

☐ Qui tremblote   ☐ Qui poignarde

☐ Qui tremble   ☐ Vive

☐ Qui palpite   ☐ Aiguë

☐ Qui bat   ☐ Déchirante

☐ Qui élance   ☐ Qui pince

☐ Qui martèle   ☐ Qui presse

☐ Par secousse   ☐ Qui ronge

☐ Brusque   ☐ Qui crampe

☐ Fulgurante   ☐ Qui écrase

☐ Qui pique   ☐ Qui tiraille

☐ Qui perce   ☐ Qui tire

☐ Qui pénètre   ☐ Qui tord

☐ Chaude

☐ Brûlante

☐ Bouillante

☐ Comme marqué au fer rouge

☐ Qui fourmille

☐ Qui démange

☐ Cuisante

☐ Cinglante

☐ Sourde

☐ Douloureuse

☐ Drue

☐ Pénible

☐ Poignante

☐ Sensible

☐ Crispée

☐ Qui écorche

☐ Qui fend

☐ Fatigante

☐ Épuisante

☐ Écœurante

☐ Étouffante

☐ Épeurante

☐ Effrayante

☐ Terrifiante

☐ Violente

☐ Éreintante

☐ Cruelle

☐ Torturante

☐ Tuante

☐ Déprimante

☐ Aveuglante

☐ Agaçante

☐ Exaspérante

☐ Horrible

☐ Intense

☐ Intolérable

☐ Qui s'étend

☐ Qui rayonne

☐ Qui transperce

☐ Raide

☐ Engourdie

☐ Qui tire

☐ Qui serre

☐ Qui arrache

☐ Fraîche

☐ Froide

☐ Glacée

☐ Énervante

☐ Dégoûtante

☐ Qui fait agoniser

☐ Épouvantable

☐ Atroce

Descriptions de la douleur tirées du questionnaire de McGill sur la douleur, © 1970 Ronald Melzack, Ph. D., et utilisées avec la permission du Dr Melzack.

■ **Intensité de la douleur :** Tout comme les mots permettent de décrire qualitativement la douleur, les chiffres, eux, permettent d'en décrire l'intensité. Il existe différentes façons de mesurer la douleur selon une échelle quantitative numérique. Il existe une échelle de 0 à 5 (voir la Figure 11.2, en haut à gauche). Une autre échelle est graduée de 0 à 10, 0 signifiant l'absence complète de douleur, alors que 10 représente la pire douleur que vous ayez jamais éprouvée (voir la Figure 11.3). Si le médecin vous demande « En ce moment, votre douleur est-elle très intense? », vous pouvez par exemple lui répondre « Sur une échelle de 0 à 10, je la situerais à 5 ou 6. » Cela est plus

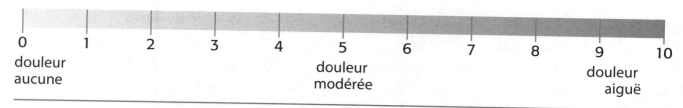

Figure 11.3

précis que de dire « Oui, et ça ne va pas en s'améliorant. » Une échelle graduée vous fournit un point de comparaison. Il s'agit aussi d'un bon moyen pour suivre l'intensité de la douleur lorsque vous vous efforcez de bien doser vos activités (voir le chapitre 6, page 122). Il est important de comprendre que votre évaluation ne s'applique qu'à votre propre douleur et ne peut être comparée à celle que quelqu'un d'autre effectue pour la sienne. Votre évaluation à 6, par exemple, risque d'être différente d'une évaluation à 6 faite par une autre personne.

■ **Les conséquences de la douleur :** En plus de préparer votre typologie de la douleur, réfléchissez à la façon dont la douleur affecte votre vie quotidienne sur le plan physique, mental et social. La douleur affecte-t-elle votre capacité à marcher, à vous asseoir et à vous lever, à faire votre toilette et à vous mettre au lit ou à vous lever du lit? Êtes-vous en mesure de vous acquitter de vos tâches au travail, de préparer les repas et de les apprécier, d'avoir des loisirs et de prendre part à des activités familiales, ainsi que d'avoir du plaisir lors de relations sexuelles? Ce sont là des renseignements importants pour votre professionnel de la santé. Arrivez à vos rendez-vous prêt à expliquer de façon détaillée comment la douleur affecte vos activités quotidiennes et l'ensemble des aspects de votre vie.

Préparez un ordre du jour pour vos rendez-vous

Si vous souffrez de douleur chronique, vous aurez probablement des rendez-vous fréquents avec votre médecin de famille et les autres membres de votre équipe de soins contre la douleur. Préparez un ordre du jour avant chacun de ces rendez-vous. Quelles sont les raisons de votre consultation? Qu'attendez-vous de votre professionnel de la santé?

Mettez sur papier vos préoccupations et vos questions. Ne vous êtes-vous jamais demandé en sortant du bureau de votre professionnel de la santé « Pourquoi n'ai-je pas posé des questions au sujet de . . . ? » ou dit « J'ai oublié de parler de . . . ». En préparant une liste, vous vous assurez de ne rien oublier. Mais soyez réaliste. S'il y a une douzaine de problèmes dont vous voulez discuter, votre professionnel de la santé ne pourra probablement pas les traiter tous en un seul rendez-vous. Soulignez ou marquez d'un astérisque les deux ou trois les plus importants.

Remettez la liste à votre professionnel de la santé en arrivant et dites-lui que vous avez indiqué vos préoccupations les plus importantes. En attirant son attention sur les éléments soulignés ou marqués d'un astérisque, vous lui signalez quels sont les sujets qui vous importent le plus. Toutefois, en lui remettant la liste, vous lui permettez de voir tous les éléments que vous avez inscrits, au cas où l'un de ceux que vous n'avez pas soulignés ou marqués d'un astérisque aurait une importance particulière sur le plan médical. Si vous attendez la fin du rendez-vous pour aborder ce qui vous préoccupe, vous n'aurez pas le temps d'en discuter.

Voici un exemple. Votre médecin vous demande : « Qu'est-ce qui vous amène? » Supposons que vous dites quelque chose comme : « Il y a beaucoup choses dont j'aimerais vous parler aujourd'hui, » (le médecin jette un coup d'œil à sa montre, pense à son horaire de rendez-vous et devient immédiatement nerveux) « mais je sais que nous n'avons pas beaucoup de temps. Les choses qui me préoccupent le plus sont ma douleur à l'épaule, mes étourdissements et les effets secondaires d'un des médicaments que je prends » (le médecin se sent soulagé parce que vos préoccupations sont ciblées et qu'il sera probablement possible de s'en occuper pendant le temps alloué pour le rendez-vous).

Faites la liste de vos médicaments et préparez l'historique de votre problème de douleur chronique

Il y a deux autres choses que vous pouvez faire pour vous préparer à votre rendez-vous. Faites la liste de tous vos médicaments et de leur posologie et apportez-la à tous vos rendez-vous. Si vous ne vous en sentez pas capable, mettez tous vos médicaments dans un sac et apportez-les. N'oubliez pas les vitamines et les médicaments et suppléments en vente libre.

Vous devez aussi vous préparer à raconter votre histoire. La durée des rendez-vous est courte. Lorsque le professionnel de la santé leur demande comment elles vont, certaines personnes se mettent à élaborer de longues minutes sur tel ou tel symptôme. Il est préférable

d'être bref et précis. Vous pouvez décrire votre état général en utilisant une formule du genre de celle-ci : « De façon générale, la douleur n'a pas vraiment changé, mais j'ai plus de difficulté à dormir et ma situation me déprime. » Par contre, soyez prêt pour décrire vos symptômes de façon détaillée en fournissant les renseignements suivants :

- Quand ils ont commencé
- Combien de temps ils durent en général
- Où ils se situent
- Qu'est-ce qui les soulage ou les aggrave
- Si vous avez eu ou non des symptômes semblables auparavant
- Si vous avez modifié votre diète, vos habitudes d'exercice ou la prise de vos médicaments d'une manière susceptible de contribuer aux symptômes
- Ce qui vous préoccupe le plus par rapport aux symptômes
- Ce qui, selon vous, pourrait être à l'origine de ces symptômes

Si l'on vous a prescrit un nouveau médicament ou un nouveau traitement lors du rendez-vous précédent, préparez-vous à relater comment les choses se sont passées. Si vous êtes suivi par plusieurs professionnels de la santé, apportez les résultats de tous les examens et de toutes les analyses des derniers six mois.

En relatant votre histoire, faites part des tendances que vous constatez : Est-ce que votre état s'améliore ou se détériore?   Parlez fréquence et intensité : Vos symptômes sont-ils plus ou moins fréquents et intenses? À titre d'exemple : « De façon générale, mon état s'améliore peu à peu. La plupart du temps, je ressens la douleur tôt le matin ou en revenant de faire les courses à l'épicerie. La semaine dernière, par contre, la douleur ne s'estompait pas du tout au cours de la journée. C'est pour ça que je suis venu vous voir. »

Faites part de vos réflexions, de vos sentiments et de vos peurs aussi ouvertement que possible. N'oubliez pas que votre professionnel de la santé ne sait pas lire dans vos pensées. Si vous êtes préoccupé, expliquez pourquoi. Par exemple : « Je suis inquiet de ne plus pouvoir travailler » ou « J'ai peur d'avoir le cancer car personne de parvient à trouver la cause de mes douleurs », ou bien encore « Mon père a souffert des mêmes symptômes peu de temps avant sa mort ». Plus vous parlez ouvertement, plus les chances que votre professionnel de la santé puisse vous aider sont grandes. Si vous avez un problème, n'attendez pas que votre professionnel de la santé le « découvre ». Dites-lelui immédiatement. Par exemple : « J'ai un grain de beauté sur la poitrine qui me préoccupe. »

Plus vous êtes précis (sans tomber dans des détails insignifiants), plus votre professionnel de la santé sera à même de se faire une idée claire de votre problème. Ainsi, vous gagnerez du temps l'un comme l'autre.

N'ayez pas peur de faire part de vos intuitions et de vos suppositions quant à la cause de vos symptômes; ces idées fournissent souvent des indices cruciaux pour établir un bon diagnostic. Même s'il s'avère que vos suppositions sont incorrectes, cela donne l'occasion à votre professionnel de la santé de prendre conscience de vos préoccupations secrètes et de vous rassurer.

<u>D</u>emander

Dans le cadre de la relation médecin-patient, votre outil le plus efficace est la question. Vos questions peuvent vous aider à combler d'importantes lacunes dans l'information dont vous disposez et favoriser une communication beaucoup plus étroite. Les questions que vous posez sont une part essentielle de votre participation active au processus de soins, une composante essentielle du rétablissement de votre bonne santé. Par ailleurs, obtenir des réponses que vous comprenez est une pierre angulaire de votre travail d'autogestion.

Préparez vos questions au sujet du diagnostic, des examens et analyses, des traitements et faites des suivis non pas seulement à propos de la douleur, mais aussi à propos de vos symptômes et des autres aspects de votre santé qui vous préoccupent. Suivez les lignes directrices ci-dessous pour vous aider à poser les bonnes questions à votre équipe soignante :

- **Diagnostic.** Demandez ce qui ne va pas, s'il y a une cause connue à votre mal, si celui-ci est contagieux ou pas (s'agit-il d'une infection?), quelles sont les perspectives (pronostic) et qu'est-ce qui peut être fait pour contrer ou gérer cette affection.

- **Examens et analyses.** Si le médecin souhaite procéder à des examens et des analyses, demandez comment les résultats sont susceptibles d'influencer les plans de traitement et demandez quelles conséquences entraîneraient le fait de ne pas les effectuer. Si vous acceptez de subir un examen, informez-vous sur la façon de vous y préparer et sur ce à quoi vous attendre. Demandez aussi quand et comment les résultats vous seront communiqués.

- **Traitements.** Demandez si différentes options de traitement s'offrent à vous et quels sont les avantages et les désavantages de chacune. Demandez ce qui adviendrait si vous ne receviez pas de traitement (voir les chapitres 15 et 16).

- **Suivi.** Demandez si vous devez appeler ou retourner pour une visite de suivi et si oui à quel moment. Quels symptômes devez-vous surveiller et que devez-vous faire s'ils apparaissent?

Répéter

Assurez-vous d'avoir bien compris en répétant brièvement les éléments clés de ce que vous a dit le médecin ou autre professionnel de la santé. Par exemple : « Vous voulez que je fasse ces exercices deux fois par jour, le matin et le soir, c'est bien cela? » Ou bien : « Je dois prendre ce médicament trois fois par jour. » De cette façon, le professionnel de la santé pourra corriger tout de suite tout malentendu ou toute incompréhension.

Il est parfois difficile de se souvenir de tout. Vous pouvez prendre des notes ou être accompagné lors des rendez-vous importants. Vous pourriez même enregistrer la consultation si le professionnel de la santé vous y autorise. Si vous n'avez pas compris quelque chose que le professionnel de la santé vous a dit, ou si vous ne vous en souvenez plus, demandez simplement de revenir sur ce sujet. Par exemple, vous pourriez dire : « Je pense bien que vous m'en avez déjà parlé, mais ça n'est pas encore clair dans mon esprit. » N'ayez pas de gêne à poser même des questions que vous croyez stupides. Ces questions sont importantes et aident à éviter les malentendus.

Agir

À la fin de votre rendez-vous, vous devez savoir exactement ce que vous avez à faire ensuite, notamment les rendez-vous à prendre pour des traitements, des examens et des visites de suivi. Vous devez aussi connaître les signes de danger auxquels il faut être attentif et savoir quoi faire s'ils surviennent. Au besoin, demandez à votre professionnel de la santé d'écrire ses instructions, les références des documents qu'il vous recommande de lire ou d'inscrire le nom d'autres ressources susceptibles de vous fournir de l'aide.

Si, pour une raison ou une autre, vous ne pouvez pas ou ne voulez pas suivre les conseils du professionnel de la santé, dites-le-lui.

Par exemple : « Je ne veux pas prendre d'aspirine. Ça me met l'estomac à l'envers. » ou « Mon assurance ne couvre pas ces soins. Je n'en ai pas les moyens. » ou « J'ai essayé de faire de l'exercice, mais je n'arrive pas à m'y tenir. » Si votre professionnel de la santé sait pourquoi vous ne pouvez pas ou n'allez simplement pas suivre ses conseils, il se peut qu'il puisse vous suggérer autre chose. Si vous ne faites pas part à votre professionnel de la santé des entraves qui vous empêchent de passer à l'action, il peut difficilement vous aider.

Demander un second avis médical

Il se peut que vous souhaitiez rencontrer un autre professionnel de la santé ou demander un second avis médical. Il peut être difficile de demander un second avis médical, en particulier si vous connaissez depuis longtemps votre professionnel de la santé. Vous avez peut-être peur qu'il le prenne mal, que cela le mette en colère.

Sachez qu'il est rare que les professionnels de la santé soient froissés par une demande de second avis médical. Si votre état est complexe ou pose des difficultés, il est probable que votre médecin ait déjà consulté des collègues ou d'autres spécialistes. Cela se fait souvent de façon informelle. Il est tout à fait acceptable de demander un second avis médical, et on enseigne aux professionnels de la santé qu'ils doivent s'attendre à pareilles demandes. Cependant, si vous demandez un troisième, un quatrième, puis un cinquième avis médical, cela peut s'avérer improductif.

Si vous demandez un second avis médical, utilisez une phrase au « je » non menaçante :

> *« Je me sens toujours confus et mal à l'aise quant à mon traitement. Je pense qu'un deuxième avis aiderait à me rassurer. Pouvez-vous me recommander quelqu'un que je pourrais consulter? »*

De cette façon, vous exprimez vos propres sentiments, sans insinuer que le professionnel de la santé puisse être dans le tort. Vous confirmez également votre confiance en lui en lui demandant de vous recommander quelqu'un. (Vous n'êtes toutefois pas lié par cette recommandation. Vous pouvez choisir de consulter qui vous voulez.)

Rétroaction à l'intention de votre professionnel de la santé

Faites savoir aux membres de votre équipe soignante à quel point vous êtes satisfait de leurs soins. Tout le monde apprécie les compliments et les rétroactions positives, en particulier les gens qui s'occupent de vous soigner. Vos louanges valorisent et stimulent ces professionnels qui travaillent dur et sont très occupés. Leur faire savoir que vous appréciez leurs efforts ne peut qu'être bénéfique à votre relation. Sans compter que cela leur fait plaisir!

De la même manière, si vous n'aimez pas la façon dont vous avez été traité par un membre de votre équipe soignante, quel qu'il soit, faites-le savoir! N'oubliez pas, ils ne savent pas lire dans les pensées! Ils ne peuvent faire des efforts pour améliorer votre relation s'ils ne sont pas au fait qu'il y a un problème.

Le rôle que vous avez à jouer dans les décisions médicales

Bien souvent, les décisions médicales ne s'imposent pas d'elles-mêmes et il faut choisir entre un certain nombre d'options de traitement valables. Sauf dans les cas urgents où il est question de vie ou de mort, les meilleures décisions prennent en compte vos valeurs et vos préférences et ne doivent pas être laissées uniquement à votre médecin ou autre professionnel de la santé. Il se peut, par exemple, que vous disiez : « Je suis très réticent à prendre des médicaments puissants. Avant de prendre un nouveau médicament, j'aimerais d'abord essayer de contrer ces symptômes par l'exercice, une diète santé et des exercices de relaxation. Combien de temps serait-il raisonnable d'essayer cette solution? »

Pour prendre une décision éclairée à propos d'un traitement qui vous est proposé, vous devez en connaître le coût et les risques. Ceux-ci comprennent parfois le risque de complications comme les interactions médicamenteuses, des saignements, des infections, des blessures ou la mort. Certains traitements impliquent des coûts personnels comme des absences du travail, ainsi que des considérations de nature financière, par exemple la proportion du coût du traitement proposé couverte par votre assurance.

Vous devez aussi savoir quelles sont les probabilités que le traitement proposé vous soit bénéfique. Demandez dans quelle mesure ce traitement est susceptible de soulager vos douleurs et vos autres symptômes ou améliorer votre capacité à accomplir vos activités quotidiennes. Il est parfois préférable de différer une décision de traitement et d'attendre, tout en demeurant vigilant.

Personne ne peut vous imposer de choix. Par contre, pour faire un choix éclairé, vous devez être bien renseigné sur les options qui s'offrent à vous. Le choix éclairé, non pas seulement le consentement éclairé, est une composante essentielle de soins médicaux de qualité. Les meilleurs soins médicaux que vous puissiez recevoir allient l'expertise médicale de votre professionnel de la santé et vos propres connaissances, habiletés et valeurs.

Il peut être difficile de prendre des décisions de traitement. Pour quelques suggestions sur la prise de décisions, consultez la page 24. Voyez le chapitre 17 pour de l'aide sur la façon d'évaluer les nouveaux traitements.

Tirer le meilleur parti possible du système de santé

Aujourd'hui, de nombreux prestataires de soins de santé travaillent au sein de structures d'envergure comme les polycliniques et les hôpitaux. Les rendez-vous, la facturation et les communications par téléphone ou par courriel sont souvent gérées par quelqu'un d'autre que votre prestataire.

Si vous n'êtes pas satisfait de cette institution, n'acceptez pas de souffrir en silence, réagissez. Renseignez-vous pour savoir qui en sont les gestionnaires. Faites-leur savoir votre opinion, de façon constructive, par téléphone, par courriel ou par courrier postal. La grande majorité des institutions de soins de santé se préoccupent de leurs patients et, en règle générale, elles répondent à ces communications.

Les gens qui prennent les décisions les plus importantes en matière de soins de santé sont en général déconnectées des patients. Il est plus facile de trouver une oreille attentive auprès des réceptionnistes, des infirmières ou même des médecins que de trouver un gestionnaire. Malheureusement, les personnes que nous rencontrons le plus fréquemment lors de nos rendez-vous n'ont peu ou pas de pouvoir dans les décisions macroscopiques qui touchent au fonctionnement du système de santé. Par contre, ces personnes peuvent vous indiquer avec qui communiquer. Si vous parvenez à faire équipe avec vos professionnels de la santé, vous réussirez, en combinant vos efforts, à tirer un meilleur parti du système.

Si vous décidez d'écrire une lettre ou un courriel, écrivez de façon concise et factuelle. Indiquez quelles mesures vous jugeriez utiles.

Par exemple :

> Madame, Monsieur,
>
> Hier, j'avais rendez-vous à 10 h avec le Dr Gendron. Je n'ai pu la rencontrer avant 12 h 15 et mon rendez-vous avec elle n'a duré que huit minutes. Au moment de partir, on m'a dit de prendre un autre rendez-vous pour finir de poser mes questions.
>
> Je suis consciente du fait qu'il y a parfois des urgences, mais j'aimerais qu'on m'appelle pour m'avertir si mon médecin a pris du retard dans son horaire de rendez-vous ou qu'on me dise à quelle heure je peux revenir pour éviter d'attendre inutilement. J'aimerais également bénéficier de rendez-vous d'une durée d'au moins 15 minutes.
>
> Une réponse de votre part dans les deux prochaines semaines serait grandement appréciée.
>
> Cordialement,
> Jeanne Patiente

Voici quelques motifs typiques de plaintes à l'égard du système de santé, ainsi que quelques pistes de solutions. Les problèmes évoqués et les solutions proposées pour les résoudre ne s'appliquent pas à tous les systèmes ni à tous les pays, mais à la plupart d'entre eux.

■ **« Je déteste le système téléphonique. »** Bien souvent, quand vous appelez pour prendre rendez-vous ou pour obtenir un renseignement, vous tombez sur un système automatisé. Cela peut être frustrant, il est vrai, mais vous n'y pouvez rien. Par contre, gardez en tête qu'il est rare que des modifications soient apportées aux systèmes téléphoniques. Lorsque vous avez mémorisé les numéros ou les symboles sur lesquels vous devez peser, vous pouvez naviguer rapidement dans le menu. Souvent, en pesant sur le 0 ou sur la touche dièse (#), vous serez en mesure de parler à quelqu'un. Une fois que vous aurez quelqu'un au bout du fil, demandez-lui s'il est possible d'accéder directement à son poste la prochaine fois.

■ **« Il est très long d'obtenir un rendez-vous. »** Demandez le premier rendez-vous disponible et prenez-le. Demandez ensuite si vous pouvez être avisé des annulations. Certaines institutions peuvent vous téléphoner si une place se libère. Dans d'autres cas, vous devez appeler une ou deux fois par semaine pour savoir si des annulations ont eu lieu. Demandez à la personne en charge d'établir l'horaire de rendez-vous s'il est possible d'avoir un rendez-vous plus rapproché. Demandez le numéro de téléphone de la personne qui fait les horaires afin de la joindre directement. Certaines institutions réservent chaque jour un peu de temps pour des rendez-vous le même jour. Si ce service est disponible, demandez à quel moment appeler pour prendre un tel rendez-vous. Ces rendez-vous sont habituellement tôt le matin. Si la douleur ou vos autres symptômes se sont aggravés et que vous croyez qu'il est nécessaire que vous voyiez un médecin, dites-le au responsable de la prise des rendez-vous. Si aucune place n'est disponible, demandez ce qu'il faut faire pour avoir accès à un médecin au plus vite. Peu importe votre degré de frustration, soyez gentil. Il est préférable que la personne qui prend les rendez-vous soit de votre côté.

Vous vous sentirez mieux si vous parlez de façon agréable et si vous ne perdez pas patience.

■ **J'ai tellement de prestataires de soins... je ne sais plus à qui demander quoi. »** Lorsque vous rencontrerez un des membres de votre équipe soignante, demandez-lui qui est responsable de la coordination de vos soins. Ce sera vraisemblablement votre médecin de famille ou votre infirmière praticienne. Appelez ce professionnel de la santé pour vérifier que c'est bien lui qui coordonne vos soins. Demandez ce que vous pouvez faire pour rendre cette coordination la plus efficace possible. Informez ce coordonnateur de soins lorsqu'un autre professionnel de la santé vous demande de subir un examen ou de faire des analyses, ou vous prescrit un nouveau médicament. Il est particulièrement important de tenir votre coordonnateur de soins informé lorsque les professionnels de la santé ne pratiquent pas dans la même institution ou ne partagent pas de dossier médical électronique (DME).

? **« Qu'est-ce que le dossier médical électronique (DME)? »** Dans la majeure partie des États-Unis et dans certaines régions du Canada, la plupart des renseignements médicaux sont conservés dans des systèmes informatiques sécurisés, de façon à ce que votre dossier médical puisse être consulté dans le même système par tous vos prestataires de soins. Il est important que vous soyez au courant des renseignements conservés dans ce dossier. Dans certains cas, le DME comporte uniquement les résultats d'examens; dans d'autres il comporte les résultats d'examens et l'information à propos de vos médicaments. Parfois aussi, il comporte tous les renseignements sur vous recueillis par l'institution.

Un dossier médical électronique est comme un dossier papier : il ne sert à rien si vos professionnels de la santé ne le lisent pas. Par exemple, si vous devez subir un examen, le médecin qui en fait la demande sera informé lorsque les résultats seront disponibles. Par contre, les autres médecins qui vous suivent risquent de ne pas être au courant de l'existence de cet examen, à moins que vous ne leur signaliez. Faites-le pour qu'ils prennent connaissance des résultats. Apprenez comment fonctionne le système du dossier médical électronique afin d'aider vos prestataires de soins à l'utiliser le plus efficacement possible.

Aux États-Unis, au Canada et dans plusieurs autres pays, vous avez le droit d'obtenir copie de la quasi-totalité des renseignements contenus dans votre dossier médical. Demandez un exemplaire du compte-rendu de toutes vos consultations, de vos résultats d'analyses de laboratoire et autres résultats d'examens afin de les avoir avec vous lorsque vous passez d'un prestataire de soins à l'autre. De cette façon, vous êtes certain que l'information ne sera pas perdue.

■ **« Je n'arrive jamais à discuter avec mon médecin. »** Il est parfois difficile de rejoindre un professionnel de la santé au téléphone, mais, dans plusieurs systèmes de santé, il est maintenant possible pour les médecins, les infirmières praticiennes et les patients de communiquer par messagerie texte ou par courriel. La prochaine fois que vous verrez votre professionnel de la santé, demandez-lui si ces options de communication sont disponibles dans votre système de santé. Aux États-Unis, plusieurs systèmes de santé permettent de traiter rapidement certaines procédures de routine comme le renouvellement des médicaments. Il peut s'agir de téléphoner à un numéro dédié ou de parler avec l'infirmière. Apprenez comment il faut procéder.

Les urgences médicales doivent être prises au sérieux. Ne perdez pas de temps à tenter de rejoindre votre médecin. Rendez-vous plutôt directement à l'urgence ou appelez le 911.

■ **« J'attends trop longtemps dans la salle d'attente ou dans la salle d'examen. »** Les médecins doivent parfois s'occuper de cas urgents et cela peut perturber l'horaire des rendez-vous. Si votre horaire est serré et que le retard de votre rendez-vous risque de vous causer des problèmes, téléphonez avant de vous rendre à votre rendez-vous et demandez si le médecin est en retard sur l'horaire prévu et si oui de combien de temps. S'il y a du retard dans l'horaire des rendez-vous, vous pouvez décider d'apporter de la lecture ou demander le report du rendez-vous. Si vous vous rendez à votre rendez-vous et constatez qu'il y a de l'attente, ne vous fâchez pas. Dites plutôt à la réceptionniste que vous allez faire une petite course à proximité ou prendre un café. Dites-lui dans combien de temps vous serez de retour.

■ **« Je ne dispose pas d'assez de temps avec mon prestataire de soins. »** Il peut s'agir d'un problème systémique. C'est souvent une autre personne que votre prestataire de soins qui décide de l'horaire et de la durée des rendez-vous. Les décisions à cet égard dépendent parfois de l'information que vous donnez au commis à la prise de rendez-vous. Si vous dites que vous avez besoin de faire vérifier votre pression artérielle, on vous donnera un rendez-vous de courte durée. Si vous dites que vous vous sentez très déprimé et que vous avez de la difficulté à affronter le quotidien, on vous donnera probablement un rendez-vous plus long. Lorsque vous prenez votre rendez-vous, précisez le temps qu'il vous faut avec votre prestataire de soins, en particulier si c'est plus de 10 ou 15 minutes. Préparez vos arguments pour justifier votre demande. Vous pouvez aussi demander le dernier rendez-vous de la journée. Vous aurez peut-être à attendre, mais au moins le professionnel de la santé ne sera pas pressé par le temps à cause d'autres rendez-vous.

Lorsque que vous êtes avec le professionnel de la santé et demandez davantage de temps que ce qui est prévu, vous faites attendre d'autres gens. Cinq minutes supplémentaires peuvent ne pas paraître grand-chose. Par contre, un médecin peut voir jusqu'à 30 patients par jour. Si chacun prend cinq minutes de plus, le médecin aura travaillé deux heures et demie de plus que prévu à la fin de la journée! Ces petits débordements s'additionnent les uns aux autres.

Si vous êtes d'avis que les choses devraient être autrement et qu'il est injuste de placer sur le dos des patients le fardeau de ce manque de temps, nous sommes entièrement d'accord. Les systèmes de santé devraient être plus à l'écoute des patients et sensibles à leurs besoins. Aux États-Unis, un certain nombre d'entre eux le sont déjà. Tant aux États-Unis qu'au Canada, les associations de patients luttent pour une meilleure accessibilité des services, en particulier pour les personnes atteintes de douleurs chroniques. Entretemps, voici quelques suggestions pour vous aider à faire face à cette situation difficile :

- Si certains aspects du fonctionnement du système de santé s'avèrent déficients par rapport à vos besoins, demandez de quelle façon vous pouvez contribuer à leur amélioration. Si vous apprenez comment faire votre chemin à l'intérieur de ce système, vous parviendrez souvent à résoudre les problèmes par vous-même, sinon entièrement, du moins partiellement.

- Soyez raisonnable. Si votre professionnel de la santé ou le personnel du système de santé en général vous perçoivent comme une personne difficile, il risque d'être plus difficile d'obtenir ce que vous voulez.

Autres ressources à consulter

American Chronic Pain Association : www.theacpa.org/Communication-Tools

Medline Plus : www.nlm.nih.gov/medlineplus/talkingwithyourdoctor.html

---

Lectures complémentaires

Pour en apprendre davantage sur les sujets abordés dans ce chapitre, nous vous suggérons d'explorer les ouvrages suivants :

Greacen, T. 2000. *Savoir parler avec son médecin*. Éditions Retz.

Grigorieff, G. 2005. *Mieux communiquer avec son médecin*. Dorganisat.

Medicalinfo : La Santé Digitale. 2016. Accessible à http://www.medicalinfo.ch/

Révah-Lévy, A. & Verneuil, L. 2016. *Docteur, écoutez !* Albin Michel.

CHAPITRE 12

Intimité et sexualité

L'ENVIE DE PARTAGER UNE RELATION AMOUREUSE dont font
partie l'intimité physique et le plaisir charnel cor-
respond à un besoin humain fondamental. Cependant, de nombreuses personnes et
de nombreux couples aux prises avec le défi de la douleur chronique ont de la difficulté à conserver cet aspect important de leurs vies. La peur d'amplifier la douleur ou
d'aggraver une blessure, la crainte d'une mauvaise « performance » ou du rejet de la
part de votre partenaire, ou la simple perte d'intérêt sont des facteurs qui risquent de
vous priver d'une sexualité épanouie. Le sexe, après tout, est censé être une source de
plaisir et de bonheur, pas de soucis, d'inconfort et de douleur.

Si vous avez ce genre de préoccupations et de sentiments, sachez que vous n'êtes
pas seul. Entre la moitié et les deux-tiers des personnes atteintes de douleurs chroniques rapportent une perte ou une baisse importante de leur fonctionnement sexuel
en raison de la douleur ou de son traitement. Bien entendu, la sexualité est bien plus

que la relation sexuelle proprement dite ou que l'orgasme, elle est le partage de notre intimité physique et émotionnelle. Nous aimons cette intimité toute spéciale lorsque nous faisons l'amour. Croyez-le ou non, le fait d'être aux prises avec un problème de douleur chronique peut vous donner l'occasion d'améliorer votre vie sexuelle en vous encourageant à expérimenter de nouvelles formes de stimulations physiques et émotionnelles. Cette exploration sensuelle avec votre partenaire peut favoriser la communication entre vous et renforcer votre relation.

Qui plus est, l'activité sexuelle déclenche la libération dans le sang des hormones de « bien-être » naturelles, notamment des endorphines. Celles-ci nous procurent une profonde sensation de relaxation et de bien-être. Elles peuvent même soulager la douleur, du moins temporairement, en fermant le portillon de la douleur.

Sexualité et douleur chronique

Pour de nombreuses personnes atteintes de douleur chronique, la relation sexuelle est difficile en raison de ce qu'elle demande physiquement. Elle provoque une augmentation de la fréquence cardiaque et peut éreinter une personne qui n'a pas beaucoup d'énergie en raison de la fatigue, du manque de sommeil ou du stress. Le rapport sexuel peut aussi être inconfortable physiquement en mettant sous tension les muscles, les tissus et les articulations qui sont peut-être déjà douloureux ou sensibles au toucher. Dans ce cas, il peut être plus satisfaisant de consacrer davantage de temps aux jeux sensuels et aux préliminaires qu'au coït lui-même. En vous concentrant sur différentes façons de procurer du plaisir à votre partenaire, dans une atmosphère détendue et confortable, vos moments d'intimité peuvent durer plus longtemps et être très satisfaisants. De nombreuses personnes aiment jouir sans nécessairement avoir de coït; d'autres préfèrent avoir l'orgasme avec le coït. Pour certaines personnes, ce n'est pas tant l'orgasme qui importe que le fait de partager un moment de plaisir et d'intimité. Il y a bien des manières de stimuler la sensualité. Puisque nos corps et nos esprits sont liés, nous pouvons augmenter le plaisir sexuel en stimulant à la fois le corps et l'esprit.

Les préoccupations d'ordre émotionnel peuvent aussi jouer un rôle très important pour les personnes souffrant de douleur chronique. Quelqu'un qui souffre d'angine de poitrine craindra probablement que l'activité sexuelle déclenche une autre crise. Les personnes qui souffrent de maux de tête redouteront que l'orgasme ne leur cause une migraine. Les personnes ayant des douleurs au cou, au dos ou aux articulations craindront une flambée de douleur s'ils font un faux mouvement durant la relation sexuelle. Leurs partenaires auront probablement peur que leurs rapports sexuels ne déclenchent ces problèmes et en ce cas de s'en sentir responsables. Certaines affections comme le diabète, ou simplement le vieillissement normal, peuvent entraîner des problèmes d'érection ou causer la sécheresse vaginale. Ces difficultés risquent de mettre à l'épreuve la relation.

Idées fausses à propos de la sexualité

Plusieurs de nos attitudes et croyances à l'égard de la sexualité sont acquises elles ne sont pas spontanées ou instinctives. Nous les acquérons dès notre jeune âge. Elles nous viennent des amis, des autres enfants, de nos parents et des autres adultes. Elles nous viennent aussi des blagues, des magazines, de la télévision, des films. Une bonne partie de ce que nous apprenons au sujet de la sexualité est distorsionné par les inhibitions et les idées fausses, ainsi qu'une bonne dose de « je devrais », « je dois » et de « « je ne devrais pas » et « je ne dois pas ».

Pour goûter à un plaisir sexuel maximal, il est parfois nécessaire de vous libérer des idées fausses afin de découvrir et d'explorer librement votre propre sensualité. Par exemple, bien des gens croient des choses tout simplement fausses, comme :

- Les personnes âgées ne peuvent avoir de plaisir sexuel.
- Faire l'amour suppose nécessairement un coït.
- Le sexe, c'est seulement pour les gens qui ont de beaux corps.
- Un « vrai homme » est toujours prêt à faire l'amour.
- Une « vraie femme » devrait être disposée à faire l'amour dès que son partenaire en manifeste l'envie.
- Les deux partenaires doivent jouir simultanément.
- On ne devrait s'embrasser et se toucher que si cela mène à un rapport sexuel.
- Une relation sexuelle doit absolument mener à l'orgasme.

La perte de l'estime de soi et l'altération de l'image de soi sont des freins subtiles mais dévastateurs à la vie sexuelle. Si la douleur vous a changé physiquement, vous a laissé sans emploi ou incapable de contribuer à la vie de famille et aux tâches domestiques comme avant, il se peut que vous ayez l'impression de ne plus être attirant ou désirable aux yeux de votre partenaire. En pensant de cette façon, vous portez atteinte à l'estime de vous-même et cela risque de vous pousser à éviter les contextes d'intimité et de rapprochement sexuel. Vous « essayez de ne pas penser à ça ». En ignorant la dimension sexuelle de votre relation ou en vous éloignant physiquement et émotionnellement de votre partenaire, vous risquez de vous isoler et de vous sentir déprimé, ce qui entraîne un désintérêt pour la sexualité et l'aggravation de votre état dépressif. Un cercle vicieux. (Pour en savoir davantage sur la dépression et les moyens de la surmonter, voir le chapitre 4. Si les techniques d'autogestion ne suffisent pas, consultez votre médecin ou un thérapeute.)

Même une sexualité épanouie peut le devenir encore davantage. Heureusement, il existe des façons pour vous et votre partenaire d'explorer l'intimité et la sensualité, ainsi que de surmonter la peur au cours de la relation sexuelle.

Surmonter vos peurs lors des relations sexuelles

Avec un mal comme la douleur chronique, vous avez probablement peur que la douleur s'aggrave et devienne hors de contrôle. La peur et l'anxiété peuvent vraiment entraver les activités que vous voulez et avez envie de faire. Lorsque la sexualité fait partie de celles-ci, vous êtes aux prises avec un problème difficile. Non seulement vous vous privez d'une dimension importante et agréable de la vie, mais vous vous sentez probablement aussi coupable de décevoir votre partenaire. Par ailleurs, il se peut que votre partenaire se sente encore plus craintif et coupable que vous ne l'êtes. Il peut avoir peur de vous faire mal en faisant l'amour ou se sentir coupable de vous en vouloir pour être privé de relations sexuelles. Une telle dynamique peut entraîner de sérieux problèmes de couple. Le stress et l'état dépressif qui en résultent risquent de causer encore davantage de symptômes. Ne laissez pas cela arriver!

La communication est l'élément essentiel du succès de la relation avec votre partenaire sexuel. Le meilleur moyen de surmonter les peurs des deux partenaires est de parler ouvertement des choses qui vous préoccupent tous deux et de tenter de les surmonter par une bonne communication et la recherche de solutions. Une bonne communication non seulement vous aidera à désamorcer vos craintes à l'égard de la sexualité et à explorer vos désirs, mais aussi à explorer de nouvelles façons de vivre votre intimité. Cela revêt une importance particulière pour les personnes qui s'inquiètent de l'influence qu'ont la douleur ou d'autres problèmes de santé sur leur apparence physique. Ils s'aperçoivent d'ailleurs bien souvent que leur partenaire est moins préoccupé par leur apparence qu'ils ne le sont eux-mêmes.

Si votre partenaire et vous êtes à l'aise de parler sexualité, vous serez en mesure de trouver des solutions à ce qui vous préoccupe. Commencez par vous dire quelles sont vos stimulations physiques préférées et dans quelles positions vous vous sentez le plus confortable. Vous pouvez ensuite vous raconter les fantasmes qui vous excitent. Difficile de s'attarder aux peurs et aux inquiétudes lorsque votre esprit est accaparé par un fantasme!

Commencez par revoir les méthodes de communication efficace, au chapitre 10, et les techniques de résolution de problème au chapitre 2. Il faut d'excellentes habiletés de communication et de résolution de problème pour parler ouvertement de sexualité et exprimer ouvertement vos besoins respectifs. N'oubliez pas : si ces techniques sont nouvelles, prenez le temps qu'il faut pour vous y accoutumer. La maîtrise d'une nouvelle habileté demande de la patience.

Sexualité et sensualité

Dans notre société, l'attirance sexuelle repose presqu'exclusivement sur l'expérience visuelle. L'accent est mis sur l'apparence physique. La vue n'est pourtant qu'un seul de nos cinq sens.

Il faut aussi savoir apprécier les qualités sensuelles de la voix, de l'odeur, du goût et de la texture de peau de notre partenaire. La sensualité suppose un contact avec notre partenaire avec les cinq sens; de faire l'amour non seulement avec les yeux, mais aussi avec nos oreilles, notre nez, notre bouche et nos mains.

Le toucher sensuel est particulièrement important car la peau est le plus grand organe sensoriel de notre corps. Sur presque n'importe quelle partie du corps, une caresse faite de la bonne façon peut être très érotique. Heureusement, la stimulation sexuelle par le toucher se pratique dans à peu près n'importe quelle position. Vous pouvez l'agrémenter en utilisant des huiles, des lotions aromatisées, des parfums, des plumes, des gants de fourrure, au gré de votre imagination. Presque toutes les parties du corps peuvent être érogènes. Les plus populaires sont la bouche, les oreilles, le cou, les seins et les mamelons (chez les deux sexes), le nombril, les mains (le bout des doigts si vous caressez, les paumes si vous êtes caressé), les poignets, le bas du dos, les fesses, les orteils et l'intérieur des cuisses et des bras. Essayez différents types de touchers – certaines personnes trouvent plus excitant l'effleurement,

d'autres préfèrent un toucher circulaire. Nombreux sont ceux qui deviennent très excités lorsqu'on les touche avec le nez, les lèvres et la langue. Vous pouvez même utiliser des accessoires sexuels.

Certains types de douleur chronique s'accompagnent d'une hypersensibilité, même à un toucher très léger. Il est particulièrement important que vous sachiez quels sont les types de caresses qui vous procurent du plaisir et quels sont ceux qui vous causent de l'inconfort ou vous sont désagréables. Parlez-en à votre partenaire. En vous parlant, vous devriez trouver des façons d'augmenter votre plaisir érotique et de diminuer votre nervosité et votre peur d'être touché au mauvais endroit et de la mauvaise manière.

Si vous préférez vous abstenir de toute activité sexuelle parce que cela ne représente pas un aspect important de votre vie, c'est un choix légitime, mais il est primordial que vous discutiez de cette décision avec votre partenaire. Dans une telle situation, de bonnes habiletés de

Sensualité et fantasme

Ce que vous imaginez peut être très excitant. Si ce n'était pas le cas, il n'y aurait pas de romans sentimentaux, de films ou de littérature érotiques ou de clubs de strip-tease. La plupart des gens ont des fantasmes sexuels à un moment ou l'autre. Il y a probablement autant de fantasmes sexuels qu'il y a de gens. Il n'y a pas de mal à se laisser aller au fantasme. Si vous réalisez que vous et votre partenaire partagez certains fantasmes, vous pouvez les réaliser au lit, même s'il s'agit simplement d'une phrase que vous ou votre partenaire aimez entendre en faisant l'amour.

Lors des relations sexuelles, la stimulation de l'esprit peut être tout aussi excitante que la stimula-tion physique. Cette stratégie peut aussi vous aider si la douleur ou les symptômes entravent votre plaisir quand vous faites l'amour. Mais faites attention : le fantasme mène parfois à des attentes irréalistes. Votre véritable partenaire peut ne pas se comparer favorablement à l'amant de vos rêves. Si vous stimulez régulièrement votre imagination avec des photographies ou des vidéos explicites de corps jeunes et fermes, votre satisfaction sexuelle risque d'en souffrir.

communication sont essentielles. Il serait peut-être même bon que vous en parliez en présence d'un psychothérapeute professionnel. Une personne formée pour gérer des questions inter-personnelles importantes peut contribuer à faciliter la discussion.

Surmonter les symptômes au cours de la relation sexuelle

Parfois, les gens n'arrivent pas à trouver une position dans laquelle ils sont parfaitement confortables pour faire l'amour. À d'autres moments, la douleur, la fatigue ou même des pensées négatives (monologue intérieur) vous distraient au point de gâcher votre plaisir ou de vous empêcher d'atteindre l'orgasme. Cela risque d'engendrer des problèmes particuliers. Si vous êtes incapable d'atteindre l'orgasme, vous risquez d'en vouloir à votre partenaire. S'il est incapable de jouir, vous risquez de vous en sentir coupable. Si vous évitez les relations sexuelles en raison de cette frustration, votre partenaire risque de vous en vouloir et vous de vous sentir coupable. Votre amour-propre en souffrira, de même que la relation avec votre partenaire. Tout en souffrira.

Dans une telle situation, il peut être utile de réévaluer vos médicaments. Vous pouvez, par exemple, prendre votre médicament contre la douleur de façon à ce qu'il atteigne son effet maximal lorsque vous êtes prêt à faire l'amour. Évidemment, cela suppose de prévoir la relation sexuelle. Le type de médicament a de l'importance également. Les antalgiques à base de narcotiques et certains antidépresseurs peuvent diminuer l'appétit sexuel ou entraver le fonctionnement sexuel. Votre médecin peut envisager de réduire la posologie de ces médicaments ou de vous en prescrire d'autres tout aussi efficaces contre la douleur et les autres symptômes, mais dont l'incidence sur la sexualité est moindre. Les médicaments comme les relaxants musculaires peuvent aussi avoir pour effet d'embrouiller les idées et de perturber la concentration. L'alcool et la marijuana (cannabis), utilisés par certaines personnes contre la douleur, peuvent aussi perturber le fonctionnement sexuel. Certains médicaments rendent l'érection difficile. Il en existe d'autres, par contre, qui la favorisent. De la même manière, il existe des lubrifiants à base d'eau qui permettent de contrer la sécheresse vaginale. Demandez conseil à votre médecin ou à votre infirmière praticienne sur le moment opportun pour prendre vos médicaments, à propos de médicaments de remplacement, ainsi qu'au sujet de médicaments permettant de favoriser la fonction érectile ou de contrer la sécheresse vaginale.

Un autre moyen de lutter contre les symptômes qui vous causent de l'inconfort est de devenir expert des fantasmes. Pour exceller dans un domaine, il faut s'entraîner, et celui-ci ne fait pas exception. Il s'agit d'imaginer un ou plusieurs fantasmes sexuels, auxquels vous laisserez libre cours au moment opportun, afin qu'ils occupent votre esprit. Puis, en faisant l'amour, vous évoquerez votre fantasme et vous concentrerez sur celui-ci. En vous concentrant sur votre fantasme ou en vous imaginant faire l'amour avec votre partenaire alors que vous êtes en pleine relation sexuelle, votre esprit sera submergé de pensées érotiques plutôt que de penser à vos symptômes ou d'être en proie à des pensées négatives.

Si vous n'êtes pas habitué à la visualisation et aux techniques d'imagerie, vous devrez vous exercer plusieurs fois par semaine pour les maîtriser. Ces exercices n'ont pas à être tous consacrés aux fantasmes sexuels que vous avez choisis, par contre. Vous pouvez commencer avec n'importe quel scénario d'imagerie mentale dirigée, audio ou écrit, comme ceux proposés au chapitre 5, en vous efforçant de le rendre toujours plus vivant à chaque évocation.

Commencez par visualiser les images. Une fois que les images sont bien définies, attardez-vous aux couleurs. Ensuite, concentrez votre attention sur les sons environnants. Puis, concentrez-vous sur les odeurs et les saveurs associées à l'image. Sentez la brise ou une bruine légère sur votre peau. Finalement, imaginez-vous toucher les objets qui font partie de l'image. Concentrez-vous sur un sens à la fois. Approfondissez une scène en détail avant de

> *Important :* Ne tentez pas de surmonter par l'imagerie des douleurs à la poitrine ou une faiblesse soudaine d'un côté du corps. Il ne faut pas ignorer ces symptômes. Si ceux-ci vous arrivent, consultez immédiatement un médecin.

passer à la suivante. Lorsque vous êtes passé maître dans l'imagerie mentale, vous pouvez inventer vos propres fantasmes, les visualiser, les entendre, en sentir l'odeur et en imaginer la sensation. Ce fantasme peut commencer en vous imaginant mettre de côté tous vos symptômes et n'a pour seule limite que votre imagination.

Ce degré élevé de concentration peut aussi vous aider à vivre pleinement le moment présent. L'attention que vous donnez à vos sensations physiques et émotionnelles en faisant l'amour peut être extrêmement érotique. Si votre esprit s'égare (ce qui est normal), ramenez-le doucement dans le moment présent.

Positions sexuelles

Une position confortable pour faire l'amour aide à diminuer la douleur et rassure tant la personne qui a mal que son partenaire par rapport au risque de blessure. L'expérimentation est probablement le meilleur moyen pour vous et votre partenaire de trouver les positions qui conviennent le mieux. Chacun est différent. Il n'y a pas de position qui convienne à tout le monde. Faites l'essai de différentes positions qui permettent de diminuer la tension et la pres-

sion sur le corps, comme de vous coucher de côté l'un contre l'autre ou de vous asseoir sur une chaise. Essayez de placer des oreillers sous différentes parties de votre corps pour être plus confortable. Il est peut-être préférable de faire l'essai de ces différentes positions avant d'être trop excités. Cette expérimentation elle-même peut être érotique.

Peu importe la position que vous essayez, il peut être utile de faire quelques exercices de réchauffement avant de faire l'amour. Essayez quelques-uns des exercices du Programme facile de bouger!, présenté au chapitre 8. L'exercice peut être bénéfique à votre vie sexuelle à d'autres égards, ainsi qu'améliorer votre condition physique générale. Améliorer votre forme physique est une excellente façon d'améliorer votre confort et votre endurance au cours des relations sexuelles. La marche, la natation, le vélo, ainsi que de nombreuses autres activités physiques peuvent vous être bénéfiques au lit car vous serez moins essoufflé, moins fatigué et aurez moins mal. Ces activités physiques vous aident aussi à connaître vos limites. Elles vous aideront à doser vos énergies au cours des relations sexuelles, comme lors de toute autre activité physique.

Au cours des activités sexuelles, il est bon de changer de position de temps à autre, surtout si vos symptômes apparaissent ou augmentent lorsque vous restez trop longtemps dans la même position. Ces changements peuvent se faire comme un jeu, pour que ce soit amusant pour vous deux. Comme pour tout exercice physique, doser ses efforts et faire des pauses pour vous reposer est tout à fait normal.

Sexualité et problèmes de santé divers

Bien entendu, des problèmes de santé autres que la douleur chronique soulèvent aussi des préoccupations en ce qui concerne la vie intime et la sexualité. Par exemple, les personnes qui se remettent d'une crise cardiaque ou d'un accident vasculaire cérébral ont souvent peur de recommencer à avoir des relations sexuelles. Ils ont peur de ne pas être « performants » ou que les relations sexuelles soient à l'origine d'une nouvelle crise susceptible de causer leur mort. Cette peur est même encore plus fréquente chez leurs partenaires. Heureusement, ces craintes sont sans fondement. Vous pouvez reprendre les relations sexuelles dès que vous vous en sentez prêt. Des études ont démontré que les probabilités que l'activité sexuelle contribue à une crise cardiaque sont inférieures à 1 pour cent. Ce risque est plus faible encore chez les personnes qui font régulièrement de l'exercice physique. Après un accident vasculaire cérébral, toute paralysie ou faiblesse persistantes demandent à ce que vous trouviez les meilleures positions pour votre soutien et votre confort et les zones de votre corps les plus sensibles aux caresses de votre partenaire. Il peut aussi y avoir certaines difficultés en ce qui a trait au contrôle des intestins et de la vessie. L'American Heart Association (www.heart.org) a publié d'excellents guides sur la sexualité après une crise cardiaque ou un accident vasculaire cérébral.

Les personnes souffrant de diabète rapportent parfois des problèmes de fonctionnement sexuel. Les hommes ont parfois de la difficulté à avoir une érection ou à la maintenir.

Ces difficultés peuvent être causées par les effets secondaires des médicaments ou d'autres problèmes médicaux engendrés par le diabète. Chez les femmes comme chez les hommes, la sensibilité des zones génitales peut être réduite. Le problème le plus souvent rapporté par les femmes atteintes de diabète est une lubrification insuffisante du vagin.

Si vous souffrez du diabète, la meilleure façon de prévenir ou d'atténuer ce genre de problèmes est de contrôler étroitement votre taux de glycémie, de faire de l'exercice, de demeurer positive et de prendre soin de vous. Les lubrifiants peuvent aider les femmes comme les hommes en cas de sensibilité. Si vous utilisez des condoms, assurez-vous d'employer un lubrifiant à base d'eau; les lubrifiants à base de pétrole détruisent le latex. Un vibromasseur peut être utile aux personnes atteintes de neuropathie; une stimulation concentrée sur les régions les plus sensuelles du corps peut aider à rendre les relations sexuelles agréables. Il existe de nouvelles thérapies pour les hommes ayant des problèmes de dysfonctionnement érectile. L'American Diabetes Association (www.diabetes.org) offre de l'information détaillée sur la sexualité chez les personnes atteintes du diabète.

Les personnes ayant subi l'ablation d'un sein, d'un testicule ou d'une autre partie de leur corps afin de traiter un cancer ou un autre problème médical sont elles aussi susceptibles d'avoir des craintes face aux rapports intimes et à la sexualité.

C'est également le cas des personnes ayant des cicatrices suite à une chirurgie ou des articulations déformées par l'arthrite. Dans ce cas, bien des personnes se demandent comment réagira leur partenaire. Leur partenaire, ou partenaire potentiel, sera-t-il incapable d'éprouver du désir pour elles? Cela se produit parfois, mais beaucoup moins fréquemment que vous ne le croyez. Normalement, lorsque nous sommes amoureux d'une personne, nous sommes amoureux de ce qu'elle est, pas de son sein, de son testicule ou autre partie de son corps. Dans ce cas-ci aussi, le dialogue avec votre partenaire au sujet de vos préoccupations et de vos craintes est d'une grande aide. Si cela s'avère difficile, un conseiller conjugal peut vous aider. Souvent, ce que vous craignez être un problème n'en est pas véritablement un.

La fatigue est un autre symptôme qui risque d'étouffer le désir sexuel. Au chapitre 4, nous abordons des solutions contre la fatigue. Voici un conseil additionnel : prévoyez vos activités sexuelles en fonction de votre fatigue. C'est-à-dire, essayez d'avoir des relations sexuelles lorsque vous n'êtes pas trop fatigué. Cela peut vouloir dire de faire l'amour le matin plutôt que le soir, par exemple.

Plusieurs problèmes de santé mentale, ainsi que les médicaments utilisés pour traiter leurs symptômes, peuvent aussi entraver les fonctions sexuelles et le désir. Il est important que vous parliez à votre médecin ou à votre

Autres ressources à consulter

American Diabetes Association : www.diabetes.org

American Heart Association : www.heart.org

Arthritis Foundation : www.arthritis.org

Cleveland Clinic : my.clevelandclinic.org

Mayo Clinic : www.mayoclinic.org/

Pain Concern : painconcern.org.uk

WebMD : www.webmd.com

infirmière praticienne de ces effets secondaires afin que vous trouviez ensemble des solutions de rechange. Parfois, le professionnel de la santé peut trouver un autre médicament ou modifier la posologie ou l'horaire de prise de votre médicament actuel, ou vous référer à un thérapeute qui sera peut-être à même de vous aider à trouver avec votre partenaire des stratégies pour réduire ou éliminer les symptômes. Les thérapies individuelles ou de couple peuvent aussi aider à résoudre les difficultés relationnelles et les problèmes liés à l'intimité et à la sexualité qui n'ont pas de rapport avec vos médicaments.

Votre médecin ou votre infirmière praticienne doit être votre premier consultant au sujet des problèmes à caractère sexuel liés à votre état. Il est peu probable que votre problème soit unique. Votre médecin a probablement déjà vu ce problème à plusieurs reprises et a peut-être des solutions à vous proposer. N'oubliez pas, il s'agit ni plus ni moins d'un autre problème associé à votre maladie chronique, tout comme la douleur, la fatigue et les limitations physiques. Ce problème peut, lui aussi, être résolu. Les problèmes de santé chroniques ne doivent pas mettre fin à votre vie sexuelle. Grâce à une bonne communication et un peu de planification, vous continuerez à avoir une vie sexuelle épanouie. Si vous êtes créatifs et acceptez d'expérimenter, votre intimité sexuelle et votre relation pourront même s'épanouir encore davantage.

Lectures complémentaires

Pour en apprendre davantage sur les sujets abordés dans ce chapitre, nous vous suggérons d'explorer les ouvrages suivants :

Brault, C. 2017. *Vivre le plaisir des sens : Guide positif pour les amants*. Beliveau.

Descombes, J-F & Richardson, D. 2017. *Le slow sex : S'aimer en pleine conscience*. Marabout.

Jenner, P. 2009. *Le Sexe 100 % plaisir*. Larousse.

Le Breton, D. 2017. *Tenir, douleur chronique et réinvention de soi*. Métailié.

Hennezel, M. 2016. *L'Âge, le désir & l'amour : L'intimité après 60 ans : les chemins de l'accomplissement*. Pocket (Collection Pocket Evolution).

Passeport Santé. 2017. *Comment vivre avec une maladie chronique ? L'impact sur la vie intime*. Accessible à http://www.passeportsante.net/fr/Actualites/Dossiers/DossierComplexe.aspx?doc=vivre_maladie-chronique_page1_9_do

Stubbs, K. & Saulnier, L-A. 2001. *Massages intimes pour couples*. Guy Saint-Jean.

Que ton aliment soit ton seul médicament.

— Hippocrate, père de la médecine
(431 AVANT NOTRE ÈRE)

CHAPITRE 13

Manger sainement

MANGER SAINEMENT EST L'ENGAGEMENT PERSONNEL *LE* PLUS AVISÉ que vous puissiez prendre. Les aliments que vous consommez jouent un rôle central dans le maintien d'une bonne santé.

Lorsque vous mangez sainement, cela signifie tout simplement que la plupart des choix que vous faites reposent sur de saines habitudes alimentaires. Vous n'avez pas pour autant à être rigide ou parfait. Car, pas plus qu'il n'existe d'aliments parfaits, on ne trouve de diètes qui convienne à tout le monde, malgré ce qu'en disent vos amis ou les médias. Manger sainement vous pousse à explorer différentes manières d'apprêter vos repas afin qu'ils soient savoureux et appétissants. Lorsque vous éprouvez des problèmes de santé, il vous faut faire des choix alimentaires encore plus judicieux. S'alimenter sainement n'exclut pourtant pas d'écarter de votre alimentation vos aliments préférés.

Nous tenons à remercier Mme Bonnie Bruce, docteure en santé publique et nutritionniste, et Mme Yvonne Mullan, maître en sciences appliquées et nutritionniste, de leurs conseils pour la rédaction de ce chapitre.

237

Vous êtes constamment assailli d'information provenant d'Internet ou d'autres médias, de livres, de vos amis et de votre famille sur ce qu'il convient ou non de manger. Pas étonnant que vous en deveniez confus! Dans ce chapitre, nous abordons les principes scientifiques de base de la nutrition et de la diététique. Nous n'entendons pas vous dire ce que vous devez manger ou comment vous devez le faire. Ces choix vous appartiennent. Vous découvrirez ce qu'il y a à savoir sur l'alimentation chez les personnes adultes de même que les données les plus récentes sur la gestion de la douleur chronique par l'alimentation. Vous serez aussi amené à traiter cette information pour l'ajuster à vos propres besoins et préférences alimentaires. Ce chapitre contribuera, nous l'espérons, à vous guider dans l'adoption d'habitudes alimentaires plus saines.

Dans ce chapitre, la plupart des renseignements que vous trouverez sur la nutrition sont tirés du *Guide alimentaire américain* publié en 2010 et du programme MyPlate, lancé en 2011 par le Département de l'agriculture des États-Unis (USDA). De son côté, Santé Canada émet des recommandations alimentaires dans son document *Bien manger avec le Guide alimentaire canadien* (2007). Les deux guides formulent des recommandations similaires, à quelques exceptions près. Aussi, dans ce chapitre, les portions alimentaires qui vous sont présentées dans les tableaux sont exprimées en mesures impériales et métriques. Si vous désirez obtenir plus d'information sur les recommandations alimentaires au Canada, vous pouvez consulter le site de Santé Canada, sous la rubrique *Autres ressources à consulter* à la fin de ce chapitre.

Pourquoi est-il si important de manger sainement?

Le corps humain peut se comparer à un véhicule automobile tant ses rouages sont complexes et étonnants à la fois. Une automobile roule adéquatement pour peu qu'elle soit ravitaillée avec le bon mélange de carburant. Sans cela, l'automobile pourrait connaître des ratés, voire tomber en panne. Il en va de même pour le corps humain; un mélange équilibré de sains aliments (carburant) concourt à son bon rendement. À l'inverse, il ne marche pas bien sans l'apport des nutriments nécessaires, ou à vide.

Les saines habitudes alimentaires ont une incidence sur tous les aspects de votre vie. Votre bien-être physique et émotionnel en dépend. Aussi, votre corps peut répondre différemment à certains troubles de santé ou à la maladie selon la manière dont vous en prenez soin.

Lorsque vous vous nourrissez correctement, les bienfaits suivants sont observables :

- Vous avez davantage d'énergie et vous sentez moins fatigué.

- Vous prévenez ou réduisez le risque de souffrir d'affections telles que les maladies coronariennes, le diabète, le cancer, de même que de certaines douleurs chroniques.

- Vous affrontez plus facilement les défis de votre vie, ses hauts et ses bas, lorsque votre cerveau et votre système nerveux central reçoivent l'apport énergétique dont ils ont besoin pour bien fonctionner.

Que signifie manger sainement?

Vous pouvez réussir à adopter de saines habitudes alimentaires pourvu que vous fassiez en permanence de bons choix alimentaires. Vous pouvez malgré tout vous gâter à l'occasion en mangeant, en petites quantités, des aliments qui ne sont pas si « santé »! En nutrition, la diète parfaite n'existe pas. Aussi, si vous vous privez des aliments que vous aimez, vous obtiendrez l'effet inverse et risquez de ne pas atteindre votre objectif de modifier vos comportements alimentaires.

Lorsque vous souffrez de douleurs chroniques ou d'autres affections, vous devez choisir plus soigneusement vos aliments pour atteindre de saines habitudes alimentaires. Par exemple, certaines personnes souffrant de migraine doivent éviter de consommer les aliments susceptibles de déclencher cet état. Les personnes diabétiques doivent surveiller leur ingestion de glucides afin de mieux gérer leur taux de glycémie. Elles y parviennent plus facilement en sélectionnant les glucides qu'elles consomment quotidiennement (fruits, pains, céréales, riz, etc.). Les personnes aux prises avec des maladies coronariennes ou qui sont à risque surveillent leur taux de cholestérol en faisant attention aux quantités et aux types de lipides qu'elles ingèrent dans leur nourriture. Ce faisant, l'inflammation associée à certaines douleurs chroniques peut diminuer. Les personnes souffrant d'hypertension peuvent améliorer leur état en consommant de grandes quantités de fruits, de légumes et de produits laitiers à faible teneur en lipides. Certaines personnes voient aussi une amélioration de leur tension en réduisant leur consommation de sel. Bien évidemment, nous soucions tous d'atteindre ou de maintenir un poids santé et devons, pour y arriver, calculer le nombre de calories des aliments que nous consommons.

Il fut un temps où la viande et les pommes de terre étaient considérées comme les incontournables d'une bonne alimentation. De nos jours, les fruits, les légumes, les grains entiers, le lait et les produits laitiers à faible teneur en lipides, les viandes maigres, la volaille et le poisson sont au cœur d'une saine alimentation. La viande et les pommes de terre ont encore leur place dans l'alimentation, leur place n'est pas aussi importante qu'elle ne l'était.

Le véritable défi à relever pour la plupart d'entre nous consiste à consommer davantage d'aliments sains que d'aliments qui le sont moins. À cet égard, le tiers des Nord-Américains ont une alimentation riche en sucres ajoutés, en gras solides (beurre, graisses animales – bœuf, porc, poulet – margarine en bâtonnets, graisses végétales) et sel. Leur alimentation se compose aussi d'aliments préparés avec de la farine blanche et autres céréales raffinées. Toutes ces substances ajoutées prédisposent à l'hypertension, au diabète et à l'obésité. De plus, des études ont démontré que cette mauvaise alimentation pouvait également être reliée à la douleur chronique.

Manger sainement demande des efforts considérables. Vous devez apprendre à reconnaître les aliments qui aggravent votre état et juger quand vous pouvez vous permettre des écarts ou quand vous devez vous en abstenir. Ainsi, rien ne vous n'empêche de vous gâter le jour de votre anniversaire! Mais, en contrepartie, pour compenser cet écart, soyez plus avisé dans vos choix alimentaires lorsque vous mangez au restaurant, s'il ne s'agit pas d'occasions spéciales. En faisant ce genre de compromis, vous resterez sur la bonne voie! Vous verrez que vous prendrez vite l'habitude de mieux manger, au point où cela fera partie intégrante de votre vie.

Tout d'abord, intégrez petit à petit à votre alimentation quotidienne plus de plantes alimentaires : fruits, légumes, céréales complètes, légumineuses, noix et graines. Inversement, mangez moins souvent, et en plus petites portions, de la viande et des aliments contenant beaucoup de sucre, de lipides ou de sel. Cela vous permettra de maintenir un sain équilibre entre les aliments et la taille des portions que vous mangez. (Nous reviendrons sur ce point plus loin dans ce chapitre.)

Bien que cela puisse paraître simple, n'oubliez pas que vous êtes exposé quotidiennement à faire des choix parmi des centaines d'aliments différents! Vos vieilles habitudes peuvent vite reprendre le dessus : il est plus facile et plus rapide de prendre ce qui vous tombe sous la main (et qui n'est pas le meilleur choix) que de vous arrêter pour réfléchir à votre menu. Comment dès lors pouvez-vous apprêter des repas qui soient à la fois savoureux et sains? Dans ce chapitre, nous nous attarderons à vous rendre la chose plus facile.

Principes clés d'une saine alimentation

■ **Choisissez des aliments aussi naturels que possible.** Moins les aliments que vous consommez sont transformés industriellement, meilleurs ils sont. Les aliments sont dits « transformés » lorsque des additifs leur ont été ajoutés (en général, du sucre, du sel ou des gras) ou que des éléments en ont été retranchés (en général des fibres et des nutriments) afin de les rendre plus savoureux. C'est le cas des céréales entières qui ont été transformées en farine blanche pour les besoins de la boulangerie, ou les viandes animales transformées en charcuteries. Il n'y a rien de difficile à choisir les aliments les moins transformés. Préférez une poitrine de poulet grillée à des pépites de poulet panées dans la friteuse, une pomme de terre vapeur à des pommes de terre frites et un pain aux grains entiers et du riz brun à du pain blanc et du riz blanc...

■ **Tirez les éléments nutritifs de vos aliments et non de suppléments alimentaires.** La plupart des gens s'entendent pour dire que les vitamines, les minéraux et autres suppléments alimentaires ne peuvent pas remplacer entièrement la nourriture. Ils ont bien raison. Les aliments naturels contiennent les quantités et les combinaisons parfaites d'éléments nutritifs et autres composés santé dont votre corps a besoin(les fibres par exemple). La transformation industrielle fait perdre aux aliments certains de ces nutriments. Par conséquent, ces aliments n'apportent pas à votre organisme tous les éléments nutritifs dont il a besoin.

Prenons l'exemple du bêta-carotène, importante source de vitamine A, que l'on trouve dans les plantes alimentaires telles que les carottes et les courges d'hiver. Il est bénéfique à la vision et accroît les défenses immunitaires de votre corps. Les suppléments alimentaires artificiels de bêta-carotène, quant à eux, peuvent accroître les risques de cancer chez certaines personnes. Ce même risque est réduit à zéro lorsque vous consommez des aliments naturels contenant du bêta-carotène. Par ailleurs, les aliments naturels pourraient aussi receler d'autres saines composantes qui n'ont pas encore été décelées. Lorsque vous prenez des suppléments de vitamines, vous pourriez donc être privé de ces autres saines substances présentes dans l'aliment naturel, mais qui ont été perdues lors du processus d'extraction des vitamines pour en faire une capsule.

Les suppléments alimentaires ne font pas l'objet de réglementations aux États-Unis de même que dans plusieurs autres pays. À l'inverse des médicaments en vente libre, vous ne pouvez pas être sûrs que vous obtenez la qualité désirée pour le prix que vous payez, pas plus que vous ne savez si ces suppléments contiennent des substances qui pourraient être nocives pour votre santé. Au Canada, de nombreux suppléments alimentaires tels que les vitamines et les minéraux de même que les produits de santé « naturels » ont été approuvés par Santé Canada avant leur mise en marché. Santé Canada est l'organisme gouvernemental qui évalue les produits afin de s'assurer qu'ils sont sans danger pour la santé, efficaces et de bonne qualité. Vous pouvez consulter la *Base de données des produits de santé naturels homologués* de Santé Canada pour savoir si un produit a reçu une licence de mise en marché. Vous trouverez l'adresse du

site sous la rubrique *Autres ressources à consulter* à la fin de ce chapitre.

Les suppléments alimentaires peuvent-ils tout de même jouer un rôle dans une saine alimentation? Oui, parce qu'il arrive parfois que l'on ne puisse satisfaire des besoins nutritionnels uniquement grâce à l'alimentation. Aussi, les personnes qui vivent dans les climats nordiques peuvent souffrir d'un manque de vitamine D. Au Canada, Santé Canada recommande aux personnes âgées de plus de cinquante ans de prendre quotidiennement des doses de vitamine D d'au moins 400 UI. Autre exemple : lorsque les personnes avancent en âge, elles doivent augmenter leur apport en calcium pour prévenir l'apparition de l'ostéoporose ou en ralentir les effets. Bien que le lait et les produits laitiers tels que le yogourt et le fromage contiennent beaucoup de calcium, cela peut s'avérer difficile d'en consommer suffisamment chaque jour pour atteindre la quantité dont le corps a besoin à cet âge. En tout temps, lorsque vous songez à prendre des suppléments alimentaires, vous devez d'abord consulter votre médecin ou un diététiste agréé.

■ **Choisissez des aliments variés, colorés et peu transformés.** Gardez cet objectif en tête lorsque vous préparez vos repas. Vous vous assurerez ainsi, en respectant ces trois critères, de nourrir votre organisme de tous les bons nutriments dont il a besoin. Vous pouvez, par exemple, préparer de la viande, du poisson ou de la volaille (peu transformés) et l'accompagner de fruits et de légumes colorés : du raisin et des bleuets bleus ou pourpres; des ananas, des oranges et des carottes jaunes et oranges; des tomates, des fraises et du melon d'eau rouges, du chou frisé (kale), des fèves et des épinards verts. N'oubliez pas les champignons, les oignons et les choux-fleurs aux couleurs blanches et marron et les céréales entières telles que le riz brun.

- **Consommez des aliments riches en composés phytochimiques** (le préfixe latin *phyto* signifie « végétal »). Les composés phytochimiques se retrouvent exclusivement dans les plantes alimentaires comme les fruits, les légumes, les grains entiers, les noix et les graines. D'innombrables composés phytochimiques sont reconnus pour leurs bienfaits pour la santé et leur action bénéfique contre les maladies. Ces composés sont à l'origine des couleurs brillantes des fruits et des légumes. Lorsqu'un aliment est transformé ou raffiné, par exemple le blé entier transformé en farine blanche, il perd ses composantes phytochimiques. Plus vous choisissez des aliments non raffinés, les plus naturels possible, meilleur votre santé s'en portera.

- **Mangez régulièrement.** Comme nous vous l'avons déjà expliqué, un véhicule automobile ne roule pas sans essence, pas plus d'ailleurs qu'un feu ne brûle sans bois pour l'alimenter. Votre corps se comporte de la même manière. Vous devez l'alimenter régulièrement pour qu'il soit à son meilleur. Manger un peu, même si vous ne grignotez qu'un petit quelque chose, à intervalles réguliers, vous aide à entretenir votre « flamme »!

   Vous devez manger à heures fixes, de préférence à intervalles réguliers durant toute la journée, afin de maintenir et de stabiliser votre taux de glucose dans votre organisme. C'est effectivement grâce à l'apport de glucose que votre organisme, et plus particulièrement votre cerveau, puise principalement son énergie pour bien fonctionner. Lorsque vous ne mangez pas régulièrement, votre taux de glucose a tendance à chuter. Cette baisse de glucose dans l'organisme peut entraîner des épisodes de faiblesse, de transpiration, de tremblements, de changements d'humeur (irritabilité, anxiété ou colère), des nausées, des maux de tête et une mauvaise coordination. Ces conditions peuvent être dangereuses pour de nombreuses personnes.

   L'absorption régulière de nourriture fournit à votre organisme les nutriments essentiels, qu'il transforme en énergie. Il importe donc de ne pas omettre de repas ou de ne pas trop espacer vos repas parce que, lorsque vous êtes affamé, vous aurez bien souvent tendance à manger avec excès. Inévitablement s'ensuivront des malaises tels que des indigestions et des brûlements d'estomac, sans compter la prise de poids! Selon les besoins de votre organisme, vous pouvez décider de prendre plusieurs petits repas par jour ou des repas plus substantiels, mais moins nombreux. Vous n'avez pas à vous tenir à la même routine tous les jours; manger régulièrement n'est pas nécessairement synonyme de manger selon le rythme habituel des trois repas par jour. Laissez-vous une marge de manœuvre pour faire place aux écarts occasionnels.

Quelques conseils au sujet du déjeuner

Le terme « déjeuner » signifie simplement « cesser de jeûner ». Vous refaites le plein d'énergie le matin, après être resté de nombreuses heures sans manger. Lorsque vous déjeunez le matin, cela vous empêche de grignoter outre mesure ou de trop manger le reste de la journée.

Il se peut que vous ne vouliez pas déjeuner parce que vous n'en avez pas le temps, que vous n'ayez pas faim le matin ou que vous n'aimiez tout simplement pas les aliments qui sont généralement associés à ce repas. Sachez toutefois qu'il ne tient qu'à vous de manger ce qui vous convient le mieux pour déjeuner : des fruits, des fèves, du riz, du pain, du brocoli, même apprêter les restes de nourriture de la veille! Il n'y a pas d'obligation de s'en tenir à la norme! Ce qui importe, c'est de déjeuner pour recharger vos batteries et commencer la journée du bon pied!

■ **Mangez selon vos besoins (ni plus ni moins).** Bien que cela semble facile à dire, il apparaît plus difficile de le mettre en pratique. La quantité de nourriture quotidienne dont votre organisme a besoin varie selon les critères suivants :

  ◆ Votre âge (Le besoin de l'organisme en calories diminue avec l'âge.)

  ◆ Votre sexe (Les hommes ont généralement besoin d'un apport calorifique plus grand que les femmes.)

  ◆ Votre taille et votre corpulence (Si vous êtes grand ou musclé, vous aurez généralement besoin d'un plus grand apport calorifique pour bien fonctionner.)

  ◆ Votre état de santé (Votre organisme peut brûler les calories différemment si vous souffrez de certaines maladies.)

  ◆ Votre niveau d'activités (Vous aurez besoin d'un apport calorifique plus grand si vous bougez beaucoup ou faites de l'exercice.)

Conseils pour vous aider à gérer vos portions alimentaires

■ **Cessez de manger lorsque vous vous sentez rassasié.** Cette technique vous aidera à gérer ce que vous mangez et à éviter, ainsi, de trop manger. Lorsque vous êtes attentif aux signaux que vous envoie votre corps, vous apprenez à reconnaître les signes de satiété. Rappelez-vous que l'acquisition de nouvelles habiletés demande de la pratique. Lorsque vous avez de la difficulté à cesser de manger, même rassasié, repoussez votre assiette ou levez-vous de table si vous le pouvez.

■ **Mangez lentement.** Lorsque vous mangez lentement, vous éprouvez plus de plaisir à savourer votre nourriture et évitez, par la même occasion, de trop manger. Consacrez de 15 à 20 minutes à chacun de vos repas. C'est le temps que met votre cerveau pour envoyer le signal à votre estomac qu'il a atteint sa pleine capacité. Après chaque bouchée, posez vos ustensiles. Si vous terminez votre assiette rapidement, attendez au moins 15 minutes avant de la remplir de nouveau. Si ce conseil vous semble difficile à suivre, consultez le page 264 pour obtenir d'autres recommandations.

- **Soyez conscient de ce que vous mangez.** Si vous ne prenez garde à ce que vous faites, vous pouvez facilement manger un sac entier de croustilles ou de biscuits ou d'innombrables bouchées de nourriture sans vous en rendre compte. C'est souvent le cas lors de soirées entre amis, lorsque vous êtes à l'ordinateur ou que vous regardez la télévision. Prévoyez ces abus en vous servant une portion raisonnable de nourriture ou en ne laissant pas la nourriture à portée de mains ou sous vos yeux. Éviter de manger à même l'emballage, pensez plutôt à vous servir d'un plat de la bonne grosseur. Et, surtout, prenez amplement le temps de savourer ce que vous mangez.

- **Sachez reconnaître une portion de nourriture.** Afin d'être en mesure de déterminer à quoi ressemble une portion de nourriture, vous devez apprendre à la visualiser : une portion d'une demie tasse (125 ml) a la grosseur d'une balle de tennis ou de votre poing lorsqu'il est fermé. Une portion de 3 onces (84 g) de viande, de volaille ou de poisson cuits fait environ la taille de la paume de votre main. Une quantité d'une cuillère à thé (5 ml) correspond à la distance entre le bout de votre pouce jusqu'à la première phalange, et trois fois cette distance à une cuillère à soupe (15 ml). (*Conseil : vous pouvez aussi, bien sûr, vous servir d'une cuillère ou d'une tasse à mesurer pour vous donner une idée de ce à quoi correspond une portion.*)

- **Méfiez-vous des portions trop généreuses.** Depuis quelques années, les portions de nourriture dans les restaurants et les aliments préemballés ont littéralement pris du volume! À titre d'exemple, le simple hamburger au fromage que vous commandez au restaurant est passé d'environ 330 calories à 590 calories! Il y a vingt ans, un biscuit normal faisait 1½ pouce (3, 8 cm) et comportait 55 calories; ce même biscuit fait maintenant 3½ pouces et compte 275 calories. Cinq fois plus de calories! Les boissons gazeuses se vendaient habituellement en bouteilles de 6½ onces (195 ml) et contenaient 85 calories; aujourd'hui, la bouteille dite normale compte 20 onces (600 ml) et 250 calories.

  Lorsque vous consommez 3 500 calories de plus que ce qu'il est nécessaire, vous prenez une livre de masse adipeuse. Sur une période d'un an, même si vous ne consommez que 100 calories de trop par jour, vous grossirez de 10 livres (4 kg). Cela équivaut à manger le tiers d'un bagel en trop chaque jour! Les recommandations relativement à la taille des portions d'aliments que l'on doit consommer par jour diffèrent grandement d'une publication à une autre. Le guide alimentaire que vous trouverez aux pages 266 à 273 vous indique la taille des portions habituelles pour une variété d'aliments.

- **Lorsque c'est possible, choisissez des aliments en portions individuelles.** Lorsque vous achetez des aliments préemballés en portions individuelles, vous avez une bonne idée de la taille d'une portion recommandée.

■ **Colorez votre assiette.** La nourriture se mange d'abord avec les yeux! Quelle différence entre une assiette de riz blanc, de choux-fleurs et de poisson blanc avec une autre de patates douces, d'épinards vert vif et de poisson blanc grillé et nappé de sauce salsa! Laquelle des deux vous semble la plus appétissante?

Un site convivial pour apprendre à manger sainement

Vous trouverez ci-dessous, à la figure 13.1, les éléments contenus dans le programme MyPlate, un site convivial pour apprendre à manger sainement, élaboré par le Département de l'agriculture des États-Unis (USDA). Montez votre assiette de manière à ce qu'un quart contienne des fruits colorés, un quart des légumes, un quart des protéines (viande, poisson ou volaille maigres) ou, mieux encore, avec des végétaux comme le tofu, des haricots secs cuisinés ou des lentilles et le dernier quart avec des grains (dont la moitié doivent être, de préférence, des grains entiers) ou autres féculents comme les pommes de terre, le riz, l'igname ou la courge d'hiver. Finissez votre repas par des aliments riches en calcium : du lait ou des aliments à base de lait (de préférence sans lipide ou à faible teneur en lipides), comme le fromage, le yogourt, le yogourt glacé, les poudings ou les aliments enrichis de calcium comme le lait de soja. Bien sûr, les choix et la quantité des aliments que vous consommez dépendent de ce que vous aimez et de ce dont vous avez besoin pour satisfaire votre appétit. Si vous désirez en savoir plus sur le sujet, vous pouvez consulter le site de MyPlate de l'USDA à l'adresse suivante : www.choosemyplate.gov.

Bien que vous ayez ce site pour vous guider, n'oubliez pas que vous devez tenir compte du nombre de calories ou de la taille des portions que vous mangez. Les portions sont plus grandes qu'elles ne l'étaient auparavant et vous poussent à ingérer plus de calories que ce dont vous avez besoin. Le tableau 13.1, à la page 250, peut vous aider à planifier vos repas. Vous aurez des exemples des portions recommandées pour les différents groupes alimentaires. Rappelons toutefois que ces recommandations diffèrent selon vos besoins diététiques. N'hésitez pas à consulter votre médecin ou un diététiste agréé pour qu'il vous en informe.

Soyez prudent lorsque vous naviguez sur Internet à la recherche d'information ou de recommandations, vous serez surpris de constater le nombre de personnes qui se prétendent

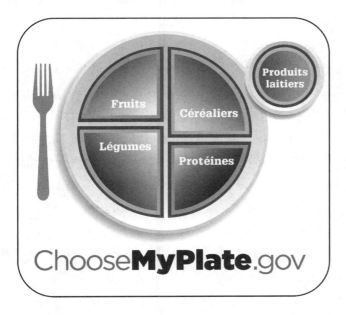

Figure 13.1 **MyPlate : un site convivial pour apprendre à manger sainement**

expertes en nutrition, et qui ne le sont peut-être pas! Lorsque vous voulez vous adresser à un « véritable expert », faites appel à un diététiste agréé. Ces professionnels de la santé ont reçu la formation appropriée pour vous renseigner adéquatement et vous conseiller sur les questions que vous vous posez sur les diètes et la nutrition.

Éléments nutritifs : les besoins de l'organisme

Nous avons abordé plus tôt dans ce chapitre des avantages de tirer vos éléments nutritifs de la nourriture plutôt que de suppléments alimentaires. Dans les sections suivantes, nous aborderons les glucides, les lipides, les protéines, certaines vitamines et minéraux et l'eau. Même si les fibres ne sont pas considérées comme un élément nutritif, nous en parlerons aussi.

Allez d'abord consulter le tableau 13.1, à la pages 249 à 251, intitulé Valeur quotidienne recommandée, qui vous offrira des exemples d'une saine planification des repas. Vous y trouverez une liste de portions quotidiennes recommandées, selon que vous soyez une femme ou un homme adulte, avec des exemples de taille des portions. Les recommandations qui sont émises s'adressent aux personnes qui font moins de 30 minutes d'exercice modéré et consomment entre 1 000 à 3 000 calories par jour. Si vous souffrez d'un problème de santé, comme le diabète, vous devrez peut-être modifier les portions de certains aliments, mais, malgré cela, vous pouvez suivre les recommandations du site MyPlate. Le tableau 13.2, à la page 266, vous donne plus de détails sur la valeur nutritionnelle par portion de nombreux aliments de consommation quotidienne. Les tableaux 13.1 et 13.2 vous aident à planifier des repas sains.

Glucides : la principale source d'énergie de votre organisme

Les glucides constituent, à peu d'exceptions près, la source principale d'énergie qui alimente le cerveau, le système nerveux central et les globules rouges de votre organisme. Ce sont principalement les glucides qui régulent votre taux de glucose, beaucoup plus que ne le font les protéines ou les lipides. Mais elles font encore plus : elles produisent la matière de base qui participe à la constitution de toutes les composantes vitales de votre corps, de la tête aux pieds. Cela inclut les hormones, les lipides, le cholestérol et même certaines vitamines et protéines.

Les glucides sont principalement présents dans les plantes alimentaires telles que les graines, les légumes riches en amidon et les fruits. Les aliments d'origine animale contiennent peu de glucides; seuls le lait et le yogourt en contiennent un peu plus que les autres. Les glucides sous forme de sucres se trouvent dans les fruits et les jus de fruits, le lait, le yogourt, le sucre de table, le miel, les confitures, les sirops et les boissons sucrées. Les glucides amylacés se retrouvent dans les légumes tels que le maïs, les pois verts, les pommes de terre, la courge d'hiver, les haricots et les pois secs, les lentilles et les grains comme le riz. Les pâtes, les tortillas et le pain contiennent des sources élevées

Conseils pour choisir les bons glucides et augmenter la consommation de fibres

- Garnissez au moins la moitié de votre assiette d'une variété de légumes et de fruits entiers.

- Choisissez au moins la moitié de grains entiers dans les portions de grains (riz brun, pains et petits pains aux grains entiers, pâtes de grains entiers et tortillas).

- Choisissez des aliments contenant du blé entier ou des grains entiers (comme l'avoine) qui figurent en premier sur l'étiquette nutritionnelle.

- Préférez, comme plat d'accompagnement ou en remplacement de la viande, des haricots et des pois secs, des lentilles, des pâtes de grains entiers, au moins quelques fois par semaine.

- Préférez les fruits frais aux jus de fruits. Les fruits entiers contiennent des fibres, sont plus longs à manger, vous rassasient mieux que les jus et vous empêchent de trop manger.

- Choisissez pour déjeuner des céréales à plus haute teneur en fibres telles que Shredded Wheat®, Grape-Nuts®, All-Bran®, ou Raisin Bran®.

- Mangez des craquelins à plus haute teneur en fibres comme des craquelins de seigle entier ou multigrains, et du pain plat de grains entiers.

- Grignotez des craquelins ou du pain de grains entiers, des fruits frais, du yogourt sans gras plutôt que des sucreries, des pâtisseries ou de la crème glacée pour vos collations.

- Ajoutez graduellement des fibres à votre alimentation sur une période de quelques semaines. Buvez beaucoup d'eau pour aider votre organisme à absorber les fibres.

de glucides amylacés. La quantité de glucides contenue dans les grains entiers, le riz brun et le pain de blé entier est similaire à celle trouvée dans les grains raffinés, comme le pain blanc et le riz blanc. Par contre, les aliments à grains entiers se distinguent grandement de ceux qui sont raffinés parce que les aliments raffinés ont perdu leurs éléments nutritifs, leurs propriétés phytochimiques, leurs fibres ainsi que d'autres composantes importantes lors du raffinage.

On retrouve les fibres naturelles dans les plantes alimentaires entières ou ayant subi peu de transformation, à savoir ceux qui ont encore leur peau, leurs pépins et leur queue. Ainsi, les grains entiers, les haricots secs, les pois, les fruits, les légumes, les noix et les graines contiennent tous des fibres. Certains aliments sont enrichis de fibre (comme les jus auxquels on a ajouté de la pulpe). Les aliments d'origine animale, les aliments qui ont été raffinés et transformés (farine blanche, pain, de nombreux aliments préparés et des collations) contiennent peu ou pas de fibres, à moins qu'elles n'aient été ajoutées par les fabricants.

Les fibres contenues dans les aliments contribuent à votre bien-être de multiples façons. Les fibres présentes dans le son de blé de même que dans certains fruits et légumes facilitent le transit intestinal et préviennent de la constipation. Les fibres contenues dans le son d'avoine, l'orge, les noix, les grains, les fèves, les pommes, les agrumes et les carottes peuvent vous aider à gérer votre taux de glucose. Le sucre présent dans ces aliments se dissout plus lentement dans le système sanguin. Cela peut contribuer à réduire votre cholestérol. Les diètes à haute teneur en fibres sont aussi reconnues pour réduire le risque d'apparition du cancer du rectum et du côlon.

Huiles et gras solides : les bons, les mauvais et les nocifs

Les lipides ne sont pas tous mauvais pour la santé. En fait, l'apport quotidien en matières

---

Conseils pour choisir les bons gras

Les conseils suivants vous permettront de choisir les aliments qui ont une teneur élevée en bons gras. Lorsque vous décidez de choisir plus de bons gras dans votre diète, vous vous assurez, inversement, d'en manger moins de mauvais. Vous devez toutefois veiller à ne pas augmenter la quantité totale de gras que vous consommez.

Le choix des aliments

- Mangez des portions de viande, de poisson et de volaille de 2 à 3 onces (soit de 56 à 84 g). Cette portion a la taille de la paume de votre main.

- Mangez plus de poisson riche en oméga-3 (saumon, thon, maquereau et sardines).

- Choisissez des coupes de viande maigres (ronde, surlonge, flanc).

- Choisissez du lait et des produits laitiers à faible teneur en lipides ou sans matières grasses (fromage, crème sure, fromage cottage, yogourt et crème glacée).

La préparation et la consommation des aliments

- Servez-vous d'une poêle antiadhésive ou, à défaut d'en avoir une, utilisez une petite quantité d'huile en vaporisateur dans votre poêle.

- Lorsque vous cuisinez ou faites de la pâtisserie, servez-vous d'huile (d'olive ou de canola) et de margarine molle (en contenant) plutôt que de graisses végétales, de saindoux, de beurre ou de bâtonnets de margarine.

- Rôtissez les viandes, faites-les au barbecue ou grillez-les.

- Évitez de faire frire les aliments ou d'utiliser une friteuse.

- Retranchez tout le gras possible de la viande avant de la cuisiner.

- Écrémez le gras des ragoûts ou des soupes pendant la cuisson à l'aide d'une louche. (Lorsque vous les réfrigérez, il est plus facile de soulever la couche de gras durcie.)

- Ne consommez pas la peau grillée de la volaille.

- Réduisez votre consommation de beurre, de margarine, de sauces, de sauces à base de jus de viande ou de crème et de tartinades.

Tableau 13.1 **Valeur quotidienne recommandée et exemple de planification de repas sains**

Ces recommandations s'appliquent aux adultes moyens (de 19 ans et plus) qui font de l'exercice moins de 30 minutes par jour et consomment quotidiennement de 1 000 à 3 000 calories. Ces informations sont tirées du Guide alimentaire américain (Vous pouvez consulter le Guide alimentaire canadien à l'adresse suivante : www.santecanada.gc.ca/guidealimentaire.).

Lorsque votre état le nécessite, il est possible que vous ayez à revoir les portions de certains aliments, mais devriez tout de même atteindre un équilibre nutritionnel en suivant les recommandations suivantes :

Portions quotidiennes recommandées			
Aliments riches en protéines	**Femmes**	**Hommes**	**Exemples**
Protéines animales (viande, poisson, volaille) et végétales (fèves, noix, graines)	De 5 à 5½ onces (de 140 à 154 g)	De 5½ à 6½ onces (de 154 à 182 g)	**Équivalent d'une portion d'une once (28 g) :** *Contenant peu ou pas de glucides* 1 once (28 g) de viande maigre, de volaille ou de poisson cuits 1 œuf 1 cuillère à soupe (15 ml) de beurre d'arachides, d'amandes ou de soja, etc. Environ 2 cuillères à soupe (1 once, 30 ml, ou 30 g) de noix, soit l'équivalent de 12 amandes ou de 7 moitiés de noix de Grenoble *Contenant des glucides* 1/2 tasse (125 ml) de haricots secs, de lentilles ou de pois cuits 1/2 tasse (125 ml) de fèves cuites ou frites 1 once (28 g) de tempeh cuit 2 cuillères à soupe (30 ml) de houmous 1/2 tasse (125 ml) de fèves soja grillées 4 onces (112 g) de pâtés de falafel

Suite ▶

Tableau 13.1   **Valeur quotidienne recommandée et exemple de planification de repas sains (*Suite*)**

Portions quotidiennes recommandées			
Aliments riches en protéines	**Femmes**	**Hommes**	**Exemples**
Lait, fromage (sauf le fromage à la crème), yogourt, desserts à base de lait (de préférence, à faible teneur en lipides ou sans lipides)	3 tasses (750 ml)	3 tasses (750 ml)	**Équivalent d'une portion d'une tasse (250 ml) :** *Contenant peu ou pas de glucides* 1 ½ once (42 g) de fromage 1/3 de tasse (75 ml) de fromage râpé 2 tasses (500 ml) de fromage cottage *Contenant des glucides* 1 tasse (250 ml) de lait, de yogourt ou de kéfir; 1 tasse (250 ml) de pouding ou de yogourt glacé 1 ½ once (42 g) de crème glacée 2 onces (56 g) de fromage fondu ou de fromage cottage
Céréales (dont la moitié de la portion doit comporter des grains entiers.)	De 5 à 6 onces (de 140 à 168 g)	De 5 à 6 onces (de 140 à 168 g)	**Équivalent d'une portion d'une once (28 g) :** 1 once (28 g) de pain tranché; 1/2 muffin anglais 1 tasse (250 ml) de céréales en flocons prête à manger 1/2 tasse (125 ml) de céréales, de pâtes ou de riz cuits; tortilla de maïs ou de blé d'un diamètre de 6 pouces (15 cm)
Fruits	De 1 ½ à 2 tasses (de 375 à 500 ml)	2 tasses (500 ml)	**Équivalent d'une portion d'une tasse (250 ml) :** 1 tasse (250 ml) de fruits 1 tasse (250 ml) de jus 100 % naturel 1/2 tasse (125 m) de fruits secs 1 banane (de 8 à 9 pouces de long) (de 20 à 23 cm de long) 8 grosses fraises
Huiles et gras solides	De 5 à 6 cuillères à thé (de 25 à 30 ml)	De 6 à 7 cuillères à thé (de 30 à 35 ml)	**Équivalent d'une portion d'une cuillère à thé (5 ml) :** Environ une cuillère à thé (5 ml) d'huile à salade ou à cuisson, de margarine, de mayonnaise, de vinaigrette préparée, de beurre ou de margarine

Portions quotidiennes recommandées			
Aliments riches en protéines	**Femmes**	**Hommes**	**Exemples**
Légumes	De 2 à 2½ tasses (de 500 à 625 ml)	De 2½ à 3 tasses (de 625 à 750 ml)	**Équivalent d'une portion d'une once (250 ml) :** *Faible en amidon* 1 tasse (250 ml) de légumes cuits (verts, de la famille du brocoli, fèves vertes) ou de jus de légumes 2 tasses (500 ml) de légumes-feuilles verts crus 12 mini-carottes, grosseur moyenne *Haute en amidon* 1 tasse (250 ml) de patates douces, de pommes de terre blanches ou de courge d'hiver cuites 1 tasse (250 ml) de haricots secs, de lentilles ou de pois cuits 1 tasse (8 onces) (250 ml ou 224 g) de tofu 1 tasse (250 ml) de maïs ou de pois verts

grasses doit équivaloir à environ une cuillère à thé (15 ml) pour que votre organisme puisse fonctionner correctement et survivre.

Bien que l'apport calorifique de tous les lipides soit semblable par portion, certains gras sont plus bénéfiques pour la santé que d'autres, qui peuvent s'avérer nocifs lorsqu'ils sont consommés en trop grande quantité.

Les bons gras (les gras insaturés) représentent les huiles qui sont généralement à l'état liquide lorsqu'elles sont à température de la pièce. Ils voient au bon fonctionnement des cellules et peuvent contribuer à réduire le taux de cholestérol. Les huiles de soja, de carthame, de maïs, d'arachides, de tournesol, de canola et d'olive contiennent de bons gras. Les noix, les graines et les olives (de même que l'huile qu'on en tire) et les avocats en contiennent aussi.

Les acides gras oméga-3 sont une autre catégorie de bons gras pouvant aider à réduire le risque de maladies coronariennes et améliorer la condition des personnes aux prises avec certains symptômes de douleur chronique (par exemple, en contribuant à réduire l'inflammation). Ces acides gras se retrouvent dans les poissons gras tels que le saumon, le maquereau, la sardine, l'omble chevalier, la truite et le thon. Vous trouverez aussi des sources d'oméga-3 dans le germe de blé, les graines et les noix : notez toutefois que l'organisme ne les métabolise pas aussi bien que celles provenant du poisson.

Les mauvais gras (les gras saturés) sont généralement sous forme solide lorsqu'elles sont à température de la pièce (les graisses végétales, le beurre, le saindoux et la graisse de bacon). Ces gras contribuent à augmenter le taux de cholestérol et à accroître les risques de maladies coronariennes. La plupart de ces gras sont présents dans les produits d'origine animale tels que le beurre, les graisses provenant du bœuf, du poulet et du porc (lard).

Les bâtonnets de margarine, la viande rouge, la viande hachée régulière, les viandes transformées (saucisses, bacon, charcuteries), la peau de volaille, le lait entier ou à faible teneur en lipides, la crème sure et le fromage (y compris le fromage à la crème) ont tous une teneur élevée en mauvais gras. Les gras contenus dans l'huile de palme, l'huile de noix de coco et le beurre de cacao sont aussi considérés comme de mauvais gras parce qu'il s'agit de gras saturés. Toutefois, en ce qui concerne l'huile de noix de coco, des études sont en cours pour en démontrer les possibles bienfaits pour la santé.

Les gras qui sont considérés « nocifs » sont les gras trans. Ils peuvent augmenter le cholestérol sanguin et aggraver les risques de maladies coronariennes encore plus que ne le font les mauvais gras. Les gras trans se trouvent dans de nombreux aliments préparés tels que les pâtisseries, les gâteaux, les biscuits, les craquelins, le glaçage à gâteau, la margarine et la plupart des sachets de maïs soufflé pour micro-ondes. Il est préférable de consommer le moins possible de gras trans. Ils sont inscrits sur les étiquettes des aliments comme huiles « partiellement hydrogénées » ou « hydrogénées ». Mais attention lorsque vous interprétez l'étiquette! Les compagnies alimentaires ne sont pas tenues d'indiquer le teneur en gras trans sur les étiquettes jusqu'à concurrence d'un demi-gramme (0,5 g) par portion. Il n'y a pas de recommandations spécifiques sur la quantité de lipides que vous devez consommer

chaque jour. La plupart des personnes en mange plus que nécessaire dans leur alimentation. La meilleure recommandation que vous puissiez suivre est de ne consommer des mauvais gras et des gras nocifs qu'en très petites quantités. Remplacez ces gras par de bons gras, sans toutefois augmenter votre consommation de lipides.

Finalement, les lipides contiennent tous deux fois plus de calories que les protéines ou les glucides. Aussi, une cuillère à thé (5 ml) de sucre renferme environ 20 calories, mais, pour la même quantité d'huile ou de gras solides, on compte environ 35 calories. Vous absorbez donc plus de calories lorsque vous consommez des lipides. Lorsque l'apport calorifique est excessif, peu importe d'ailleurs d'où il provient, les lipides s'accumulent dans l'organisme et entraînent une prise de poids.

Protéines : Accroissement de la masse musculaire et autres bienfaits

Les protéines sont essentielles aux multiples fonctions biologiques de l'organisme et veillent à le maintenir en santé et à en assurer la survie. Les protéines font partie intégrante des tissus musculaires, des globules rouges, des enzymes et des hormones et contribuent au bon fonctionnement de l'organisme. Elles assistent le système immunitaire dans sa défense contre les infections et régénèrent les cellules endommagées. Elles constituent aussi un apport énergétique. Toutefois, tout comme les lipides, les protéines ne sont pas d'aussi bonnes sources d'énergie que les glucides.

Les protéines sont de deux ordres : complètes et incomplètes. Les protéines complètes contiennent tous les acides aminés essentiels dont votre organisme a besoin. Les protéines complètes d'origine animale se trouvent dans la viande, le poisson, la volaille, les œufs, le lait et les produits laitiers ainsi que dans les aliments à base de soja comme les fèves soja, le tofu et le tempeh. Les protéines incomplètes ne contiennent que quelques acides aminés essentiels. Elles sont présentes dans les plantes alimentaires telles que les grains, les fèves et les pois secs, les lentilles, les noix et les graines. La plupart des fruits et des légumes contiennent peu ou pas de protéines. Votre organisme synthétisera mieux les protéines incomplètes si vous accompagnez ces protéines d'au moins une autre protéine incomplète ou d'une protéine complète. Les fèves et le riz ainsi que le pain et le beurre d'arachides sont les combinaisons les plus fréquentes de protéines incomplètes.

Les protéines végétales sont presque toutes des protéines incomplètes; pourtant, elles sont au cœur d'une saine alimentation. Vous obtiendrez tous les bienfaits d'une protéine complète en mangeant une petite portion de protéine animale, telle que du poulet, accompagnée d'une plante alimentaire telle que les lentilles ou les haricots noirs. De plus, certaines plantes alimentaires telles que les noix et les graines sont une source de bons gras et de nombreuses autres sont de bonnes sources de fibres. Les plantes alimentaires ne contiennent pas de cholestérol et peu ou pas de gras trans.

Il est heureux de constater que la plupart des gens consomment une quantité plus que suffisante de protéines. À moins que vous souffriez d'un problème de santé particulier, vous n'avez donc pas à vous préoccuper de ne pas en obtenir assez dans votre alimentation. Par contre,

la plupart de ces protéines proviennent de la viande, qui a aussi une teneur élevée en mauvais gras. Vous obtiendrez de meilleures protéines en consommant des plantes alimentaires accompagnées de petites portions de viande maigre, de poulet ou de poisson.

Vitamines et minéraux

Les vitamines contribuent au bon fonctionnement interne de l'organisme. Les minéraux sont présents dans de nombreuses cellules et entraînent d'importantes réactions dans l'organisme. Tous les minéraux et vitamines sont essentiels à la survie, ainsi qu'au maintien de la bonne santé, exception faite du sodium, du potassium et du calcium parce que de nombreuses personnes ont tendance à en consommer trop ou pas assez. La plupart des personnes obtiennent leurs vitamines et minéraux d'une saine alimentation.

Sodium

Chez certaines personnes, une consommation excessive de sodium (sel) entraîne une augmentation de la tension artérielle. Cela peut causer des maladies coronariennes, des crises cardiaques ou de l'insuffisance rénale. Réduire l'apport de sel peut aider à diminuer la tension artérielle et à prévenir l'hypertension.

La valeur quotidienne de sel dont votre organisme a besoin se trouve facilement dans l'alimentation. En fait, la plupart d'entre nous consomment beaucoup trop de sel. Nous avons besoin de seulement 500 mg de sel par jour. En termes de sel de table, c'est moins d'un cinquième d'une cuillère à thé (1 ml). Malgré ces recommandations, la plupart des personnes consomment de 8 à 12 fois cette quantité. Les personnes adultes doivent limiter leur apport de sodium à 2 300 mg par jour (environ une cuillère à thé de sel de table). De plus, les personnes aux prises avec de l'hypertension, des maladies rénales ou le diabète, qui sont Afro-Américaines ou sont d'âge moyen ou plus âgées, ne devraient pas consommer plus de 1 500 mg de sodium par jour.

La plupart des aliments que nous consommons contiennent du sodium. Les quantités varient de quelques traces dans les plantes alimentaires à de plus grandes quantités dans les viandes, les poissons et la volaille. En matière de quantité de sel, les aliments préparés contiennent beaucoup de sodium ajouté !

Cela vous demandera des efforts de consommer moins de sel, mais, avec le temps, vous apprendrez à apprécier la saveur naturelle des aliments. Les conseils suivants vous aideront à surveiller votre consommation de sel :

- Goûter toujours votre nourriture avant d'y ajouter du sel. La plupart du temps, elle est bonne sans ajout de sel.

- N'ajoutez pas de sel aux aliments lors de la cuisson. Assaisonnez vos plats avec des épices, des herbes, du poivre, de l'ail, de l'oignon ou du citron.

- Préférez la volaille, le poisson et la viande maigres, frais ou congelés et peu transformés, aux aliments en conserve, panés, ou préemballés.

- Choisissez des aliments dont l'étiquette indique « faible teneur en sodium » ou ceux qui en contiennent 140 mg ou moins par portion (Vous trouverez cette

information sur l'étiquette nutritionnelle des emballages.).

- Réservez les aliments à haute teneur en sel aux occasions spéciales. Ainsi, mais seulement lorsque vous recevez à table, vous pouvez vous permettre de servir du bacon, des charcuteries, des repas congelés, des sachets de noix mélangées, des noix salées, des vinaigrettes à salade du commerce et des soupes en boîte à haute teneur en sodium. Évitez ces aliments au menu de tous les jours.

- Lorsque vous allez au restaurant, demandez à ce que le cuisinier ne sale pas vos aliments lors de la préparation.

Potassium

Le potassium est un minéral qui contribue aux battements réguliers de votre cœur, au maintien de votre tension artérielle et fait en sorte que vos muscles et vos nerfs travaillent de concert. Il peut aussi réduire l'occurrence de calculs rénaux ou de perte osseuse susceptibles de survenir avec l'âge. La plupart des personnes ne consomment pas assez de potassium. Si vous suivez les recommandations du site MyPlate (voir la figure 13.1), il vous sera plus facile de trouver dans les aliments cet important minéral. De nombreux aliments - tels que les tomates, les pommes de terre, les patates douces et les courges d'hiver, des fruits comme les oranges, le cantaloup, les bananes, les kiwis, les prunes et les abricots, ainsi que les noix – sont de bonnes sources de potassium. Les produits laitiers comme le lait, le babeurre et le yogourt contiennent aussi du potassium.

Calcium

Vous savez probablement que le calcium contribue à la formation et à la solidité de vos os. Mais savez-vous aussi qu'il est nécessaire à la coagulation du sang et au maintien de la tension artérielle? Il peut aussi protéger contre le cancer du côlon, les calculs rénaux et le cancer du sein.

Malheureusement, de nombreuses personnes, plus particulièrement les femmes et les jeunes enfants, ne consomment pas assez de calcium. La plupart des femmes de moins de 60 ans devraient consommer une quantité de calcium équivalente à 3 tasses de lait par jour (750 ml). Le yogourt et le kéfir (aliment semblable au yogourt) sont aussi de bonnes sources de calcium. Le soya enrichi de calcium, le riz, le lait d'amande et le jus d'orange enrichi de calcium, ainsi que les algues, sont aussi de bonnes sources de calcium. Le calcium se trouve aussi, en plus petites quantités, dans les légumes-feuilles tels que le chou frisé (kale), les choux de Bruxelles, le brocoli, le chou-rave, le chou fourrager et le chou chinois (bok choy). La plupart des fruits contiennent peu de calcium, exception faite des figues séchées (mais pas dans les biscuits aux figues, qui en contiennent peu) et la chérimole (ou pomme cannelle).

Eau

L'eau est le nutriment le plus important que vous puissiez consommer. Elle est comme l'air que vous respirez, vous ne pouvez pas vivre sans elle. Plus de la moitié de votre organisme contient de l'eau, et chacune de vos cellules est enrobée d'une membrane aqueuse. L'eau contribue au bon fonctionnement des reins, prévient l'apparition de la constipation et sert de coupe-faim; boire de l'eau vous rassasie. Lorsque vous consommez de l'eau, vous pouvez aussi prévenir les effets secondaires de certains médicaments.

L'organisme peut survivre plusieurs semaines sans nourriture, mais rarement plus d'une semaine sans eau. La plupart des personnes adultes perdent environ 10 tasses d'eau (2 500 ml) par jour. Fort heureusement, les personnes n'ont généralement pas de difficulté à boire de six à huit verres d'eau par jour, la quantité que recommandent la plupart des experts. C'est d'autant plus facile puisque, en plus de l'eau que vous buvez, vous consommez des aliments qui contiennent de l'eau. En effet, la plupart des aliments, même le plus sec des craquelins, contiennent une certaine quantité d'eau.

Pour vous assurer que votre consommation d'eau est suffisante, vérifiez la couleur de votre urine; si elle est claire, vous n'avez pas à vous en inquiéter. Lorsque vous avez soif, c'est le signe que vous avez besoin d'eau. Le lait de même que de nombreux fruits et légumes sont de bonnes sources en eau. Méfiez-vous, toutefois, du café, du thé et d'autres boissons contenant de la caféine ou de l'alcool, car elles peuvent entraîner une perte en eau dans l'organisme. Ne comptez pas sur ces boissons pour vous alimenter en eau.

Lorsque vous prenez certains médicaments ou que vous souffrez de problèmes de santé tels que des maladies rénales ou d'insuffisance cardiaque congestive, votre besoin en eau peut être autre que celui recommandé. Consultez un diététiste agréé ou votre professionnel de la santé.

Les saines habitudes alimentaires et la douleur chronique

Les études commencent à peine à établir un lien de cause à effet entre l'alimentation et la douleur chronique. Toutefois, tous s'entendent pour dire qu'il est préférable pour les personnes souffrant de douleurs chroniques d'avoir une alimentation variée et équilibrée. La diète devrait inclure beaucoup de fruits et de légumes, de légumineuses et de noix, d'aliments protéinés comme le poisson et la volaille ou de substituts tels que les plantes alimentaires et les céréales à grains entiers. Il importe aussi de bien s'hydrater en absorbant les bonnes quantités de liquides. Il semble que ce type de diète réduit l'inflammation, et le stress qui y est associé, tout en améliorant l'humeur et en allégeant les symptômes de dépression. Si vous souffrez de douleurs chroniques, les conseils diététiques que vous trouverez sur les sites *MyPlate* de l'USDA et *Bien manger avec le Guide alimentaire canadien* de Santé Canada sauront vous aider. Assurez-vous de manger régulièrement et de ne pas omettre de repas.

L'autogestion de vos choix alimentaires ne consiste pas seulement à manger des repas sains et équilibrés. Certains aliments contiennent des substances qui peuvent être bénéfiques ou nocives dans la gestion de vos douleurs chroniques. Vous trouverez quelques exemples ci-dessous :

- Les acides gras oméga-3 sont de bons gras, mais leur consommation doit être équilibrée avec la consommation des autres lipides de votre diète. Si vous augmentez votre apport en oméga-3, les douleurs causées par les maux de tête, les migraines, l'arthrite rhumatoïde et autres types de douleurs inflammatoires comme la fibromyalgie pourraient s'atténuer. Les poissons gras (saumon, maquereau, sardines, omble chevalier, anchois et truite), le lin et l'huile de lin, l'huile de canola, l'huile de soja, les produits de soja comme le tofu, ainsi que les noix, sont des aliments riches en oméga-3. Si vous voulez augmenter l'apport en oméga-3 dans votre diète, suivez les conseils suivants : mangez du poisson deux fois par semaine, utilisez de l'huile de canola ou de soja pour la cuisson et dans les recettes, utilisez de l'huile de lin pour préparer vos vinaigrettes ou vos trempettes; ajoutez 1/4 de tasse (60 ml) de noix de Grenoble ou de tofu dans les salades et remplacez les œufs réguliers par des œufs enrichis d'oméga-3. (Vous trouverez plus d'information sur les aliments contenant des oméga-3 sous la rubrique « Autres ouvrages à consulter » à la fin de ce chapitre.) Il n'est pas nécessaire de prendre des suppléments alimentaires; il est préférable de puiser vos oméga-3 de sources alimentaires.

- La vitamine D pourrait jouer un rôle dans la stabilisation de la douleur. Selon certaines études, plus de 50 % des personnes souffrant de douleurs chroniques ont un déficit en vitamines D dans leur organisme. Les scientifiques ne sont pas encore en mesure de prouver que la vitamine D améliore l'état des personnes aux prises avec des douleurs chroniques, mais leurs travaux vont en ce sens. D'autres facteurs devraient vous inciter à prendre de la vitamine D : elle contribue à l'absorption de calcium nécessaire à la santé de vos os et de vos dents et pourrait jouer un rôle dans la prévention du diabète, de la sclérose en plaques et de certains cancers. La vitamine D s'obtient par l'exposition au soleil; il importe donc de sortir à l'extérieur tous les jours, lorsque c'est possible. Certains aliments comme le lait, le yogourt enrichi, le jus d'orange, les boissons au soja, la margarine, le poisson (riche en oméga-3) et l'huile de foie de morue contiennent aussi de la vitamine D. Vous pouvez aussi vous procurer des suppléments alimentaires de vitamine D. Santé Canada recommande aux Canadiens âgés de plus de 50 ans d'absorber au moins 400 UI par jour de vitamine D sous forme de suppléments alimentaires. (Les personnes vivant dans les pays Nordiques souffrent généralement d'une carence en vitamine D.). La vitamine D peut être prise sans danger pour la santé jusqu'à des taux de 4000 UI par jour. Consultez votre médecin. Il saura vous dire si vous devez recourir aux suppléments de vitamine D et vous recommandera la posologie adaptée à votre état de santé.

■ Le magnésium pourrait contribuer à atténuer les migraines, la fibromyalgie et certaines douleurs neuropathiques. Les aliments riches en magnésium sont le lin, les graines de sésame, les graines de citrouille, les noix du Brésil, les amandes, les noix de pin, les poissons gras (saumon, flétan, maquereau), les fèves (noires, de lima, blanches), les haricots à œil noir, les légumes verts (bettes à carde et épinards cuits) et les germes de blé. Consultez votre médecin qui saura vous dire si votre état de santé vous permet la prise de suppléments de magnésium (sachant que vous risquez de subir certains effets secondaires comme la diarrhée si vous en consommez en trop grande quantité).

■ Vous devriez limiter votre consommation de caféine à environ 400 mg par jour, ce qui équivaut à deux ou trois tasses de café de 8 onces. Le thé, les boissons gazeuses, le cacao et certaines boissons énergisantes contiennent également de la caféine; il en va de même pour les remèdes contre le rhume, ainsi que pour les analgésiques légers que vous prenez contre la douleur. Lisez l'étiquette des produits pour vous en assurer. La consommation de caféine en quantités excessives peut accroître les sentiments d'anxiété, l'agitation, l'irritabilité, causer des palpitations cardiaques et des troubles de l'estomac, en plus de vous priver d'un bon sommeil. Ces symptômes, à leur tour, pourraient contribuer à aggraver votre douleur.

Si vous êtes un grand consommateur de café, réduisez progressivement votre consommation de caféine sur une période de deux à trois semaines. Vous pourriez développer des symptômes de sevrage, si vous la réduisez trop rapidement. Ces symptômes se traduisent par des maux de tête, de la fatigue, de l'irritabilité et des sautes d'humeur. Vous ne verrez pas ces symptômes apparaître lorsque vous réduisez graduellement votre consommation de caféine, en remplaçant le café, le thé et les boissons par des produits décaféinés. À titre d'exemple, une tasse de

6 onces de café filtre décaféiné ne contient que 2 mg de caféine comparativement à 103 mg dans le café régulier.

Autres choix alimentaires qui peuvent affecter la douleur chronique

D'autres choix s'offrent à vous, en plus de manger des aliments sains, dans l'autogestion de votre douleur chronique. Ces choix sont énumérés ci-dessous :

■ Hydratez-vous. Les douleurs musculaires pourraient être reliées à la déshydratation chronique. (Plus de conseils vous seront donnés sur les quantités de liquides recommandées à la page 217.)

■ Les personnes souffrant de migraines chroniques rapportent souvent que leurs maux de tête s'intensifient après avoir consommé certains aliments. Parmi les substances reconnues pour déclencher ces douleurs, on compte l'alcool, les sulfites (contenus dans les fruits séchés et dans certaines boissons alcoolisées), les tanins (vin, thé fort), certaines variétés de fromage (particulièrement ceux qui sont vieillis ou fermentés), les additifs alimentaires ajoutés à la charcuterie tels que les nitrates et les nitrites, le glutamate monosodique (ou GMS qui rehausse la saveur des aliments dans la cuisine asiatique et que l'on retrouve dans les aliments industriels), l'aspartame ou autres édulcorants artificiels, ainsi que les aliments à haute teneur en lipides. D'autres personnes rapportent que leurs douleurs augmentent lorsqu'elles jeûnent ou omettent un repas et se sentent déshydratées. Par mesure de précaution, vous devriez éviter de consommer les produits qui semblent déclencher vos douleurs, sachant que les véritables causes de la migraine sont encore méconnues. Votre santé ne s'en ressentira pas si vous évitez de consommer certains produits, à moins que vous n'éliminiez complètement un groupe alimentaire de votre diète.

Les intolérances alimentaires

La migraine n'est pas la seule des douleurs chroniques qui peut être déclenchée par la consommation de certains aliments. Vous pouvez identifier si vous souffrez d'intolérance alimentaire en tenant un journal de ce que vous consommez. (Consultez l'exemple de Journal de bord de votre mode de vie, au prochain chapitre.) Consignez-y tous les aliments et boissons que vous consommez sur une période de deux semaines. Inscrivez aussi une note dans le journal lorsque vous omettez un repas. Puis, observez si vos symptômes. – douleurs, humeur et émotions – se sont aggravés, se sont amoindris ou sont restés stables. Tentez d'identifier les régularités qui ressortent de ce que vous avez noté. Par exemple, quels sont les aliments qui contribuent à amoindrir vos symptômes ou, à l'inverse, à les aggraver? Vous n'étiez peut-être pas conscient, jusqu'alors, que certains aliments que vous consommez régulièrement pouvaient être néfastes à votre état de santé. Lorsque vous avez réussi à identifier ces aliments, vous devez les éliminer un à un de votre alimentation pour confirmer votre hypothèse. Veillez toutefois à ne pas exclure toute une catégorie alimentaire de votre alimentation. Assurez-vous que votre diète soit équilibrée en fruits, légumes, céréales, protéines et produits laitiers sains. N'oubliez surtout pas de bien vous hydrater!

L'alimentation et votre humeur

Avez-vous le réflexe de manger lorsque vous vous ennuyez, vous êtes triste ou vous vous sentez seul? Nombreux sont ceux qui trouvent du réconfort dans la nourriture. Ils mangent pour se changer les idées ou lorsqu'ils n'ont rien d'autre à faire. Pour d'autres, manger aide à apaiser les sentiments de colère, d'anxiété ou de dépression. Lors de ces épisodes, vous pouvez perdre facilement le compte de la nourriture que vous ingérez, sans compter les mauvais choix alimentaires que vous risquez alors de faire; pas question, semble-t-il, lorsque vous ressentez ces émotions, de croquer dans une branche de céleri ou une pomme, ou même de vous préparer du maïs soufflé! Vous trouverez ci-dessous quelques trucs pour vous aider à gérer votre alimentation en fonction de votre humeur :

■ Tenez un journal de vos humeurs. Consignez tous les jours la liste des aliments que vous consommez, la quantité et l'heure à laquelle vous le faites. Indiquez-y aussi les sentiments que vous éprouvez lorsque vous ressentez un urgent besoin de manger. Tentez d'identifier les régularités qui ressortent de ce que vous avez noté. Ce faisant, vous pourrez anticiper les moments où vous êtes tenté de manger en raison de votre humeur, et ce, même si vous savez que vous n'avez pas vraiment faim.

■ Lorsque vous vous ennuyez et pensez à manger en guise de réconfort, demandez-vous : « Est-ce que j'ai vraiment faim? » Si vous répondez « non » à cette question, pensez à vous occuper l'esprit quelques instants pour détourner votre envie de manger. Marchez dans la maison ou faites une courte promenade autour du pâté de maisons, assemblez un puzzle, brossez-vous les dents ou jouez à un jeu à l'ordinateur.

■ Activez-vous. Salissez-vous les mains en jardinant. (Avoir les mains sales peut être d'un grand secours.)

■ Élaborez des plans d'action afin de prévoir comment vous devez réagir lorsque ces situations se présentent (voir le chapitre 2). Vous trouverez qu'il est plus facile d'en référer à ce que vous avez écrit plutôt que d'essayer de vous souvenir de ce que vous aviez pensé faire lorsque la situation se représenterait.

Les défis de manger plus sainement

« *Les aliments sains n'ont pas le même goût que la nourriture que je mangeais auparavant. Lorsque j'ai faim, je veux manger des aliments qui me rassasient tels que de la viande, des pommes de terre et une pointe de tarte aux pommes! Les aliments sains ne contentent pas mon appétit!* »

Lorsque vous décidez de manger plus sainement, cela ne signifie pas pour autant que vous ne pouvez plus toucher aux aliments qui vous

L'étiquetage nutritionnel « Que contient cet emballage? »

L'étiquetage nutritionnel vous informe de ce que contiennent les emballages de nourriture que vous achetez. L'étiquette renferme deux sources d'information importantes pour vous aider à faire des choix éclairés lorsque vous effectuez vos courses : le tableau de la valeur nutritive et la liste des ingrédients. La tâche ne vous semblera pas si ardue lorsque vous aurez appris à lire et à comprendre l'information qui vous est donnée sur l'étiquette. Les rubriques suivantes se retrouvent sur les étiquettes :

Taille de la portion

Lorsque vous consultez l'étiquette des aliments, regardez d'abord la taille des portions qui y est indiquée. Toutes les autres informations contenues sur les étiquettes reposent sur la taille des portions. Lorsque vous désirez vous procurer une portion individuelle, vous n'aurez généralement pas de difficulté à interpréter l'étiquette. Mais cette portion ne correspond pas nécessairement à la quantité de nourriture que vous êtes habitué de manger à chaque repas. Si vous voulez manger une portion différente de celle qui est indiquée sur l'étiquette, vous devez ajuster en conséquence les quantités indiquées pour la valeur nutritive de tous les ingrédients. Par exemple, si vous mangez généralement une tasse de riz, et que la portion indique la valeur nutritive pour une demi-tasse, vous devrez doubler toutes les quantités. La plupart des portions sont exprimées en tasses, onces, ou en morceaux. Soyez avisé toutefois que, même s'il est indiqué sur l'emballage que l'aliment contient une portion, il peut s'avérer qu'il en contient plus qu'une.

Calories

Le nombre total de calories correspond à la portion indiquée sur l'emballage. Si vous modifiez cette portion, vous aurez à effectuer des calculs pour connaître la quantité exacte de calories dans votre portion. La quantité de calories provenant des lipides est également indiquée dans la liste d'ingrédients, mais le type de lipides ne l'est pas. Lorsque vous voulez connaître le pourcentage de calories qui proviennent des lipides, divisez le nombre de calories provenant des lipides par le nombre de calories par portion et multipliez par cent. Exercez-vous avec l'exemple d'étiquette de la figure 13.2 : divisez le nombre de calories provenant des lipides — 45 — par le nombre de calories — 280 — indiqué par portion. Vous obtenez une valeur de 0.16. Multipliez cette valeur par 100 pour obtenir le pourcentage, soit 16 % de calories.

Valeur nutritive

Taille de la portion 1 emballage (28 g)

Portion par emballage   1

Total par portion

Calories 280   calories provenant des gras 45

% valeur quotidienne*

Total des lipides 5 g	7 %
Gras saturés 2 g	10 %
Gras *trans* 0 g	
Gras polyinsaturés 1 g	
Gras monoinsaturés 2 g	
Cholestérol 20 mg	7 %
Sodium 540 mg	22 %
Potassium 700mg	20 %
Total des Glucides 39 g	12 %
Fibres alimentaires 3 g	12 %
Sucres 7 g	
Protéines 10 g	

Vitamine A	4 %	Calcium	15 %
Vitamine C	4 %	Fer	4%

*Les pourcentages de la valeur quotidienne sont calculés sur la base d'une diète de 2 000 calories. Votre valeur quotidienne peut être plus ou moins grande selon vos besoins en calories.

		Calories :	2 000	2 500
Total des lipides		moins de	65 g	80 g
Gras saturés		moins de	20 g	25 g
Cholestérol		moins de	300 mg	300 mg
Sodium		moins de	2 400 mg	2 400 mg
Potassium		moins de	3 500 mg	3 500 mg
Total des glucides			300 g	375 g
Fibres			25 g	30 g

Total des lipides, du cholestérol et du sodium

La quantité totale de lipides – qui inclut les bons gras (polyinsaturés et monoinsaturés), les mauvais gras (saturés) et les gras trans – est exprimée en grammes (une unité de mesure). Si vous avez l'habitude de penser en termes de calories, vous pouvez convertir les grammes en calories en multipliant par le chiffre 9. Reprenons l'exemple de la figure 13.2. Multipliez le chiffre indiqué pour le total des lipides — 5 g — par 9 et vous obtiendrez 45 calories, ce qui correspond au nombre de calories indiqué sur la ligne où sont inscrits les calories provenant de lipides. Si vous additionnez toutes les valeurs en calories indiquées pour les lipides, la somme devrait correspondre à la valeur totale indiquée pour les lipides (ou, à tout le moins, s'en approcher).

N'oubliez pas notre avertissement en ce qui concerne la nocivité des gras trans! Les fabricants ne sont pas tenus d'indiquer les gras trans sur les étiquettes jusqu'à concurrence d'un demi-gramme (0,5 g) ou peuvent indiquer « 0 gras trans », même lorsque les aliments en contiennent jusqu'à 0,5 g par portion. De la même façon, si vous trouvez les termes *partiellement hydrogéné* ou *hydrogéné*, le produit pourrait contenir des gras trans (même s'il est indiqué « 0 gras trans » par portion).

Donc, lorsque vous consommez plus d'un aliment contenant des gras *partiellement hydrogénés* ou *hydrogénés*, la quantité de gras trans que vous consommez augmente en proportion, plus particulièrement si vous prenez plus qu'une portion de ces aliments.

La ligne où est inscrit le cholestérol indique la quantité totale de cholestérol par portion. Le cholestérol provient du gras animal. Dès lors, si l'aliment ne contient pas d'ingrédients d'origine animale, le chiffre 0 peut être indiqué sur la ligne du cholestérol ou cette information peut être omise. Lorsque vous surveillez votre apport en cholestérol, vous devez être extrêmement prudent, car un aliment ne contenant pas de cholestérol pourrait tout de même contenir des mauvais gras ou des gras trans, particulièrement s'il s'agit d'aliments transformés. Les gras trans contribuent à l'augmentation de votre taux de cholestérol plus que ne fait le cholestérol contenu dans les aliments.

Pour évaluer si les taux de cholestérol ou de sodium sont à faible ou à haute teneur, dans vos aliments, regardez les quantités indiquées sous la colonne « % valeur quotidienne » ou « % VQ ». Toute valeur supérieure à 20 pour cent ou plus est élevée. Lorsque vous désirez réduire votre apport en lipides, en cholestérol ou en sel, ou lorsque vous désirez manger plus d'une portion, choisissez plutôt des aliments dont la valeur quotidienne équivaut à 5 pour cent ou moins. Dans l'exemple ci-dessous, vous pouvez constater que, même si le pourcentage de la valeur quotidienne pour le total des lipides, les gras saturés et le cholestérol est faible, la valeur en sodium est élevée. Remarquez aussi que les pourcentages de gras trans et de protéines ne sont pas indiqués parce qu'il n'y a pas de recommandation de valeur quotidienne pour ces éléments. Si vous désirez en apprendre plus sur la valeur quotidienne recommandée, consultez le site Internet MyPlate (www.choosemyplate.gov).

Total des glucides, des fibres alimentaires et des sucres

Dans cette section, vous apprendrez à répartir les valeurs des fibres alimentaires et des sucres. Cette information est d'importance pour les personnes qui surveillent leur apport en glucides ou veulent intégrer plus de fibres à leur diète actuelle. (La plupart d'entre nous devraient consommer plus de fibres.) Dans l'exemple, le pourcentage de la valeur quotidienne en sucres n'est pas indiqué. Toutefois, pour les nombreuses personnes souffrant de diabète, la quantité totale de glucides est importante, mais pas nécessairement les types de glucides en eux-mêmes. Il est généralement recommandé d'en consommer entre 45 à 60 g par repas, à raison de trois repas par jour.

Liste des ingrédients

Vous devez toujours vérifier la liste des ingrédients sur les emballages. Elle vous renseignera sur ce que contiennent les aliments que vous vous apprêtez à acheter. Les ingrédients sont ordonnés selon *leur poids*. Ainsi, si le sucre apparaît en premier sur la liste des ingrédients d'un produit, vous saurez que le produit en question contient plus de sucre que de toute autre chose. Petit rappel : si les termes *partiellement hydrogéné* ou *hydrogéné* apparaissent sur la liste des ingrédients, le produit pourrait contenir des gras trans (même s'il est indiqué « 0 gras trans »).

Pour en savoir plus sur l'étiquetage nutritionnel au Canada, visitez le site : www.santecanada.gc.ca/guidealimentaire

font envie. Mais vous devez faire des compromis. Lors d'occasions spéciales, vous pouvez vous permettre de manger vos aliments préférés, mais, en contrepartie, vous devez manger plus sainement le reste du temps. Vous trouverez à la fin de ce chapitre une liste de ressources pour vous aider à faire de bons choix alimentaires. De plus, nous vous donnerons au chapitre 14 des conseils supplémentaires à ce sujet. Vous pouvez aussi vous procurer des livres de recettes et consulter des sites Internet pour vous inspirer dans la préparation de repas sains. Les exemples suivants vous aideront à triompher des excuses habituelles qui servent de justification aux mauvais choix alimentaires que vous faites :

« J'adore cuisiner, mais je sais seulement préparer mes plats préférés! »

Si vous aimez cuisiner, vous avez un atout de taille dans votre jeu! Suivez des cours de cuisine et regardez les émissions de cuisine à la télévision, qui s'intéressent à la saine alimentation. Procurez-vous un livre de cuisine sur la saine alimentation ou dénichez un site Internet qui vous propose des recettes santé. Divertissez-vous en modifiant les quantités d'ingrédients de vos recettes favorites : mettez-y d'une fois à l'autre moins de gras, de sucre et de sel et savourez-les! Vous y prendrez goût!

« Je n'ai pas su apprendre à cuisiner pour moi depuis que je vis seul. Je me retrouve souvent à trop manger pour éviter de gaspiller la nourriture. »

Lorsque vous vivez seul depuis peu, vous pouvez avoir du mal à vous ajuster à cette nouvelle situation. Mais cela n'a peut-être rien à voir

avec le gaspillage de nourriture. Vous pouvez tout aussi bien trop manger pour tuer le temps et éviter de penser à votre situation. De nombreuses personnes sont incapables de se retenir de manger tant et aussi longtemps qu'elles ont de la nourriture devant elles. Peu importe les raisons invoquées, vous devez apprendre à gérer les surplus de nourriture. Les conseils suivants vous guideront dans cette voie :

- Évitez de déposer les plats de service sur la table. Remplissez votre assiette selon votre appétit et apportez-la à table. Vous pouvez aussi réduire vos portions en utilisant une assiette plus petite.

- Dès que vous vous êtes servi ou que vous avez fini de manger, placez vos restes au réfrigérateur ou au congélateur pour ne pas être tenté de vous resservir. Ces restes vous serviront de repas le lendemain ou lorsque vous n'aurez pas envie de cuisiner.

- Brisez votre isolement en invitant de temps à autre des convives à souper. Planifier un souper partagé avec vos voisins, vos proches, des membres de votre lieu de culte, de clubs dont vous êtes membre ou de tout autre groupe.

« J'ai l'impression que la nourriture que je mange n'a plus le même goût. Elle me semblait meilleure avant. »

Votre sens du goût peut être altéré à la suite de certains événements : lorsque vous avez subi une opération, prenez des médicaments, ou même lorsque vous souffrez d'un rhume, la nourriture peut vous sembler fade, avoir mauvais goût ou un drôle de goût. Vous aurez alors tendance à moins manger ou à ajouter plus de sel à vos aliments, croyant ainsi en rehausser la saveur. Ce faisant, vous courez le risque de souffrir de rétention d'eau ou de ballonnements et d'accroître votre tension artérielle.

Vos aliments auront meilleur goût si vous suivez les conseils suivants :

■ Ajoutez des herbes (basilic, origan, estragon) et des épices (cannelle, cari, gingembre, noix de muscade) dans la préparation de vos aliments ou saupoudrez-en lors du service.

■ Pressez du citron frais sur vos aliments.

■ Ajoutez un peu de vinaigre lors de la préparation de vos mets, chauds ou froids, ou après la cuisson. N'hésitez pas à essayer le vinaigre balsamique ou les vinaigres aromatisés aux fruits. Des douzaines de choix s'offrent à vous!

■ Ajouter des aliments sains aux plats que vous avez l'habitude de cuisiner. Par exemple, pensez à ajouter des carottes et de l'orge dans vos soupes ou des fruits séchés et des noix à vos salades pour leur donner plus de consistance et en rehausser la saveur.

■ Mâcher soigneusement et lentement vos aliments. Lorsque vous mâchez lentement, les aliments prennent plus de temps à exhaler tous leurs arômes dans votre palais.

Lorsque vous ne mangez pas assez parce que vos aliments vous semblent fades, songez à compenser ces pertes nutritionnelles en augmentant l'apport calorifique de vos repas et collations. Vous trouverez des conseils supplémentaires à ce sujet au chapitre 14.

« Je mets tellement de temps à préparer mes repas que je suis trop fatigué pour manger une fois que j'ai terminé de cuisiner. »

Les personnes en perte d'énergie tiennent souvent ce genre de propos. Les trucs suivants vous aideront :

■ Lorsque vous vous sentez en forme, profitez-en pour cuisiner plusieurs portions ou repas à la fois; cuisinez les mets que vous préférez et congelez-les en portions individuelles.

■ Proposez à votre famille et à vos amis d'échanger les plats que vous cuisinez contre les leurs. Congelez les plats qu'ils vous apportent en portions individuelles.

De la sorte, lorsque vous êtes fatigué, vous n'aurez qu'à choisir un de ces plats, le décongeler, le réchauffer et le savourer.

■ Prévoyez des étapes lors de la préparation de vos repas et prenez des pauses entre certaines de ces étapes.

■ Demandez à ce que l'on vous aide lorsque vous préparez des repas pour les fêtes ou les réunions de famille.

« Il m'arrive d'être indisposé après avoir mangé. » « Je n'ai vraiment pas d'appétit. »

Si vous ressentez des malaises après les repas, vous aurez tendance à moins manger. Ainsi, après des repas copieux, vous pouvez souffrir de problèmes gastriques tels que des indigestions, de l'inconfort abdominal ou des nausées. La douleur chronique peut aussi entraîner la perte d'appétit.

Si vous vous reconnaissez dans ces symptômes, les conseils suivants peuvent vous aider à améliorer votre état :

■ Mangez entre quatre et six petits repas par jour plutôt que les habituels trois gros repas.

Votre énergie sera moins sollicitée pour la digestion.

■ Évitez les aliments qui causent des flatulences ou des ballonnements. Certains aliments de consommation quotidienne sont reconnus pour entraîner ces troubles : choux, brocolis, choux de Bruxelles, oignons, fèves et certains fruits, notamment les bananes, les pommes, les melons et les avocats.

■ Mangez lentement, prenez de petites bouchées à la fois et mâchez soigneusement votre nourriture. Prenez parfois des pauses durant le repas. Mangez plus lentement et prenez des respirations régulières, ce qui vous aidera à réduire la quantité d'air que vous avalez en mangeant et facilitera votre digestion.

■ Faites des exercices de relaxation une demi-heure avant les repas ou arrêtez-vous pendant le repas pour prendre de grandes inspirations.

■ Choisissez des aliments faciles à manger comme les yogourts ou les poudings, ou à boire comme les boissons protéinées ou les frappés aux fruits.

« J'adore manger à l'extérieur, mais je me laisse facilement tenter par tous les plats appétissants sur le menu! »

Si vous n'avez pas le temps de cuisiner, vous détestez cuisiner ou vous n'avez tout simplement pas l'énergie de faire les courses et de préparer vos repas, manger à l'extérieur peut s'avérer une option intéressante, pourvu que vous fassiez de bons choix alimentaires. Voici quelques conseils qui vous y aideront :

■ Choisissez des restaurants qui offrent un menu et des choix de cuisson variés et sains; par exemple, des plats grillés ou cuits à la vapeur plutôt que des aliments frits (même si ce choix apparaît aussi au menu).

■ N'hésitez pas à demander au serveur ce que contient le plat que vous désirez commander et comment il est préparé, plus particulièrement si vous mangez dans un restaurant que vous ne connaissez pas.

■ Sachez avant de sortir ce que vous désirez manger et en quelles quantités. Vous pouvez consulter les menus de nombreux restaurants sur Internet ou vous arrêter devant le menu à l'extérieur du restaurant afin de faire votre choix.

■ Commandez de petites assiettes ou des entrées plutôt que des plats principaux.

■ Lorsque vous sortez en groupe, soyez le premier à passer votre commande au serveur. Ainsi, vous ne serez pas tenté de changer d'idée en voyant ce que les personnes qui vous accompagnent choisissent.

■ Demandez à un autre convive s'il désire partager une entrée avec vous, sinon commandez une demi-portion. Lorsque vous prenez une portion régulière, mangez-en la moitié et apportez le reste à la maison. Vous pouvez aussi demander à ce qu'on vous apporte, en même temps que votre repas, un contenant pour emporter les restes de nourriture. Emballez-y la moitié de votre plat avant de commencer à manger.

■ Choisissez dans le menu des aliments faibles en lipides, en sel ou en sucre ou renseignez-vous auprès du serveur pour savoir s'il est possible de ne pas ajouter de matières grasses, de sel ou de sucre dans la préparation de vos plats.

- Choisissez, dans la mesure du possible, des plats cuits au gril, au barbecue ou à la vapeur plutôt que des plats panés, frits, sautés, gratinés ou à la crème.

- Demandez à ce que vos légumes soient cuits à la vapeur ou servis crus sans ajout de beurre, de sauce ou de trempettes.

- Mangez votre pain sans beurre. Demander au serveur de ne pas mettre de beurre ou d'huile pour tremper le pain sur la table, si vous croyez ne pas pouvoir vous empêcher d'en manger.

- Commandez une salade avec la vinaigrette à part. Trempez votre fourchette dans la vinaigrette avant de piquer dans chaque bouchée de salade.

- Choisissez des fruits, du yogourt sans lipides, des sorbets et des glaces à l'eau en guise de dessert.

- Partagez votre dessert avec au moins un autre convive.

« Je grignote lorsque je regarde la télévision, je travaille à l'ordinateur ou je lis. »

Vous pouvez régler ce problème en gardant sous la main dans votre réfrigérateur ou votre placard de cuisine des collations plus saines. Les conseils suivants vous aideront à mieux gérer vos fringales :

- Plutôt que de grignoter des craquelins, des croustilles et des biscuits, croquez dans des fruits frais, des légumes crus ou du maïs soufflé nature ou faible en lipides.

- Prenez le temps de préparer vos collations en portions individuelles afin d'éviter de trop grignoter.

- Choisissez, chez vous ou au travail, des endroits pour manger et ne mangez pas ailleurs que dans ces endroits.

Bien s'alimenter repose sur les choix alimentaires que vous faites quotidiennement. Cela ne signifie pas que vous ne pouvez pas manger certains aliments. L'aliment parfait n'existe pas. Vous pouvez vous permettre de consommer des quantités modérées d'aliments peu transformés parmi les innombrables choix qui s'offrent à vous lorsque vous les consommez en quantités raisonnables. Vous pouvez aussi vous gâter à l'occasion. Ces choix alimentaires contribueront au maintien de votre santé, vous protégeront d'éventuels problèmes de santé et vous aideront à gérer adéquatement vos symptômes de douleur.

Pour manger sainement, vous aurez à effectuer des changements dans vos habitudes alimentaires : choisir plus d'aliments ayant une teneur plus élevée en bons gras et en fibres que d'aliments riches en mauvais gras, en sucre et en sel. Voyez ces changements dans ce qu'ils vous apportent de positif et de bénéfique plutôt que de les considérer comme un mauvais tour du destin. Dans l'autogestion de votre alimentation, il ne tient qu'à vous d'effectuer les changements qui vous sont les plus bénéfiques. Lorsque vous faites des écarts, identifiez-en les causes et travaillez à les résoudre. Vous y arriverez !

Tableau 13.2 **Guide pour une saine planification alimentaire**

Les valeurs nutritives sont établies selon les données provenant du Département américain de l'agriculture et de l'Association américaine du diabète.	Abréviations : g : gramme; mg : milligramme; oz : once; c. : cuillère à soupe; à thé; ml : millilitre; cm : centimètre

PROTÉINES ALIMENTAIRES

Sources de protéines à faible teneur en glucides ou sans glucides

Bœuf, porc, agneau, volaille et poisson

Taille de la portion : de 3 à 4 oz (de 84 à 112 g), cuite, NON panée, poêlée, ou préparée avec ajout de lipides (sauf si mentionné sans ajout). La portion équivaut à la taille de la paume de votre main et a entre 1/2 pouce à 1 pouce d'épaisseur (de 1 à 2,5 cm). Par portion : approx. de 21 à 28 g de protéines; le contenu en lipides et calories peut varier.

Faible teneur en lipides (Maigre) *(jusqu'à 9 g de gras, de 135 à 180 calories par portion)*	Bœuf (coupe maigre) de la ronde, surlonge et flanc, filet de surlonge, ronde hachée
	Porc, frais, salé, jambon cuit, bacon, filet, longe de côte centre
	Agneau et veau, rôti de côtes, côtelette, jarret
	Poulet et dinde, viande blanche ou brune, sans peau
	Canard et oie, dégraissés, sans peau
	Gibier, bison, autruche, lapin, venaison
	Poisson (frais ou congelé), poisson-chat, morue, plie, aiglefin, flétan, hoplostète orange, saumon, tilapia
	Poisson (en conserve), thon à l'huile ou dans l'eau, égoutté; hareng, sans crème ou fumé, 6 à 8 sardines
	Fruits de mer, palourdes, crabe, homard, pétoncles, crevettes, imitation d'huîtres en coquille (fraîches ou congelées) : 18 taille moyenne
	Viandes transformées (viandes froides, charcuteries), jambon de dinde, saucisse kielbasa, pastrami, charqui, viandes effilochées
Teneur modérée en lipides (Mi-maigre) *(de 12 à 21 g de gras, de 150 à 300 calories par portion)*	Bœuf haché, pain de viande, bœuf en conserve, haut de côtes, côte de bœuf, langue de porc, rôti d'épaule, épaule de porc (picnic), côtelettes d'agneau, rôti de côtes et côtes, rôti, veau haché, côtelette
	Poulet, dinde, avec la peau, frits, hachés, faisan haché, pigeon, canard sauvage, oie sauvage, poisson, tous frits
Haute teneur en lipides (Viandes grasses) *(24 g de gras ou plus, de 300 à 400 calories par portion)*	Porc, côtes levées, haché
	Saucisse, porc, bratwurst, chorizo, italienne, polonaise, fumée, viandes d'été transformées, viandes froides et charcuteries, mortadelle, bacon de salami : 6 tranches

Sources de protéines à faible teneur en glucides ou sans glucides *(suite)*

Abats *Taille de la portion : de 2 à 3 oz (de 56 à 84 g)* *Par portion : de 14 à 21 g de protéines; le contenu en lipides et calories peut varier; haute teneur en cholestérol*	Rognons (de 1 à 3 g de lipides, de 70 à 105 calories) Foie, cœur (de 6 à 9 g de lipides, de 55 à 100 calories)
Œufs *Par portion : 7 g de protéines*	Œuf entier, cuit : 1 gros (5 g de lipides, 75 calories)[*]Blancs d'œuf, cuits : 2 gros (de 0 à 1 g de lipides, 35 calories)[*]Succédané d'œuf, nature : 1/4 de tasse (60 ml) (1 g de lipides, environ 50 calories)
Fromage *Par portion : 7 g de protéines; le contenu en lipides et calories varie.*	
Sans lipides ou à faible teneur en lipides *(de 0 à 1 g de lipides, 35 calories)*	Fromage frais ou sans lipide (Mexicain) : 1 oz (28 g) Fromage cottage, sans lipide : 1/4 c (2 oz) (60 ml ou 56 g)
À teneur modérée en lipides *(de 4 à 7 g de lipides, 75 calories)*	Fromage féta, fromage mozzarella partiellement écrémé, fromage effilochable, fromage fondu à tartiner (faible en lipides) : de 1 à 2 oz (de 28 à 56 g) Fromage ricotta : 1/4 de tasse (2 oz) (60 ml ou 56 g)[*]Parmesan râpé : 2 c. à soupe (1 oz ou 30 ml)
À teneur élevée en lipides *(8 g de lipides, 100 calories et plus)*	Tous les fromages gras : américain, bleu, brie, suisse, cheddar, Monterey jack, provolone, mozzarella au lait entier, chèvre, queso fresco : de 1 à 2 oz (de 28 à 56 g)
Noix et graines* *Par portion : faible teneur en glucides ou sans glucides; le contenu en lipides et calories peut varier.* *(Ces aliments contiennent de bons gras. Voir page 272.)*	Amandes, noix de cajou, noix mélangées : 6 noix Arachides : 10 pièces Pacanes, noix de Grenoble : 4 moitiés Tahini (pâte de sésame) : 1 c. à soupe (15 ml) Graines de citrouille, graines de tournesol : 1 c. à soupe (15 ml) Beurre de noix (arachides, amandes, etc.) : 2 c. à soupe (30 ml) (8 g de lipides)

Suite ▶

PROTÉINES ALIMENTAIRES (*Suite*)
Protéines alimentaires contenant des glucides

Lait *Taille de la portion : 1 c (250 ml)* *Par portion : 8 g de protéines, 12 g de glucides; le contenu en lipides et les calories peuvent varier.*	Sans lipide, frais ou évaporé (1 %), babeurre sans lipide ou à faible teneur en lipides (de 0 à 3 g de lipides, 100 calories) Faible en lipides (2 %), acidophile sucré (5 g de lipides, 120 calories) Lait de vache entier, frais ou évaporé, lait de chèvre, babeurre (8 g de gras, 160 calories)
Yogourt *Par portion : 8 g de protéines, 12 g de glucides; le contenu en lipides et les calories peuvent varier.*	Sans lipide, nature ou avec édulcorant artificiel ajouté : 2/3 de tasse (5 oz) (150 ml) (de 0 à 3 g de lipides, de 90 à 100 calories) Faible en lipides, avec sucre ajouté, aux fruits : 2/3 de tasse (5 oz) (150 ml) (5 g de lipides, 120 calories) Lait entier nature, kéfir : 3/4 de tasse (6 oz) (175 ml) (8 g de lipides, 150 calories) Sans lipides, à saveur de fruits, avec sucre ajouté : 1 tasse (8 oz) (250 ml) (30 g de glucides et plus, de 0 à 3 g de gras, de 100 à 150 calories) Sans gras ou à faible teneur en gras à saveur de fruits, avec succédané de sucre ajouté : 1 tasse (8 oz) (250 ml) (de 0 à 3 g de gras, de 90 à 130 calories)
Sources de protéines végétales *Par portion : tel qu'indiqué*	Lait de soja, régulier : 1 tasse (250 ml) (de 2 à 3 g de glucides, 8 g de protéines, 4 g de lipides, 100 calories) Lentilles, fèves et pois secs, cuits : 1/2 tasse (125 ml) (15 g de glucides, 7 g de protéines, de 0 à 1 g de lipides, 80 calories) Edamame (fèves de soya) : 1/2 tasse (125 ml) (8 g de glucides, 7 g de protéines, de 0 à 1 g de lipide, approx. 60 calories) Houmous (tartinade de pois chiches) : 1/3 de tasse (75 ml) (15 g de glucides, 7 g de protéines, approx. 8 g de lipides, 100 calories) Haricots frits, en conserve : 1/2 tasse (125 ml) (15 g de glucides, 7 g de protéines, de 0 à 3 g de lipides, approx. 100 calories) Tofu, régulier : 1/2 tasse (4 oz) (125 ml) (3 g de glucides, 8 g de protéines, 5 g de lipides, 75 calories)

Aliments Contenant des Glucides

Par portion : 15 g de glucides, 3 g de protéines, de 0 à 1 g de lipides, 80 calories Conseil : Choisir des grains entiers.

Pains et céréales	
Pains, petits pains, muffins et tortillas *Bonne source de fibres	Bagel, gros : 1/4
	Pain, blanc, de grains entiers*, de seigle, de seigle noir (pumpernickel) : 1 tranche
	Pains, à hot dog ou à hamburger : 1/2
	Muffin anglais nature : 1/2
	Crêpe, 4 pouces (10 cm) : 1
	Pain Pita, 6 pouces (15 cm) : 1/2
	Petits pains réguliers : 1/2
	Tortilla, de maïs ou de blé, 6 pouces (15 cm) : 1
	Gauffre carrée, 4½ pouces (11 cm), faible en lipides : 1
Céréales *Bonne source de fibres	Bran Flakes spoon-size shredded wheat* 1/2 c (125 ml)
	Muesli*, faible en lipides ou régulier, Grape-Nuts®* : 1/4 tasse (60 ml)
	Avoine* cuite : 1/2 tasse (125 ml)
	Céréales soufflées, sans givrage : 1½ tasse (375 ml)
Graines *Bonne source de fibres	Boulgour*, en gruau, cuit, en taboulé : 1/2 tasse (125 ml)
	Pâtes, orge, couscous, quinoa, cuits : 1/3 tasse (75 ml)
	Riz, blanc ou brun*, cuit : 1/3 tasse (75 ml)
	Germes de blé*, en poudre : 3 c. à soupe (45 ml)
	Riz sauvage*, cuit : 1/2 tasse (125 ml)
Craquelins et collations	Biscuits Graham carrés, 2½ pouces (6 cm) : 3
	Pain azyme (Matzo®) : 3/4 oz (21 g)
	Canapé Melba®, 2 x 4 pouces (5 cm x 10 cm) : 4
	Bretzels, 3/4 oz (21 g)
	Galettes de riz, 4 pouces (5 cm) : 2
	Biscotins salés : 6
	Craquelins de blé entier, sans lipides ajoutés, de 3 à 4 oz (de 84 à 112 g) : de 2 à 5

Suite ▶

Aliments Contenant des Glucides (*Suite*)

Légumes à faible teneur en amidon

Par portion : approx. 5 g de glucides, 2 g de protéines, sans lipides, 25 calories

Taille de la portion : 1/2 tasse (125 ml) cuite ou en jus, 1 tasse (250 ml) fraîche et crue, congelée ou en conserve (Les légumes congelés ou en conserve pourraient être à haute teneur en sodium.)

Ail	Chicorée	Haricot vert
Amarante	Chou-fleur	Jicama Tomate (crue, en conserve, en sauce)
Artichaut	Chou-rave Navet	
Asperge	Choux de Bruxelles	Nopal (cactus)
Aubergine	Choux, choux chinois	Oignon vert, Échalote
Betterave	Concombre	Oignons
Brocoli	Courge d'été (courge jaune, courgette)	Piments épicés
Carotte		Pois mangetout
Céleri	Épinard	Pois mangetout
Champignon Jus de légumes (génér. à haute teneur en sodium)	Feuille (de chou vert, de chou frisé (kale), de moutarde, de navet)	Poivron
		Pousses de bambou
Chayote (légume ressemblant à une poire)	Germes de haricot	Radis
	Gombo (Okras) Cresson	Rutabaga
		Salades vertes

Légumes riches en amidon

Par portion : 15 g de glucides, de 0 à 3 g de protéines, de 0 à 1 g de lipides, 80 calories

Maïs : 1/2 tasse (125 m) ou 1/2 d'un gros épi	Panais : 1/2 tasse (125 ml)
Succotash (mets américain fait de fèves de Lima et maïs) : 1/2 tasse (125 ml)	Igname, patate douce : 1/2 tasse (125 ml)
Légumes mélangés avec du maïs, des pois ou des pâtes : 1 tasse (250 ml)	Plantain, mûr : 1/3 tasse (75 ml)
	Yautia, yucca (manioc) : 1/2 tasse (125 ml)
Courge d'hiver (poivrée, musquée, citrouille) : 1 tasse (250 ml)	Pomme de terre, cuite au four ou bouillie, grosse, avec la peau : 1

Aliments Contenant des Glucides (*Suite*)

Fruits

Par portion : 15 g de glucides, sans protéines, de 0 à 1 g de lipides, environ 80 calories

Frais

Abricots : 4

Ananas, en cubes : 3/4 tasse (175 m)

Baies (fraises, bleuets, framboises)

Banane, très petite : 1 (4 oz) (112 g)

Cerises, 1/2 tasse (125 ml) : approx. 12

Dattes : 3

de 3/4 de tasse à 1 tasse (de 175 à 250 ml)

Figues, grosses : 2

Goyaves, moyennes : 2

Kaki, moyen : 1

Kiwi, gros : 1

Lime, citron, gros : 1

Macédoine de fruits : 1/2 tasse (125 ml)

Mangue, en cubes : 1/2 tasse (125 ml)

Melon (miel, cantaloup) : 1/4 (60 ml)

Noix de coco, fraîche (râpé) : 1/2 tasse (125 ml)

Orange, petite : 1

Pamplemousse, petit : 1/2

Papaye, petite, en cubes : 1 tasse (250 ml)

Pastèque, en cubes : 1/2 tasse (125 ml)

Pêche, nectarine : 1

Poire :½

Pomme, petite, 2 pouces (5 cm) : 1

Prunes, petites : 2

Raisins, petits : 1/2 tasse (125 ml)

Tangerines, petites : 2

En conserve

Non sucré : de 1/4 à 1/2 tasse (de 60 à 125 ml) En sirop : 1/4 de tasse (60 ml)

Séchés

Abricots : 8 moitiés

Figues : 2

Prunes : 3

Raisins : 1 cuillère à soupe (15 ml)

Tamarin : 1/2 tasse (125 ml)

Jus de fruits

(S'il n'est pas mentionné sur l'étiquette qu'il s'agit d'un jus à 100 %, du sucre a été ajouté.)

Non sucrés

Nectar d'abricots : 1/2 tasse (125 ml)

Pommes, pamplemousse, orange, ananas : 1/2 tasse (125 ml)

Raisin, prune, jus de fruits mélangés : 1/3 tasse (75 ml)

Sucrés

Boissons gazeuses à base de fruits : 1/2 tasse (125 ml)

Cocktail de canneberges : 1/3 tasse (75 ml)

HUILES ET GRAS SOLIDES

Par portion : peu ou pas de glucides, 5 g de lipides, 45 calories
Conseil : préférez les bons gras en autant que possible.

Bons gras

Gras insaturés (voir page 251)

Avocat, moyen : 1/4

Olives, tous types, grosses : 5

Margarine (molle), faible en gras : 1 c. à thé
(5 ml)

Huiles à salade et à cuisson (maïs, olive,
carthame, soya, etc.) : 1 c. à thé (5 ml)

Mayonnaise, faible en gras : 1 c. à soupe (15 ml)

Mayonnaise, régulière : 1 c. à thé (5 ml)

Vinaigrette à salade du commerce : 1 c. à soupe
(15 ml)

Mauvais gras

Gras saturés (voir les pages 251 et 252)

Gras de bacon : 1 c. à thé (5 ml)

Fromage à la crème, 1 c. à soupe (15 ml)

Beurre, faible en gras : 1 c. à soupe (15 ml);
1 c. à thé (5 ml)

Bâtonnets de margarine, réguliers, contenant des
gras hydrogénés :

Beurre, régulier : 1 c. à thé (5 ml)

Crème, moitié moitié, fouettée : 2 c. à soupe
(30 ml)

Graisse végétale, lard : 1 c. à thé (5 ml)

Crème, à café liquide non lactique : 1 c. à soupe
(15 ml)

Crème sure, régulière : 1 c. à soupe (15 ml)

AUTRES ALIMENTS ET BOISSONS

Extras

*Conseil : Ces aliments sont à haute teneur en lipides ou en sucre (ou les deux). Consommez-les avec
modération, lors d'occasions spéciales.*

Biscuits, petits : 2

Confiture ou gelée (faible teneur en sucre ou
légère) : 2 c. à soupe (30 ml)

Confiture ou gelée (régulière) : 1 c. à soupe
(15 ml)

Crème glacée (régulière) : 1/2 tasse (125 ml)

Danoise, petite : 1

Flan, avec lait : 1/2 tasse (125 ml)

Gâteau avec glaçage, 1 petite tranche carrée ou

morceau de 2 pouces carrés (5 cm2)

Glace à l'eau, sorbet : 1/2 tasse (125 ml)

Miel : 1 c. à soupe (15 ml)

Pouding : 1/2 tasse (125 ml)

Sirop (régulier) : 1 c. à soupe (15 ml)

Sirop (sans sucre) : 2 c. à soupe (30 ml)

Sucettes glacées (congelées, 100 % jus) : 1

Tartelette ou tarte aux fruits : 1 pointe

AUTRES ALIMENTS ET BOISSONS *(Suite)*

Boissons alcoolisées

Par portion : sans protéines ou lipides; le contenu en glucides et calories peut varier.

Bière, légère ou sans alcool : 12 oz (360 ml) (approx. 5 g de glucides, de 60 à 120 calories)

Bière, régulière : 12 oz (360 ml) (approx. 13 g de glucides, environ 160 calories)

Cocktails (margarita, mojito, gin-tonic, etc.) : 1 verre (approx. 12 g de glucides, de 150 à 250 calories)

Boissons distillées, 80 % d'alcool : 1½ oz (45 ml) (0 glucide de 80 à 110 calories)

Vin, rouge, blanc, sec, pétillant : 4 oz (120 ml) (de 1 à 2 g de glucides, 80 calories)

Vin, sucré ou de dessert : 4 oz (120 ml) (approx. 14 g de glucides, 120 calories)

Liqueurs : 1½ oz (45 ml) (approx. 20 g de glucides, 125 calories)

Aliments divers

Par portion : jusqu'à 5 g de glucides, jusqu'à 20 calories; portions modérées aussi souvent que désiré.

Atol (boisson à la semoule de maïs) : 1 tasse (250 ml)

Boissons gazeuses (sans sucre)

Bonbons, durs (sans sucre)

Bouillon, consommé

Café ou thé, sans sucre ou avec succédané de sucre; Horchata (boisson de riz)

Eau de Seltz (club soda), eau minérale

Gélatine (sans sucre, non aromatisée)

Gommes à mâcher (sans sucre)

Herbes, épices

sans lait, crème ou colorant

Sauce soja *

Sauce Worcestershire *

Sauces chili

*Choisir à faible teneur en sodium pour réduire l'apport en sel.

Succédanés de sucre

Recommandés par l'Agence fédérale américaine des produits alimentaires et médicamenteux (FDA)

Equal® (aspartame)

Sweet One® (acésulfame-K)

Splenda® (sucralose)

Sweet-10® (saccharine)

Sweet Sprinkles® (saccharine)

Sweet'N Low® (saccharine)

Sugar Twin® (saccharine)

Autres ressources à consulter

Academy of Nutrition and Dietetics (AAND) : www.eatright.org

American Cancer Society : www.cancer.org

American Diabetes Association : www.diabetes.org

American Heart Association : www.heart.org/nutrition

L'association canadienne du diabète : www.diabetes.ca (en anglais seulement)

Center for Science in the Public Interest : www.cspinet.org

Les diététistes du Canada : www.dietitians.ca

Food and Nutrition Information Center: www.fnic.nal.usda.gov

Harvard School of Public Health : www.hsph.harvard.edu

Guide alimentaire de Santé Canada : www.hc-sc.gc.ca/fn-an/food-guide-aliment/index-fra.php

Base de données des produits de santé naturels homologués de Santé Canada :
    www.hc-sc.gc.ca/dhp-mps/prodnatur/applications/licen-prod/lnhpd-bdpsnh-fra.php

International Food Information Council Foundation : www.foodinsight.org

U.S. Department of Agriculture, Agricultural Research Service : www.ars.usda.gov

U.S. Food and Drug Administration (FDA), MyPlate : www.choosemyplate.gov

Lectures complémentaires

Pour en apprendre davantage sur les sujets abordés dans ce chapitre, nous vous suggérons d'explorer les ouvrages suivants :

Barbiche, C. 2009. *Art de manger sainement au xxie siècle*. Grancher Jacques.

Bozec, D. & Chesne, C. 2009. *Manger sainement : 200 recettes équilibrées et diététiques*. Editions Artémis.

Buronzo, A. & André, M-L. 2009. *Mangez bien, mangez sain*. Hachette Pratique.

Collectif. 2016. *Bon & sain : 175 recettes pour manger équilibré au quotidien*. Hachette Pratique.

Laberge, T. & Brun, M. 2009. *Manger de bon cœur*. Guy Saint-Jean.

CHAPITRE 14

Pour un poids santé

NOTRE POIDS AFFECTE NOTRE SANTÉ, notre apparence, notre façon de nous déplacer et l'image que nous avons de nous-mêmes. L'excès ou le manque de poids peuvent avoir des conséquences majeures sur votre douleur chronique et sur votre vie en général. Des affections pénibles comme l'arthrite, les maux de dos, la fibromyalgie, les maux de tête, les douleurs neuropathiques et l'angine de poitrine causée par la maladie coronarienne sont souvent liées à l'excès de poids. L'excès de poids augmente aussi les risques de développer d'autres maladies chroniques comme le diabète causé par l'hyperglycémie (appelé diabète de type 2) et l'hypertension. Le manque de poids risque d'affaiblir votre système immunitaire et de nuire à votre capacité à combattre les infections. Un poids insuffisant augmente le risque d'ostéoporose, qui, à son tour, est un facteur de risque de fractures. Chez les jeunes femmes, un poids insuffisant peut affecter la fertilité et causer des problèmes menstruels.

Nous tenons à remercier Mme Bonnie Bruce, docteure en santé publique et nutritionniste, de son aide pour la rédaction de ce chapitre.

Un poids santé contribue à une bonne santé en général et à une meilleure qualité de vie. La gestion de votre poids peut vous aider à gérer les symptômes associés à vos douleurs chroniques, y compris la fatigue, la mobilité limitée et la douleur elle-même. Elle peut aussi contribuer à prévenir ou freiner des problèmes de santé connexes comme le diabète et l'hypertension. En outre, le maintien d'un poids santé peut vous aider à être plus actif, à mieux dormir et à accomplir les choses que vous avez envie de faire ou devez faire. Dans ce chapitre, nous définissons le concept de poids santé, proposons des moyens pour obtenir des résultats, expliquons comment déterminer si vous devez perdre ou gagner du poids et comment maintenir vos acquis.

Qu'est-ce que le poids santé?

Le poids de la plupart des gens fluctue, parfois même sur de courtes périodes de quelques jours à peine. Par conséquent, le poids santé ne correspond pas à une valeur spécifique sur une balance, ni à une valeur « idéal ». Il n'existe pas une telle chose qu'un poids « idéal ». Votre poids santé correspond à une gamme de poids (avec une limite inférieure et une limite supérieure) qui vous est propre. Le maintien de votre poids à l'intérieur de cette gamme contribue à diminuer les risques que vous développiez des problèmes de santé ou que des problèmes existants ne s'aggravent. Cela vous aide aussi à vous sentir bien dans votre corps et dans votre esprit.

Votre gamme de poids santé dépend de plusieurs facteurs. C'est en fonction de ceux-ci que vous déterminerez s'il vous faut ou non modifier votre poids. Ces facteurs comprennent votre âge, votre niveau d'activité, votre état de santé, la quantité et la localisation des tissus adipeux dans votre corps, ainsi que vos antécédents familiaux quant aux problèmes de santé liés au poids, notamment l'hypertension et le diabète.

Pour avoir une idée de votre gamme de poids santé, consultez la Figure 14.1, un tableau qui combine la taille (en pouces ou centimètres), le poids (en livres ou kilogrammes) et l'indice de masse corporelle (IMC). Il ne s'agit pas d'un outil infaillible, mais, pour les personnes adultes, l'IMC est un indicateur rapide et utile. Identifiez votre taille et suivez la ligne correspondante jusqu'à votre poids. Dans le graphique, identifiez le point d'intersection entre votre taille et votre poids. Repérez le nombre sur la ligne pointillée la plus proche de ce point. Il s'agit de votre IMC. Vous pouvez également identifier votre IMC à l'aide du Tableau 14.1, aux pages 278 et 279. Ensuite, reportez-vous au Tableau 14.2, la page 281, pour savoir comment votre IMC actuel est classifié.

Vous pouvez également évaluer votre poids au moyen de la règle générale suivante : À plus ou moins 10 %, les femmes doivent peser environ 105 livres (47 kg) pour les premiers 5 pieds (152 cm) de taille, puis 5 livres additionnelles (2 kg) par pouce (2,5 cm) supplémentaire. Les hommes, pour leur part, doivent peser environ 106 livres (48 kg) pour les premiers 5 pieds (152 cm) de taille, puis 6 livres additionnelles (2,5 kg) par pouce (2,5 cm) supplémentaire. Par exemple, pour une femme de 5 pieds 5 pouces

Figure 14.1 **Détermination de l'indice de masse corporelle (IMC)**

Pour estimer votre indice de masse corporelle, localisez sur le graphique le point d'intersection entre votre taille et votre poids. Repérez le nombre sur la ligne pointillée la plus proche de ce point. Par exemple, si vous pesez 154 livres (69 kg) et mesurez 5 pi 8 po (68 po ou 173 cm), votre IMC est d'environ 23, ce qui correspond à un poids normal.

Vous pouvez également calculer votre IMC en utilisant cette formule :

$$IMC = poids(kg)/grandeur(m)^2.$$

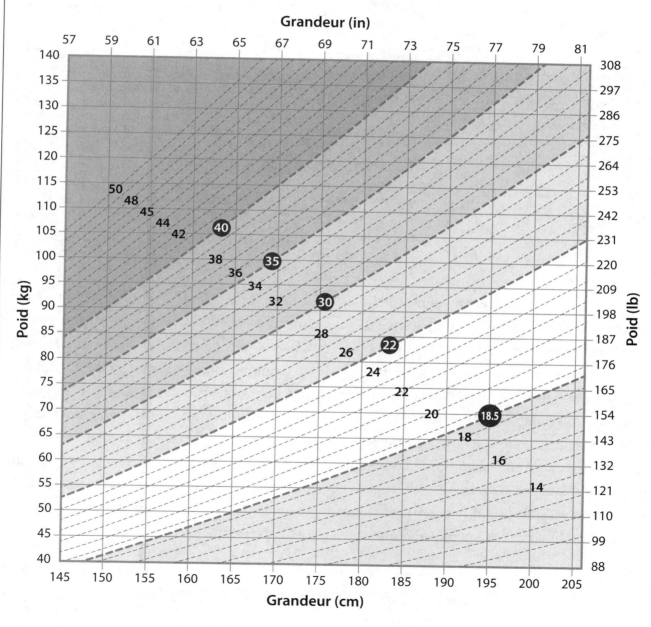

Remarque : Pour les personnes de 65 ans et plus, la gamme de poids « normal » peut commencer légèrement au-dessus d'un IMC de 18,5 et empiéter dans la zone « embonpoint ».

Source : Santé Canada. *Lignes directrices canadiennes pour la classification du poids chez les adultes*. Ottawa, Ministère des Travaux publics et Services gouvernementaux Canada, 2003.

Tableau 14.1 **Indice de masse**

	Normal						Embonpoint				
	19	**20**	**21**	**22**	**23**	**24**	**25**	**26**	**27**	**28**	**29**
Grandeur (pieds-pouces)	**Poids** (livres)										
4 pi 10 po	91	96	100	105	110	115	119	124	129	134	138
4 pi 11 po	94	99	104	109	114	119	124	128	133	138	143
5 pi 0 po	97	102	107	112	118	123	128	133	138	143	148
5 pi 1 po	100	106	111	116	122	127	132	137	143	148	153
5 pi 2 po	104	109	115	120	126	131	136	142	147	153	158
5 pi 3 po	107	112	118	124	130	135	141	146	152	158	163
5 pi 4 po	110	116	122	128	134	140	145	151	157	163	169
5 pi 5 po	114	120	126	132	138	144	150	156	162	168	174
5 pi 6 po	118	124	130	136	142	148	155	161	167	173	179
5 pi 7 po	121	127	134	140	146	153	159	166	172	178	185
5 pi 8 po	125	131	138	144	151	158	164	171	177	184	190
5 pi 9 po	128	135	142	149	155	162	169	176	182	189	196
5 pi 10 po	132	139	146	153	160	167	174	181	188	195	202
5 pi 11 po	136	143	150	157	165	172	179	186	193	200	208
6 pi 0 po	140	147	154	162	169	177	184	191	199	206	213
6 pi 1 po	144	151	159	167	174	182	189	196	204	212	219
6 pi 2 po	148	155	163	171	179	186	194	202	210	218	225
6 pi 3 po	152	160	168	176	184	192	200	208	216	224	232
6 pi 4 po	156	164	172	180	189	197	205	213	221	230	238

(165 cm), le poids santé repère est de 130 livres (58 kg) et la gamme de poids santé se situe entre 117 et 143 livres (53 à 64 kg). Avec ce poids, son IMC se situe dans la catégorie « Normal ».

La mesure de votre tour de taille est une autre façon d'évaluer votre poids. Si vous faites de l'embonpoint et que la majeure partie de vos tissus adipeux sont situés autour de votre taille (plutôt que sur vos hanches et vos cuisses), vous courez un plus grand risque d'être atteint de maladies du cœur, d'hypertension artérielle et de diabète de type 2. Pour les femmes qui ne sont pas enceintes, cela signifie qu'un tour de taille de plus de 35 pouces (88 cm) représente un risque accru pour la santé. Pour les hommes, ce seuil est de 40 pouces (100 cm). Pour mesurez correctement votre tour de taille, mettez-vous debout et placez un ruban à mesurer (un ruban récent, pas un ruban ancien tout étiré) autour de votre taille nue, juste au-dessus de l'os iliaque. Mesurez votre tour de taille juste après avoir expiré.

Décider de modifier votre poids

Pour atteindre et conserver un poids santé, il vous faudra probablement modifier vos habitudes alimentaires et votre style de vie, que vous ayez à gagner ou à perdre du poids. Si vous en arrivez à la conclusion que vous devez modifier votre poids, retenez cet important conseil : c'est une décision que vous devez prendre pour vous-même, pas pour vos amis ou votre famille. Faites

Tableau 14.1 **Indice de masse (*suite*)**

Grandeur (pieds-pouces)	Poids (livres)	Obèse									Obésité extrême		
		30	31	32	33	34	35	36	37	38	39	40	41	42
4 pi 10 po	143	148	153	158	162	167	172	177	181	186	191	196	201
4 pi 11 po	148	153	158	163	168	173	178	183	188	193	198	203	208
5 pi 0 po	153	158	163	168	174	179	184	189	194	199	204	209	215
5 pi 1 po	158	164	169	174	180	185	190	195	201	206	211	217	222
5 pi 2 po	164	169	175	180	186	191	196	202	207	213	218	224	229
5 pi 3 po	169	174	180	186	191	197	203	208	214	220	225	231	237
5 pi 4 po	175	180	186	191	197	204	209	215	221	227	232	238	244
5 pi 5 po	180	186	192	198	204	210	216	222	228	234	240	246	252
5 pi 6 po	186	192	198	204	210	216	223	229	235	241	247	253	260
5 pi 7 po	191	198	204	211	217	223	230	236	242	249	255	261	268
5 pi 8 po	197	204	210	216	223	230	236	243	249	256	262	269	276
5 pi 9 po	203	210	216	223	230	236	243	250	257	263	270	277	284
5 pi 10 po	209	216	222	229	236	243	250	257	264	271	278	285	292
5 pi 11 po	215	222	229	236	243	250	257	265	272	279	286	293	301
6 pi 0 po	221	228	235	242	250	258	265	272	279	287	294	302	309
6 pi 1 po	227	235	242	250	257	265	275	280	288	295	302	310	318
6 pi 2 po	233	241	249	256	264	272	280	287	295	303	311	319	326
6 pi 3 po	240	248	256	264	272	279	287	295	303	311	319	327	335
6 pi 4 po	246	254	263	271	279	287	295	304	312	320	328	336	344

des changements que vous avez la conviction de pouvoir respecter à long terme. Si vous prenez cette résolution pour quelqu'un d'autre que vous ou simplement dans une perspective à court terme, vous ne réussirez probablement pas.

Pour commencer, révisez la section portant sur l'élaboration d'un plan d'action, au chapitre 2. Vous pourriez aussi demander à votre médecin de vous recommander un diététiste. Vous ne devez pas vous lancer seul dans un tel programme.

Avant de prendre la décision de modifier votre poids, il y a deux questions que vous devez tout d'abord vous poser :

■ **Pourquoi modifier mon poids?** Les motifs pour perdre ou gagner du poids sont personnels, ils varient d'une personne à l'autre. Pour certains, le principal motif peut être la santé physique. Pour d'autres, les raisons peuvent être d'ordre personnel ou émotionnel. Réfléchissez aux raisons qui vous motivent à gagner ou à perdre du poids. Voici quelques exemples :

■ Atténuer les symptômes (douleur, fatigue, essoufflement, difficulté de mouvement, etc.);

■ Gérer mon taux de glycémie;

■ Avoir davantage d'énergie pour faire ce que j'aime;

■ Avoir une meilleure estime de moi;

■ Influencer positivement l'image que les autres se font de moi;

■ Me sentir davantage aux commandes de ma santé et de ma vie.

Inscrirez ci-dessous les autres raisons qui vous motivent :

_____

_____

_____

_____

_____

- **Suis-je prêt pour des changements à vie?**
  La prochaine étape consiste à déterminer s'il s'agit d'un bon moment pour apporter des changements dans vos habitudes alimentaires et d'exercice. Si vous n'êtes pas prêt, vous risquez de courir à l'échec. La vérité, par contre, est qu'il n'y aura probablement jamais de « moment idéal ». Posez-vous les questions suivantes :

- Bénéficiez-vous d'encadrement et de soutien, une personne ou un organisme susceptible de vous aider à entreprendre vos changements et à persévérer?

- Existe-t-il des obstacles susceptibles de vous empêcher de devenir plus actif ou de changer vos habitudes alimentaires?

- Avez-vous des préoccupations, de soucis, quant à votre famille, vos amis, votre travail, ou d'autres engagements, qui risquent d'affecter votre capacité à réaliser vos plans?

Le Tableau 14.3, à la page 282, peut vous aider à identifier certains de ces facteurs. Pour surmonter les obstacles, faites appel aux outils de résolution de problèmes présentés au chapitre 2.

Après avoir réfléchi à toutes ces questions, vous en arriverez peut-être à la conclusion que c'est maintenant qu'il faut agir. Si ce n'est pas le cas, déterminez un délai au bout duquel vous réévaluerez la situation. Acceptez qu'il s'agisse, pour vous, de la meilleure décision pour l'instant.

Si, par contre, vous en arrivez à la conclusion que le moment est propice, commencez par vous attaquer aux choses les plus simples, les plus faciles et avec lesquelles vous vous sentez le plus à l'aise. Ne vous attaquez seulement qu'à une ou deux choses à la fois. N'essayez pas d'en faire trop, trop rapidement. Rappelez-vous la fable de La Fontaine : c'est la tortue qui gagne la course!

Comment parvenir à des changements

Voici deux clés qui vous aideront à obtenir les changements désirés à votre poids : commencer doucement en franchissant de toutes petites étapes et apporter des modifications à vos habitudes dont vous êtes certain du succès. Vous ne pouvez faire autrement : que votre objectif soit de perdre ou de prendre du poids, vous devrez apporter des changements à la quantité de nourriture que vous mangez et à votre façon de manger. Il peut s'avérer difficile de modifier une chose aussi fondamentale que votre façon de manger. Cela vous effraie peut-être, mais en commençant par de petits objectifs réalistes, vous pouvez y arriver.

Pour commencer, ne vous attaquez qu'à une ou deux choses à la fois. Nous l'avons déjà dit, il

Tableau 14.2 **La classification du poids selon l'indice de masse**

Indice de masse corporelle	Classe pondérale	Ce que cela signifie
Moins de 18,5	Poids insuffisant	À moins d'avoir d'autres problèmes de santé, le fait de se trouver dans cette classe pondérale n'est probablement pas un problème si vous êtes de petite taille ou menue.
18,5 à 24,9	Poids normal	Il s'agit de la gamme santé à viser.
25 à 29,9	Embonpoint	Si vous vous trouvez dans cette classe, vous avez probablement des kilos en trop. Cependant, si vous êtes en bonne santé et n'avez pas d'autres problèmes de santé ou facteurs de risque (ou très peu) et que vous êtes actif physiquement et avez une bonne musculature, il ne s'agit probablement pas d'un problème.
30 à 39,9	Obèse	Si vous vous trouvez dans cette classe, vous avez probablement beaucoup de tissus adipeux. Vous êtes à risque d'avoir des problèmes de santé liés au poids.
40 et plus	Très obèse (obésité morbide)	Si vous vous trouvez dans cette classe, les tissus adipeux représentent une proportion élevée de votre poids corporel. Il y a un risque très élevée que vous développiez de sérieux problèmes de santé ou que des problèmes existants se compliquent.

est vrai, mais nous nous permettons de le répéter car il s'agit d'une chose très importante. Par exemple, au lieu de manger une demie-tasse de riz, mangez-en quelques cuillerées à soupe de moins ou de plus, selon votre objectif. Pour manger moins, essayez de manger plus lentement. Pour augmenter le nombre de calories que vous consommez pendant la journée, répartissez votre consommation d'aliments répartis sur plusieurs petits repas au cours de la journée. Laissez-vous le temps de vous accoutumer à ces petits changements, puis, petit à petit, modifiez d'autres habitudes alimentaires.

N'essayez pas de faire des changements radicaux. Si vous décidez un beau matin de marcher huit kilomètres par jour et de ne plus jamais manger de pommes de terre ou de pain, vous ne respecterez pas votre résolution bien longtemps. Vous ne perdrez probablement pas de poids et vous sentirez de la frustration et du découragement. Par contre, si vous décidez de ne manger qu'un seule rôtie au déjeuner plutôt que deux et que vous faites deux courtes promenades de dix minutes, quatre jours par semaine, et que vous vous y tenez, vous opérez des changements positifs à long-terme, qui vous mènent à l'atteinte de vos objectifs.

Tableau 14.3 **Facteurs influençant ma décision de prendre ou de perdre du poids _dès maintenant_**

Choses qui vont m'aider à opérer les changements désirés	Choses qui risquent de faire obstacle au changement
Exemple : Ma famille et mes amis me soutiennent.	_Exemple:_ Les fêtes approchent et il y a trop de choses à préparer.

Lorsque vous faites en sorte de modifier votre poids petit-à-petit, avec le temps, vous avez de bien meilleures chances de maintenir ces changements à long terme. Cela est en partie dû au fait que votre cerveau reconnaît et interprète peu à peu les changements que vous opérez graduellement comme éléments de votre routine plutôt que comme des lubies passagères. Les habiletés liées à la définition d'objectifs et à l'élaboration d'un plan d'action abordées au chapitre 2 vous seront d'une grande utilité. Souvenez-vous que le meilleur plan de gestion du poids combine une alimentation santé et de l'activité physique, et qu'il s'agit d'un cheminement lent et régulier dans lequel il faut vous sentir à l'aise.

Pour commencer : tenir un journal de votre alimentation et de vos activités physiques

Un bon point de départ consiste à tenir un journal de ce que vous mangez et de l'exercice que vous faites pendant une semaine. Cela vous aidera à découvrir les changements que vous devez effectuer. Consignez :

- ce que vous mangez et où vous mangez;

- pourquoi vous mangez (parce que vous avez faim, pour tromper l'ennui, par habitude);

- comment vous vous sentez quand vous mangez (votre humeur, vos émotions);

- votre activité physique (ce que vous faites et n'êtes pas en mesure de faire pour le moment).

Dans votre journal, vous pouvez consacrer une section à vos idées sur ce que vous aimeriez faire différemment. Ne vous en faites pas : si toutes vos idées ne fonctionnent pas immédiatement, vous pourrez y revenir plus tard. Notre modèle de Journal de bord du mode de vie est un outil d'autogestion qui pourra vous être très utile (voir le Tableau 14.4, à la page 284).

Le Plan 200

Le Plan 200 est un plan simple et pratique, idéal pour commencer. Il s'agit d'apporter de petits changements quotidiens à ce que vous mangez et au temps que vous consacrez à l'activité physique. Le Plan 200 est simple : pour perdre du poids, mangez 100 calories de moins par jour que vous ne le faites maintenant et brûlez 100 calories de plus par jour en faisant davantage d'exercice. La consommation de 100 calories de moins par jour, jumelée à une dépense quotidienne de 100 calories additionnelles, peut, sur une période d'un an, se traduire par une perte de poids de près de 10 kilos. Si vous souhaitez prendre du poids, ajoutez 100 calories à votre régime alimentaire en maintenant votre niveau d'activité physique à 20 à 40 minutes d'exercice la plupart des jours de la semaine. Le Plan 200 permet d'équilibrer l'alimentation et l'exercice et peut vous aider à apporter des changements à long terme à votre poids. Pour que le plan réussisse, il est essentiel de le suivre assidûment tous les jours.

Comment modifier de 100 calories votre diète quotidienne

Commencez par consulter le guide alimentaire, Tableau 13.2, aux pages 266 à 273, qui présente, pour différents aliments, des portions types ainsi que le nombre de calories qu'elles comportent. Par exemple, une tranche de pain d'une once (28 g) compte près de 100 calories. En ne mangeant pas l'une des tranches de pain du sandwich que vous avez pour lunch, vous venez immédiatement de couper près de 100 calories à votre consommation du jour. Pour manger 100 calories supplémentaires, ajoutez simplement deux cuillerées à soupe (30 ml) de noix à votre consommation alimentaire quotidienne.

Comment brûler 100 calories de plus par jour

Ajoutez 20 à 30 minutes à votre programme d'exercices aérobiques régulier, qu'il s'agisse de marche, de bicyclette, de danse ou de jardinage (voir les chapitres 7 à 9, ainsi que la section suivante du présent chapitre, pour plus d'information sur l'exercice). Prenez les escaliers plutôt que l'ascenseur et stationnez-vous

Tableau 14.4 **Journal de bord du mode de vie**

Date	Heure	Qu'est-ce que j'ai mangé?	Où ai-je mangé?	Pourquoi ai-je mangé?	Mon humeur, mes émotions	Mes activités physiques

à distance du magasin où vous allez faire les courses ou de votre lieu de travail. Si vous manquez de temps, vous pouvez aussi faire votre exercice par tranches de 5 à 10 minutes, plusieurs fois par jour, cela convient tout aussi bien que de faire une seule séance continue.

Exercice et perte de poids

L'exercice peut vous aider à perdre du poids et à maintenir vos acquis. Il est par contre très difficile de faire suffisamment d'exercice pour perdre du poids sans apporter également des changements à votre alimentation. Il est vrai que plus vous dépensez de calories en faisant de l'exercice physique, plus il est facile de perdre du poids. Cependant, il ne s'agit là que d'un seul côté de la médaille. L'approche qui vous apportera les meilleurs résultats consiste à modifier à la fois vos habitudes quant à l'exercice et quant à l'alimentation et d'intégrer pour de bon ces changements à vos habitudes quotidiennes. De nombreuses études ont démontré l'importance de consommer moins de calories et d'être actif physiquement. L'activité physique ne vous aidera pas seulement à brûler des calories, elle vous aidera à développer votre musculature (ce faisant, vous brûlerez davantage de calories que de lipides), vous rendra plus fort et vous donnera de l'entrain. Vous bougerez et respirerez plus facilement et aurez davantage d'énergie. Pour plus d'information sur l'exercice et des conseils afin de choisir des activités qui correspondent à vos besoins et sont compatibles avec votre mode de vie, consultez les chapitres 7 à 9.

Les exercices aérobiques (voir le chapitre 9) qui mettent votre cœur au travail sont les plus efficaces pour perdre du poids. La marche, le jogging, le vélo, la natation et la danse sont des activités qui conviennent toutes. Ces activités physiques vous aident à perdre du poids car elles font toutes appel aux grands muscles de votre corps, qui brûlent le plus de calories. Les recommandations pour la bonne condition physique, présentées au chapitre 9, sont aussi valables pour la gestion du poids : 150 minutes d'exercice aérobique modéré ou intense par semaine. Plusieurs courtes périodes d'entraînement d'une dizaine de minutes chacune sont aussi valables que de longs entraînements. Si vous pouvez ajouter quelques minutes à chacun de vos brefs entraînements, c'est encore mieux.

Si vous voulez ajoutez de nouvelles activités à votre programme d'entraînement, soyez honnête avec vous-même. Choisissez des exercices que vous ferez en toute sécurité, en ayant du plaisir. Si vous tentez de vous entraîner trop fort ou trop longtemps par rapport à vos capacités actuelles, une blessure, la fatigue, la frustration ou la perte d'intérêt risquent d'avoir raison de vos bonnes résolutions. Une augmentation de l'activité physique ne sera utile que si vous vous entraînez régulièrement, à un rythme qui vous convient. Le chapitre 6 vous présente des renseignements utiles sur la façon de bien doser l'activité physique et le repos.

Dans certains cas, les personnes qui entreprennent un programme de gestion du poids se découragent vite. Les kilos ne fondent pas assez vite; le poids ne descend plus. Cela peut se produire, même si vous vous entraînez régulièrement et si vous faites attention à votre alimentation. Plusieurs facteurs peuvent faire en sorte qu'il y ait un ralentissement de la perte de poids. L'exercice peut développer votre musculature tout en réduisant la quantité de tissus adipeux, dont le poids est inférieur à celui des muscles. Ainsi, il se peut que la quantité de tissus adipeux dans votre corps diminue sans que cela soit reflété dans le poids qu'indique la balance. Si vous constatez une amélioration de vos mensurations ou constatez que vos vêtements sont moins serrés ou sont plus lâches, il y a de bonnes chances que cela indique que l'activité physique porte fruit, même si le poids indiqué par la balance est stationnaire. Rappelez-vous que l'exercice régulier est bénéfique pour votre corps, même si vous ne perdez pas de poids. La pratique régulière d'exercice aérobiques vous donnera de l'énergie et améliorera la qualité de votre sommeil, tout en contribuant à réduire le mauvais cholestérol au profit du bon cholestérol, à diminuer le risque de maladies du cœur et à éviter les états dépressifs ou anxieux. Cela vous aidera aussi face à la douleur chronique car vous serez mieux outillé pour gérer certains symptômes comme la dépression et les émotions négatives.

Conseils additionnels pour perdre du poids

- Fixez-vous des objectifs de perte de poids modestes et graduels. Subdivisez votre objectif de perte de poids total en plusieurs petits objectifs, plus facilement atteignables. Pensez plutôt en termes de 1 ou 2 livres (0,5 à 1 kg) par semaine ou 5 à 7 livres (2 à 3 kg) par mois plutôt que de penser au poids total que vous souhaitez perdre, en particulier si celui-ci est important. Pour la plupart des gens, l'objectif de perdre quelques livres par semaine est réaliste et faisable. Il est plus facile d'atteindre des objectifs modestes plutôt que des objectifs très élevés; leur atteinte est davantage à votre portée.

- **Identifiez chaque étape qu'il vous faudra franchir pour perdre le poids que vous vous êtes fixé pour objectif de perdre.** Par exemple, il pourrait s'agir de suivre assidûment le Plan 200 (voir la page 283) ou de marcher 20 minutes par jour, cinq jours par semaine, de ne pas manger entre les repas et de manger plus lentement.

- **Demeurez en contrôle de la situation.** Consignez votre poids. Pesez-vous régulièrement, selon un horaire qui vous convient.

- **Pensez à long terme.** Au lieu de vous dire « Il faut que je perde cinq kilos au plus vite », dites-vous plutôt « Je vais perdre ces kilos graduellement mais pour de bon. »

- **Lorsque vous êtes à table, concentrez-vous sur la nourriture.** En vous concentrant sur ce que vous mangez et non sur autre chose (par exemple regarder la télé), vous apprécierez davantage votre repas, serez rassasié plus rapidement et mangerez moins.

- **Mangez plus lentement.** Si vous prenez moins de 15 ou 20 minutes pour votre repas, vous mangez probablement trop rapidement et ne prenez pas le temps d'apprécier les aliments. En mangeant plus lentement, vous apprécieriez davantage les mets et mangeriez probablement moins. S'il vous est difficile de ralentir, déposez votre fourchette entre chaque bouchée. Ne la reprenez qu'une fois que vous avez mastiqué et avalé votre bouchée.

■ **Soyez attentif à la sensation de satiété.** Prenez conscience de vos sensations lorsque vous commencez à ressentir la satiété. Dès que votre corps vous envoie ce signal, cessez de manger. Pour apprendre à identifier cette sensation, il vous faudra être attentif et vous exercer. Lorsque vous sentez que votre estomac est plein, retirez immédiatement votre assiette ou levez-vous de table si vous le pouvez.

■ **Rationnez votre nourriture.** Mesurez vos portions, en particulier s'il s'agit des premiers changements que vous apportez à votre alimentation. Il est étonnant de voir combien facilement une ration d'une demi-tasse de riz peut vite se changer en portion d'une tasse. Lorsque vous le pouvez, mangez des aliments qui sont déjà en portions individuelles.

■ **Choisissez des portions plus petites.** Lorsque vous mangez au restaurant, choisissez des hors-d'œuvre ou des entrées plutôt que des plats principaux, ou commandez un repas pour enfant. Cela vous aidera à diminuer votre apport calorifique. Sur une période d'un an, il ne faut que 100 calories de plus par jour pour engraisser de près de 5 kilos. Cela équivaut à un tiers de bagel par jour seulement. Le guide alimentaire, Tableau 13.2, aux pages 266 à 273, indique les portions normales d'une multitude d'aliments.

■ **Minutez-vous.** Prenez l'habitude d'attendre une quinzaine de minutes après avoir fini votre assiette avant de vous resservir ou de prendre votre dessert ou de manger une collation. Vous constaterez probablement souvent que ce laps de temps vous fait passer l'envie de manger davantage.

Défis courants de celui qui désire perdre du poids

« Il faut que je perde 10 livres au cours des deux prochaines semaines. Il y a un événement spécial et je dois bien paraître. »

Ce genre de discours vous semble familier? Presque tous ceux qui souhaitent perdre du poids veulent des résultats immédiats. Il existe des centaines de régimes qui promettent une perte de poids facile et rapide. Il s'agit de fausses promesses. Il n'y a pas de baguette magique. Si cela semble trop beau pour être vrai, c'est sans doute effectivement le cas.

Au cours des premiers jours de presque tous les programmes de perte de poids, votre corps perd surtout de l'eau, ainsi qu'un peu de masse musculaire. Vous pouvez perdre ainsi de deux à cinq kilos. C'est là-dessus que les régimes en vogue s'appuient lorsqu'ils prétendent être efficaces. Mais vous regagnez immédiatement les kilos perdus dès que vous revenez à vos anciennes habitudes. De plus, les régimes en vogue sont souvent mal équilibrés du point de vue des aliments qu'ils autorisent et de leurs quantités.

C'est pour cela qu'en suivant un régime en vogue, vous risquez de vous sentir faible, d'avoir des maux de tête, de souffrir de constipation et de fatigue, ainsi que de mal dormir.

Au lieu de perdre votre temps avec un régime en vogue, faites les choses correctement. Fixez-vous des objectifs modestes et réalistes. Établissez un plan d'action et mettez à profit la pensée positive et le monologue intérieur (voir les chapitres 2 et 5). Vous n'avez pas pris vos kilos en trop du jour au lendemain. Ils ne disparaîtront pas non plus du jour au lendemain.

« Je n'arrive pas à perdre ces quelques derniers kilos. »

Presque toutes les personnes qui suivent un régime atteignent un stade au cours duquel elles ne parviennent plus à perdre de poids, malgré leurs efforts soutenus. Ces plateaux sont très frustrants et peuvent vous donner envie d'abandonner, mais ils ne sont bien souvent que temporaires. Parfois, ils indiquent que votre corps s'est adapté à un apport inférieur en calories et à un niveau d'activité plus élevé. Ne cédez pas à la tentation de couper encore davantage de calories. Si vous faisiez cela, votre corps risquerait alors de dépenser encore moins de calories, une entrave à toute autre perte de poids.

Demandez-vous si ces derniers deux ou trois kilos sont vraiment si importants. Si vous vous sentez bien et parvenez à bien gérer la douleur, avez de l'énergie, contrôlez bien votre glycémie, ainsi que toute autre question liée à votre santé, il est fort probable que vous n'ayez plus besoin de perdre du poids. Si vous êtes relativement en bonne santé, demeurez actif et mangez sainement, il n'est généralement pas bien grave d'avoir un ou deux petits kilos en trop.

Toutefois, si vous jugez qu'il faut tout de même que vous éliminiez ces kilos, essayez les stratégies suivantes :

- Au lieu de vous concentrer sur la perte de poids, efforcez-vous plutôt de maintenir le même poids pendant au moins quelques semaines. Puis, retournez à votre programme de perte de poids.

- Faites davantage d'activité physique. Votre corps s'est peut-être ajusté à votre plus faible poids et a donc besoin de moins de calories. Vous aurez peut-être à faire plus d'exercice afin de dépenser davantage de calories. Si vous faites plus d'exercice, votre corps dépensera probablement davantage de calories (Vous trouverez des trucs aux chapitres 7, 8 et 9 pour vous aider à augmenter votre niveau d'activité physique de façon sécuritaire.).

- Gardez un esprit positif. Rappelez-vous tout ce que vous avez accompli jusqu'ici. Écrivez vos réalisations sur des papillons adhésifs et collez-les dans des endroits bien en vue.

« Lorsque j'essaie de maigrir, je me sens privé des aliments que j'aime. »

Vous êtes une personne unique. Les changements que vous décidez d'effectuer doivent tenir compte de ce que vous aimez et n'aimez pas, ainsi que de vos besoins. Malheureusement, nos pensées peuvent se concentrer sur des idées négatives plutôt que de nous soutenir et nous donner du courage, en particulier en ce qui a trait à la perte de poids. Remplacez les pensées improductives par des pensées positives qui vous aident à réussir (la pensée positive est abordée plus en détail au chapitre 5). Voici quelques exemples :

- Remplacez les pensées qui comptent les mots *jamais, toujours* et *éviter de*. Dites-vous plutôt que vous pouvez vous gâter à l'occasion, mais qu'en règle générale il vaut mieux pour vous de faire un choix santé.

- Dites-vous que vous êtes en train de rééduquer vos papilles gustatives et que vos choix santé vous aideront à gérer votre poids et contribueront à votre mieux-être.

« Je mange trop vite ou je finis de manger avant tout le monde… et je me ressert. »

Si vous finissez de manger en quelques minutes seulement ou avant toutes les autres personnes à table, vous mangez probablement trop vite. Il peut y avoir différentes raisons à cela. Vous attendez peut être trop longtemps avant de prendre un repas ou une collation et vous devenez affamé. Lorsque vous mangez finalement, vous vous empiffrez. Lorsque vous vous asseyez pour manger, il se peut que vous soyez pressé, anxieux ou bien stressé. En mangeant plus lentement, vous aurez tendance à manger moins et vous savourerez davantage les aliments. Voici quelques conseils qui vous aideront à manger plus lentement :

- Ne sautez pas de repas. Mangez régulièrement pour ne pas devenir affamé.

- À table, prenez jeu à ne pas être le premier à finir son assiette.

- Si vous vous dites « Il me semble que c'était bon; je vais en reprendre pour être sûr », vous ne faites probablement pas attention à ce que vous mangez. Apprenez à être attentif à ce que vous mangez et à reconnaître si vous aimez ou n'aimez pas les mets. Lorsque vous mangez, ne vous laissez pas distraire de votre repas, que ce soit par vos amis, un jeu vidéo ou bien la télévision.

- Prenez de petites bouchées, mastiquez lentement et avalez chaque bouchée avant d'en prendre une autre. En mastiquant bien la nourriture, vous l'apprécierez davantage et vous vous sentirez mieux après les repas. Cela permet d'éviter les brûlures d'estomac et autres troubles gastriques.

- Faites une petite séance de relaxation environ une demi-heure avant de manger. Plusieurs méthodes de relaxation sont présentées au chapitre 5.

« Je n'y arriverai pas seul. »

Perdre du poids, c'est un défi. Il arrive parfois que l'on ait besoin d'aide extérieure et de conseils. Pour obtenir de l'aide, communiquez avec l'une ou l'autre de ces ressources :

- Une diététiste, par l'entremise de votre régime de santé, de l'hôpital local ou du site Web de l'Academy of Nutrition and Dietetics (www. eatright.org). Au Canada, consultez le site des Diététistes du Canada (www.dietitians.ca).

- Un groupe de soutien comme les Weight Watchers ou Take Off Pounds Sensibly (TOPS), où vous pouvez rencontrer d'autres gens qui, comme vous, cherchent à maigrir ou à maintenir un poids santé.

- Un programme de perte de poids offert par un Centre local de services communautaires, un hôpital, votre régime de santé, une école communautaire ou votre employeur.

Défis courants de celui qui désire maintenir son poids après avoir réussi à maigrir

« J'ai déjà suivi plusieurs régimes et j'ai réussi à perdre beaucoup de poids, mais j'ai toujours engraissé de nouveau, même au-delà de mon poids initial. C'est extrêmement frustrant, et je ne comprends pas pourquoi cela se passe ainsi! »

Ce scénario arrive à beaucoup de gens. C'est l'inconvénient des régimes amaigrissants accélérés – ils impliquent des changements draconiens. Ils ne mettent pas l'accent sur des changements à long terme des habitudes alimentaires, sur l'activité physique et sur le mode de vie. En général, lorsque vous vous fatiguez du régime ou que vous avez atteint votre objectif de poids, vous retournez à vos anciennes habitudes et engraissez de nouveau. Parfois, il arrive même que vous gagniez davantage de poids que vous n'en avez perdu.

La clé pour garder un poids santé est de prendre de bonnes habitudes par rapport à l'alimentation et à l'exercice physique; des habitudes que vous aimez, qui s'insèrent bien dans votre mode de vie et auxquelles vous n'aurez pas de difficulté à vous tenir. Quelques trucs vous ont déjà été proposés plus tôt dans ce chapitre. En voici quelques autres :

■ Pesez-vous régulièrement et fixez-vous un seuil d'alerte de prise de poids. Ce peut être le gain d'un certain nombre de kilos (par exemple, un ou deux kilos). Si vous franchissez ce seuil, retournez à votre programme de gestion du poids. Plus vite vous recommencerez, plus vite vous perdrez ces nouveaux kilos en trop.

■ Faites le suivi de vos activités physiques. En faisant de l'exercice de trois à cinq fois par semaine, vous améliorez vos chances de maintenir votre perte de poids. Des études ont démontré que les personnes qui réussissent à maintenir leur perte de poids font près d'une heure d'exercice par jour. Cela peut sembler beaucoup, mais inclut à la fois les activités normales accomplies tout au long de la journée et les séances d'exercice planifiées. Rappelez-vous aussi que l'augmentation de votre niveau d'activité physique ne veut pas simplement dire de faire de l'exercice plus longtemps. Il peut s'agir aussi d'aller plus vite ou de faire des exercices qui vous demandent davantage d'effort, par exemple de pratiquer la marche dans des côtes ou de nager avec des plaquettes de natation.

« Je mange des aliments santé, en portions raisonnables, pendant un certain temps. Puis, c'est plus fort que moi, je cesse de faire attention à ce que je mange. Je retombe dans mes anciennes habitudes sans même m'en rendre compte. »

Personne n'est à l'abri d'un oubli. S'il s'agit d'un petit oubli, ne vous inquiétez pas; reprenez simplement le cours normal de votre programme. S'il s'agit d'un oubli plus important, essayez d'en comprendre la raison. Y a-t-il quelque chose qui vous préoccupe en ce moment? Si tel est le cas, il se peut que vous deviez mettre le régime de côté pour un temps. Il n'y a pas de mal à cela. Plus vite vous vous en rendrez compte, mieux ce sera.

Fixez une date ultérieure à laquelle vous reprendrez votre programme de gestion du poids. Si le moment est approprié pour suivre un tel programme, mais que vous avez quand même de la difficulté à gérer votre alimentation, vous devriez peut-être vous joindre à un groupe de soutien à la perte de poids. Engagez-vous pour une période d'au moins quatre à six mois et choisissez un groupe qui répond aux critères suivants :

■ met l'accent sur une saine alimentation;

■ favorise les changements à long terme des habitudes alimentaires et du mode de vie;

■ apporte son soutien sous forme de rencontres régulières ou d'un suivi à long terme;

■ ne promet pas de résultats-miracles;

■ ne s'appuie pas sur les suppléments alimentaires.

Défis courants de celui qui désire gagner du poids

Dans certains cas, les problèmes de santé chroniques rendent difficile la prise de poids ou le maintien du poids corporel. Votre affection ou votre traitement peut rendre difficile la prise de nourriture parce que vous n'avez pas d'appétit. Parfois, si vous êtes triste ou déprimé, votre corps est incapable d'utiliser la nourriture qu'il ingère, ou alors il dépense les calories plus rapidement que vous ne pouvez les remplacer.

Lorsque vous n'avez pas faim ou que vous avez de la difficulté à manger, il n'y a pas grand aliment qui vous semble appétissant. Dans ces circonstances, il est important de continuer à manger. Vous avez besoin de manger pour prendre des forces. Cela est plus important que de vous assurer de manger santé. Au cours de ces périodes, mangez ce que vous pouvez. Ça ne sera probablement que temporaire et vous pourrez ensuite revenir à une alimentation plus saine.

Pour le gain de poids, comme pour la perte de poids, la constance est votre gage de succès. Essayez le Plan 200 (voir page 283) et consommez 100 calories de plus par jour, tous les jours. Avec cette seule mesure, vous pourriez gagner près de 5 kilos sur une période d'un an.

Choisissez des aliments que vous aimez vraiment; mettez l'accent sur vos préférés. Ayez à portée de main des aliments faciles à préparer ou des plats déjà prêts pour ne pas passer beaucoup de temps à cuisiner.

Si vous perdez constamment du poids, ou souffrez d'une perte de poids extrême, ou si vous avez de la difficulté à maintenir votre poids, vous n'êtes pas seul dans votre situation. Voyons quelques défis courants de gestion du poids corporel, ainsi que quelques idées pour y faire face.

« Je ne sais pas comment ajouter des calories à mon régime alimentaire actuel. »

Voici quelques moyens d'augmenter la quantité de calories et d'éléments nutritifs que vous consommez sans toutefois augmenter la quantité de nourriture que vous mangez :

■ Comme les lipides fournissent bien davantage de calories que les glucides et les protéines, choisissez des aliments dont la teneur en lipides est élevée. Rappelez-vous par contre de choisir des aliments contenant de bons gras (voir pages 248 à 253). Par exemple, prenez comme collation des aliments à haute teneur en calories comme les avocats, les noix, les graines ou les beurres de noix.

■ Mangez des fruits secs et buvez des nectars plutôt que des fruits frais et des jus ordinaires.

■ Préférez la patate douce à la pomme de terre blanche.

■ Consommez du lait entier plutôt que des produits laitiers faibles en gras. Utilisez-le dans les soupes et les sauces plutôt que du bouillon ou de l'eau.

■ Essayez de boire un supplément nutritif liquide avec les repas ou entre ceux-ci.

■ Buvez des boissons à haute teneur en calories comme les smoothies, les laits maltés, les veloutés de fruits et le lait de poule.

■ Garnissez vos salades, vos soupes et vos ragoûts de fromage râpé, de noix, de fruits secs ou de graines.

« Je n'ai pas grand appétit. »

Vérifiez auprès de votre médecin ou d'une diététiste qu'il n'y a pas de contre-indication à mettre en application les conseils suivants :

■ Mangez de tout petits repas, ou simplement des repas moins abondants, plusieurs fois par jour.

■ Gardez à portée de main un bol de noix ou de fruits secs et mangez-en une petite poignée chaque fois que vous passez à côté.

■ Mangez en premier les aliments à haute teneur en calories et laissez les autres pour ensuite (par exemple, mangez d'abord le pain beurré et les épinards cuits ensuite).

■ Ajoutez davantage de lait entier ou de lait en poudre aux sauces, ainsi que dans les céréales, les potages et les ragoûts.

■ Ajoutez du fromage fondu sur les légumes et autres plats.

■ Utilisez du beurre, de la margarine ou de la crème sûre comme nappage.

■ Laissez une petite collation sur votre table de chevet pour avoir quelque chose à manger sous la main si vous vous réveillez la nuit et avez faim.

Les gens ont des corps de formes et de tailles différentes, mais si leur poids est trop élevé, ou ne l'est pas assez, leurs symptômes douloureux et leur santé en général s'en trouveront affectés. Il n'existe pas une telle chose qu'un poids parfait ou « idéal ». Il y a plutôt une gamme de poids (avec une limite inférieure et une limite supérieure) adéquate pour vous. Le fait de vous situer dans votre gamme de poids santé contribue à votre bien-être physique et mental.

Le meilleur moyen de parvenir à votre gamme de poids santé et de vous y maintenir est d'avoir une bonne alimentation et de faire de l'exercice. Lorsque vous atteignez votre gamme de poids santé, il est important de vous y maintenir. Adoptez des stratégies à long terme réalistes, auxquelles vous pouvez vous tenir, plutôt que d'essayer des solutions temporaires qui, la plupart du temps, ne fonctionnent pas. Visez le succès en tablant sur des progrès modestes, mais constants, à long terme.

Autres ressources à consulter

Les diététistes du Canada : www.dietitians.ca

ProfilAN : http://www.eatracker.ca/default.aspx?lang=fr

Santé Canada : www.hc-sc.gc.ca

Healthy Weight Network : www.healthyweight.net

National Weight Control Registry : www.nwcr.ws

Shape Up America : www.shapeup.org

Weight-control Information Network (WIN) : www.win.niddk.nih.gov

Lectures complémentaires

Pour en apprendre davantage sur les sujets abordés dans ce chapitre, nous vous suggérons d'explorer les ouvrages suivants :

Barker, M. 2008. *Comment perdre du poids sans régime*. Leduc. S.

Collectif. 2014. *Mon régime du lundi au vendredi : Pour perdre du poids sans se priver le week-end ! : petit déjeuner + déjeuner + dîner + snacks*. Marabout.

Collectif. 2014. *L'Index glycémique, un allié pour mieux manger : Augmenter son espérance de vie, protéger son capital santé, perdre du poids*. Marabout.

Demarque, G. 2011. *Les Bonnes règles pour perdre du poids : Comment s'alimenter sans régimes ?* Arnaud Franel.

Freer, A. 2017. *Manger, se nourrir, rayonner : Les 10 lois de l'alimentation santé pour perdre du poids, avoir l'air plus jeune et se sentir mieux*. Marabout.

CHAPITRE 15

La gestion des médicaments

Vous prenez peut-être des médicaments contre la douleur chronique. Vous prenez peut-être aussi des médicaments pour traiter d'autres conditions. C'est une tâche d'autogestion fondamentale que de bien comprendre vos médicaments et de les utiliser de façon appropriée. Ce chapitre vous présente les lignes directrices que vous devez suivre pour ce faire. Lisez-le avant de lire le chapitre 16, qui porte spécifiquement sur les médicaments contre la douleur chronique.

Quelques considérations générales au sujet des médicaments

Il existe peu de produits qui soient l'objet d'autant de publicité que les médicaments. Si vous lisez un magazine, écoutez la radio ou regardez la télé, vous serez bombardé de publicités. Celles-ci visent à vous convaincre qu'en utilisant telle ou telle pilule, vos symptômes seront soulagés. « Recommandé par 90 pour cent des médecins consultés », clament-elles. Sachez qu'ils peuvent n'avoir consulté que les médecins qui travaillent pour la compagnie pharmaceutique qui produit ces médicaments, ou consulté une poignée de médecins seulement. Avez-vous remarqué que dans les publicités à la télé, les avantages sont présentés d'une voix calme et optimiste, tandis que les effets secondaires sont déclamés à toute vitesse? Cela peut être très mêlant.

Votre corps agit bien souvent comme son propre guérisseur. Avec le temps, de nombreux symptômes et problèmes courants s'estompent. Les ordonnances que remplit la « pharmacie interne » de votre propre corps sont souvent les traitements les plus efficaces et les plus sûrs. La patience, l'observation attentive de vos symptômes et le suivi de votre médecin sont souvent les meilleures options.

Les médicaments peuvent jouer un rôle important dans le soulagement d'une condition chronique, mais ils ne la guérissent pas. Les médicaments jouent habituellement un ou plusieurs des rôles suivants :

- **Le soulagement des symptômes.** Un comprimé de nitroglycérine dilate les vaisseaux sanguins, permettant ainsi au sang de mieux irriguer le cœur, ce qui soulage l'angine. L'acétaminophène (Tylenol®) aide à soulager la douleur. Un antidépresseur allège les états dépressifs et a un effet positif sur l'humeur.

- **La prévention de problèmes supplémentaires.** Par exemple, les médicaments qui clarifient le sang aident à prévenir la formation de caillots, lesquels peuvent être à l'origine d'accidents vasculaires cérébraux, ainsi que de problèmes cardiaques et pulmonaires.

- **Pour améliorer l'état d'un patient ou ralentir la progression d'une maladie.** Les anti-inflammatoires non stéroïdiens (AINS) peuvent soulager l'arthrite en calmant le processus inflammatoire. De la même manière, les médicaments antihypertenseurs ont pour effet de diminuer la pression artérielle.

- **Le remplacement de substances que le corps ne parvient plus à produire par lui-même de façon adéquate.** L'insuline est utilisée contre le diabète et les médicaments contre les troubles de la thyroïde dans le cas d'insuffisance thyroïdienne.

Lorsque vous prenez des médicaments pour soulager certains symptômes comme la douleur ou des troubles comme la dépression ou l'anxiété, vous vous attendez à un soulagement rapide. Parfois, cependant, il faut attendre que le médicament atteigne une certaine concentration dans votre corps pour que vous en ressentiez les bienfaits. Il est important de demander à votre médecin ou à votre infirmière praticienne combien de temps vous devez prendre le médicament avant qu'il soit possible de déterminer si celui-ci vous convient ou non.

Lorsque la fonction d'un médicament est d'atténuer les conséquences d'une maladie ou d'en ralentir la progression, il est possible que vous ne ressentiez aucun effet du médicament. Vous pourriez croire que le médicament est inefficace. Il est important de continuer à prendre vos médicaments, même si vous ne parvenez pas à voir ou à sentir comment ils font effet. Si cela vous préoccupe, parlez-en à votre professionnel de la santé.

La société moderne paie un prix pour que nous ayons à notre disposition d'aussi puissants outils pharmaceutiques. Outre leurs bienfaits, les médicaments ont tous des effets secondaires. Certains d'entre eux sont prévisibles et mineurs, d'autres imprévisibles et potentiellement mortels. Environ cinq à dix pour cent de toutes les hospitalisations sont dues à des réactions aux médicaments. Par ailleurs, beaucoup d'hospitalisations sont également dues à des négligences dans la prise des médicaments.

Les médicaments et votre cerveau : attendez-vous au meilleur

Les médicaments affectent votre corps de deux façons. La première dépend des caractéristiques chimiques du médicament. La deuxième est liée à vos croyances et à vos attentes. Vos croyances et votre confiance peuvent avoir une influence sur la composition chimique de votre corps et sur vos symptômes. Cette réaction, appelée l'effet placébo, illustre bien comment le corps et l'esprit sont intimement liés.

De nombreuses études ont prouvé la puissance de l'effet placébo – le pouvoir de l'esprit sur le corps. Lorsque l'on administre un médicament placébo à des patients (une pilule ne contenant aucun médicament), l'état de plusieurs d'entre eux s'améliore tout de même. L'effet placébo peut soulager les maux de dos, la fatigue, l'arthrite, les maux de tête, les allergies, l'hypertension, l'insomnie, l'asthme, le syndrome du côlon irritable et autres troubles digestifs chroniques, la dépression, l'anxiété, et les douleurs postopératoires. Cet effet ne durera pas indéfiniment, mais il peut durer un certain temps. L'effet placébo démontre hors de tout doute que nos convictions et attentes positives peuvent activer nos mécanismes d'auto-guérison. Et vous pouvez apprendre à mettre à profit la puissance de votre pharmacie interne.

Lorsque vous prenez un médicament, c'est aussi vos attentes et vos croyances que vous avalez avec le comprimé. Attendez-vous donc aux résultats les meilleurs! Voyons maintenant quelques façons de vous y prendre.

■ **Analysez la façon dont vous percevez votre traitement.** Si vous vous dites « Je ne suis pas fait pour prendre des médicaments » ou bien « Les médicaments me causent toujours des effets secondaires », comment votre corps réagira-t-il? Si vous doutez du fait que les traitements que l'on vous a prescrit puissent soulager vos symptômes ou améliorer votre état, cette attitude négative nuira à l'effet du médicament. Vous pouvez remplacer ces images négatives par des pensées plus positives. La section consacrée à la pensée positive, au chapitre 5, vous propose des conseils sur la façon de vous y prendre.

■ **Voyez vos médicaments de la même façon que vous verriez des vitamines.** Nombreux sont les gens qui associent une image de santé aux vitamines. Lorsque vous prenez une vitamine, vous avez le sentiment de faire un geste positif pour améliorer votre santé et prévenir les maladies. Si vous voyez vos médicaments en tant qu'aide pour rétablir ou améliorer votre santé, comme les vitamines, vous obtiendrez probablement de meilleurs résultats.

- **Visualisez le médicament en action.** Créez une image mentale de la façon dont le médicament vient en aide à votre corps. Par exemple, si vous prenez un médicament contre la douleur, dites-vous que celui-ci fait son chemin dans votre système nerveux central pour aller fermer le portillon de la douleur. Certaines personnes ont besoin de se forger une image très concrète. Un antibiotique, par exemple, peut être vu comme un balai qui enlève les microbes de l'organisme. Ne vous souciez pas de former une image médicalement correcte. Ce qui compte, c'est votre croyance en une image claire et positive.

- **Ne perdez pas de vue les raisons pour lesquelles vous prenez tel ou tel médicament.** Vous ne prenez pas de médicaments parce qu'un professionnel de la santé vous a dit de le faire. Vous prenez ces médicaments pour vous aider à vivre votre vie. Par conséquent, il est important que vous compreniez de quelle façon ces médicaments vous aident. Servez-vous de cette information afin d'en maximiser l'effet thérapeutique. Supposez que l'on prescrit un antidépresseur à un homme qui souffre de douleurs au bas du dos afin de soulager sa douleur et d'améliorer son humeur. On l'a informé que le médicament lui causerait de la somnolence et des étourdissements et qu'il aurait la bouche très sèche. C'est donc bien entendu ce à quoi il s'attend et ce qui se produit. Supposez par contre qu'on lui dise que ces symptômes ne seront probablement que temporaires et qu'ils indiquent que la concentration de médicament augmente graduellement dans son corps pour atteindre la dose thérapeutique.

Après quelques semaines, il devrait pouvoir constater une diminution de la douleur et une amélioration de son humeur.

Ces effets secondaires témoignent du fait que le médicament commence à faire effet. Sachant cela, il pourra prendre les moyens de les atténuer et il sera probablement aussi plus facile de les tolérer. (Voir le chapitre 16, pages 328 à 329, pour des trucs sur la façon de gérer les médicaments contre la douleur.)

Lorsqu'on prend plusieurs médicaments

Les personnes atteintes de douleurs chroniques souffrent souvent d'autres problèmes de santé. Si tel est le cas, il est fréquent qu'elles doivent prendre plusieurs médicaments à la fois : des analgésiques contre la douleur, des médicaments pour diminuer la pression artérielle et le taux de cholestérol sanguin, des médicaments pour stabiliser l'humeur ou contrôler la dépression, des antiacides contre les brûlures d'estomac, ainsi que plusieurs médicaments et plantes médicinales en vente libre. Plus vous prenez de médicaments (y compris les vitamines et les médicaments en vente libre), plus le risque de réactions indésirables est élevé. En outre, les médicaments ne sont pas tous compatibles et leur combinaison peut être problématique. Heureusement, il est souvent possible d'en réduire le nombre et de diminuer ainsi les risques. Par contre, ne faites pas cela sans consulter votre médecin ou votre infirmière praticienne. Normalement, on ne modifie pas les ingrédients d'une recette de cuisine complexe, par plus qu'on ne jette quelques pièces en réparant une voiture. Ce n'est pas que ces choses ne peuvent absolument pas être faites, mais pour obtenir de bons résultats, sans compromettre votre sécurité, il vaut mieux faire appel à un expert.

Être en mesure de discuter de vos médicaments

En tant qu'autogestionnaire, vous devez connaître vos médicaments pour être en mesure de les gérer adéquatement. Votre réponse à tout médicament dépend d'une multitude de facteurs : votre âge, votre métabolisme, vos activités quotidiennes, les fluctuations de vos symptômes, vos affections chroniques, vos caractéristiques génétiques et votre état d'esprit. Votre médecin a besoin de votre collaboration pour que les médicaments qu'il vous prescrit donnent un résultat optimal. Rapportez-lui l'effet qu'a chaque médicament sur vos symptômes, ainsi que tout effet secondaire. Votre médecin pourra, selon la nature de ces renseignements essentiels, décider de poursuivre votre traitement tel quel, augmenter la dose de vos médicaments, la diminuer, interrompre le traitement ou y apporter toute autre modification. Dans une bonne relation docteur–patient, il y a un échange constant d'information utile.

Malheureusement, cette communication essentielle est souvent négligée. Des études montrent que moins de cinq pour cent des patients qui reçoivent de nouvelles prescriptions posent des questions à leur sujet. Les médecins ont tendance à interpréter le silence de leurs patients comme un signe de compréhension et de satisfaction. Il arrive des problèmes lorsque les patients ne reçoivent pas suffisamment d'information sur les médicaments ou ne comprennent pas comment les prendre. De plus, il est malheureusement très fréquent que les gens ne suivent pas les instructions qui leur sont données. L'usage sécuritaire et efficace des médicaments dépend de l'expertise du professionnel de la santé. Mais il est tout aussi important que vous compreniez quand et comment prendre vos médicaments. Vous devez poser des questions et prendre les précautions nécessaires. (Les stratégies de communication présentées au chapitre 11 peuvent vous être utiles.)

Certaines personnes ont peur de poser des questions. Elles ont peur de paraître stupides ou d'être perçues comme défiant l'autorité du médecin. Mais vos questions sont un élément essentiel d'une relation saine avec votre professionnel de la santé.

L'objectif d'un traitement est de maximiser les bienfaits tout en réduisant le plus possible les risques. Cela veut dire de prendre le moins de médicaments possible, selon les doses efficaces les plus faibles possible, le moins longtemps possible. Le fait que les médicaments vous soient utiles ou nuisibles dépend bien souvent de vos connaissances à leur sujet et de la qualité de la communication entre vous et votre médecin et les autres professionnels de la santé.

Que devez-vous dire à votre professionnel de la santé?

Même si votre médecin ou l'infirmière praticienne ne vous les demandent pas, il y a certains renseignements cruciaux au sujet des médicaments que vous devez leur signaler à chaque consultation.

Si vous prenez d'autres médicaments, dites-le à votre professionnel de la santé

Rédigez la liste de tous les médicaments d'ordonnance et en vente libre que vous prenez, y compris les pilules anticonceptionnelles, les vitamines, l'aspirine, les antiacides, les laxatifs, l'alcool et les plantes médicinales. Un bon moyen de procéder consiste à tenir à jour une liste de tous vos médicaments, avec les quantités que vous prenez de chacun (leur posologie), et de l'apporter à tous vos rendez-vous médicaux. Sinon, apportez tous vos médicaments. Il n'est pas bien utile de dire que vous prenez « la petite pilule verte ».

La communication de renseignements complets sur tous vos médicaments est particulièrement importante si vous êtes suivi par plusieurs professionnels de la santé. Certains professionnels de la santé ne savent peut-être pas ce que les autres vous ont prescrit. Pour poser un bon diagnostic et prescrire un traitement approprié, il leur est essentiel de connaître tous les médicaments et suppléments que vous prenez. Par exemple, si vous souffrez de symptômes comme la nausée, la diarrhée, l'insomnie ou la somnolence, d'étourdissements, de pertes de mémoire, d'impuissance, de fatigue, ces problèmes peuvent être un effet secondaire d'un des médicaments que vous prenez plutôt qu'être causés par la douleur chronique ou par une autre condition. Si votre professionnel de la santé ne connaît pas tous les médicaments que vous prenez, il ne peut interpréter correctement vos symptômes et vous protéger de réactions indésirables aux médicaments.

Signalez à votre professionnel de la santé toute réaction allergique ou inhabituelle à un médicament

Décrivez à votre professionnel de la santé tout symptôme ou réaction inhabituelle causé par un médicament. Soyez précis : signalez le médicament en cause (si vous le savez) et décrivez précisément la réaction que vous avez eue. Une éruption, de la fièvre ou une respiration sifflante après la prise d'un médicament sont souvent le signe d'une véritable réaction allergique. Si vous avez l'un de ces symptômes, appelez immédiatement votre médecin. Les nausées, la diarrhée, les bourdonnements dans les oreilles, la faiblesse, l'insomnie et le besoin d'uriner fréquemment sont probablement des effets secondaires plutôt que de véritables allergies aux médicaments, mais il convient de les signaler lorsque vous discuterez de vos médicaments avec votre professionnel de la santé.

Signalez à votre professionnel de la santé tout problème médical dont vous souffrez autre que la douleur chronique

Certaines maladies peuvent interférer avec l'action d'un médicament ou amplifier les risques liés à l'utilisation de certains médicaments. Il est particulièrement important de signaler les maladies des reins ou du foie car elles sont susceptibles de ralentir le métabolisme de nombreux médicaments et d'en augmenter la toxicité. Votre professionnel de la santé pourrait aussi éviter de vous prescrire certains médicaments si vous souffrez ou avez souffert d'hypertension, d'ulcère gastroduodénal, d'asthme, de maladies du cœur, de diabète ou de troubles de la prostate. Avisez sans faute votre médecin s'il est possible que vous soyez enceinte ou si vous allaitez. Dans ces cas, de nombreux médicaments ne peuvent être utilisés de façon sécuritaire.

Dites à votre professionnel de la santé quels médicaments ont déjà été essayés auparavant pour traiter vos problèmes médicaux

Il est bon de conserver des dossiers de vos anciennes prescriptions, ainsi que des médicaments que vous prenez actuellement. Le professionnel de la santé a besoin de savoir quels médicaments ont déjà été essayés et comment vous y avez réagi afin d'orienter ses décisions quant à d'éventuels nouveaux médicaments. Par contre, le fait qu'un médicament n'ait pas fonctionné par le passé ne signifie pas non plus qu'il ne puisse ou ne doive pas être essayé de nouveau. La douleur chronique, comme toute autre affection, évolue avec le temps et le même médicament d'abord infructueux peut fonctionner lors d'une seconde tentative.

Que devez-vous demander à votre médecin, à votre infirmière praticienne ou à votre pharmacien?

Comme autogestionnaire, il y a d'importants renseignements que vous devez absolument connaître sur vos médicaments. Lorsque vous discuterez de vos médicaments avec votre médecin, votre infirmière praticienne ou votre pharmacien (voyez l'encadré « Un mot sur les pharmaciens » dans le présent chapitre pour en apprendre davantage sur les pharmaciens), posez-leur les questions suivantes :

Ai-je vraiment besoin de ce médicament?

Il arrive parfois que certains professionnels de la santé prescrivent des médicaments non pas parce que ceux-ci sont nécessaires, mais parce qu'ils pensent que les patients veulent des médicaments et s'attendent à ce qu'on leur en prescrive. N'insistez pas auprès de vos professionnels de la santé pour avoir des médicaments. De nombreux médicaments sont l'objet de beaucoup de publicité et de promotion de la part de leurs fabricants. Plusieurs médicaments ayant fait l'objet de vastes campagnes publicitaires et ayant été largement prescrits ont été retirés par la suite parce qu'on a découvert qu'ils étaient trop dangereux. Réfléchissez bien avant de demander à ce qu'on vous prescrive un tout nouveau médicament. Informez-vous sur les options qui s'offrent à vous. Lorsqu'on vous recommande un traitement, demandez ce qui risque de se produire si vous y renoncez ou si vous le reportez. Il arrive parfois que l'usage d'un médicament puissant soit nécessaire, mais, parfois aussi, le meilleur traitement consiste à ne pas prendre de médicament du tout. Si votre professionnel de la santé ne vous prescrit aucun médicament, considérez cela comme une bonne nouvelle. Posez des questions sur les options de traitement sans médicaments. Dans le cas de la douleur chronique, des changements de mode de vie incluant l'activité physique, un bon régime alimentaire et la gestion du stress peuvent s'avérer plus efficaces que les médicaments.

Comment s'appelle ce médicament et quelle posologie dois-je respecter?

Tenez un registre, que vous mettrez régulièrement à jour, de tous les médicaments que vous prenez. Notez leur nom commercial, le cas échéant, leur nom générique (chimique), ainsi que la posologie qui vous a été prescrite (par exemple : Tylenol®, acétaminophène, 200 mg trois fois par jour). Vérifiez vos médicaments lorsque le pharmacien vous les remet. Si le médicament que vous recevez ne correspond pas à l'information que vous avez dans vos dossiers, demandez au pharmacien de vous expliquer cette différence. C'est le meilleur moyen de vous protéger contre les erreurs de médicaments.

Quelle est la fonction de ce médicament et combien de temps prend-il pour agir?

Votre professionnel de la santé doit vous dire pourquoi il vous prescrit ce médicament et de quelle manière celui-ci peut vous aider. Le médicament a-t-il pour fonction de prolonger votre vie, de soulager vos symptômes ou d'améliorer votre capacité à affronter le quotidien? Par exemple, si l'on vous prescrit un médicament contre l'hypertension artérielle, il s'agit d'éviter des problèmes plus graves comme les accidents vasculaires cérébraux et les maladies du cœur, pas de soulager un mal de tête. Par contre, si l'on vous prescrit un analgésique comme l'ibuprofène (Motrin®), l'objectif est de vous débarrasser de votre mal de tête. Il est aussi important que vous sachiez en combien de temps les médicaments sont censés faire effet. Les médicaments contre les infections ou l'inflammation peuvent prendre plusieurs jours, voire une semaine, avant de faire effet.

Les antidépresseurs et certains médicaments contre la douleur chronique et l'arthrite prennent plusieurs semaines avant que leur effet se fasse sentir.

Quand et comment dois-je prendre ce médicament et pour combien de temps?

Pour que les médicaments soient efficaces, vous devez absolument les prendre *au moment* prescrit, *selon la quantité* prescrite et *aussi longtemps* qu'on vous dit de le faire. Ce sont les conditions essentielles de leur usage efficace et sécuritaire. Est-ce que « toutes les six heures » signifie toutes les six heures quand vous êtes éveillé ou toutes les six heures selon l'horloge? Les médicaments doivent-ils être pris avant les repas, avec les repas ou entre les repas? Que devez-vous faire si vous oubliez de prendre une dose? Devez-vous la sauter, doubler la dose suivante ou prendre la dose oubliée dès que vous vous en rendez compte? Devez-vous renouveler votre ordonnance et continuer à prendre le médicament jusqu'à ce que les symptômes s'estompent ou devez-vous simplement finir les médicaments que vous avez actuellement? Certains médicaments sont prescrits pour être pris au besoin. Dans ce cas, vous devez savoir quand commencer et terminer le traitement, et quelle dose prendre. Avec votre professionnel de la santé, élaborez un plan relatif aux médicaments en fonction de vos besoins.

Il est crucial de prendre tous vos médicaments adéquatement. Pourtant, près de 40 pour cent des patients rapportent que leurs médecins ne leur ont pas dit comment prendre leur médicament ni informées de la posologie à respecter. Si vous avez des doutes quant à votre prescription, communiquez avec votre médecin, avec votre infirmière praticienne ou votre pharmacien.

Pendant que je prends ce médicament, quels aliments, boissons, autres médicaments ou activités dois-je éviter?

La nourriture peut aider à protéger l'estomac contre les effets indésirables de certains médicaments, mais il y a des médicaments dont l'effet est neutralisé par certains aliments. Par exemple, les produits laitiers et les antiacides bloquent l'absorption de la tétracycline, un antibiotique. Idéalement, ce médicament doit être pris à jeun. Certains médicaments peuvent rendre votre peau plus sensible au soleil, ce qui augmente le risque de coup de soleil. Demandez si les médicaments permettent ou non de conduire ou d'opérer de la machinerie en toute sécurité et si l'alcool est contrindiqué ou pas. D'autres médicaments, même les drogues « récréatives » ou en vente libre, risquent soit d'amplifier, soit d'atténuer les effets des médicaments prescrits. La prise d'aspirine en même temps qu'un médicament anticoagulant risque d'entraîner des saignements. Plus vous prenez de médicaments, plus le risque d'interaction indésirable est élevé. Informez-vous sur les interactions possibles entre médicaments, ainsi qu'entre la nourriture et les médicaments.

Quels sont les effets secondaires les plus courants et que dois-je faire s'ils se produisent?

Tous les médicaments ont des effets secondaires. Vous devez savoir quels symptômes surveiller et quoi faire s'ils apparaissent. Devez-vous chercher de l'aide médicale immédiate, cesser de prendre le médicament ou téléphoner à votre

prestataire de soins? Vous ne pouvez pas attendre du médecin ou de l'infirmière praticienne qu'il vous décrive dans le moindre détail tous les effets indésirables, mais il doit vous faire part des plus communs et des plus importants. Une étude récente a malheureusement révélé que 70 pour cent des patients commençant à prendre un nouveau médicament ne se rappelaient pas que leur médecin ou leur pharmacien leur ait parlé des précautions à prendre et des effets secondaires possibles du médicament. Si cela vous arrive, prenez l'initiative de poser ces questions.

Des analyses sont-elles nécessaires pour suivre l'utilisation de ce médicament?

L'effet de la plupart des médicaments est signalé par l'amélioration ou l'aggravation des symptômes. Cependant, certains médicaments risquent de perturber l'équilibre chimique du corps avant l'apparition du moindre symptôme. Parfois, ces réactions adverses peuvent être détectées par des tests de laboratoire comme une formule sanguine ou une épreuve de fonction hépatique. En outre, la concentration sanguine de certains médicaments doit être mesurée régulièrement afin de vérifier que la bonne quantité de médicament vous est administrée. Demandez à votre professionnel de la santé si l'une ou l'autre de ces exigences particulières s'applique à votre médicament.

Si j'en arrive à la conclusion que je ne veux plus prendre tel ou tel médicament, temporairement ou pour de bon, puis-je simplement arrêter?

Si un médicament ne semble pas soulager vos douleurs ni vos autres symptômes, ne vous aide pas à être plus fonctionnel ou vous cause des effets secondaires insupportables, il se peut que vous soyez tenté de cesser carrément de le prendre. La prise de certains médicaments, en particulier ceux contre la douleur chronique et certaines autres affections, ne peut être interrompue du jour au lendemain. Il faut en diminuer graduellement la dose. Cette interruption graduelle doit se faire sous la supervision de votre professionnel de la santé. Il est important de ne pas tenter de le faire seul. Discutez avec votre professionnel de la santé des médicaments que vous aimeriez interrompre et voyez avec lui comment cela peut se faire graduellement et en toute sécurité.

Y a-t-il pour ce médicament une solution de rechange moins coûteuse ou existe-t-il un équivalent générique?

La plupart des médicaments sont désignés par au moins deux noms : un nom générique et un nom de marque. Le nom générique est le nom chimique du médicament. C'est le nom utilisé dans la littérature scientifique pour désigner le médicament. Les noms génériques sont aussi employés pour certains médicaments qui ne sont pas commercialisés sous un nom de marque. Le nom de marque est le nom unique donné au médicament par la compagnie pharmaceutique qui l'a développé. Lorsqu'une compagnie pharmaceutique développe un nouveau médicament aux États-Unis, les droits exclusifs de production de ce médicament lui sont accordés pour une période de 17 ans. Lorsqu'un médicament est développé au Canada, ces droits exclusifs sont accordés pour une période de 20 ans. Une fois cette période écoulée, les autres compagnies ont le droit de commercialiser des équivalents

chimiques du médicament. Ces médicaments génériques sont en règle générale considérés aussi sécuritaires et efficaces que le médicament original doté d'un nom de marque, mais coûtent bien souvent beaucoup moins cher. Dans certains cas, votre professionnel de la santé peut avoir une bonne raison pour préférer une marque en particulier. Malgré tout, si le coût du médicament vous préoccupe, demandez-lui s'il existe un médicament équivalent moins coûteux, mais tout aussi efficace.

Il se peut aussi que vous puissiez sauver de l'argent en utilisant votre assurance à votre avantage. Par exemple, votre quote-part pourrait être inférieure si vous vous procurez vos médicaments auprès d'une compagnie désignée par votre assureur. En outre, plusieurs pharmacies offrent des programmes de rabais pour les aînés et les personnes à faible revenu. Il est parfois payant de demander et de demander encore. Et il est avisé de magasiner. Il est possible que les pharmacies d'une même ville vendent le médicament à des prix différents.

Disposez-vous d'information écrite sur ce médicament?

Votre médecin ou votre infirmière praticienne peut ne pas avoir le temps de répondre à toutes vos questions. Il se peut aussi que vous ne vous souveniez plus de tout ce que l'on vous a dit. Heureusement, il existe de nombreuses autres sources fiables de renseignements, notamment les pharmaciens, les infirmières, les feuillets d'information, les dépliants, les livres et les sites Web. Plusieurs ressources utiles sont indiquées à la fin de ce chapitre.

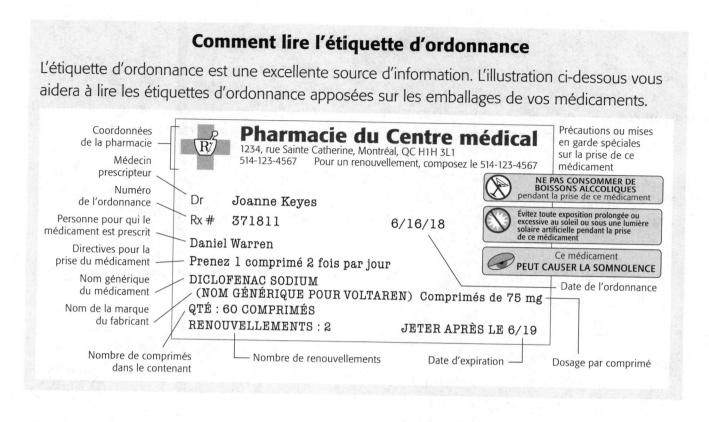

Comment lire l'étiquette d'ordonnance

L'étiquette d'ordonnance est une excellente source d'information. L'illustration ci-dessous vous aidera à lire les étiquettes d'ordonnance apposées sur les emballages de vos médicaments.

Prendre vos médicaments

Cela va de soi, un médicament que vous ne prenez pas ne peut pas vous aider. Près de la moitié des médicaments ne sont pas pris conformément à leur prescription. Il y a bien des raisons pour lesquelles les gens ne prennent pas correctement leurs médicaments : oubli, manque d'instructions claires, horaire complexe de prise des médicaments, effets secondaires désagréables, coût, etc. Quelle que soit la raison pour laquelle vous avez de la difficulté à prendre vos médicaments comme prescrits, discutez-en avec votre professionnel de la santé. Souvent, de simples ajustements peuvent faciliter les choses. Par exemple, si vous prenez de nombreux médicaments, il est parfois possible d'en éliminer certains. Si vous prenez un médicament trois fois par jour et un autre quatre fois par jour, votre médecin pourra peut-être simplifier ce régime.

Il sera peut-être même en mesure de vous prescrire des médicaments que vous n'aurez à prendre qu'une ou deux fois par jour. Par ailleurs, si vous comprenez mieux le fonctionnement de vos médicaments, notamment comment ceux-ci peuvent vous aider, vous serez peut-être davantage motivé à les prendre régulièrement.

Si vous avez de la difficulté à prendre vos médicaments, posez-vous les questions suivantes et discutez de vos réponses avec votre professionnel de la santé ou votre pharmacien :

- Avez-vous tendance à l'oubli?

- Êtes-vous confus à l'égard des instructions que vous avez reçues sur le moment et la façon de prendre vos médicaments?

- Est-ce que votre horaire de prise de médicaments est trop compliqué?

Un mot sur les pharmaciens

Les pharmaciens représentent une ressource sous-utilisée. Ces professionnels ont étudié les médicaments durant plusieurs années. Ils savent comment les médicaments agissent dans votre corps et comment les médicaments interagissent les uns avec les autres. Votre pharmacien est un expert et il peut répondre directement à vos questions en personne, au téléphone ou même par courriel. De plus, plusieurs hôpitaux, facultés de médecine et écoles de pharmacie offrent des services d'information sur les médicaments auxquels vous pouvez vous adresser et poser vos questions. En tant qu'autogestionnaire, n'oubliez pas la ressource que représente votre pharmacien. Ce sont des consultants importants, qui peuvent vous être très utiles.

- Est-ce que vos médicaments ont des effets secondaires désagréables?

- Vos médicaments coûtent-ils trop cher?

- Avez-vous l'impression que votre état n'est pas suffisamment grave ou ennuyeux pour prendre des médicaments régulièrement (avec certaines maladies comme l'hypertension, un taux de cholestérol sanguin élevé ou les stades précoces du diabète, il se peut que vous ne ressentiez aucun symptôme)?

- Avez-vous le sentiment qu'il n'y a pas grand espoir que les médicaments vous aident?

- Êtes-vous dans le déni que vous souffrez d'une condition qui doit être traitée à l'aide de médicaments?

- Avez-vous eu une mauvaise expérience avec un médicament qui vous a été prescrit ou autre médicament?

- Connaissez-vous quelqu'un qui a eu une mauvaise expérience avec le médicament qu'on vous a prescrit et avez-vous peur qu'il vous arrive la même chose?

- Craignez-vous de développer une dépendance à ce médicament?

- Êtes-vous gêné de prendre ce médicament? Voyez-vous cela comme un signe de faiblesse ou d'échec, ou avez-vous peur que les autres vous jugent s'ils viennent à le savoir?

- Quels sont les avantages de prendre ce médicament comme il vous a été prescrit?

L'automédication : médicaments en vente libre et drogues dites récréatives

Vous pouvez aussi prendre des médicaments en vente libre ou des plantes médicinales. Sur une période de deux semaines, près de 70 pour cent des gens ont recours au moins une fois à un médicament en vente libre. De nombreux médicaments en vente libre sont très efficaces et peuvent vous être recommandés par votre professionnel de la santé. Par contre, si vous choisissez l'automédication, vous devez savoir ce que vous prenez comme médicament, la raison pour laquelle vous le prenez, de quelle façon il agit et comment l'utiliser intelligemment.

Vous rappeler de prendre vos médicaments

Voici quelques suggestions pour vous aider à ne pas oublier vos médicaments :

■ *Laissez-les à un endroit où vous ne pouvez pas les manquer.* Placez les médicaments, ou une note, à côté de votre brosse à dents, sur la table de cuisine, dans votre boîte à lunch ou à tout autre endroit bien visible (mais prenez garde où vous placez les médicaments s'il y a des enfants alentour). Vous pourriez aussi placer un papillon adhésif sur le miroir de la salle de bain, sur le réfrigérateur, la machine à café, la télé ou tout autre endroit bien en vue. Vous vous souviendrez plus facilement de prendre vos médicaments si vous liez cette action à une habitude bien ancrée comme le rituel des repas ou l'écoute des nouvelles du soir à la télévision.

■ *Utiliser une liste de contrôle ou un agenda électronique.* Dans un tableau, inscrivez tous vos médicaments, la dose à prendre et le moment auquel vous devez les prendre. Une autre option consiste à inscrire tous les médicaments que vous devez prendre sur un calendrier et à cocher les doses au fur et à mesure que vous les prenez. Vous pouvez aussi acheter un pilulier à la pharmacie. Ce genre de contenant permet de classer les comprimés selon le moment de la journée où vous devez les prendre. Vous n'avez qu'à le remplir une fois par semaine. De cette façon, vos pilules seront prêtes à être prises au moment opportun. Un simple coup d'œil au pilulier vous permet de savoir si vous avez oublié une dose, ainsi que d'éviter de prendre deux doses au lieu d'une. Il existe également des sites Web où vous pouvez trouver des tableaux à imprimer pour vous aider faire le suivi de la prise de vos médicaments. PictureRx (https://mypicturerx.com) en est un, mais il faut s'y abonner. Vous en trouverez également sur le site de l'American Chronic Pain Association (ACPA) (theacpa.org/communication-tools). Voir en particulier la MedCard et la CARE Card.

■ *Utilisez un système de rappel électronique.* Procurez-vous une montre-réveil ou un téléphone cellulaire dont vous réglerez l'alarme pour qu'elle sonne lorsqu'il est temps de prendre vos médicaments. Il existe aussi des piluliers sophistiqués munis d'une alarme réglable selon votre horaire de prise de médicaments. Si vous avez un téléphone intelligent, vous pouvez télécharger une application offrant une fonctionnalité semblable.

■ *Demandez à vos proches de vous rappeler de prendre vos médicaments.* Demandez aux autres membres de la maisonnée de vous rappeler de prendre vos médicaments le moment venu.

■ **Évitez d'être à court de médicaments.** N'attendez pas d'être à court de médicaments. Lorsque vous faites remplir une ordonnance, calculez jusqu'à quand durera votre approvisionnement. Sur votre calendrier, inscrivez une note une semaine avant cette date afin de vous rappeler de faire renouveler votre ordonnance. N'attendez pas d'avoir pris votre dernier comprimé. Certaines pharmacies postales offrent le renouvellement automatique, de façon à ce que vos médicaments vous soient livrés en temps opportun.

■ *Planifiez bien vos voyages.* Si vous vous apprêtez à faire un voyage, placez une note sur votre valise pour vous rappeler d'y mettre vos médicaments. Apportez aussi une ordonnance de secours dans votre bagage à main, au cas où vous perdriez vos médicaments ou vos bagages en soute.

Aux États-Unis, plus de 200 000 médicaments sont offerts en vente libre. Plus de 500 ingrédients actifs entrent dans la composition de ces produits. Au Canada, il y a plus de 15 000 médicaments disponibles en vente libre, ainsi que 40 000 produits de santé naturels.

Près de 75 pour cent de la population n'est informé sur les médicaments en vente libre que par la publicité à la télévision, à la radio, ainsi que dans les journaux et les magazines. Le message principal véhiculé par la publicité sur les médicaments est que, pour le moindre symptôme, la moindre douleur ou courbature, le moindre problème, il existe une solution pharmaceutique. De nombreux produits en vente libre sont réellement efficaces, mais de nombreux autres ne sont qu'une dépense inutile. Ils risquent aussi de vous détourner de moyens plus efficaces de gérer votre condition.

Si vous prenez des médicaments sur ordonnance ou utilisez des médicaments ou des plantes médicinales en vente libre, voici quelques suggestions qui pourraient vous être utiles :

- **Si vous êtes enceinte ou allaitez, si vous souffrez d'une maladie chronique ou si vous prenez déjà plusieurs médicaments, consultez votre médecin ou votre infirmière praticienne avant de pratiquer l'automédication.** Votre professionnel de la santé saura si le remède en vente libre que vous souhaitez prendre est compatible ou non avec votre état et s'il y a ou non risque d'interaction néfaste avec les médicaments sur ordonnance que vous prenez déjà.

- **Lisez toujours les étiquettes et suivez scrupuleusement le mode d'emploi.** En lisant bien l'étiquette, y compris la liste des ingrédients, vous éviterez peut-être de prendre

des médicaments qui vous ont déjà occasionné des problèmes par le passé. Vous éviterez peut-être aussi de prendre une double dose d'un médicament que vous prenez déjà sous une autre forme.

Par exemple, l'acétaminophène (Tylenol®) et l'aspirine sont des analgésiques populaires, mais ces médicaments comptent aussi parmi les ingrédients de produits en vente libre comme les remèdes contre le rhume. Si vous ne comprenez pas les renseignements inscrits sur l'étiquette, demandez au pharmacien de vous les expliquer avant d'acheter le produit.

- **Ne dépassez pas la posologie et la durée de traitement recommandées.** Ne le faites que si un tel changement a été approuvé par votre médecin ou votre infirmière praticienne.

- **Soyez prudent si vous prenez d'autres médicaments.** Les médicaments en vente libre et sur ordonnance peuvent interagir, soit en annulant, soit en amplifiant leurs effets. Si vous avez des questions à propos des interactions entre médicaments, informez-vous auprès de votre professionnel de la santé ou de votre pharmacien. Ne combinez jamais de médicaments sans les avoir consultés.

- **Essayez de choisir des médicaments ayant un seul ingrédient actif plutôt que des produits qui en combinent plusieurs (produits « tout-en-un »).** Si vous utilisez un produit qui comporte plusieurs ingrédients actifs, il est probable que vous vous trouviez à traiter des symptômes que vous n'avez même pas. Pourquoi courir le risque des effets secondaires de médicaments dont

Un mot sur l'alcool et les drogues « récréatives »

L'usage d'alcool et de drogues « récréatives » (tant les drogues illégales que les médicaments sur ordonnance utilisés à des fins non médicales) a augmenté au cours des dernières années, en particulier chez les personnes de plus de 60 ans. Ces drogues, qu'elles soient légales ou non, peuvent causer des problèmes. Elles risquent d'interagir avec les médicaments sur ordonnance, rendant ceux-ci moins efficaces ou même nocifs. Elles peuvent embrouiller le jugement et causer des problèmes d'équilibre. Par suite, un accident peut survenir et vous blesser ainsi que blesser d'autres personnes. Dans certains cas, l'alcool et les drogues « récréatives » risquent d'aggraver des affections chroniques existantes. L'usage de l'alcool accroît le risque d'hypertension, de diabète, d'hémorragie gastro-intestinale, de troubles du sommeil, de dépression, de dysfonctionnement érectile, de cancers du sein et autres formes de cancer, ainsi que de blessures.

Idéalement, vous devriez limiter votre consommation d'alcool à un maximum de deux verres par jour. On considère « à risque » la consommation de plus de sept verres par semaine ou trois verres par jour chez les femmes, et la consommation de plus de 14 verres par semaine ou quatre verres par jour chez les hommes. Cela signifie que les femmes de tous âges et toute personne de 65 ans et plus ne devraient pas prendre plus d'un verre par jour en moyenne et que les hommes de moins de 65 ans ne devraient pas prendre plus de deux verres par jour en moyenne.

Veuillez lire attentivement les deux conseils suivants :

- Si votre consommation d'alcool est « à risque » ou si vous consommez régulièrement des drogues « récréatives », envisagez sérieusement de réduire votre consommation ou d'y mettre fin. Pour plus d'information sur la douleur chronique et la marijuana à usage thérapeutique, veuillez consulter le chapitre 16, pages 326 à 327.

- Discutez de votre usage de ces drogues avec votre médecin ou votre infirmière praticienne. Les professionnels de la santé hésitent souvent à parler de cette question parce qu'ils ne veulent pas vous embarrasser. C'est à vous d'aborder la question. Si vous le faites, les professionnels de la santé seront tout à fait disposés à en parler. Ne vous inquiétez pas, ils ont déjà tout entendu et ne vous jugeront pas. Une conversation honnête pourrait vous sauver la vie.

vous n'avez même pas besoin? Les produits à ingrédient unique permettent aussi d'ajuster la posologie de chaque médicament séparément afin d'obtenir un soulagement optimal des symptômes tout en réduisant au maximum les effets secondaires.

- **Lorsque vous choisissez des médicaments, apprenez le nom des ingrédients actifs et essayez d'acheter des produits génériques.** Les médicaments génériques contiennent les mêmes ingrédients actifs que les produits ayant un nom de marque, mais sont généralement moins chers.

- **Ne prenez jamais de médicament provenant d'un contenant sans étiquette ou dont vous n'arrivez pas à lire l'étiquette.** Laissez vos médicaments dans leurs contenants originaux étiquetés ou transférez les dans un pilulier étiqueté. Ne mélangez jamais différents médicaments dans un même contenant.

■ **Ne prenez pas de médicaments prescrits à quelqu'un d'autre.** Même si vous avez des symptômes semblables, cela n'est pas du tout une pratique sécuritaire.

■ **Buvez au moins un demi-verre de liquide avec vos comprimés.** Après avoir avalé, demeurez debout ou assis bien droit un moment. Cela aide à empêcher le comprimé de rester coincé dans votre gorge.

■ **Rangez vos médicaments dans un endroit où les enfants et les jeunes adultes ne peuvent les trouver.** L'empoisonnement de jeunes enfants dû à l'ingestion de médicaments qui n'ont pas été mis hors de portée est un problème courant. Les adolescents et les jeunes adultes volent parfois les médicaments sur ordonnance de membres de leur famille ou de parents d'amis pour les utiliser à des fins « récréatives ». Malgré son nom, la pharmacie de la salle de bain n'est généralement pas un bon endroit pour ranger des médicaments. Une armoire de cuisine ou un coffre à outils munis d'un cadenas sont des options plus sécuritaires.

Les médicaments peuvent faire du bien ou causer du tort. Bien souvent, la différence tient à votre attention et à votre vigilance, ainsi qu'au partenariat que vous développez avec votre médecin.

Autres ressources à consulter

American Chronic Pain Association : www.theacpa.org/Communication-Tools

Santé Canada – médicaments et produits de santé :
www.hc-sc.gc.ca/dhp-mps/index-fra.php

Santé Canada – vie saine : Utilisation sans danger des produits de santé naturels.
www.hc-sc.gc.ca/hl-vs/iyh-vsv/med/nat-prod-fra.php

MedlinePlus – information sur les médicaments, les suppléments alimentaires et les plantes
médicinales : www.nlm.nih.gov/medlineplus/druginformation.html

National Institutes of Health – Repenser la consommation d'alcool. L'alcool et votre santé :
www.rethinkingdrinking.niaaa.nih.gov

Base de données complète sur les remèdes naturels :
www.naturaldatabaseconsumer.therapeuticresearch.com

Ministère de la Santé et des Soins de longue durée de l'Ontario – MedsCheck :
www.ontario.ca/fr/page/prenez-vos-medicaments-en-toute-securite

PictureRx : https://mypicturerx.com

National Center for Complementary and Alternative Medicine (NCCAM) : www.nccam.nih.gov

WebMD – Drogues et médicaments, de A à Z : www.webmd.com/drugs

Lectures complémentaires

Pour en apprendre davantage sur les sujets abordés dans ce chapitre, nous vous suggérons d'explorer les ouvrages suivants :

Association canadienne des produits naturels. Accessible à http://www.cnpa-acpn.ca/

Association des pharmaciens du Canada. Accessible à https://www.pharmacists.ca/products-services/cps-francais/

Base de données sur les produits de santé naturels homologués (BDPSNH) Accessible à http://www.hc-sc.gc.ca/dhp-mps/prodnatur/applications/licen-prod/lnhpd-bdpsnh-fra.php

Direction des produits de santé naturels (DPSN). Accessible à http://www.hc-sc.gc.ca/dhp-mps/prodnatur/index-fra.php

Ordre des Pharmaciens du Québec. Accessible à https://www.opq.org/

Règlement sur les produits de santé naturels. Accessible à http://www.hc-sc.gc.ca/dhp-mps/prodnatur/legislation/acts-lois/prodnatur/index-fra.php

CHAPITRE 16

Médicaments et traitements contre la douleur chronique

*L*A GESTION DE VOS MÉDICAMENTS contre la douleur chronique doit se faire en deux étapes. D'abord, il vous faut être bien renseigné sur les médicaments en général et sur la façon de gérer tout médicament que vous pourriez devoir prendre. La deuxième étape consiste à bien connaître les médicaments en particulier qu'il vous faut prendre pour le traitement de votre douleur chronique et en vue d'atteindre les objectifs de votre traitement.

Veuillez lire le chapitre 15 avant de lire celui-ci. Le chapitre 15 contient des renseignements essentiels sur les médicaments en général, sur la prise de plusieurs médicaments à la fois, sur la communication avec votre médecin, votre infirmière praticienne et votre pharmacien au sujet des médicaments, ainsi que sur l'automédication. Une fois que vous aurez lu le chapitre 15, vous serez mieux outillé pour comprendre l'information présentée dans le présent chapitre sur les médicaments et autres traitements propres à la douleur chronique.

Nous tenons à remercier de son aide pour la rédaction de ce chapitre le Dr Norman Buckley, M. D., FRCPC, professeur et directeur, département d'anesthésie, École de médecine Michael G. DeGroote de l'Université McMaster.

313

Prendre des médicaments contre la douleur chronique

Les médicaments contre la douleur (appelés analgésiques ou antalgiques) et d'autres médicaments peuvent venir en aide à de nombreuses personnes atteintes de douleur chronique, mais ils ne peuvent les aider toutes. En outre, il est rare que les médicaments seuls parviennent à éliminer complètement la douleur chronique. Par ailleurs, chaque personne réagit différemment aux médicaments. Dans certains cas, les analgésiques peuvent même, avec le temps, aggraver la douleur ou d'autres symptômes et causer des effets secondaires désagréables et parfois graves. C'est pourquoi il est important de bien soupeser les risques et les avantages de l'utilisation d'analgésiques. C'est aussi la raison pour laquelle les médicaments ne représentent qu'une facette de la gestion de la douleur chronique, parmi toutes les approches abordées dans ce livre.

Rappelez-vous aussi qu'il est important d'être optimiste à l'égard des bienfaits que peuvent vous apporter les médicaments, comme nous l'avons vu au chapitre 15. Si vous êtes persuadé que les analgésiques ne sont pas pour vous, parlez-en à votre médecin. Il est peu probable que les analgésiques aient sur vous un effet optimal si vous êtes persuadé de leur inefficacité. Dans ce cas, vous faites mieux de vous concentrer sur les nombreuses autres façons de gérer votre douleur et vos symptômes.

Dans ce chapitre, nous nous penchons sur les médicaments les plus communément utilisés contre la douleur chronique et autres symptômes. Nous n'abordons cependant pas les médicaments qui servent à traiter les maladies sous-jacentes. (Si vous souffrez de douleurs liées à l'angine de poitrine, reportez-vous au chapitre 19.)

Traiter la maladie ou traiter la douleur?

Certaines douleurs chroniques sont causées par le processus pathologique connu d'une maladie. L'arthrite rhumatoïde en est un bon exemple. La cause sous-jacente de la douleur est bien connue et combattue au moyen de traitements établis. Les médicaments qui servent à traiter le processus pathologique peuvent aussi contribuer à diminuer la douleur causée par la maladie.

Mais de nombreuses formes de douleur chronique ne sont pas causées par une maladie bien connue (voir à ce sujet le chapitre 1). Dans ces cas, la douleur elle-même est la « maladie » ou l'affection. Avec ce genre de douleurs, on ne prescrit pas de médicaments pour traiter une maladie en particulier, mais plutôt pour atténuer la douleur et gérer d'autres symptômes, améliorer le confort et faciliter la vie quotidienne du patient.

Douleur causée par des dommages aux tissus ou des dommages aux nerfs?

Lorsqu'ils ont à prescrire des analgésiques, les médecins ou autres professionnels de la santé doivent d'abord déterminer l'origine la plus probable de la blessure ou blessure potentielle qui cause la douleur. Les médecins classent la douleur en deux grandes catégories : la douleur nociceptive et la douleur neuropathique.

La douleur nociceptive est le résultat de dommages ou de dommages potentiels aux tissus comme la peau, les muscles, les articulations et les os. La douleur nociceptive est aussi désignée en tant que douleur liée aux tissus. La douleur nociceptive est généralement due à une blessure ou à une maladie qui provoque de l'inflammation. L'inflammation est une réaction biologique normale : davantage de sang est acheminé sur le site de la blessure, il y a sécrétion de substances chimiques qui stimulent les terminaisons nerveuses de cette zone, qui devient plus sensible et douloureuse. Il y a accumulation de liquides organiques, ce qui cause de l'enflure. La réaction inflammatoire du corps en réaction à une blessure est essentielle au processus de guérison, mais lorsque l'inflammation ne se résorbe pas avec le temps, il peut en résulter des douleurs chroniques. Les maux de dos, le coup de fouet cervical et l'arthrite sont des exemples de douleur nociceptive ou douleur liée aux tissus.

La douleur neuropathique est pour sa part causée habituellement par des lésions ou lésions potentielles aux nerfs ou au système nerveux central lui-même. Ces légions peuvent provoquer des décharges nerveuses anormales n'importe où sur votre corps, du bout des doigts et des orteils jusqu'au cuir chevelu. La douleur neuropathique est aussi désignée en tant que douleur liée aux nerfs. Les dommages au système nerveux causés par une chirurgie ou un accident traumatique, les douleurs subséquentes à un accident vasculaire cérébral, les douleurs liées au zona ou à la neuropathie diabétique et la douleur du membre fantôme en sont quelques exemples.

Il y a des personnes qui souffrent d'une combinaison de douleurs nociceptives et neuropathiques après certaines chirurgies ou certaines blessures. Des douleurs neuropathiques peuvent aussi apparaître lorsque la douleur provenant de tissus endommagés persiste trop longtemps et provoque des changements dans le système nerveux central et le cerveau. Il en résulte que le corps interprète comme douloureuses même les sensations normales.

Il est important de bien comprendre de quel type de douleur vous souffrez – s'il s'agit de douleurs dues à des dommages réels ou potentiels à des tissus, à des dommages à votre système nerveux ou à ces deux causes à la fois. Ainsi, vous comprendrez mieux les raisons pour lesquelles votre médecin vous recommande certains types de médicaments et pas d'autres.

Troubles de l'humeur, problèmes de santé mentale et médicaments contre la douleur

Comme nous l'avons vu aux chapitres 4 et 5, les troubles de l'humeur comme la dépression et les troubles anxieux peuvent affecter la façon dont une personne réagit à la douleur. Il en va de même pour la schizophrénie, le trouble obsessionnel-compulsif, l'état de stress post-traumatique, ainsi que la dépendance à l'alcool ou aux drogues. Ces affections peuvent aussi affecter la façon dont une personne réagit aux médicaments contre la douleur. Tout en soignant le problème de douleur chronique, il est important de diagnostiquer aussi ces autres problèmes et de les traiter avec les médicaments appropriés ou par la consultation psychologique. Même si les états dépressifs et l'anxiété sont des effets collatéraux du problème de douleur chronique, ces problèmes de santé mentale peuvent être suffisamment graves pour qu'il faille les traiter aussi et non pas simplement attendre qu'ils disparaissent d'eux-mêmes une fois le problème de douleur résolu. Voilà pourquoi il est essentiel de parler à vos prestataires de soins de santé de votre état émotionnel, autant que de votre état physique.

Médicaments en vente libre et produits naturels

Les médicaments en vente libre sont ceux que vous pouvez vous procurer sans ordonnance. Il est important de toujours lire les étiquettes et de comprendre ce que signifient les ingrédients. De nombreux médicaments en vente libre contiennent des ingrédients identiques ou similaires à ceux contenus dans les médicaments sur ordonnance, mais simplement dans des concentrations différentes (généralement plus faibles). Par exemple, plusieurs médicaments contre le rhume contiennent de l'acétaminophène ou de l'aspirine. Certains médicaments naturels contre la douleur contiennent des extraits d'écorce de saule, la source naturelle originale de l'acide acétylsalicylique (AAS ou aspirine). Pour prévenir ou réduire au maximum le risque d'interactions entre vos médicaments ou le risque de surdose de certaines substances, votre médecin et votre pharmacien doivent être informés de tous les médicaments, produits naturels et suppléments que vous prenez. Consultez les chapitres 11 et 15 pour davantage de suggestions sur la façon de parler de vos médicaments avec vos prestataires de soins de santé.

Médicaments contre la douleur nociceptive

On se rappellera que la douleur nociceptive est due à des dommages réels ou potentiels aux tissus causés par une blessure ou une maladie. Les maux de dos, le coup de fouet cervical et l'arthrite sont des exemples de douleur nociceptive. Plusieurs types de médicaments peuvent être prescrits contre la douleur nociceptive.

Analgésiques topiques, acétaminophène et anti-inflammatoires

Le traitement médical de douleurs nociceptives (liées aux tissus) légères commence par des analgésiques en vente libre. On les appelle aussi analgésiques topiques. Ils sont disponibles sous plusieurs formes : crèmes, liniments, gels, vaporisateurs et timbres cutanés. Vous les appliquez sur votre peau à l'endroit d'un muscle ou d'une articulation endolorie. Ils stimulent les terminaisons nerveuses afin de provoquer une sensation de chaleur, de froid ou même de démangeaison afin de fermer le portillon de la douleur. Il existe plusieurs de ces produits sur le marché. Demandez à votre médecin, à votre infirmière praticienne ou à votre pharmacien quel analgésique topique convient le mieux à votre situation.

Lisez toujours l'étiquette, comme pour tout autre médicament. Certains agents topiques contiennent un anti-inflammatoire non stéroïdien (AINS), comme le diclofénac que l'on retrouve dans le Voltaren® en vente libre. D'autres médicaments topiques contiennent des substances apparentées à l'aspirine appelées salicylates, susceptibles de causer les mêmes effets indésirables que l'aspirine lorsque consommées en grande quantité. Si vous prenez déjà des comprimés d'aspirine ou d'un anti-inflammatoire non stéroïdien, que ce soit sous la forme de médicament sur ordonnance ou en vente libre, n'utilisez pas d'analgésiques topiques sans en prévenir votre médecin. Vous risqueriez de dépasser la dose quotidienne recommandée de ces médicaments si vous prenez des comprimés tout en utilisant une lotion ou un baume. N'appliquez jamais un analgésique topique sur une blessure, sur une peau éraflée ou dans le visage. Lavez bien vos mains après l'application pour éviter que ces produits n'entrent en contact avec vos yeux.

Des analgésiques comme l'acétaminophène (Tylenol®, Panadol®) ou des anti-inflammatoires non stéroïdiens comme l'aspirine, l'ibuprofène (Motrin®, Advil®) et le naproxène (Aleve®) forment un autre groupe apparenté de médicaments contre la douleur. Les anti-inflammatoires non stéroïdiens (AINS) sont les médicaments de choix si votre douleur est causée par l'inflammation. Bien qu'il soit facile de se les procurer, ces médicaments peuvent néanmoins causer des effets secondaires graves, y compris des maux d'estomac et des hémorragies gastriques. Ils peuvent aussi affecter la coagulation sanguine. Si vous avez déjà eu des ulcères d'estomac, des problèmes rénaux ou présentez des facteurs de risque de maladies du cœur, ou bien si vous prenez un anticoagulant, vous devez faire preuve de prudence à l'égard de ces médicaments. En outre, si vous fumez, consommez de l'alcool ou avez plus de 65 ans, vous devez être prudent en prenant de l'aspirine ou tout anti-inflammatoire non stéroïdien. Informez-vous des doses sécuritaires auprès de votre médecin ou de votre pharmacien.

Si vous prenez de l'acétaminophène, les doses revêtent une grande importance : chez certaines personnes, une trop grande consommation de ce médicament peut entraîner des problèmes de foie. Cela peut s'avérer sérieux pour les personnes qui consomment de l'alcool quotidiennement. Une consommation trop importante d'acétaminophène peut aussi augmenter le risque d'hypertension artérielle, de crise cardiaque, de problèmes rénaux et d'ulcères hémorragiques. Informez-vous auprès de votre professionnel de la santé des doses que vous pouvez prendre en toute sécurité.

Dans certains pays comme le Canada, on peut se procurer des médicaments en vente libre qui combinent l'acétaminophène ou l'aspirine et de faibles concentrations de codéine (comme les 222 ou Tylenol® #1). La codéine est un opioïde. (Voir la section « Médicaments opioïdes » ci-dessous.) Elle peut provoquer la constipation et causer de la somnolence.

Anti-inflammatoires sur ordonnance

Certains anti-inflammatoires non stéroïdiens en vente libre ont également une version sur ordonnance. Ces médicaments sont habituellement prescrits en cas de douleur nociceptive légère à modérée, causée par des blessures ou par l'inflammation. Le diclofénac (Voltaren®) et l'indométhacine (Indocid®, Indocin®) en sont deux exemples. Les mêmes précautions que pour les anti-inflammatoires non stéroïdiens en vente libre s'appliquent à ces médicaments. Si vous êtes âgé, avez souffert d'ulcères d'estomac, de problèmes rénaux, d'hypertension, ou présentez des risques de maladies du cœur, utilisez-les avec prudence. Prenez toujours les anti-inflammatoires non stéroïdiens avec de la nourriture et si vous avez des maux d'estomac, signalez-le immédiatement à votre médecin. Quand ils prescrivent ces médicaments, les médecins prescrivent aussi, parfois, un autre médicament destiné à protéger l'estomac du patient. Certains anti-inflammatoires non stéroïdiens se présentent aussi sous une forme topique sur ordonnance, pour friction sur les articulations ou les muscles douloureux. Le médicament Pennsaid®, par exemple, contient une concentration plus élevée de diclofénac que le Voltaren® en vente libre.

Les médicaments inhibiteurs de la cyclo-oxygénase-2 représentent un nouveau groupe d'anti-inflammatoires non stéroïdiens. Le médicament Celecoxib (Celebrex®) semble présenter moins de risques de causer des ulcères d'estomac que d'autres anti-inflammatoires non stéroïdiens, mais il a été prouvé qu'il augmente les risques de problèmes cardiovasculaires, notamment les crises cardiaques. Avant de vous prescrire ce médicament, votre médecin évaluera le risque que vous courez d'être victime de problèmes cardiovasculaires.

Relaxants musculaires

Les douleurs chroniques au cou ou au bas du dos et la fibromyalgie peuvent s'accompagner de spasmes musculaires. De tels spasmes peuvent aussi ajouter à l'inconfort des personnes atteintes de sclérose en plaques ou ayant subi des blessures à la moelle épinière. Des médicaments comme le baclofène (Lioresal®), la cyclobenzaprine (Flexeril®), tiza-nidine (Zanaflex®), méthocarbamol (Robaxin® et le médicament en vente libre Robaxacet®), ainsi que plusieurs autres, offrent un certain soulagement aux spasmes musculaires. Certains d'entre eux apaisent également la douleur. Pour les personnes atteintes de douleurs musculosquelettiques comme les maux de cou et de dos, ces médicaments sont le plus efficaces lors de crises aiguës. En général, ils ne sont pas recommandés pour le soulagement de la douleur chronique.

Les principaux effets secondaires des relaxants musculaires sont la somnolence et les étourdissements. Ces médicaments n'agissent pas directement sur les muscles. Ils ont plutôt une action sédative sur le cerveau. Évitez de conduire, d'opérer de la machinerie et de vous adonner à toute autre activité exigeant d'être alerte avant que votre réaction à ces médicaments ne soit connue. Il faut prendre ces médicaments avec prudence si vos symptômes sont déjà traités au moyen d'opioïdes. (Il est plus abondamment question des opioïdes ci-dessous.).

Tramadol et Tapentadol

Le tramadol (Tramacet®, Ralivia®, Zytram®, Tridural®) est similaire aux analgésiques opioïdes (voir ci-après). Ce médicament est disponible avec ou sans acétaminophène.

Le tramadol est disponible à l'échelle internationale depuis près d'une trentaine d'années. Il est utilisé pour soulager différents types de douleurs, allant de modérées à fortes, notamment les maux du bas du dos, la douleur liée à l'ostéoarthrite et à la fibromyalgie, de même que certaines douleurs neuropathiques (voir la page 325). Les principaux effets secondaires du tramadol sont la somnolence, la nausée et les maux de tête, mais son usage ne comporte pas les risques d'effets secondaires gastriques, hépatiques, cardiaques et rénaux qui sont associés à l'utilisation des anti-inflammatoires non stéroïdiens ou de l'acétaminophène. Par contre, le tramadol est susceptible d'interagir avec certains types d'antidépresseurs ce qui, le cas échéant, accroît certains effets secondaires. Il peut s'agir d'effets secondaires légers comme des tremblements ou la diarrhée, ou de symptômes plus

Médicaments à action rapide et médicaments à action prolongée

Le tramadol, le tapentadol et certains analgésiques opioïdes sont disponibles en deux variantes : à action rapide et à action prolongée. Les médicaments à action rapide soulagent la douleur en 15 à 30 minutes et atteignent leur effet optimal après une ou deux heures. Pour assurer un soulagement continu de la douleur, il faut les prendre à toutes les trois ou quatre heures. En général, les médecins prescrivent d'abord des analgésiques à action rapide pour soulager la douleur aiguë et la douleur chronique modérée ou sévère afin de vérifier l'efficacité de tel médicament avant de prescrire l'analgésique à action prolongée.

Les analgésiques à action prolongée (appelés également analgésiques à libération retardée) libèrent la drogue psychoactive lentement dans l'organisme. La plupart de ces médicaments offrent un soulagent constant de la douleur pendant 8 à 12 heures. Certains peuvent même être efficaces pendant 24 heures ou même des jours. Les médecins prescrivent les médicaments à action prolongée de façon à ce qu'ils soient pris à heures fixes, par exemple aux 12 heures ou une fois par jour. Les analgésiques à action prolongée sont ceux qui conviennent le mieux aux personnes souffrant de douleurs chroniques continues modérées ou sévères. Les médicaments à action prolongée sous forme de comprimé doivent être avalés entiers, non pas brisés, mâchés, dissous ou réduits en poudre. En altérant le comprimé, vous risqueriez la libération rapide du médicament dans votre corps, possiblement en dose létale.

sérieux comme la rigidité musculaire ou des crises épileptiques. Communiquez immédiatement avec votre médecin ou appelez le 911 si vous êtes victime de ces effets secondaires graves. Le risque de dépendance au tramadol est faible.

Le tapentadol (Nucynta®, Nucynta® ER) est un médicament à double effet : il agit sur les récepteurs opioïdes (voir ci-dessous) et sur les récepteurs communs à certains médicaments de la classe des antidépresseurs. Il est utilisé pour traiter la douleur chronique de modérée à sévère.

Médicaments opioïdes

Les opioïdes comptent parmi les analgésiques les plus puissants présents dans la nature. Les faits ont démontré que ces médicaments peuvent soulager certaines personnes (mais pas toutes) aux prises avec de graves douleurs chroniques. Les médicaments opioïdes peuvent être fabriqués à partir de molécules de synthèse ou d'extraits de la sève collante qui se trouve à l'intérieur des cosses des graines du pavot. Votre corps contient plusieurs récepteurs pour ce genre de médicaments (que l'on nomme récepteurs opioïdes) et les différents médicaments de cette famille ont des effets légèrement différents dépendant de quel récepteur est le plus affecté par le médicament. La codéine, l'oxycodone, la morphine, l'hydromorphone, le fentanyl, la méthadone et la buprénorphine sont des exemples d'opioïdes sur ordonnance. À l'exception de la méthadone, ce sont tous des analgésiques à action rapide. Certains d'entre

Tableau 16.1 **Opioïdes : Réduire le risque**

Les opioïdes peuvent faire partie d'un plan sécuritaire de gestion de la douleur, mais vous devez être prudent et vigilant lorsque vous les utilisez.

Vous protéger	■ Évaluez votre propre risque de dépendance. (Avez-vous personnellement ou y a-t-il dans votre famille des antécédents d'alcoolisme ou de toxicomanie. Avez-vous été victime d'agressions physiques, émotionnelles ou sexuelles. Êtes-vous sujet à la dépression?) Discutez-en avec votre médecin. ■ Vous et votre médecin devez définir ensemble des objectifs de traitement. ■ Votre médicament opioïde ne doit être prescrit que par un seul médecin. ■ Prenez votre médicament exactement comme il vous a été prescrit. ■ Faites remplir toutes vos ordonnances à la même pharmacie. ■ Des analyses sanguines et urinaires peuvent être utilisées afin d'identifier d'éventuels problèmes. ■ Prenez les devants et apprenez à gérer les effets secondaires courants comme la constipation dès que vous commencez à prendre le médicament.
Protéger les autres	■ Ne partagez jamais les médicaments opioïdes avec qui que ce soit. Une telle chose est illégale et pourrait nuire sérieusement à la santé ou même causer la mort d'autrui. ■ Allez sans tarder à la pharmacie faire remplir votre ordonnance. Ne laissez pas trainer une ordonnance que quelqu'un pourrait faire remplir à votre place pour utiliser les médicaments à mauvais escient. ■ Conservez les médicaments chez vous, dans un coffret ou une armoire verrouillée, de façon à éviter tout risque d'empoisonnement ou de mauvais usage de la part d'autrui. ■ Rapportez les médicaments inutilisés à la pharmacie d'où ils proviennent.
Éviter les symptômes de sevrage	■ Sachez que si vous cessez de prendre votre médicament opioïde, vous éprouverez des symptômes de sevrage. ■ Les symptômes de sevrage sont désagréables et comprennent la nausée, la diarrhée, des frissons, ainsi que différents symptômes apparentés à ceux de la grippe. ■ Quand le temps est venu d'arrêter d'utiliser votre médicament opioïde, il faut tenir compte du fait que votre corps s'y est habitué. Les doses doivent donc être réduites graduellement, selon les directives de votre médecin.

eux sont disponibles dans une version à libération retardée, sous la forme de timbres transdermiques qui libèrent lentement le médicament sur une période allant de quelques jours à une semaine.

L'abus d'opioïdes est un problème grandissant. Il y a des gens qui, pour se « geler », écrasent ou mâchent des comprimés pour que l'effet soit plus rapide et plus intense. Cela a mené au développement de préparations « inviolables », comme l'OxyNEO (oxycodone), ainsi qu'à l'établissement de restrictions plus sévères à l'accessibilité de certains médicaments afin de réduire le nombre croissant de surdoses létales.

Tableau 16.1 **Opioïdes : Réduire le risque (*suite*)**

Les opioïdes peuvent faire partie d'un plan sécuritaire de gestion de la douleur, mais vous devez être prudent et vigilant lorsque vous les utilisez.

Éviter les surdoses	■ En cas de surdose, vous souffrirez de confusion et votre respiration risque de ralentir ou même de s'arrêter, ce qui peut causer des dommages à votre cerveau, vous plonger dans le coma ou même entraîner votre mort.
	■ L'usage d'analgésiques opioïdes peut se faire de façon sécuritaire à long terme, mais comporte certains risques lorsque vous commencez à les prendre ou lorsque vous en augmentez la dose.
	■ Ne mélangez pas analgésiques et alcool ou autres médicaments; cela accroît le risque de surdose.
	■ Communiquez avec votre médecin si vous constatez, ou si des membres de votre famille constatent, que vous présentez les signes suivants : des difficultés d'élocution, la propension à pleurer ou à vous fâcher pour un rien, des problèmes d'équilibre ou la tendance à vous assoupir en pleine conversation ou activité.
	■ Si vous constatez, ou si des membres de votre famille constatent, que vous êtes en proie à une extrême torpeur ou si vos proches ont de la difficulté à vous réveiller, appelez le 911 ou autre service d'urgence.
En voyage	■ Conservez vos médicaments opioïdes dans leur contenant original de la pharmacie.
	■ Si vous prenez l'avion, gardez vos médicaments opioïdes avec vous, dans votre bagage à main.
	■ Apportez une lettre de votre médecin qui explique pourquoi vous devez prendre des médicaments opioïdes, en particulier si vous voyagez à l'extérieur de votre État, de votre province ou de votre pays.

Les médecins prescrivent d'abord les opioïdes en faibles doses, qu'ils augmentent ensuite graduellement. Ils procèdent ainsi en respectant certains paramètres, jusqu'à ce que la douleur chronique soit soulagée, que des effets secondaires persistants inacceptables surviennent ou que le médicament ne fonctionne plus. On compte parmi les effets secondaires des opioïdes la nausée, les étourdissements, la somnolence, la confusion et la constipation. La plupart de ces effets secondaires peuvent être atténués ou rendus plus tolérables en ajustant soigneusement la posologie. Il est important de commencer par une dose faible car les opioïdes peuvent causer des problèmes respiratoires graves si la dose initiale est trop élevée. Dans des cas extrêmes, un arrêt respiratoire peut même se produire. Vous trouverez au Tableau 16.1 de très importantes lignes directrices, que vous devez suivre si votre médecin vous a prescrit des opioïdes.

Les personnes qui commencent à prendre des opioïdes pour soulager leur douleur, ou celles dont la dose d'analgésiques vient d'être ajustée, doivent faire très attention lorsqu'elles conduisent ou qu'elles opèrent de la machinerie, tant qu'elles ne sont pas habituées à l'effet du médicament ou de la nouvelle posologie. La plupart des patients qui prennent des analgésiques opioïdes doivent aussi prendre des médicaments contre la constipation. Lorsqu'ils sont pris tels que prescrit, les opioïdes ne causent généralement aucune lésion à l'estomac, au cœur, au foie ou aux reins, même en cas d'utilisation durant plusieurs années. Cependant, des études à long terme menées en Europe suggèrent que l'usage d'opioïdes pendant plusieurs années peut altérer les fonctions hormonales, chez les hommes comme chez les femmes. Les changements hormonaux peuvent affecter l'humeur, les fonctions sexuelles et la fertilité, ainsi qu'augmenter la fatigue et la douleur. L'usage à long terme d'opioïdes peut aussi accélérer l'ostéoporose.

D'après les lignes directrices actuelles émises par les gouvernements des États-Unis et du Canada (voir la section Autres ressources à consulter à la fin de ce chapitre), on obtient un soulagement satisfaisant de la douleur chez la plupart des patients au moyen d'une dose quotidienne entre 50 et 120 mg de morphine ou l'équivalent d'un autre médicament. L'utilisation de doses plus élevées augmente le risque d'effets secondaires et de complications, pouvant aller jusqu'à la mort par surdose. Si l'utilisation de doses plus élevées d'opioïdes est envisagée, cela doit absolument se faire en consultation avec un spécialiste qualifié de la douleur.

Les douleurs chroniques graves peuvent être traitées à l'aide d'opioïdes à action prolongée et libération retardée, sous forme de comprimés ou de timbres cutanés. Ces médicaments sont généralement utilisés à intervalles réguliers, par exemple aux 12 heures ou une fois par jour. (Voir page 319.)

Dépendance psychologique aux opioïdes

La possibilité de développer une dépendance est l'un des risques d'un traitement à l'aide d'opioïdes. Ce risque est plus élevé chez les personnes ayant des antécédents (personnels ou familiaux) d'alcoolisme ou de toxicomanie, et chez les personnes ayant vécu des expériences pénibles durant leur enfance (agressions physiques, émotionnelles ou sexuelles), ou encore qui sont sujettes à la dépression. Même dans les cas où le traitement de la douleur est justifié, il est délicat de prescrire des opioïdes à des patients ayant (ou ayant eu) des problèmes de dépendance ou autres troubles psychologiques.

Par dépendance, nous entendons dépendance psychologique, c'est-à-dire une envie irrépressible d'être sous l'effet d'un médicament, qui n'est pas liée à la recherche d'un soulagement de la douleur. Il est maintenant connu que la dépendance est une forme de maladie qui fait en sorte que le médicament modifie, dans le cerveau, la perception du plaisir. La dépendance est liée à de nombreux facteurs. La dépendance est caractérisée par un ou plusieurs des comportements suivants :

- **Perte de contrôle sur l'usage du médicament.** À titre d'exemple, la personne demande des ordonnances à répétition, fait appel à plusieurs médecins pour obtenir davantage de médicaments ou se procure des drogues de rue.

- **Usage compulsif du médicament.** La personne utilise le médicament constamment, même lorsque d'autres thérapies ou techniques de gestion de la douleur sont plus appropriées.

Comment réduire au maximum la consommation d'opioïdes sur ordonnance

Des études ont démontré que les opioïdes ne réduisent la douleur que de 30 % environ, souvent même moins. Les gens tombent facilement dans le piège de croire qu'il faut augmenter la dose de leur analgésique opioïde pour mieux contrôler la douleur, alors que des études ont clairement démontré que l'augmentation des doses d'opioïdes ne fait qu'augmenter les risques pour la santé, sans soulager davantage la douleur. Il est important de bien connaître les risques associés aux analgésiques opioïdes. La plupart des gens savent que les opioïdes comportent un risque de dépendance, mais cette classe de médicaments comporte aussi d'autres risques pour la santé comme les troubles du sommeil, l'apnée du sommeil, la constipation, une diminution de la fertilité, des changements hormonaux, des perturbations de l'humeur, ainsi que des risques liés aux interactions avec d'autres médicaments. Ces risques varient en fonction de votre âge, de votre sexe et des autres médicaments que vous prenez. Il est important que vous discutiez avec votre médecin des risques qui vous concernent.

Il est fréquent que des gens entreprennent un traitement aux opioïdes et le poursuivent pendant des années, voire des décennies, sans même en tirer un soulagement significatif de leurs douleurs. Parfois, les gens continuent de prendre leurs médicaments opioïdes simplement par peur que leurs douleurs n'augmentent s'ils cessent de les prendre. Les études ont démontré le contraire : les personnes qui prennent des doses élevées d'opioïdes peuvent voir les douleurs diminuer de façon significative lorsque leurs doses sont réduites ou même lorsque le traitement aux opioïdes est interrompu. La clé consiste à réduire les doses graduellement et intelligemment. Il existe des ressources pour vous aider au cours de ce processus. Si vous choisissez de prendre des analgésiques opioïdes, faites régulièrement le point sur leur efficacité. Demandez à votre médecin s'il est d'avis que les avantages que vous en tirez dépassent les risques encourus. Par ailleurs, continuez à mettre l'accent sur d'autres moyens que les médicaments pour gérer la douleur et les autres symptômes dont vous souffrez (voir les chapitres 4 et 5). Si ces moyens permettent d'atténuer un peu votre douleur, il est probable que vous aurez moins besoin de médicaments.

Nombreuses sont les personnes qui souhaitent prendre moins d'analgésiques opioïdes ou désirent arrêter complètement d'en prendre. Si c'est ce que vous souhaitez, parlez-en à votre médecin. Il existe une multitude de ressources pour vous aider. Une d'entre elles est l'excellent livre de Beth Darnall (*Less Pain, Fewer Pills: Avoid the Dangers of Prescription Opioids and Gain Control over Chronic Pain*) dont la référence complète se trouve à la fin du chapitre.

■ **Résistance à interrompre l'usage du médicament.** Le patient continue à prendre le médicament même si celui-ci lui cause du tort ou cause du tort autour de lui.

■ **Envie irrépressible d'être sous l'effet du médicament.** L'envie irrépressible d'être sous l'effet du médicament correspond au désir intense de prendre le médicament dans le but de ressentir l'« euphorie » que celui-ci procure.

Il est difficile d'évaluer précisément le risque de dépendance aux médicaments chez les personnes souffrant de douleurs chroniques, mais les conséquences de la dépendance peuvent être très sérieuses, voire fatales. Il est essentiel de prendre vos médicaments comme prescrits, d'être attentif à vos réactions et à votre comportement, et d'être suivi de façon régulière par votre médecin pour que celui-ci puisse suivre la façon dont vous réagissez aux médicaments.

Dépendance physique aux opioïdes : le sevrage

La dépendance physique est un autre effet notoire des opioïdes. Si vous prenez régulièrement des opioïdes pour soulager votre douleur, votre corps s'y habitue. Si vous réduisez les doses du médicament ou cessez de le prendre, vous vous sentirez malade pendant quelques jours. Ce phénomène s'appelle le sevrage. Le phénomène de sevrage ne signifie pas que vous êtes dépendant au médicament. Le sevrage est désagréable mais habituellement sans danger. Par contre, le sevrage peut être dangereux pour les personnes souffrant de maladies du cœur et pour les femmes enceintes. Si vous prenez un analgésique opioïde et que celui-ci ne diminue pas votre douleur et n'améliore pas votre qualité de vie, ou que vous souhaitez arrêter de prendre ce médicament ou qu'on vous conseille de le faire, vous devez consulter votre médecin. Ne cessez pas de prendre ces médicaments du jour au lendemain, de votre propre chef. Nous l'avons vu au chapitre 15 : dans le cas de certains médicaments, il faut diminuer graduellement la dose. Cette interruption graduelle doit se faire sous la supervision de votre médecin. Discutez avec votre médecin des médicaments que vous aimeriez interrompre et voyez avec lui comment cela peut se faire graduellement et en toute sécurité.

Tolérance aux opioïdes : baisse de l'effet du médicament

La tolérance est un troisième effet lié aux opioïdes. Ce phénomène se produit lorsqu'un patient a besoin d'une quantité supérieure de médicament pour obtenir le même effet antalgique que procurait auparavant une dose plus faible. Cela se produit généralement lorsqu'une personne prend des médicaments opioïdes depuis longtemps. Certaines personnes obtiennent le même soulagement pendant des années avec la même dose, tandis que d'autres ont besoin de doses supérieures avec le temps. Une augmentation de la dose peut entraîner des effets secondaires inacceptables. La tolérance, tout comme la dépendance physique, n'est aucunement assimilable à la dépendance psychologique. Si vous sentez qu'il serait nécessaire d'augmenter vos doses de médicament pour soulager adéquatement votre douleur, parlez-en à votre médecin.

Médicaments contre la douleur neuropathique

Comme nous l'avons déjà signalé dans ce chapitre, la douleur neuropathique est pour sa part causée habituellement par des lésions ou lésions potentielles aux nerfs ou au système nerveux central lui-même. Dans le cas de la douleur neuropathique, des décharges nerveuses anormales peuvent se déclencher dans une zone de votre corps. Les dommages au système nerveux causés par une chirurgie, les douleurs subséquentes à un accident vasculaire cérébral et les douleurs liées au zona en sont quelques exemples. Plusieurs types de médicaments peuvent être prescrits afin de lutter contre la douleur neuropathique.

Le traitement initial de la douleur neuropathique (douleur liée aux nerfs) est souvent différent du traitement de la douleur nociceptive (douleur liée aux tissus). La douleur neuropathique peut bien répondre à l'aspirine, à l'acétaminophène et aux anti-inflammatoires non stéroïdiens, mais peut aussi ne pas bien y répondre. Certains types de douleurs neuropathiques peuvent être soulagés à l'aide de médicaments topiques comme la capsaïcine (Zostrix®). La capsaïcine est l'élément chimique responsable de la saveur piquante des piments chilis. La lidocaïne, un anesthésiant local disponible sous forme de timbre transdermique, de crème ou de gel, est aussi parfois efficace dans le traitement de la douleur neuropathique. En plus de soulager la douleur nociceptive, le tramadol et le tapentadol (voir pages 318 à 319) permettent aussi de soulager certains types de douleurs neuropathiques légères ou modérées.

Les médecins débutent habituellement le traitement des douleurs neuropathiques à l'aide

de médicaments appelés adjuvants. Ces médicaments ont été inventés afin de traiter d'autres types de problèmes médicaux, mais se sont révélés avoir aussi des propriétés antalgiques. Pour traiter des formes plus sévères de douleur liée aux nerfs, les adjuvants sont souvent combinés à des opioïdes ou utilisés en même temps que ceux-ci (voir page 318). On compte parmi les adjuvants les antidépresseurs et les antiépileptiques. Il est question de ces médicaments ci-dessous.

Antidépresseurs

Certains antidépresseurs, les antidépresseurs tricycliques et les inhibiteurs de la recapture de la sérotonine et de la norépinéphrine (IRSN), ont sur la douleur un effet distinct de leur effet sur la dépression. Si l'on vous prescrit un de ces médicaments contre la douleur, cela ne signifie pas que vous souffrez de dépression clinique ou que vos médecins croient que « la douleur est dans votre tête »! Lorsqu'ils sont utilisés pour soulager la douleur, les antidépresseurs tricycliques et les IRSN sont prescrits en doses plus faibles que lorsqu'ils sont utilisés pour traiter la dépression.

Les inhibiteurs spécifiques de la recapture de la sérotonine (ISRS) représentent une troisième classe d'antidépresseurs communs. Les inhibiteurs spécifiques de la recapture de la sérotonine ne se sont pas avérés extrêmement efficaces comme antalgiques, mais si vous souffrez à la fois de douleur chronique et de dépression, ils peuvent être utilisés pour traiter la dépression en combinaison avec d'autres médicaments pour le soulagement de la douleur.

L'amitriptyline (Elavil®), la nortriptyline (Aventyl®) et la désipramine (Norpramin®) sont des exemples d'antidépresseurs tricycliques. Les médecins prescrivent les antidépresseurs tricycliques pour soulager les douleurs modérées. Ces médicaments peuvent aider les personnes souffrant de neuropathie, du zona, de fibromyalgie et de certaines formes de maux de tête, de douleurs faciales et de douleurs au bas du dos. Les antidépresseurs tricycliques sont aussi prescrits aux personnes qui souffrent d'insomnie ou de troubles du sommeil. Il est important de signaler que la consommation d'une quantité modérée de caféine (plus de trois tasses de café par jour) peut limiter l'effet analgésique des antidépresseurs tricycliques. Si votre médecin vous prescrit un antidépresseur tricyclique, limitez votre consommation de caféine. (Voyez le chapitre 13, page 257, pour des moyens de réduire votre consommation de caféine.)

La venlafaxine (Effexor®), duloxétine (Cymbalta®) et le bupropion (Wellbutrin®) sont des exemples d'IRSN. Un médecin pourrait vous prescrire des IRSN si les antidépresseurs tricycliques n'ont pas été efficaces pour soulager votre douleur.

Comme pour les opioïdes, les doses d'antidépresseurs sont d'abord faibles et sont augmentées graduellement jusqu'à ce que le médicament fasse effet ou cause un effet secondaire intolérable. Les effets secondaires des antidépresseurs sont notamment la somnolence, les étourdissements, les cauchemars, la confusion (chez les personnes âgées), la bouche sèche et la constipation.

Antiépileptiques

Les médicaments de la famille des antiépileptiques (aussi appelés anticonvulsivants) étaient initialement utilisés pour traiter les crises épileptiques. On a ensuite découvert que les antiépileptiques pouvaient, dans certains cas, soulager les personnes souffrant de différents types de douleurs neuropathiques. Les deux antiépileptiques que les médecins prescrivent le plus fréquemment aujourd'hui sont la gabapentine (Neurontin®) et la pregabaline (Lyrica®). Dans les deux cas, on augmente graduellement les doses afin d'atténuer les effets secondaires initiaux tels que la somnolence et les étourdissements. Chez certaines personnes, ces antiépileptiques provoquent aussi la prise de poids ou l'enflure des jambes. Les antiépileptiques plus anciens qui sont parfois encore utilisés aujourd'hui sont la carbamazépine (Tegretol®) et l'acide valproïque (Depakene®). On compte parmi les nouveaux antiépileptiques le topiramate (Topamax®, souvent prescrit pour la prévention des migraines), la lamotrigine (Lamictal®), l'oxcarbazépine (Trileptal®) et le lévétiracétam (Keppra®). La carbamazépine, l'acide valproïque et la lamotrigine sont également utilisés comme psychorégulateurs pour des patients souffrant de troubles bipolaires. La gabapentine et la pregabaline peuvent aussi aider à soulager l'anxiété, outre leurs propriétés analgésiques.

Cannabinoïdes (THC) disponibles sur ordonnance

Les cannabinoïdes proviennent de la résine visqueuse des sommités fleuries des plants de marijuana. Des recherches sont menées aux États-Unis, au Canada et ailleurs dans le monde sur le rôle que pourraient jouer les cannabi-

Pourquoi faire appel à plusieurs médicaments?

Selon la cause de votre douleur et les mécanismes en jeux, plusieurs types de médicaments pourraient être employés.

Parfois, on obtient un meilleur soulagement en combinant deux médicaments à faible dose plutôt qu'en donnant un seul d'entre eux à dose élevée. Cette approche favorise un meilleur contrôle des effets secondaires. Il est difficile de prédire quel médicament, ou quelle combinaison de médicaments, conviendra le mieux à tel ou tel patient. Il peut donc être nécessaire d'essayer plusieurs médicaments, selon différentes combinaisons, pour obtenir un effet optimal. Pour traiter les douleurs chroniques graves, il est souvent nécessaire d'utiliser une combinaison de deux ou trois médicaments afin d'obtenir un résultat qui allie un soulagement efficace de la douleur à des effets secondaires acceptables. Travaillez en collaboration avec votre médecin et avec les autres professionnels de la santé en vue d'obtenir les meilleurs résultats possibles.

noïdes dans la gestion de la douleur chronique. D'après certaines études, les cannabinoïdes peuvent aider à soulager certaines affections neuropathiques, mais les études ayant porté sur leur efficacité pour soulager d'autres types de douleurs ne sont pas concluantes. À l'heure actuelle, il existe deux sortes de cannabinoïdes disponibles sous forme de comprimés, la dronabinol (Marinol®) et la nabilone (Cesamet®). Il existe aussi un cannabinoïde sous forme liquide, à vaporiser à l'intérieur de la joue, nommé Sativex®. Le principal effet secondaire des cannabinoïdes est la somnolence. Il existe d'autres effets secondaires des cannabinoïdes potentiellement dommageables sur le plan physique et psychologique comme les problèmes cardiaques, les problèmes de tension artérielle, la diminution des facultés mentales, les crises de panique et la dépression. Il existe aussi un risque de dépendance chez les personnes qui présentent un risque de dépendance aux opioïdes.

Il y a des gens qui prônent la consommation de marijuana pour soulager la douleur. Il s'agit d'un sujet controversé dans le monde médical,

Médicaments personnalisés

Il y a des développements enthousiasmants dans le domaine de la génétique qui pourraient un jour transformer la façon dont nous utilisons les médicaments pour traiter la douleur. Grâce aux caractéristiques génétiques des personnes, il pourrait éventuellement être possible de prédire qui réagira à un certain type de médicament et qui y sera insensible. Les médecins éviteraient alors de prescrire les médicaments qui seraient inefficaces. Grâce à cette percée scientifique, il sera peut-être un jour possible de prescrire d'emblée aux patients le médicament qui leur convient le mieux.

mais des recherches scientifiques sont menées afin d'évaluer le rôle que peut jouer la marijuana dans le soulagement de la douleur chronique. Certains États des États-Unis et certains pays européens ont déjà légalisé la marijuana pour l'usage thérapeutique et pour l'usage récréatif; la loi canadienne permet actuellement l'usage de la marijuana à des fins thérapeutiques, sous la supervision d'un médecin. Il demeure cependant des incertitudes quant à cette pratique. Si la marijuana est achetée sur la rue, il n'y a aucun moyen de savoir quelle est la puissance réelle de la drogue et si d'autres substances chimiques ont été vaporisées sur les plants lors de leur croissance. Des processus sont mis en œuvre afin de mieux encadrer la culture et la distribution de la drogue, ainsi que sa composition et sa qualité.

Conseils sur la prise de médicaments contre la douleur

La plupart des médicaments contre la douleur chronique sont conçus pour être pris selon un horaire régulier. Les autres peuvent être prescrits au besoin. Si vous avez un médicament à prendre au besoin lorsque la douleur commence à s'intensifier, ne remettez pas à plus tard de le prendre. Il faut une quantité moindre de médicament pour empêcher la douleur de s'intensifier qu'il n'en faut pour soulager une douleur hors de contrôle.

Tous les médicaments ont des effets secondaires. La plupart de ces effets s'estompent avec le temps si votre médecin augmente lentement vos doses de médicament. Lorsque vous commencez à prendre un nouveau médicament, essayez de composer avec ces effets secondaires initiaux pendant au moins une semaine ou deux avant d'abandonner. Ne conduisez pas et ne faites aucune autre activité exigeant une attention soutenue comme opérer de l'équipement ou de la machinerie si vous vous sentez somnolent ou si la posologie de vos médicaments a été modifiée récemment.

Avoir la bouche sèche est un des effets secondaires courants des médicaments contre la douleur. Pour atténuer ce problème, ayez une bonne hygiène buccale, rincez-vous la bouche fréquemment, ayez toujours une bouteille d'eau avec vous et tâchez de mâcher de la gomme sans sucre. Un autre problème causé par de nombreux médicaments, en particulier les opioïdes, est la constipation. Si l'on vous prescrit un médicament opioïde, demandez immédiatement à votre médecin ou à votre pharmacien comment gérer cet effet secondaire. Le guide intitulé *Opioid Induced Constipation Conversation Guide* disponible au www.theacpa.org/Communication -Tools peut aussi vous aider dans cette tâche d'autogestion.

Les opioïdes sont des médicaments puissants. Il faut les respecter comme tels. Ils peuvent faire partie d'un plan sécuritaire de gestion de la douleur, mais ils sont aussi associés à un nombre sans précédent de morts dues à une utilisation inadéquate, au détournement pour la revente sur la rue et au mélange avec d'autres substances. Comme nous l'avons déjà souligné précédemment, conservez toujours tous les médicaments, et en particulier les opioïdes, dans un endroit sécuritaire (pas la simple pharmacie familiale), et soyez prudent en allant à la pharmacie pour ne pas être la cible de criminels.

Les médicaments analgésiques donnent leurs meilleurs résultats lorsqu'ils sont combinés avec de l'exercice physique, des approches à caractère psychologique, ainsi que d'autres méthodes et traitements que nous décrivons dans d'autres chapitres.

Autres traitements contre la douleur chronique

Outre les médicaments, votre médecin de famille, spécialiste de la douleur ou autre prestataire de soins de santé peut vous suggérer d'autres types d'interventions pour traiter votre douleur chronique. Ces traitements comprennent différentes thérapies physiques, psychologiques et médicales, ainsi que des outils d'autogestion, que nous présenterons en détail ci-dessous.

L'acupuncture

L'acupuncture est une technique qui consiste à insérer légèrement dans la peau de fines aiguilles rigides dans certains des 361 points stratégiques situés le long des « méridiens », les canaux de circulation d'énergie du corps humain. L'acupuncteur stimule les zones où les aiguilles sont insérées dans la peau en faisant tourner brièvement les aiguilles entre ses doigts. Les aiguilles sont si minces que le patient ne ressent pratiquement aucune douleur lorsqu'elles sont insérées par un praticien qualifié.

L'acupuncture est une technique de médecine traditionnelle chinoise, utilisée depuis des milliers d'années. Les scientifiques ne comprennent pas de façon exacte comment fonctionne l'acupuncture, mais ils croient que la stimulation causée par l'aiguille peut provoquer la libération d'endorphines et autres substances antalgiques dont l'action ferme le portillon de la douleur dans la moelle épinière (voir page 53). Souvenez-vous du chapitre 1 : les endorphines sont des substances neurochimiques qui agissent comme analgésiques naturels. L'acupuncture permet aussi d'activer le système immunitaire et d'améliorer la circulation sanguine. Un autre facteur susceptible de contribuer à l'efficacité de l'acupuncture est la conviction du patient à l'égard des résultats du traitement. Cet effet placebo est exactement le même que celui qui découle de la croyance en l'efficacité des médicaments. Il s'agit d'un autre exemple encore de la puissance de l'esprit. (Voir le chapitre 15, page 297.)

De nombreuses recherches sur l'acupuncture ont été effectuées aux États-Unis, au Canada et en Europe au cours des 40 dernières années. Il y a maintenant des preuves solides du fait que l'acupuncture est à même de soulager certains patients souffrant de douleurs chroniques au dos et au cou, de douleurs aux épaules, d'ostéoarthrite et de maux de tête chroniques. On ne sait pas si l'acupuncture peut soulager la fibromyalgie. Dans l'armée américaine, on utilise maintenant l'acupuncture de façon routinière comme méthode de gestion de la douleur. Comme pour tout traitement, si vous optez pour l'acupuncture, assurez-vous de vous adresser à un praticien qualifié. Aux États-Unis, communiquez avec la National Certification

Commission for Acupuncture and Oriental Medicine

www.nccaom.org

ou l'American Academy of Medical Acupuncture

www.medicalacupuncture.org

Au Canada, communiquez avec l'Acupuncture Foundation of Canada Institute

www.afcinstitute.com

L'exercice

L'exercice physique est une composante essentielle du traitement de toute personne atteinte de douleur chronique. Différents types de mouvements, d'activités physiques et d'exercices sont présentés aux chapitres 7, 8 et 9. On compte parmi les exercices efficaces le Programme facile de bouger!, les exercices d'équilibre, les activités physiques aérobiques comme la marche, le vélo et l'aquaforme, de même que les poids et altères et autres types d'exercices contre résistance, le yoga et le taï-chi. De nombreuses personnes sont à même de vous aider à élaborer un programme d'activité physique adapté à vos besoins. Consultez ces chapitres en vue d'intégrer l'exercice physique à votre plan de traitement contre la douleur chronique.

Infiltrations, bloc nerveux et chirurgie

On compte parmi les options de traitement l'injection de médicaments dans les régions douloureuses du corps, l'injection de médicaments autour de certains nerfs, l'insertion par chirurgie d'un dispositif électrique ou d'une pompe dispensatrice de médicament dans le canal rachidien, ou la section de nerfs par chirurgie.

Les injections aux points gâchettes sont des injections d'anesthésique dans ce que l'on appelle les points ou zones gâchettes – nœuds durs de muscles, ligaments ou tendons. Ces points gâchettes douloureux peuvent être causés par une pression directe exercée sur un muscle, une tension musculaire chronique, une position vicieuse ou une fatigue musculaire prolongée. L'infiltration de ces points gâchettes avec un agent anesthésique peut soulager temporairement la douleur. Le soulagement de la douleur donne un répit au patient et lui permet de faire des étirements et des exercices qui améliorent la fluidité de ses mouvements et le rendent plus fonctionnel. On peut également soulager les points gâchettes grâce aux massages, à l'exercice et aux techniques de relaxation.

Un bloc nerveux correspond à l'injection d'un anesthésique ou d'un médicament stéroïdien dans la zone du corps affectée, par exemple une articulation douloureuse, ou dans l'espace autour de la moelle épinière. Cette technique est utilisée depuis plus de 50 ans pour soulager les douleurs au bas du dos et au cou, ainsi que l'arthrite. Les résultats sont variables : certaines personnes bénéficient d'un certain soulagement et d'autres non. S'il y a soulagement de la douleur, celui-ci peut durer quelques heures, quelques jours ou même quelques semaines, mais l'effet demeure temporaire.

Dans le cas de douleurs plus graves, les chirurgiens peuvent installer autour du canal rachidien un dispositif électrique, appelé stimulateur médullaire, qui permet de réduire l'envoi de signaux de douleur au cerveau. Une autre option consiste à implanter par chirurgie une petite pompe permettant de libérer les médicaments contre la douleur (un anesthésique local ou un analgésique opioïde par exemple) directement dans le liquide céphalo-rachidien. Ces méthodes sont par contre très coûteuses et ne sont pas fructueuses dans tous les cas. La section de nerfs par chirurgie est habituellement un traitement de dernier recours utilisé chez des malades atteints d'un cancer terminal et souffrant de graves douleurs.

Manipulations et autres thérapies physiques

Les thérapies physiques ou manuelles consistent en des mobilisations, des manipulations et des massages. La mobilisation consiste à faire bouger doucement une articulation selon sa capacité de mouvement actuelle. Dans le cas des manipulations, l'articulation est bougée avec davantage de vigueur, parfois au-delà de sa capacité actuelle de mouvement. Les manipulations et les mobilisations peuvent améliorer l'amplitude de mouvement des articulations, et ainsi permettre de bouger davantage et d'être plus actif, tout en soulageant la douleur.

Le massage est une forme de thérapie manuelle qui agit sur les muscles et les autres tissus mous. Cette forme de thérapie a beaucoup été étudiée et comporte peu de risques. Il existe plusieurs types de massages, notamment le massage suédois, le massage sportif, le drainage lymphatique et les massages qui se concentrent sur les points gâchettes. Les massages aident à relâcher les muscles et les tissus et améliorent la circulation sanguine dans les zones traitées. Ils sont utiles aux gens qui souffrent de douleurs chroniques au bas du dos ou au cou et d'ostéoarthrite du genou, et peuvent aussi avoir un effet positif sur l'état des personnes dépressives. Ils peuvent aussi atténuer temporairement la douleur, la fatigue et d'autres symptômes dont souffrent les personnes atteintes de fibromyalgie. Des études sont présentement en cours pour évaluer l'effet de la massothérapie sur les maux de tête.

Des études ont aussi été menées pour évaluer la manipulation rachidienne. Celle-ci s'est avérée utile dans le traitement des douleurs chroniques au bas du dos, et peut aussi avoir un effet bénéfique dans le cas de céphalées de tension et de céphalées cervicogènes, ainsi que pour la prévention des migraines. Bien que la manipulation rachidienne soit une forme de traitement sécuritaire pour la plupart des gens, lorsqu'elle est effectuée par un thérapeute qualifié, il existe néanmoins certains risques. Consultez à ce sujet la fiche d'information du National Institutes of Health, *Chiropractic: An Introduction* (www.nccam.nih.gov/health/chiropractic/ introduction.htm).

Votre professionnel de la santé peut aussi vous recommander des méthodes de gestion de la douleur pour la maison. La neurostimulation transcutanée ou NSTC est l'une des plus communes. Un petit appareil à piles de la taille d'une radio de poche génère des impulsions électriques qui neutralisent la douleur. Vous apposez sur votre peau, à proximité du siège de la douleur, deux électrodes reliés à l'appareil. Une fois l'appareil allumé, vous ressentirez une sensation de picotement ou de vibration qui masquera possiblement les signaux de douleur. Ce traitement ne fonctionne pas pour tous, mais il comporte certains avantages. L'appareil est peu coûteux, facile à utiliser, sécuritaire et entièrement sous votre contrôle. Il est possible de le régler à différentes fréquences et intensités, ce qui permet de faire des essais pour trouver le réglage le plus efficace.

Les thérapies manuelles sont dispensées par différents professionnels de la santé agréés, notamment les physiothérapeutes, les chiropraticiens, les ostéopathes et les massothérapeutes autorisés. Comme pour tout traitement, choisissez un praticien qualifié auprès des organismes de certification appropriés de votre province ou de votre État.

Psychothérapies

Les traitements pour le corps représentent un aspect de la gestion de la douleur chronique. Mais vous devez aussi veiller à votre équilibre mental et à votre stabilité émotionnelle. Comme nous l'avons vu au chapitre 5, il peut arriver que vous ayez besoin d'un coup de pouce pour gérer vos pensées, vos émotions et vos sentiments. Si tel est le cas, les psychologues peuvent être d'un grand secours. Les psychologues sont des thérapeutes hautement qualifiés spécialisés dans le comportement humain et la santé émotionnelle. Dites à votre professionnel de la santé comment vous vous sentez. Il est à même de vous poser des questions qui lui permettront de déterminer si vous souffrez d'une dépression sous-jacente ou de tout autre trouble susceptible d'être traité médicalement. Si vous avez besoin d'aide pour gérer vos émotions ou votre stress, il peut vous aider à trouver un psychologue compétent dans votre secteur. Vous pouvez aussi communiquer avec l'Ordre des psychologues de votre province ou de votre État afin de trouver un psychologue qualifié en matière de douleur chronique.

La thérapie cognitivo-comportementale est l'une des plus fréquemment utilisées pour traiter la douleur chronique. Cette approche est basée sur l'idée selon laquelle ce que nous pensons et ressentons influence notre comportement et vice-versa. La thérapie cognitivo-comportementale aide les patients à avoir une perception juste de leur problème de douleur chronique en les encourageant à examiner leurs pensées, leurs sentiments et leurs comportements, y compris le stress qu'ils éprouvent, ainsi qu'à apporter des changements positifs à leur mode de vie. Les chercheurs ont démontré que la thérapie cognitivo-comportementale permet, chez les personnes souffrant de différents types de douleurs chroniques, de soulager la dépression et l'anxiété, de combattre les incapacités, les pensées négatives et les scénarios de catastrophe, ainsi que d'améliorer la qualité de vie au quotidien. Ces résultats positifs ont notamment été démontrés chez les personnes souffrant de douleurs au bas du dos, de maux de tête, d'arthrite, de douleurs à la bouche ou au visage et de fibromyalgie.

Les psychologues, à l'aide de la thérapie cognitivo-comportementale et d'autres formes de thérapies, aident les patients à développer des stratégies pour gérer leur stress et calmer leur système nerveux. Parfois, l'encadrement d'un psychothérapeute permet de tirer un meilleur parti des techniques de relaxation. Cet encadrement peut se faire individuellement ou en groupe. La machine de biofeedback est un autre outil utilisé pour gérer le stress. Des capteurs reliés à la machine de biofeedback enregistrent la rétroaction biologique, c'est-à-dire des manifestations biologiques comme le rythme cardiaque, la température de la peau et la tension musculaire. Grâce aux méthodes de relaxation comme la respiration profonde et l'attention soutenue, une personne peut induire des changements dans son propre corps et dans son esprit, ayant pour effet d'atténuer la douleur ainsi que d'autres symptômes. La machine de biofeedback aide les patients à comprendre le phénomène grâce à l'enregistrement des changements qui surviennent dans leur corps lorsqu'elles pratiquent des méthodes de relaxation.

Cliniques antidouleur et programmes de réhabilitation

Les cliniques antidouleur offrent une multitude de traitements ainsi que des renseignements et de la formation. Certaines cliniques ne sont constituées que de médecins qui offrent leurs conseils d'experts sur les médicaments et autres procédures médicales comme les injections aux points gâchettes et les blocs nerveux. Les meilleurs programmes sont ceux offerts par une équipe multidisciplinaire, susceptible de comprendre des psychologues, des physiothérapeutes et des ergothérapeutes, des travailleurs sociaux, des nutritionnistes, des pharmaciens, des infirmières spécialisées, des spécialistes de l'activité physique, etc. Les programmes multidisciplinaires de gestion de la douleur offrent une combinaison des traitements et des techniques décrits dans ce livre. Bien que ces programmes soient destinés généralement aux personnes souffrant de graves douleurs chroniques, des services d'évaluation de la douleur et des programmes de courte durée sont aussi offerts aux personnes moins hypothéquées par la douleur chronique.

Demandez à votre médecin ou à votre professionnel de la santé si une clinique antidouleur représente une bonne option compte tenu de votre situation, Il devrait vous diriger vers une clinique qui traite les problèmes de douleur particuliers qui vous affectent. Il existe des cliniques antidouleur dans la plupart des États américains et des provinces canadiennes. Si votre médecin n'est pas en mesure de vous orienter, communiquez avec l'hôpital local, avec la faculté de médecine la plus proche ou avec les organismes de soutien aux personnes atteintes de douleur chronique.

La douleur chronique affecte chaque personne différemment. Il existe une multitude de médicaments, de traitements et de ressources pour vous aider. Pour trouver la bonne combinaison de soins, il faut faire preuve de patience et de persévérance. Collaborez étroitement avec tous vos prestataires de soins de santé pour trouver des moyens efficaces de gérer vos douleurs chroniques et faire, chaque jour, les choses que vous désirez faire.

Autres ressources à consulter

American Academy of Pain Medicine : www.painmed.org/patientcenter

American Chronic Pain Association, Resource Guide to Chronic Pain Medication & Treatment : www.theacpa.org/Consumer-Guide

American Pain Society : www.americanpainsociety.org

American Psychological Association (APA) : www.apa.org

Association des acupuncteurs du Québec : www.acupuncture-quebec.com/

Canadian Guideline for Safe and Effective Use of Opioids for Chronic Non-Cancer Pain : www.nationalpaincentre.mcmaster.ca/documents/opioid_guideline_part_b_v5_6.pdf

La société canadienne de la douleur : www.canadianpainsociety.ca

Société canadienne de psychologie : www.cpa.ca/fr/

Clinical Guidelines for the Use of Chronic Opioid Therapy in Chronic Noncancer Pain : www.americanpainsociety.org/uploads/pdfs/Opioid_Final_Evidence_Report.pdf

National Center for Complementary and Alternative Medicine, Acupuncture May be Helpful for Chronic Pain : www.nccam.nih.gov/research/results/spotlight/091012

National Center for Complementary and Alternative Medicine, Chronic Pain and Complementary Health Approaches : www.nccam.nih.gov/health/pain/chronic.htm

National Center for Complementary and Alternative Medicine, Massage Therapy for Health Purposes : www.nccam.nih.gov/health/massage/massageintroduction.htm

Ordre des acupuncteurs du Québec : www.o-a-q.org/

WebMD, Pain Clinic Overview : www.webmd.com/pain-management/guide/pain-clinics-overview

Lectures complémentaires

Pour en apprendre davantage sur les sujets abordés dans ce chapitre, nous vous suggérons d'explorer les ouvrages suivants. Voyez également les lectures complémentaires et les autres ressources à consulter proposées à la fin du chapitre 15.

Association Québécoise de la Douleur Chronique. 2017. Accessible à aqdc@douleurchronique.org

Canavy, B. & Leseigneur, I. 2014. *Secrets pour vaincre la douleur sans médicaments.* Éditions Hippocrate.

Curtay, J/P. 2009. *Guide familial des aliments soigneurs.* Le Livre de Poche (Collection Vie Pratique).

Beaulieu, P. 2013. *La douleur : Guide pharmacologique et thérapeutique.* Maloine.

Borrel, M. 2015. *Soulager l'arthrose sans médicaments.* Leduc S.

Preles, S. 2017. *Neuropathie, érythermalgie : Une méthode simple pour vous libérer de la douleur et en finir avec les médicaments.* Broché.

CHAPITRE 17

Faire de bons choix
de traitement

On ENTEND CONSTAMMENT PARLER DE NOUVEAUX TRAITEMENTS, de nouveaux médicaments, de suppléments nutritifs et de traitements de substitution. Il ne se passe pas une semaine sans que de nouvelles découvertes médicales fassent la une des médias. Les compagnies pharmaceutiques et les fabricants de suppléments nutritifs font la promotion de leurs produits à coup de publicités à la télévision et d'annonces pleine page dans les journaux et les magazines. La boîte de réception de votre logiciel de messagerie électronique est inondée de pourriels proposant des cures miracles. Vous êtes bombardé de promotions vantant les mérites de traitements de substitution en vente libre au supermarché et à la pharmacie. Vos prestataires de soins de santé vous proposent peut-être de nouvelles procédures de traitement, de nouveaux médicaments ou soins dont vous ne savez pas grand-chose. En quoi pouvez-vous avoir confiance? Comment décider quels traitements essayer? Un aspect important de la gestion de vos propres soins consiste à savoir évaluer ce que l'on vous propose ou recommande de façon à faire des choix éclairés en ce qui a trait à votre propre santé. On peut facilement être tenté de croire qu'une diète spéciale ou un nouveau traitement est la panacée contre la douleur chronique. Nous aimerions tous faire disparaître la douleur d'un coup de baguette magique. Malheureusement, dans le cas de la douleur chronique, cela n'est pas fréquent.

Dans ce chapitre, notre objectif est de vous aider à poser les bonnes questions de façon à mieux évaluer ce que l'on vous propose. Si vous parvenez à bien vous informer, il vous sera plus facile de prendre de bonnes décisions et de bien gérer votre situation.

Les questions à poser sur les traitements contre la douleur chronique

Il *existe* des traitements à même de vous aider à mieux gérer la douleur chronique. Mais avant d'explorer les options qui s'offrent à vous, vous devez apprendre à évaluer ce que vous lisez et entendez. Posez-vous les questions importantes énoncées ci-après avant de prendre toute décision à l'égard d'un traitement, qu'il s'agisse d'un traitement médical reconnu ou d'une approche complémentaire ou de substitution.

Comment ai-je entendu parler de ce traitement?

Est-ce votre médecin ou un autre professionnel de la santé qui l'a recommandé? Est-ce qu'il en était question dans une revue scientifique? Ou était-il plutôt annoncé sur le babillard d'un supermarché, dans une publicité imprimée ou à la télé, sur un site Web, ou sur un dépliant ramassé quelque part?

La source d'où provient l'information est très importante. Des résultats rapportés dans une revue scientifique respectée sont plus crédibles que ceux que vous pourriez voir annoncés dans une publicité ou dans un article épingle sur le babillard d'un supermarché. Des revues comme le *New England Journal of Medicine*, *Lancet*, et

Science font preuve d'une grande prudence à l'égard de ce qu'elles approuvent pour publication. Avant d'être publiés dans ces revues, les résultats des recherches scientifiques sont scrutés à la loupe par un comité d'experts scientifiques indépendants. À l'opposé, de nombreux traitements de substitution et suppléments nutritifs n'ont pas été l'objet d'études scientifiques. Ces options de traitement de substitution sont sous-représentées dans la littérature scientifique par rapport aux traitements médicaux comme tels. Vous devez être particulièrement prudent à l'égard de toute information provenant de sources autres que les médias traditionnels réputés, les publications scientifiques et votre médecin.

Dans les études rapportées, les personnes qui ont vu leur état s'améliorer avaient-elles un problème semblable au mien?

Par le passé, les études étaient principalement réalisées sur des étudiants universitaires, des infirmières ou des hommes blancs. Cela a changé, mais il demeure important que vous sachiez si les personnes dont on rapporte une amélioration de l'état ont le même profil que vous. Font-ils partie du même groupe d'âge, sont-ils du même sexe et appartiennent-ils à la même race que vous? Souffraient-ils des mêmes problèmes de santé que vous? Ont-ils un mode de vie semblable au vôtre? Si les personnes ayant participé à l'étude n'ont pas un profil semblable au vôtre, vous risquez de ne pas bénéficier des mêmes résultats qu'elles.

Les changements positifs que l'on attribue au traitement peuvent-ils avoir une autre cause?

Prenez par exemple le cas d'une dame qui revient d'un séjour de deux semaines dans un spa sous les tropiques, et qui prétend que ses douleurs chroniques se sont grandement apaisées grâce au régime spécial qu'elle a suivi et aux suppléments nutritifs qu'on lui a donnés. À bien y penser, le climat chaud, la détente et le traitement aux petits oignons qu'elle a reçu ne sont-ils pas bien plus la source de ce soulagement que les suppléments nutritifs qu'elle a pris et le régime qu'elle a suivi?

Si vous constatez des améliorations après avoir entrepris un traitement, il est important d'examiner les autres aspects de votre vie qui ont changé.

Il est courant d'adopter un style de vie plus sain en entreprenant un nouveau traitement. Cela peut-il avoir contribué aux améliorations que vous constatez? Avez-vous commencé à prendre un nouveau médicament ou entrepris un autre traitement au même moment? La météo est-elle plus clémente? Êtes-vous moins stressé aujourd'hui que vous ne l'étiez avant d'entreprendre le traitement? Y a-t-il d'autres facteurs ayant pu influencer positivement votre santé?

Le traitement en question propose-t-il d'arrêter de prendre tout autre médicament et d'interrompre tout autre traitement?

Ce traitement que vous envisagez d'entreprendre nécessite-t-il que vous arrêtiez de prendre un autre médicament de base en raison d'un risque d'interactions dangereuses? Si l'autre médicament est important, discutez en détail de ce nouveau traitement avec votre professionnel de la santé avant d'effectuer tout changement.

Le traitement en question suppose-t-il de vous détourner d'une diète équilibrée?

Certains traitements supposent d'éliminer certains éléments nutritifs importants ou de ne mettre l'accent que sur quelques éléments nutritifs seulement. Il est important, pour votre santé générale, de conserver une diète équilibrée. Si vous modifiez vos habitudes alimentaires, assurez-vous de ne pas éliminer des vitamines essentielles. Ne faites pas subir de stress inutile à votre corps en ne mettant l'accent que sur quelques éléments nutritifs seulement, au détriment des autres.

Y a-t-il des dangers associés à ce traitement? Y a-t-il des risques qu'il soit nocif?

Tous les traitements produisent des effets secondaires et comportent certains risques. Discutez de ces questions à fond avec votre professionnel de la santé. Vous seul pouvez déterminer si le jeu en vaut la chandelle — si les bienfaits potentiels sont suffisants pour courir le risque des inconvénients. Mais pour prendre cette décision, il vous faut disposer de toutes les informations pertinentes.

Beaucoup de gens pensent que si une chose est naturelle, elle doit être bonne pour vous. Ce n'est pas toujours le cas. Ce n'est pas parce qu'une chose est « naturelle », c'est-à-dire qu'elle provient d'une plante ou d'un animal, qu'elle est nécessairement meilleure. La digitale, un médicament puissant pour le cœur, provient d'une plante, mais sa posologie doit être stricte car autrement le médicament peut être très dangereux. Certains traitements peuvent être sécuritaires à faible dose, mais dangereux à doses élevées.

La vente de suppléments nutritifs n'est pas réglementée comme l'est la distribution et la vente de médicaments. Seuls quelques pays (comme le Canada et l'Allemagne) se sont dotés d'organismes réglementaires chargés de vérifier si la liste des ingrédients qui figure sur l'étiquette d'un supplément nutritif est bien ce que l'on retrouve dans le produit. (Voir le chapitre 13, page 241, pour plus d'information sur la réglementation.) Informez-vous sur la compagnie qui commercialise le produit avant de l'essayer.

Consultez votre médecin ou votre pharmacien avant d'ajouter des suppléments nutritifs à vos médicaments, même si le produit en question est « naturel » ou provient d'extraits de plantes.

Suis-je prêt à prendre la peine de suivre ce traitement et à en défrayer les coûts?

Avez-vous les moyens de poursuivre ce traitement suffisamment longtemps pour qu'il soit efficace? Votre santé est-elle suffisamment bonne pour que vous puissiez maintenir ce nouveau régime? Bénéficiez-vous du soutien nécessaire? Serez-vous en mesure de gérer ce traitement sur le plan émotionnel? Risque-t-il d'occasionner des tensions dans vos relations à la maison ou au travail?

Si vous décidez de faire l'essai d'un nouveau traitement, après vous être posé toutes ces questions, il est extrêmement important que vous en informiez votre professionnel de la santé. Après-tout, vous et votre professionnel de la santé êtes partenaires. Vous devrez tenir votre partenaire informé de vos progrès durant ce traitement.

En savoir plus sur les options de traitement

L'Internet est une ressource utile pour obtenir de l'information à jour sur ces traitements. Mais soyez prudent. Les renseignements disponibles sur Internet ne sont pas tous exacts ni sécuritaires. Recherchez les sources d'information les plus fiables en portant attention à l'auteur ou au commanditaire du site et à l'URL (adresse Internet) du site. Comme nous l'avons vu au chapitre 3, les sites dont les adresses se terminent en .edu, .org et .gov présentent en général de l'information plus objective et plus fiable. Ils sont créés par des universités, des organismes sans

but lucratif et des agences gouvernementales, respectivement. Certains sites dont l'extension est .com peuvent présenter des renseignements valables également, mais comme ils sont mis en ligne par des organisations commerciales (à but lucratif), l'information présentée risque d'être biaisée en faveur de leurs propres produits.

Le National Center for Complementary and Alternative Medicine (NCCAM) représente une excellente source de renseignements fiables et à jour sur la douleur chronique et les traitements complémentaires. Cette agence, qui fait partie des

National Institutes of Health, étudie avec rigueur l'utilité et la sécurité des interventions médicales de type complémentaire ou alternatif. La page Web « Chronic Pain and Complementary Health Approaches: What You Need to Know » (nccam .nih.gov/health/pain/chronic.htm) est mise à jour régulièrement en raison du développement rapide de la recherche dans ce domaine. Consultez ce site à tous les quelques mois pour vous tenir informé des derniers développements en ce qui concerne le soulagement de la douleur chronique. Une autre source d'information utile à propos des traitements douteux est Quackwatch, un organisme sans but lucratif ayant pour mission de combattre les fraudes, les mythes, les modes passagères et les faussetés dans le domaine de la santé (www.quackwatch.org).

Vous devez être tout aussi vigilant lorsque vous vous informez sur un traitement classique que lorsque vous cherchez des renseignements sur un traitement de substitution. Il est parfois bien avisé de refuser certains traitements médicaux conventionnels. Par exemple, suite à l'étude de données médicales, plusieurs organismes attachés à différentes spécialités ont recommandé *l'élimination* pure et simple de près de 50 procédures médicales et traitements communs (voir le site Web www.choosingwisely.org).

Il peut s'avérer difficile de prendre des décisions à l'égard de nouveaux traitements, mais un bon autogestionnaire pose les questions suggérées dans le présent chapitre et suit les étapes de prise de décision recommandées au chapitre 2 afin d'arriver aux meilleurs résultats possibles. Pour en savoir plus sur la façon de trouver des sources de renseignements fiables, veuillez vous reporter au chapitre 3.

Autres ressources à consulter

Choosing Wisely de l'Internal Medicine Foundation : www.choosingwisely.org

ConsumerLab : www.consumerlab.com

Base de données des produits de santé naturels homologués publiée par Santé Canada : http://www.hc-sc.gc.ca/dhp-mps/prodnatur/applications/licen-prod/lnhpd-bdpsnh-fra.php

National Center for Complementary and Alternative Medicine : www.nccam.nih.gov et nccam. nih.gov/health/pain/chronic.htm

Quackwatch : www.quackwatch.org

Lectures complémentaires

Pour en apprendre davantage sur les sujets abordés dans ce chapitre, nous vous suggérons d'explorer les ouvrages suivants :

Association canadienne des docteurs en naturopathie. Accessible à https://www.cand.ca/

Association canadienne des docteurs en médecines douces. Accessible à http://www.actmd.org/

L'Alliance Canadienne de Médecine Alternative. Accessible à http://www.medecinealternative.org/

CHAPITRE 18

La gestion d'affections chroniques particulières

L'arthrite, les maux de dos, la fibromyalgie, la migraine, la douleur pelvienne et le syndrome douloureux régional complexe

DANS CE CHAPITRE, il est question de quelques-unes des affections les plus communes qui génèrent des douleurs chroniques. Mieux vous saurez reconnaître les symptômes liés à votre affection et ce qui les déclenche, plus vous serez à même de gérer la situation et de vivre malgré tout une vie active et enrichissante. Toutes les affections qui provoquent la douleur chronique peuvent également engendrer de la fatigue, une diminution de la force et de l'endurance et du stress émotionnel. Comme nous l'avons vu au premier chapitre, la façon saine de vivre avec la douleur chronique consiste à gérer au mieux les problèmes physiques, mentaux et émotionnels causés par votre affection. Nous espérons que l'information proposée dans ce chapitre vous aidera à relever le défi de vivre pleinement malgré la douleur chronique, et vous aidera à réaliser vos projets et à profiter de la vie.

L'arthrite

L'arthrite est une maladie qui provoque des douleurs articulaires et musculosquelettiques. L'arthrite peut prendre la forme de plus d'une centaine d'affections différentes, susceptibles d'affecter les gens de tous les âges, de toutes les races, hommes comme femmes. La forme la plus commune d'arthrite chronique est l'ostéoarthrite. L'ostéoarthrite affecte générale-ment les gens âgés et provoque des douleurs et des raideurs aux articulations, en particu-lier aux hanches, aux genoux et au bas du dos. L'ostéoarthrite peut également affecter le cou et les épaules, les doigts, les chevilles et le gros orteil. La cause de l'ostéoarthrite n'est pas con-nue de façon exacte, mais l'on sait que le phé-nomène est lié à la dégradation du cartilage, le tissu qui sert de coussinet à l'articulation. Le cartilage est comme un amortisseur. Lorsqu'il se dégrade, il y a friction entre les os. Cela pro-voque de la douleur, de la raideur et une perte de mobilité de l'articulation.

Les autres formes d'arthrite sont causées par l'inflammation. Les plus communes sont celles qui découlent de maladies rhumatismales comme la polyarthrite rhumatoïde, de maladies métaboliques comme la goutte, et du psoria-sis. Ces maladies provoquent l'inflammation et l'enflure de la gaine de l'articulation, ainsi que la sécrétion excédentaire de liquides organiques. L'articulation enfle, devient chaude, rouge et sen-sible. Elle est douloureuse quand on la bouge. Après un certain temps, l'arthrite inflammatoire peut aussi causer la destruction du cartilage et l'effritement des os, ce qui risque d'entraîner des difformités. La cause de l'inflammation liée à plusieurs de ces affections n'est pas connue de façon précise, mais il semblerait que la polyar-thrite rhumatoïde et l'arthrite psoriasique soi-ent des maladies auto-immunes, affections qui surviennent lorsque le système immunitaire du corps humain se retourne contre lui-même par erreur.

La plupart des maladies arthritiques n'affectent pas seulement les articulations. Les articulations sont traversées par les tendons des muscles voisins, qui les font bouger, ainsi que par les ligaments qui les stabilisent. Lorsqu'il y a inflammation de la gaine de l'articulation ou que l'articulation est enflée ou déformée, ces tendons, ligaments et muscles risquent d'être affectés également. Ils peuvent être affectés par l'inflammation, enfler, être étirés, dépla-cés, s'amincir ou même se déchirer. En outre, il existe des surfaces lubrifiées, appelées bourses séreuses, à plusieurs endroits où les tendons et les muscles se déplacent les uns par-dessus les autres ou par-dessus les os. Leur fonction est de faciliter le mouvement. Avec l'arthrite, les bourses séreuses peuvent elles aussi être sujettes à l'inflammation et à l'enflure. On appelle ce phénomène bursite. Par conséquent, l'arthrite, quelle que soit sa forme, n'affecte pas unique-ment l'articulation. Elle peut aussi affecter tous les tissus qui l'entourent.

Gérer l'arthrite

Si l'arthrite peut avoir des effets dommage-ables, vous pouvez par contre intervenir de nombreuses façons afin de contrer ou limiter ces effets. Une autogestion proactive, l'usage adéquat des médicaments, ainsi que le développement et l'entretien de relations sociales susceptibles de vous apporter un réel soutien sont des éléments clés pour mener une vie active et satisfaisante.

Dans l'autogestion de l'arthrite, les objectifs essentiels sont d'utiliser le plus possible les articulations affectées et d'avoir une bonne posture. Si vous n'utilisez pas les articulations affectées, celles-ci perdront peu à peu leur mobilité et les muscles et tendons voisins s'affaibliront. Une bonne posture est essentielle pour éviter de mettre sous tension les autres parties du corps. Par exemple, si l'arthrite affecte les articulations d'une jambe, vous pouvez avoir tendance à éviter de demander trop d'effort à cette jambe lorsque vous marchez. Cela risque d'affecter d'autres parties de votre corps qui auront à compenser par un effort supplémentaire. La douleur risque d'augmenter au lieu de diminuer.

L'exercice est la clé pour une bonne flexibilité des articulations et une bonne posture. C'est un élément essentiel de tout programme de gestion de la douleur chronique. L'exercice ne peut aggraver l'arthrite. Au contraire, c'est le manque d'exercice qui risque d'entraîner une aggravation des symptômes, en raison de la perte de mobilité des articulations, de l'affaiblissement des muscles et d'une mauvaise condition physique. Pour préserver la mobilité de vos articulations et garder un cartilage en santé, il faut faire bouger les articulations affectées selon leur pleine amplitude de mouvement, plusieurs fois par jour. Consultez un professionnel de la santé comme un physiothérapeute pour obtenir des conseils sur la façon de faire bouger vos articulations en toute sécurité. Il pourra aussi analyser

votre posture et vous conseiller sur la façon d'améliorer celle-ci selon vos activités.

Des exercices d'assouplissement légers, comme ceux du Programme facile de bouger!, combinés à des exercices d'équilibre, voilà une bonne façon d'augmenter votre niveau d'activité physique. Les exercices du Programme facile de bouger! peuvent aussi vous aider à éliminer les raideurs dues au repos prolongé, en vous levant le matin (ou après une sieste) ou après être resté assis très longtemps. Des programmes convenant aux personnes souffrant d'arthrite sont présentés aux chapitres 7, 8 et 9. Mettez-les en application et passez à un mode de vie plus actif.

Comme c'est le cas pour tous les problèmes de douleur chronique, d'autres symptômes accompagnent fréquemment l'arthrite (voir la page 15). Si vous souffrez d'une grande fatigue, consultez les sections consacrées à la fatigue et aux troubles du sommeil, au chapitre 4. Le dosage des activités est une habileté d'autogestion particulièrement importante à appliquer lorsqu'on souffre de douleurs et de fatigue. Passez en revue les dix conseils sur le dosage des activités présentés au chapitre 6 pour vous aider à atteindre un meilleur équilibre entre activités et périodes de repos. Évidemment, une stratégie-clé pour gérer la fatigue et plusieurs autres symptômes connexes est de suivre un programme régulier de mise en forme.

L'arthrite peut causer stress, anxiété, problèmes émotionnels et, parfois, mener à des états dépressifs. Si vous souffrez de l'un de ces symptômes, il est particulièrement important que vous lisiez les chapitres 4 et 5. Vous y trouverez de nombreux moyens permettant de gérer ces symptômes et apprendrez à identifier les situations dans lesquelles il faut demander de l'aide. N'oubliez-pas : vous n'avez pas à affronter cela seul. Aux chapitres 10 et 11, vous trouverez des conseils sur la façon de communiquer efficacement avec votre famille, vos amis et les membres de votre équipe de professionnels de la santé. La douleur et l'inconfort causés par l'arthrite peuvent aussi avoir un impact sur vos relations intimes. Vous trouverez au chapitre 12 des conseils sur la façon d'aborder ce sujet délicat avec votre partenaire.

La douleur causée par l'arthrite étant souvent localisée, des approches d'autogestion comme l'application de chaleur ou de froid peuvent s'avérer utiles contre les douleurs et la raideur articulaires. Pour des outils de gestion de la douleur localisée, consultez les pages 54 à 56, au chapitre 4. La nutrition et le maintien d'un poids santé représente un autre aspect de l'autogestion des problèmes liés à l'arthrite. Les chapitres 13 et 14 vous aideront à manger santé et à atteindre votre poids santé. Si vous faites de l'embonpoint, la perte ne serait-ce que de quelques kilos, permettrait de diminuer la pression sur vos articulations, par exemple sur les hanches, les genoux et les chevilles.

Lorsque la mobilité des articulations demeure limitée, il peut être utile de faire appel à des accessoires pour vous aider. De nombreux accessoires fonctionnels sont disponibles : appareils orthopédiques, cannes, chaussures spéciales, préhenseurs et pinces longues. Si vous avez besoin d'aide pour déterminer quels accessoires vous seraient utiles, consultez un ergothérapeute. Les ergothérapeutes ont une expertise spécialisée dans ce domaine et peuvent contribuer à faciliter votre quotidien.

L'arthrite se manifeste sous plusieurs formes différentes. Votre traitement médical dépendra du type d'arthrite dont vous souffrez. Votre médecin vous prescrira des médicaments pour prévenir ou contrôler l'inflammation, l'enflure et la douleur, ainsi que pour améliorer votre état physique. Les médicaments les plus couramment prescrits contre la douleur causée par l'ostéoarthrite et certaines maladies

---

Ressources à consulter sur l'arthrite

Pour en apprendre davantage, tapez le nom du type d'arthrite dont vous souffrez dans le moteur de recherche des sites Web suivants :

Arthritis Foundation : www.arthritis.org

La Société de l'arthrite : www.arthrite.ca/accueil

Le Réseau canadien de l'arthrite : www.can.arthritisalliance.ca/fr

Fondation canadienne d'orthopédie : www.whenithurtstomove.org/fr/

National Institutes of Health : www.niams.nih.gov et www.nccam.nih.gov/health/arthritis

Pour en apprendre davantage sur les stratégies de vie avec l'arthrite et l'ostéoporose, consultez l'ouvrage suivant : Lorig, Kate, Halsted Holman, David Sobel, Diana Laurent, Virginia Gonzalez et Marian Minor. *Vivre en santé avec une maladie chronique*. Boulder, Colorado : Bull Publishing Company, 2012.

rhumatismales sont l'acétaminophène et des anti-inflammatoires non stéroïdiens légers ou forts. (Voir le chapitre 16 pour des renseignements sur ces médicaments, ainsi que sur d'autres médicaments susceptibles de vous être prescrits, parmi lesquels les antidépresseurs.) D'autres médicaments puissants comme les « agents modificateurs de la maladie », les corticostéroïdes, ainsi que de nouveaux agents biologiques peuvent aussi être prescrits pour le traitement de certaines formes d'arthrite inflammatoire. Ces médicaments sont plus puissants et doivent être gérés avec précaution. Prenez le temps d'établir une bonne relation avec votre pharmacien et votre équipe soignante afin de recevoir toute l'information nécessaire pour gérer vos médicaments en toute sécurité. Lisez le chapitre 15 pour connaître votre rôle dans la gestion de vos médicaments.

Il arrive parfois que, malgré les efforts d'autogestion du patient et les médicaments, les articulations soient abîmées au point de ne plus fonctionner adéquatement. La chirurgie moderne offre heureusement la possibilité de remplacer plusieurs types d'articulations par des articulations artificielles qui, dans bien des cas, fonctionnent presque aussi bien que les articulations naturelles. C'est le cas en particulier des hanches et des genoux. La chirurgie moderne est efficace et la récupération est habituellement rapide.

Maux de dos chroniques

Si vous souffrez de maux de dos chroniques, sachez que vous n'êtes pas seul. Dans les pays occidentaux, les maux de dos font partie des problèmes médicaux les plus courants. La colonne vertébrale est constituée de 30 os et vertèbres. Ces os sont répartis en quatre régions : le cou, la zone thoracique, la zone lombaire ou bas du dos, et le sacrum ou coccyx, un groupe d'os soudés à la base de la colonne vertébrale. Les muscles rattachés aux vertèbres soutiennent l'ossature du dos.

Les muscles puissants de l'abdomen contribuent aussi à soutenir la colonne vertébrale. Les vertèbres sont séparées les unes des autres par des coussinets gélatineux (appelés disques intervertébraux) qui agissent comme des amortisseurs lorsque le corps est en mouvement. La moelle épinière, qui renferme les innombrables nerfs reliés au cerveau, est un élément essentiel du corps humain. L'ossature du dos l'entoure et la protège. Un dos sain est droit, solide et souple, et n'est pas douloureux.

Des maux de dos peuvent se développer à n'importe quel endroit le long de la colonne vertébrale. Les endroits où ceux-ci sont les plus fréquents sont le cou et le bas du dos. La douleur peut être localisée ou bien s'étendre à une zone plus importante. La douleur au cou peut se propager aux épaules et dans le haut du dos; la douleur au bas du dos peut s'étendre aux fesses et même dans les jambes.

La plupart des gens éprouvent des douleurs au dos à un moment ou l'autre au cours de leur vie. Les maux de dos peuvent avoir de nombreuses causes, notamment la posture, la faiblesse des muscles du dos ou des muscles abdominaux, le fait de soulever des objets lourds en s'y prenant mal, la torsion du tronc, l'excès de poids

Signaux d'alerte : maux de dos chroniques

En de rares occasions, les symptômes de douleurs chroniques au cou et au dos s'avèrent être les signes avant-coureurs de problèmes plus graves. Demandez immédiatement de l'aide médicale si vos douleurs au dos s'accompagnent de l'un ou l'autre des symptômes suivants :

- Engourdissement ou fourmillements dans les fesses, à l'aine ou à l'intérieur des cuisses (les parties du corps qui seraient en contact avec la selle si vous montiez à cheval) ou incontinence soudaine ou brusques mouvements d'intestins. Cela peut être le signe que des nerfs importants sont comprimés. Il s'agit d'une situation urgente.

- Engourdissement, fourmillements ou faiblesse dans les bras et les mains (si vous avez des douleurs au cou) ou dans les jambes et les pieds (si vous avez des douleurs au bas du dos).

- Aggravation très importante de la douleur, en particulier la nuit ou lorsque vous êtes allongé.

- Perte de poids ou fièvre inexpliquées.

- Douleurs au cou et difficulté à respirer ou à avaler.

corporel, des activités répétitives qui nécessitent de soulever des objets ou de se pencher. Parfois, les douleurs au cou ou au dos sont attribuables à la mauvaise ergonomie d'un poste de travail. Par exemple, un ordinateur placé trop haut ou trop bas, ou une chaise qui n'offre pas un bon soutien au dos. Les maux de dos peuvent aussi être la conséquence d'accidents de véhicules à moteur ou d'autres types d'accidents. Le coup de fouet cervical est un exemple de blessure commune causé par un impact à l'arrière du véhicule lors d'un accident automobile.

La plupart des maux de dos se résolvent au bout d'un mois, dans de rares cas, la douleur devient chronique. Environ 10 pour cent des maux de dos chroniques sont causés par l'arthrite ou d'autres maladies. Voyez votre professionnel de la santé pour vérifier que vos maux de dos ne soient pas liés à une maladie. La plupart des personnes aux prises avec des douleurs au dos souffrent de maux de dos

« non-spécifiques », liés aux muscles et aux ligaments qui entourent et soutiennent la colonne vertébrale, mais pas liés à la colonne vertébrale elle-même. Comme dans la plupart des cas de douleur chronique, des changements interviennent dans le système nerveux central et le cerveau, qui ont pour effet de perpétuer la douleur. Vous pouvez cependant faire en sorte de calmer votre système nerveux afin de limiter la douleur et ainsi améliorer votre qualité de vie.

Gérer les maux de dos chroniques

L'expérience de maux de dos chroniques est différente d'une personne à l'autre. Leur emplacement et leur intensité peuvent varier. Leur impact sur la vie quotidienne et les relations familiales de chacun est différent aussi. Si vous commencez à avoir des maux de dos dans la trentaine ou la quarantaine, cela pourrait avoir un impact sur votre travail et sur votre sécurité financière. Il n'est pas facile de changer de travail ou de surmonter une perte d'emploi. Consultez le chapitre 4 (pages 85 à 88) pour des conseils sur la façon de surmonter une perte d'emploi.

Il existe plusieurs moyens de gérer les maux de dos chroniques, même lorsque la douleur est forte, pour vous permettre de vivre pleinement. L'approche la plus efficace consiste à combiner les techniques d'autogestion, comme celles présentées dans cet ouvrage, et les soins prodigués par vos professionnels de la santé. Des études ont démontré que l'activité physique, sous forme de programme régulier d'exercices, aide à soulager les personnes souffrant de maux de dos chroniques et améliore leur capacité à accomplir leurs activités quotidiennes. Parfois l'exercice physique est un peu douloureux. Souvenez-vous que, tant que vous vous entraînez de façon sécuritaire, ce qui vous cause momentanément un peu de douleur ne vous fait pas nécessairement du mal. Les muscles et les ligaments de votre dos sont déjà guéris. Par conséquent, l'activité physique régulière ne risque pas de leur faire du mal, à moins que vous ne forciez la note. Donc, allez-y doucement! Avant d'entreprendre un programme d'activité physique, consultez sans faute votre médecin pour savoir quels types d'exercices éviter. Les chapitres 7, 8 et 9 peuvent vous aider à vous mettre à l'activité physique. Vous y trouverez des suggestions concrètes d'exercices adaptés aux personnes souffrant de douleurs au cou et au dos.

La détresse émotionnelle et la dépression peuvent rendre les maux de dos chroniques encore plus difficiles à supporter. Voilà pourquoi il est si important de savoir comment surmonter les difficultés et de connaître différentes techniques de relaxation. Ces sujets sont abordés aux chapitres 4 et 5. Avec vos maux de dos, il est peut-être parfois difficile d'avoir une bonne communication avec votre famille et de préserver la vie intime avec votre partenaire. Les chapitres 10 et 12 vous aideront à relever ces défis. Le dosage des activités est une autre méthode d'autogestion clé lorsque vous souffrez de maux de dos chroniques. Le chapitre 6 vous aidera à appliquer cette stratégie et à en faire plus en souffrant moins.

Une alimentation saine et la gestion du poids sont deux autres buts fondamentaux de l'autogestion. L'excès de poids peut avoir un effet négatif sur le mal de dos à cause de la tension excédentaire exercée sur les muscles du dos et de l'abdomen, ainsi que sur les articulations. Consultez les chapitres 13 et 14 pour de l'information sur ces questions. Les résultats des recherches scientifiques concordent : le tabagisme est un facteur de risque pour plusieurs types de douleurs musculosquelettiques chroniques, notamment les maux de dos, en particulier chez les personnes de moins de 50 ans. Si vous fumez et désirez arrêter, demandez conseil à votre professionnel de la santé sur les moyens à prendre.

L'action de la chaleur ou du froid, l'acupuncture et les massages, en particulier lorsque ces méthodes sont utilisées en combinaison avec un programme d'activité physique et une bonne formation à l'autogestion, se sont révélés des moyens utiles pour soulager les personnes souffrant de douleurs chroniques au bas du dos. Des études plus poussées sont en cours sur les traitements chiropratiques qui consistent en des manipulations thérapeutiques de la colonne vertébrale.

Ressources à consulter sur les maux de dos chroniques

Pour en apprendre davantage sur les maux de dos chroniques, tapez le terme « maux de dos » dans le moteur de recherche des sites Web suivants :

American Chronic Pain Association : www.theacpa.org

La Société de l'arthrite : http://arthrite.ca/accueil

National Institutes of Health : www.ninds.nih.gov/disorders/backpain

Toward Optimized Practice (TOP), Low Back Pain : www.topalbertadoctors.org/cpgs/885801

WebMD : www.webmd.com/back-pain

Certaines études en ont démontré les effets bénéfiques, alors que d'autres non. Outre ces traitements, votre professionnel de la santé peut vous prescrire des médicaments comme l'acétaminophène, des anti-inflammatoires légers, des antidépresseurs en faibles doses, des relaxants musculaires, ainsi que d'autres médicaments plus puissants si la douleur est plus intense. Consultez le chapitre 16 pour des renseignements détaillés sur les médicaments contre la douleur.

Fibromyalgie

Le terme fibromyalgie est issu de la combinaison de trois mots : « fibro » fait référence aux tissus fibreux ou conjonctifs, « myo » signifie muscle et « algia » signifie douleur. Fibromyalgie signifie littéralement « douleur dans les muscles et les tissus conjonctifs ». Les tissus conjonctifs sont constitués des tendons et des ligaments qui relient les muscles aux os, ainsi que les os les uns aux autres. La douleur et l'endolorissement liés à la fibromyalgie durent plus longtemps que quelques mois, affectent de vastes régions du corps et se déplacent d'une zone du corps à l'autre avec le temps. C'est un mal qui évolue. Jusqu'à 2010, un professionnel de la santé ne diagnostiquait la fibromyalgie que si une personne présentait de 11 à 18 points gâchettes, ainsi que des douleurs très répandues. (Les points gâchettes sont des points sensibles vis-à-vis des muscles, douloureux au toucher.) Depuis 2010, de nouvelles lignes directrices sont en vigueur pour le diagnostic de la fibromyalgie, fondées sur les résultats des plus récentes recherches sur la maladie. Les personnes atteintes de fibromyalgie peuvent effectivement présenter un certain nombre de points gâchettes, mais leur présence n'est plus un critère pour le diagnostic de la fibromyalgie.

La fibromyalgie s'accompagne aussi d'autres symptômes comme la fatigue, des troubles du sommeil, des problèmes de mémoire et de raisonnement (surnommés « brouillard cognitif »), ainsi que les états dépressifs et l'anxiété. Les personnes atteintes de fibromyalgie souffrent aussi parfois de maux de tête, d'un côlon et d'une vessie irritables, de cycles menstruels particulièrement douloureux et d'autres problèmes douloureux. La fibromyalgie s'accompagne parfois d'autres maladies chroniques douloureuses comme l'ostéoarthrite ou la polyarthrite rhumatoïde.

L'incidence de la fibromyalgie est deux fois plus élevée chez les femmes que chez les hommes. C'est une maladie qui peut se développer à n'importe quel moment de la vie, y compris l'enfance. La cause de la fibromyalgie est inconnue, mais il est probable qu'elle soit due à de multiples facteurs. Des recherches récentes indiquent que la présence de certains gènes augmente les probabilités de contracter la maladie. L'apparition de celle-ci pourrait aussi être influencée par des événements traumatiques vécus au cours de l'enfance, notamment les mauvais traitements. Il est à tout le moins connu de façon certaine que les personnes atteintes de fibromyalgie présentent des anomalies dans le traitement de la douleur, au niveau du système nerveux central et d'autres systèmes comme le système de réponse au stress et les systèmes de régulation du sommeil et de l'humeur.

Gérer la fibromyalgie

Il est possible de gérer la fibromyalgie, tout comme les autres affections qui s'accompagnent de douleurs chroniques. Et comme dans le cas des autres problèmes de douleur chronique, l'objectif des traitements consiste à gérer au mieux vos symptômes, à être le plus en santé possible et à maintenir ou améliorer votre état physique et vos rapports sociaux. Selon les lignes directrices les plus récentes, l'activité physique est la pierre angulaire du traitement de la fibromyalgie. Il n'y a pas de forme d'activité physique à favoriser en particulier. Vous pouvez faire une combinaison d'activités aérobiques, de musculation, d'exercices de souplesse et d'exercices d'équilibre. Vous pouvez commencer par des exercices en douceur comme la marche lente, le Programme facile de bouger! (voir le chapitre 8), du yoga léger ou du taï-chi, et, lorsque votre endurance sera meilleure, ajouter des exercices plus vigoureux. Vous pouvez, à votre guise, faire des exercices aquatiques ou sur la terre ferme, en solo ou en groupe. Le meilleur exercice est celui auquel vous vous tiendrez. Consultez les

Ressources à consulter sur la fibromyalgie

Pour en apprendre davantage sur la fibromyalgie, consultez les sites Web suivants (tapez le terme « fibromyalgie » dans le moteur de recherche de ces sites généraux) :

American Chronic Pain Association : www.theacpa.org

Chronic Pain & Fatigue Research Center, Université du Michigan : www.ibroguide.med .umich.edu

Fibromyalgia Network : www.fmnetnews.com

FM-CFS Canada : www.fm-cfs.ca

Medline Plus : www.nlm.nih.gov/medlineplus/ibromyalgia.html National Institute of Arthritis and Musculoskeletal and Skin Diseases : www.niams.nih.gov

Women's Health Matters : www.womenshealthmatters.ca

chapitres 7, 8 et 9 pour d'autres conseils sur l'exercice.

Brouillard cognitif est le terme utilisé pour décrire les problèmes liés à la pensée et à la mémoire qui accompagnent parfois la fibromyalgie. Le meilleur moyen de gérer ce brouillard cognitif est d'apprendre à doser vos activités (voir le chapitre 6) et de prendre certaines des mesures particulières décrites au chapitre 4, pages 84 à 85. Vous trouverez des renseignements sur la façon de gérer les autres symptômes liés à la fibromyalgie que vous éprouvez dans les sections correspondantes des chapitres 4 et 5. Bien entendu,

une saine alimentation et le maintien d'un poids santé contribuent grandement à optimiser votre santé générale. Aux chapitres 13 et 14, vous trouverez les lignes directrices à suivre pour une alimentation saine et la gestion du poids.

Votre professionnel de la santé vous prescrira probablement des médicaments pour gérer certains de vos symptômes. Il est question, au chapitre 16, de la plupart des médicaments utilisés dans le traitement de la fibromyalgie. Lisez aussi sans faute le chapitre 15 car il contient des renseignements généraux sur les médicaments et la façon de les gérer.

Maux de tête

Le mal de tête est l'une des formes de douleurs les plus communes. L'Organisation mondiale de la santé a rapporté récemment que 47 pour cent des adultes dans le monde entier ont souffert de mal de tête au cours de la dernière année. Pour la plupart des gens, les maux de tête ne sont pas fréquents, ne sont pas sévères et sont de courte durée. Par contre, il existe une autre catégorie de gens qui souffrent régulièrement de maux de tête – tous les mois, toutes les semaines ou même tous les jours. Les maux de têtes persistants ou chroniques peuvent vous épuiser, vous rendre déprimé ou anxieux, et, de façon générale, avoir un impact négatif sur votre qualité de vie et votre joie de vivre.

Qu'est-ce qu'un mal de tête? Un mal de tête est une douleur qui affecte n'importe quelle région de votre tête. Ce peut être d'un côté ou des deux côtés, sur le dessus ou à l'arrière de la tête, ou les deux. La douleur peut aussi être localisée en un point précis. Si la douleur est

localisée dans votre visage, votre bouche ou votre mâchoire, on parlera de douleur oro-faciale. La douleur d'un mal de tête peut être aiguë avec des élancements, lancinante et pulsée, ou simplement sourde et accompagnée de courbatures. La douleur peut être légère ou si intense que vous n'arrivez plus à rien faire. Le mal de tête peut de manifester progressivement ou apparaître soudainement, et disparaître en une heure ou vous accabler pendant plusieurs jours d'affilée. Selon le type de mal de tête, la personne peut également souffrir d'autres symptômes comme la nausée ou une extrême sensibilité à la lumière et au bruit. Bref, le mal de tête peut se présenter sous plusieurs formes selon les personnes.

Les médecins classifient les maux de tête en deux types : maux de tête primaires ou secondaires. Les maux de tête primaires sont directement causés par l'activité de vos vaisseaux sanguins, de vos muscles et des nerfs de votre tête et de votre cou, ainsi que par l'activité chimique dans votre cerveau. La céphalée de tension, la migraine et l'algie vasculaire de la face sont des exemples communs de maux de tête primaires. Les maux de tête secondaires sont les symptômes d'autres problèmes de santé qui provoquent la stimulation des nerfs sensibles à la douleur de votre tête. De nombreuses affections peuvent provoquer un mal de tête secondaire. La déshydratation, la fièvre et les infections comme les rhumes et les grippes peuvent provoquer des maux de tête secondaires. Des problèmes plus sérieux peuvent aussi en être la cause, par exemple l'hypertension, un accident vasculaire cérébral, des caillots sanguins, une blessure à la tête, un problème d'arthrite au cou ou d'autres affections douloureuses affectant votre visage ou votre mâchoire. Une cause courante, mais mal connue, des maux de tête secondaires est la surconsommation de médicaments contre la douleur, que l'on appelle parfois la céphalée d'origine médicamenteuse. Demandez à votre professionnel de la santé de vérifier soigneusement votre historique médical et de procéder à des examens afin de vérifier que vos maux de tête ne soient pas reliés à une maladie.

Gérer les maux de tête

Si vous souffrez fréquemment de maux de tête, il est possible que vous ne parveniez pas à les éliminer entièrement. Par contre, les stratégies d'autogestion, comme celles proposées dans ce livre, peuvent vous aider à réduire la fréquence et l'intensité des maux de tête dont vous souffrez.

Tout d'abord, identifiez les éléments déclencheurs qui initient vos maux de tête ou qui les aggravent. Devenez le « détective » de vos maux de tête en tenant un journal de leurs occurrences pendant au moins deux semaines

ou, mieux encore, un mois complet. Lorsqu'un mal de tête se déclenche, prenez quelques minutes pour écrire les circonstances (séquence d'événements, actions) qui ont mené au déclenchement de la douleur. Réfléchissez à ce qui a pu en provoquer le déclenchement ou l'aggravation. Bien des facteurs peuvent influencer un mal de tête. Il se peut que vous ayez une sensibilité à certains aliments, à l'alcool ou à d'autres boissons, ou aux fortes odeurs. Certains déclencheurs alimentaires sont identifiés au chapitre 13, page 258. Il se peut aussi que vous subissiez trop de stress ou que vous soyez inquiet ou émotif à l'égard d'un événement qui se passe dans votre vie. Avez sauté des repas ou modifié votre routine dernièrement? Y a-t-il eu dernièrement des changements à votre posture – conséquence d'un changement de bureau ou de chaise de travail, par exemple – susceptible de causer de la tension dans votre cou ou vos épaules? Êtes-vous fatigué? Manquez-vous de sommeil? Vivez-vous des changements hormonaux? La météo vous semble-t-elle être un facteur? En plus d'identifier les déclencheurs de vos maux de tête, il est important de noter ce que vous faites une fois qu'il y en a un qui s'est déclenché. Consignez les stratégies d'autogestion que vous essayez, y compris les médicaments, et notez leur efficacité. Le Journal de bord du mode de vie, qui figure au chapitre 14, page 284, peut vous aider à lancer votre travail de détective ou vous servir de modèle pour faire votre propre tableau.

Après avoir tenu votre journal de bord pendant quelques semaines, essayez d'identifier les schémas récurrents. Souvenez-vous, c'est parfois une combinaison de facteurs qui déclenche la douleur. Si vous identifiez de possibles

Signaux d'alerte : maux de tête

Il arrive parfois que les symptômes de la céphalée soient la manifestation d'un nouveau problème de santé sérieux. Demandez de l'aide médicale de toute urgence si vous souffrez du pire mal de tête de votre vie, si vous êtes pris d'un mal de tête soudain et violent, différent de ceux que vous connaissez habituellement, ou si vous avez un mal de tête accompagné de l'un (ou plusieurs) des symptômes suivants :

- confusion ou difficulté à comprendre le langage parlé
- difficulté à parler
- altération de la vision
- difficulté à marcher
- engourdissement, faiblesse ou paralysie d'un côté du corps
- étourdissements ou évanouissement
- fièvre élevée, supérieure à 39 à 40 °C
- raideur du cou
- nausée ou vomissements sans rapport avec la grippe ou la consommation d'alcool

déclencheurs, classez-les en déclencheurs évitables (certains aliments et certaines boissons), déclencheurs inévitables mais que vous pouvez apprendre à gérer (le stress, les réactions émotionnelles, la fatigue, une mauvaise posture), déclencheurs dont vous pouvez atténuer l'effet (repas sautés, sorties nocturnes) et déclencheurs hors de votre contrôle (changements hormonaux, météo). La première étape menant à la gestion de vos maux de tête, c'est d'être conscient des déclencheurs sur lesquels vous avez un certain contrôle, même partiel.

Lorsque vous aurez compris le patron de déclenchement de vos maux de tête, vous pourrez planifier de quelle façon vous éviterez ou gérerez ces déclencheurs, ou en atténuerez l'effet. Aux chapitres 4 et 5, nous abordons certaines méthodes d'autogestion du stress, des émotions fortes, de la fatigue, du manque de sommeil et d'autres facteurs susceptibles d'avoir une incidence sur vos maux de tête. Les conseils donnés au chapitre 6 sur le dosage des activités peuvent vous aider à bien équilibrer les activités et le repos de façon à ce que vous restiez sous votre seuil de déclenchement du mal de tête. Votre seuil de déclenchement du mal de tête est le point où vous commencer à sentir approcher le mal de tête. Il se peut que vous découvriez qu'en réagissant dès les premiers signes de l'approche d'un mal de tête (par exemple en faisant une courte promenade, en faisant un exercice de relaxation ou un exercice respiratoire, en prenant un médicament, etc.) vous pouvez prévenir le mal de tête ou, à tout le moins, en réduire l'intensité.

Vivre sainement est aussi un facteur important dans l'autogestion des maux de tête. En faisant régulièrement de l'exercice (d'intensité modérée), vous vous sentirez mieux dans votre peau et moins sujet au stress et à l'anxiété; votre

Ressources à consulter sur les maux de tête

Pour en apprendre davantage sur les maux de tête, consultez les sites Web suivants (tapez le terme « maux de tête » dans le moteur de recherche de ces sites généraux) :

American Academy of Orofacial Pain : www.aaop.org

American Headache Society Committee for Headache Education : www.achenet.org

American Headache Society : www.americanheadachesociety.org

Help for Headaches (Canada) (en anglais seulement) : www.headache-help.org

Migraine Québec (Canada) : http://migrainequebec.com/

National Headache Foundation : www.headaches.org

National Institute of Neurological Disorders and Stroke : www.ninds.nih.gov

Toward Optimized Practice (TOP), Headache : www.topalbertadoctors.org/cpgs/10065

humeur sera meilleure et vous serez moins fréquemment sujet à des crises de céphalée. Les chapitres 7, 8 et 9 vous proposent des moyens afin d'augmenter votre niveau d'activité physique. Si vous souffrez de migraines, vous devrez être prudent lorsque vous faites de l'exercice. Entraînez-vous à une intensité modérée – ni trop rapidement ni trop fort. Hydratez-vous bien et ne vous entraînez pas si vous êtes à jeun. Il est aussi important d'éliminer de votre diète tout déclencheur alimentaire et de manger sainement, à heures régulières. Consultez les chapitres 13 et 14 pour plus de renseignements sur la nutrition. De plus, dites aux membres de votre famille, à vos amis et à vos collègues comment ils peuvent vous aider lorsqu'il vous arrive d'avoir des maux de tête. Le chapitre 10 peut vous aider à apprendre à communiquer sur un mode positif.

Les médicaments peuvent être efficaces dans la gestion des maux de tête, mais il faut les prendre avec prudence. Consultez les chapitres 15 et 16 pour ce qui a trait à la gestion des médicaments. Vous pouvez faire appel à des médicaments en vente libre comme l'aspirine et l'acétaminophène (Tylenol®, Panadol®), ainsi que l'ibuprofène, un anti-inflammatoire (Advil®, Motrin®). Mais il ne faut pas en prendre plus de 14 jours sur une période d'un mois, car, chez certaines personnes, la surconsommation d'analgésiques peut justement être la cause de maux de tête quotidiens ou fréquents. Il ne s'agit pas d'un effet de dépendance mais plutôt d'un effet secondaire de la prise en trop grande quantité d'un médicament. Si vous prenez plusieurs médicaments, ou de fortes doses d'un médicament pour combattre le mal de tête, et que vous avez justement des maux de tête fréquents ou quotidiens, demandez à votre professionnel de la santé si vous n'êtes pas dans une situation de surconsommation de médicaments et, le cas échéant, demandez-lui comment diminuer votre consommation. Si vous souffrez de migraine aiguë ou d'algie vasculaire de la face, votre professionnel de la santé peut vous prescrire d'autres types de médicaments.

Douleur pelvienne chronique

La douleur pelvienne correspond à des douleurs ressenties dans la partie inférieure de l'abdomen et les éléments constituant le bassin. Ce type de douleur affecte la zone située directement sous le nombril, en descendant jusqu'aux hanches. La région du bassin comprend les organes reproducteurs, notamment l'utérus, le vagin et la vulve chez la femme, et le pénis, les testicules et la prostate chez l'homme. Le bassin comprend aussi la vessie, le côlon et de nombreux muscles, nerfs, os et tissus mous. La douleur pelvienne chronique peut se situer dans n'importe lequel de ces organes ou tissus, ainsi que dans le bas du dos, les fesses ou les cuisses.

La plupart des femmes ont des douleurs pelviennes ponctuelles à cause des menstruations. Mais il peut y avoir de nombreuses autres causes à l'origine des douleurs pelviennes. Chez les femmes comme chez les hommes, ces causes comprennent notamment les infections, la croissance anormale de tissus et les maladies des voies urinaires ou de l'intestin. La douleur pelvienne peut aussi être causée par des lésions aux nerfs, aux tissus, aux os, ou à des blessures qui font en sorte que les muscles du bas ventre, de la partie inférieure du bassin (appelé plancher pelvien) ou des fesses sont endoloris, contractés ou affaiblis. Chez les hommes, la douleur pelvienne chronique peut être causée par une prostatite (inflammation de la prostate). Si votre douleur pelvienne provient d'une cause connue, le traitement ciblera spécifiquement cette cause. Les traitements peuvent comprendre, notamment, différents médicaments destinés à guérir l'infection ou la maladie ou pour gérer les symptômes problématiques, la chirurgie s'il y a une excroissance, un kyste ou une tumeur à enlever, ainsi que la physiothérapie et l'exercice pour relâcher les muscles tendus et les points gâchettes.

Parfois, les causes de la douleur pelvienne sont complexes et aucun traitement ne fonctionne. La douleur persiste et devient chronique. Tout comme les autres formes de douleurs chroniques, la douleur pelvienne chronique est une affection en soi en raison de l'activité nerveuse anormale dans la région pelvienne, le système nerveux central et le cerveau qui lui est caractéristique.

La douleur pelvienne chronique diffère d'une personne à l'autre. Elle peut être légère comme sévère. Elle peut être sourde, aiguë, provoquer une sensation de brûlure ou des crampes. Elle peut être présente en permanence, mais il se peut aussi que vous ne la remarquiez qu'à certains moments seulement, par exemple au moment d'aller à la selle, d'uriner, lors des rapports sexuels ou après être resté assis longtemps. Elle peut être légère et ne pas trop vous agacer la plupart du temps ou, au contraire, perturber votre sommeil, votre travail et votre joie de vivre.

Les personnes souffrant de douleur pelvienne chronique font face à deux défis supplémentaires. Le premier est qu'il est souvent difficile de parler de douleur pelvienne avec les gens, même lorsqu'il s'agit de vos prestataires de soins de santé. La relation entre la douleur pelvienne et les fonctions sexuelles, urinaires et intestinales risque d'étouffer la conversation et de vous pousser à passer la question sous silence. Les chercheurs appellent cela la « culture du secret ». Cela risque de poser problème car les personnes qui souffrent de douleur pelvienne chronique ont besoin de relations de soutien et d'être prises au sérieux, comme toute autre personne souffrant de douleurs chroniques. Le secret signifie que vous ne pouvez pas parler librement de votre problème de douleur chronique à votre famille, à vos amis ou même à votre médecin. Dans une telle situation, vous risquez de vous sentir seul et isolé. À cela peut s'ajouter la deuxième conséquence particulière de la douleur pelvienne chronique, c'est-à-dire que certains de ses symptômes peuvent être embarrassants. Des symptômes comme l'incontinence urinaire ou intestinale ou les pertes vaginales imprévisibles peuvent induire la crainte de se trouver dans l'embarras. Cela risque de porter atteinte à votre confiance en vous. Si vous évitez les contextes de rencontres sociales, vous risquez de vous trouver davantage isolé.

Gérer la douleur pelvienne chronique

La douleur pelvienne chronique est complexe et présente des défis, mais de nombreuses choses sont possibles pour améliorer votre qualité de vie. Votre rôle dans la gestion de la douleur pelvienne chronique commence par une communication ouverte. Une communication ouverte vous permettra d'établir une relation de confiance avec les membres de votre équipe soignante. De cette manière, vous serez à l'aise de vous confier à eux. Vous serez probablement référé à des spécialistes, médicaux et autres. Préparez-vous à ces rendez-vous en lisant le chapitre 11, pages 211 à 217. Vous devez être

conscient qu'il se peut qu'on vous demande si vous avez déjà été victime ou êtes présentement victime d'abus sexuel ou physique, étant donné que chez certaines personnes la douleur pelvienne chronique est une conséquence de ces abus. Si vous êtes victime d'abus, il peut s'avérer difficile d'en parler, mais il est néanmoins très important de le faire afin de recevoir l'aide dont vous avez besoin.

La douleur pelvienne chronique est parfois comparée à des montagnes russes émotionnelles, faites de colère, de dépression, de culpabilité, d'anxiété, de frustration et de peur. Parfois, l'affection à l'origine de la douleur chronique provoque l'infertilité. Il en découle des sentiments de perte et de chagrin. Les outils d'autogestion décrits au chapitre 4, pages 50 à 57, et le chapitre 5 (qui porte sur l'utilisation de votre esprit pour gérer les symptômes) peuvent vous aider à gérer ces émotions pénibles. Parfois, cependant, l'autogestion ne suffit pas; vous avez besoin d'aide extérieure pour vous aider à surmonter vos émotions. Un groupe de soutien ou des consultations psychologiques pourraient être la solution. Confiez vos sentiments à votre professionnel de la santé et cherchez l'appui émotionnel de votre famille et de vos amis.

Votre professionnel de la santé pourrait vous prescrire des analgésiques et d'autres médicaments afin de gérer vos symptômes. Consultez les chapitres 15 et 16 afin de bien comprendre comment agissent les analgésiques et autres médicaments qui vous sont prescrits, ainsi que le rôle clé que vous avez à jouer en tant qu'autogestionnaire de vos médicaments. Votre professionnel de la santé est susceptible aussi de vous recommander d'autres formes de traitement, ainsi que d'autres produits. Lorsque vous décidez quels traitements essayer, consultez le chapitre 17, qui porte sur l'évaluation des traitements, et le chapitre 2, pages 24 et 25, qui porte sur la prise de décisions. Ces renseignements pourraient vous être utiles si vous n'êtes pas certain du chemin à suivre quant à vos traitements.

Si vous souffrez de douleur pelvienne chronique, de la même manière que pour les autres formes de douleur chronique, vous devez prendre soin de votre santé en général, y compris en ce qui a trait à la nutrition, à la gestion du poids et à l'activité physique.

Avec une saine alimentation, le maintien d'un poids santé et un programme régulier d'activité physique, vous vous sentirez mieux dans votre peau; cela vous donnera davantage d'énergie et contribuera à atténuer plusieurs symptômes. Lisez les chapitres 13 et 14 sur la nutrition et les chapitres 7, 8 et 9 sur l'activité physique. Pour compléter votre programme d'exercices de souplesse et d'exercice aérobiques, il se peut que vous soyez référé à un physiothérapeute pour l'évaluation et le traitement de la douleur que vous éprouvez aux muscles et aux tissus du bas ventre et du plancher pelvien. Demandez-lui si vous devez éviter certains exercices et certains appareils d'exercice. On pourrait, par exemple, vous conseiller d'éviter de faire des redressements-assis (abdominaux) afin de réduire l'irritation des nerfs, de ne pas utiliser de machines elliptiques et d'éviter le vélo, ou d'avoir une selle ou des vêtements capitonnés si vous en faites. Il se peut aussi que l'on vous recommande des exercices pour détendre et renforcer les muscles du bas ventre et du plancher pelvien.

Avec les douleurs pelviennes, les préoccupations quant à la sexualité sont courantes. Lisez le chapitre 10, qui porte sur la communication, et le chapitre 12, qui porte sur l'intimité et la sexualité, pour de l'information relative à vos préoccupations par rapport à cette sphère de votre vie.

Ressources à consulter sur la douleur pelvienne chronique

Pour en apprendre davantage sur la douleur pelvienne chronique, consultez les sites Web suivants (tapez le terme « douleur pelvienne chronique » dans le moteur de recherche de ces sites généraux) :

BC Women's Centre for Pelvic Pain and Endometriosis : www.womenspelvicpainendo.com

International Pelvic Pain Society : www.pelvicpain.org

Interstitial Cystitis Association : www.ichelp.org

Interstitial Cystitis Network : www.ic-network.com

Mayo Clinic : www.mayoclinic.org

Medscape : www.emedicine.medscape.com

Prostatitis Foundation : www.prostatitis.org

WebMD : www.webmd.com

Syndrome douloureux régional complexe (SDRC)

Le syndrome douloureux régional complexe (SDRC), aussi connu sous le nom de causalgie ou algodystrophie sympathique réflexe, est une forme difficile de douleur chronique. La plupart du temps, le SDRC affecte un membre (un bras, une main, un doigt, une jambe, un pied ou un orteil), mais il peut aussi se manifester dans d'autres parties du corps. Si vous êtes atteint du SDRC, vous risquez d'avoir une sensation perpétuelle de brûlure ou la sensation d'être transpercé par des « aiguilles » dans le membre affecté, une hypersensibilité au toucher, même lorsque celui-ci est léger. Votre peau risque de subir des transformations autour de la région douloureuse. Elle peut devenir pâle, tachetée, bleue ou très rouge. Vous pouvez ressentir une sensation de froid ou, au contraire, d'extrême chaleur dans le membre affectée – absente dans ceux qui ne le sont pas. La peau peut paraître gonflée, reluisante et mince. Dans la zone touchée, les ongles peuvent être altérés et la pilosité affectée. Une transpiration anormale peut apparaître autour de la région affectée. Dans cette zone, les muscles et les articulations peuvent se raidir et avoir des spasmes. Chez certaines personnes, le syndrome remonte le long du membre affecté pour se propager au membre opposé.

La cause exacte du SDRC demeure inconnue, mais il est probable que celui-ci soit dû à de multiples facteurs. La douleur apparaît souvent suite à un événement déclencheur. Les événements déclencheurs les plus communs sont les lésions par écrasement, les foulures (même les entorses légères à la cheville ou au poignet), les fractures ou les chirurgies. Il est aussi parfois aussi attribué à d'autres causes comme une crise cardiaque, un AVC ou une infection. Un indicateur clé de la présence du SDRC est que la douleur est beaucoup plus forte qu'elle ne devrait normalement l'être vu la blessure ou la maladie. Le SDRC est le résultat de dommages aux nerfs qui relient les membres au système nerveux central, dans la moelle épinière et le cerveau. Les nerfs qui se trouvent dans les membres font partie du système nerveux sympathique. Entre autres choses, le système nerveux sympathique contrôle le débit sanguin vers les membres, la température de la peau et la réponse au stress. Les changements morphologiques de la peau qui accompagnent le SDRC sont probablement causés par des dommages au système nerveux sympathique. C'est en raison de ces dommages que le fait d'avoir froid donne aux personnes atteintes du SDRC l'impression que la douleur est encore plus intense qu'elle ne l'est réellement.

Le SDRC n'est pas facile à diagnostiquer, surtout à un stade précoce. D'autres affections présentent des symptômes semblables. Il faut donc que votre médecin procède à des examens attentifs et élimine l'hypothèse d'autres maladies traitables comme les syndromes arthritiques, les maladies musculaires, un caillot de sang dans une veine ou le diabète, avant d'en arriver à conclure au SDRC. L'incidence la plus du SDRC se trouve chez les femmes de plus de 40 ans. Chez la plupart des patients, les symptômes du SDRC disparaissent au bout d'un an environ, en particulier dans le cas des enfants et des adolescents ainsi que des adultes chez qui la maladie a été traitée à un stade précoce. Pour d'autres personnes, cependant, le SDRC peut traîner de nombreuses années et mener à l'invalidité.

Gérer le syndrome douloureux régional complexe

La gestion du SDRC représente un processus d'apprentissage, pour vous comme pour votre équipe soignante. Vous devrez probablement subir de nombreux examens, procédures médicales et traitements avant d'en trouver qui vous procurent un certain soulagement. Consultez les chapitres 15 et 16, où il est question de votre rôle dans la gestion des médicaments et des autres traitements contre la douleur chronique. Le SDRC étant difficile à gérer, il est très important que vous travailliez en étroite collaboration avec tous les membres de votre équipe soignante et que vous les teniez informés de ce qui vous soulage et de ce qui ne fonctionne pas. En plus des symptômes qui accompagnent habituellement tous les types de douleurs chroniques, comme ceux abordés au chapitre 4, le SDRC pose des difficultés particulières. Parmi celles-ci, on compte l'impact d'émotions exacerbées, des pensées négatives, ainsi que de la peur et de l'évitement des mouvements. Nous abordons chacune de ces difficultés ci-dessous.

L'émotivité et le stress risquent d'aggraver sérieusement la douleur associée au SDRC, étant donné que le système nerveux sympathique, qui contrôle la réponse au stress, est directement touché par la maladie. Pour de nombreuses autres formes de douleurs chroniques, ce n'est pas le cas. Voilà pourquoi il est si important, lorsque vous êtes atteint du SDRC,

de bien gérer vos émotions et de limiter le stress. Vous en apprendrez davantage sur la dépression, la colère et le stress au chapitre 4, pages 69 à 83. Si vous devez faire face au stress de la perte d'emploi, lisez aussi les pages 85 à 88. L'apprentissage et l'application de techniques de relaxation, afin de calmer votre esprit et votre système nerveux, peut vous aider à combattre le stress inhérent au SDRC. Vous trouverez au chapitre 5 des exemples de techniques qui font appel à l'esprit afin de contrer le stress. Le dosage des activités est une autre stratégie utile. Les suggestions offertes au chapitre 6 peuvent vous aider à réduire votre stress tout en vous laissant accomplir les choses que vous avez envie de faire ou devez faire.

Vous êtes peut-être aussi souvent aux prises avec des pensées négatives incontrôlables, ce qu'on appelle parfois la pensée catastrophique. C'est cela qui se produit si vous êtes incapable d'arrêter de penser à vos douleurs et à combien elles sont pénibles. Lisez les sections du chapitre 5 qui portent sur le détournement de l'attention, la pensée positive réaliste et la relaxation. Si ces techniques ne donnent pas de résultat, parlez-en à votre professionnel de la santé et sollicitez de l'aide professionnelle.

Le troisième principal défi auquel font face les personnes atteintes du SDRC est la peur de bouger et l'évitement des mouvements. Comme le membre touché est très douloureux, vous pourriez être tenté de le protéger en bougeant le moins possible. Mais le fait de ne pas le bouger entraînera de nombreux problèmes, notamment : l'atrophie musculaire, la faiblesse des muscles et de l'ossature, la raideur des articulations et la contracture musculaire (rétrécissement et durcissement des muscles risquant d'entraîner la raideur et la déformation des articulations). Cela diminuera aussi votre mobilité au quotidien. Si vous recevez un diagnostic de SDRC, il est nécessaire d'adjoindre immédiatement un physiothérapeute à votre équipe soignante. Ce dernier vous fera faire un programme d'exercices destiné à maintenir le bon fonctionnement de votre membre affecté par le syndrome. Il vous aidera aussi à élaborer un programme d'exercices dans le but d'améliorer votre santé en général. Lisez les chapitres 7, 8 et 9 pour plus d'information sur la façon d'entreprendre un programme d'exercice et de le suivre avec persévérance.

Une enquête menée récemment et publiée dans la revue *Chronic Illness* demandait à des hommes et des femmes atteints de SDRC quels conseils ils donneraient à une personne qui vient d'apprendre qu'elle est atteinte du syndrome. Les participants ont répondu qu'ils diraient aux personnes dont la maladie vient d'être diagnostiquée qu'elles doivent, au moyen de l'autogestion, jouer un rôle actif face à la maladie. Les patients qui sont atteints du SDRC depuis un certain temps ont fait la mise en garde suivante : une autogestion efficace n'est possible que si la personne se sent suffisamment en contrôle de son état et de sa vie en général. Elles ont identifié trois choses importantes qui aident les patients souffrant de SDRC à se sentir davantage en contrôle de leur situation. Les voici :

■ **Premièrement, acceptez votre état.** Lorsque le diagnostic a été établi, vous devez cesser de chercher un traitement ou un remède et accepter que vous soyez atteint du syndrome. Vous fixer des objectifs réalistes et être bon envers vous-même est une dimension de cette acceptation. De plus, l'acceptation n'est pas chose facile et ne se fait pas du jour au lendemain. Il faut vous laisser le temps. Consultez les pages 108 à 114, au chapitre 5. Des stratégies vous sont proposées pour vous aider à accepter votre situation.

Ressources à consulter sur le syndrome douloureux régional complexe

Pour en apprendre davantage sur le syndrome douloureux régional complexe, consultez les sites Web suivants (tapez le terme « syndrome douloureux régional complexe » dans le moteur de recherche de ces sites généraux) :

Mayo Clinic : www.mayoclinic.org

National Health Service du Royaume-Uni : www.nhs.uk

National Institute of Neurological Disorders and Stroke : www.ninds.nih.gov/disorders/reflex_sympathetic_dystrophy

PainHEALTH, University of Western Australia : www.painhealth.csse.uwa.edu.au

RSDSA : www.rsds.org/index2.html

Reflex Sympathic Dystrophy Canada (en anglais seulement) : www.rsdcanada.org

WebMD : www.webmd.com

- **Deuxièmement, obtenez le soutien nécessaire.** Il est crucial d'obtenir un soutien adéquat de la part de votre équipe soignante, et bien sûr de la part de votre famille et de vos amis. Vous avez besoin de gens à qui parler, de gens qui vous comprennent. Pour ce faire, il faut parfois se créer un nouveau réseau de soutien. Lisez le chapitre 10, qui propose des moyens afin d'améliorer la communication, et le chapitre 3 qui vous propose des stratégies pour trouver l'aide dont vous avez besoin.

- **Troisièmement, informez-vous sur la maladie et découvrez ce qui fonctionne le mieux pour vous.** Bien vous informer sur le SDRC, auprès de sources d'information fiables comme celles présentées dans ce livre (y compris celles qui figurent ci-dessous) peut vous rassurer et vous aider à accepter votre état et bien vivre malgré les difficultés que pose le syndrome. D'autres personnes éprouvent elles aussi les symptômes du SDRC. Vous n'êtes pas seul.

Lectures complémentaires

Pour en apprendre davantage sur les sujets abordés dans ce chapitre, nous vous suggérons d'explorer les ouvrages suivants :

Borrel, M. 2015. *Soulager l'arthrose sans médicaments.* Leduc S.

Curtay, J-P., Blanc-Mathieu, V., & Thomas, T. 2011. *La Fibromyalgie, un programme global pour améliorer votre santé et renouer avec le bien-être.* Broché.

De Laurent, J. 2016. *J'ai vaincu la fibromyalgie.* Broché.

Jouval, E. 2016. *J'ai guéri de la fibromyalgie.* Broché.

Veroli, P. 2015. Arthrose - *Les solutions naturelles pour vos articulations : Les meilleurs traitements naturels de l'arthrose.* Thierry Souccar.

CHAPITRE 19

Gérer l'angine de poitrine, la maladie coronarienne et les conditions apparentées

L'ANGINE DE POITRINE, OU STÉNOCARDIE, est un symptôme douloureux commun, parfois chronique, de la maladie coronarienne. L'angine de poitrine survient lorsque le cœur ne reçoit pas suffisamment d'oxygène en raison d'une mauvaise circulation sanguine. La douleur provoquée par l'angine de poitrine peut être localisée de côté gauche de la poitrine, au-dessus du cœur, mais elle peut aussi s'irradier vers le dos, les épaules, les bras, le cou et la mâchoire. Chez certaines personnes, cela se traduit par une vague sensation d'inconfort ou de faiblesse. Il sera également question dans ce chapitre

*Nous tenons à remercier les personnes suivantes de leur aide pour la rédaction de ce chapitre :
Dr Michael McGillion, IA, Ph. D., professeur adjoint et directeur de la chaire de recherche Michael
G. DeGroote en soins infirmiers cardiovasculaires, Heart and Stroke Foundation, Université McMaster; Shelley Gershman, IA, coordonnatrice à la recherche, Université McMaster; Dr Sheila O'Keefe-McCarthy, IA, Ph. D., scientifique auxiliaire, Ross Memorial Hospital et Noorin Jamal, IA(CS), maître
en sciences infirmières/infirmière praticienne, Réseau universitaire de santé, Toronto, Canada*

de deux autres problèmes du système circulatoire, fréquents chez les personnes souffrant d'angine de poitrine : l'hypertension artérielle et l'acrosyndrome.

La maladie coronarienne

La maladie coronarienne est la maladie du cœur la plus courante. Elle est à l'origine de la plupart des crises cardiaques, ainsi que de l'insuffisance cardiaque. Les artères coronaires font office de pipelines de vaisseaux sanguins qui entourent le cœur (voir la Figure 19.1). Elles acheminent l'oxygène et les nutriments dont le cœur a besoin pour remplir sa fonction. Les artères en santé sont élastiques, souples et résistantes. Leurs parois internes sont lisses et le sang s'y écoule facilement. Les artères en mauvaise santé sont celles dont le diamètre est rétréci par des dépôts de cholestérol et d'autres substances. Ce phénomène d'épaississement et de durcissement des artères est appelé athérosclérose.

L'athérosclérose est un processus graduel, qui s'étend sur plusieurs années. Au cours d'une première phase, la paroi de l'artère subit des dommages. Ces dommages peuvent être causés par un taux élevé de cholestérol sanguin et de triglycérides, par le diabète, par le tabagisme ou par l'hypertension. Ensuite, le cholestérol LDL (le « mauvais » cholestérol) pénètre la paroi fragilisée de l'artère et y cause de l'inflammation. Certaines personnes sont affectées par ce problème dès l'adolescence.

Avec le temps, de plus en plus de cholestérol se dépose dans les artères endommagées et les zones de dépôts adipeux s'élargissent. Ces zones de dépôts adipeux se nomment plaques d'athérosclérose. Elles sont formées d'une substance jaune visqueuse – mélange de cholestérol, de calcium et de déchets cellulaires. Les plaques d'athérosclérose qui se forment ainsi

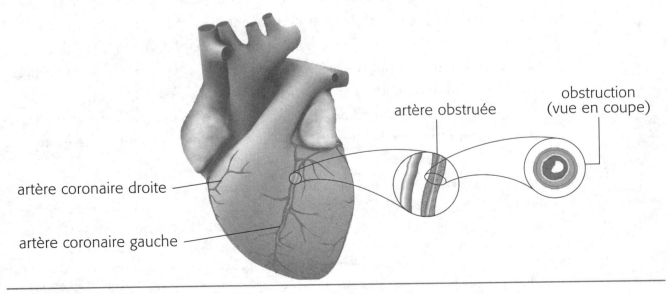

Figure 19.1 **Les artères coronaires**

à l'intérieur de l'artère finissent par entraver la circulation du sang, ce qui diminue le débit sanguin et l'apport d'oxygène au myocarde. Ces plaques peuvent aussi se fendre, ce qui entraîne la formation d'un caillot de sang sur le site de la lésion. Dans les deux cas, la circulation du sang vers le cœur est entravée et la personne risque alors de souffrir d'angine de poitrine (douleur thoracique temporaire) ou de subir une crise cardiaque. Si elle n'est pas traitée immédiatement, une crise cardiaque peut causer des dommages permanents au myocarde. Lorsqu'une zone du myocarde est endommagée, elle ne peut plus contribuer à pomper le sang.

Il existe un certain nombre de facteurs de risque de maladie coronarienne. Il est possible de contrôler certains d'entre eux mais pas tous. Les facteurs de risque de maladie coronarienne sur lesquels vous n'avez pas d'emprise sont :

- L'âge : le risque de maladie coronarienne augmente avec l'âge.

- Le sexe : le risque de maladie coronarienne est plus élevé chez les hommes de plus de 55 ans et chez les femmes postménopausées.

- Les antécédents familiaux : le risque que vous développiez la maladie coronarienne est plus élevé si un proche parent (père, mère, frère ou sœur) l'a développée avant l'âge de 55 ans ou avant la ménopause.

- L'origine ethnique : l'incidence de l'hypertension, de la maladie coronarienne et des accidents vasculaires cérébraux est plus élevée chez les Amérindiens, les Africains et les Asiatiques du sud que dans la population en général.

Les facteurs de risque de maladie coronarienne sur lesquels vous avez du pouvoir sont :

- L'hypertension : l'hypertension correspond à une tension artérielle constamment supérieure à 140/90 lorsque celle-ci est mesurée dans une clinique ou de 135/85 lorsque la tension artérielle est mesurée à la maison à l'aide d'un brassard de tensiomètre. (Nous voyons plus en détail la mesure de la tension artérielle aux pages 368 à 369.).

- Le diabète : tous les types de diabète (diabète de type 1, diabète de type 2 et diabète de grossesse).

- Un taux de cholestérol sanguin élevé : le cholestérol LDL (mauvais) et le cholestérol HDL (bon) doivent être évalués l'un par rapport à l'autre.

- L'embonpoint : on considère qu'une personne dont l'indice de masse corporelle (IMC) est supérieur à 25 souffre d'embonpoint. (Pour plus d'information sur l'IMC, consultez le chapitre 14, page 275 à 278.)

- Le tabagisme : cela inclut l'exposition à la fumée secondaire.

- Le manque d'exercice : les personnes sédentaires sont deux fois plus à risque de contracter la maladie coronarienne que celles qui font régulièrement de l'activité physique.

- Le stress : les personnes qui vivent des périodes de stress prolongées sont plus sujettes à l'athérosclérose et à l'hypertension. Elles risquent davantage de présenter un taux de cholestérol sanguin élevé.

- La consommation excessive d'alcool : par consommation excessive, on entend plus de 10 verres par semaine chez les femmes, et plus de 15 verres par semaine chez les hommes.

Autres considérations à propos du cholestérol

Le cholestérol est un gras cireux présent dans toutes les cellules du corps humain et dont la quantité peut être mesurée dans le sang. Le cholestérol est nécessaire à la production d'hormones, à la synthèse de la vitamine D et à la production des substances qui permettent la digestion de la nourriture. Votre corps génère lui-même suffisamment de cholestérol pour assurer son bon fonctionnement, mais il n'est pas bon d'avoir trop de cholestérol dans votre sang. Un taux de cholestérol sanguin élevé représente un important facteur de risque de maladies du cœur. Un taux de cholestérol sanguin élevé peut mener à la formation de plaques d'athérosclérose sur les parois des artères, ce qui en provoque le rétrécissement. Le sang n'a alors plus suffisamment d'espace pour circuler librement. Un tel rétrécissement des artères risque de provoquer de l'angine de poitrine étant donné que le cœur ne reçoit pas suffisamment de sang et d'oxygène pour fonctionner correctement.

Il existe deux types de cholestérol, le « bon » et le « mauvais ». Le cholestérol transporté par les lipoprotéines à basse densité (LDL) est considéré comme le mauvais cholestérol parce qu'une forte concentration de ce type de cholestérol dans le sang entraîne la formation de plaques d'athérosclérose dans les artères. Un bon moyen mnémotechnique consiste à vous rappeler que le cholestérol LDL est le cholestérol « lâche » (L). Le cholestérol transporté par les lipoprotéines à haute densité (HDL) est considéré comme le bon cholestérol parce qu'il nettoie les artères du LDL et assure ainsi une protection contre les maladies du cœur. Pour vous souvenir de sa signification, pensez à H pour cholestérol « héros ».

Les triglycérides sont une autre forme de gras présente dans votre corps. Lorsque vous mangez, votre corps conserve toutes les calories dont il n'a pas immédiatement besoin sous forme de triglycérides. Celles-ci sont conservées dans les cellules adipeuses. Les triglycérides sont libérés dans votre corps par des hormones, afin de vous fournir de l'énergie entre les repas. Si vous consommez davantage de calories que vous n'en dépensez, votre taux de triglycérides pourrait à la longue devenir trop élevé (hypertriglycéridémie).

Un taux anormalement élevé de cholestérol dans le corps est souvent lié à un diabète non contrôlé, à l'embonpoint ou à une forte consommation d'alcool. Vous pouvez maîtriser votre taux de cholestérol sanguin en perdant du poids, en suivant un régime alimentaire favorisant la santé cardiaque, en faisant régulièrement de l'exercice, en cessant de fumer et en buvant avec modération. Si ces changements de mode de vie ne suffisent pas, des médicaments peuvent vous être prescrits afin de diminuer votre taux de cholestérol. Les plages de taux recommandés de cholestérol sanguin (total, LDL et HDL) et de triglycérides sont établies différemment selon les pays, comme le montre le tableau 19.1. Les taux recommandés ne sont que des lignes directrices, susceptibles de changer. Adressez-vous à votre professionnel de la santé pour faire vérifier votre taux de cholestérol sanguin et de triglycérides. Il vous aidera à comprendre ce que les résultats signifient par rapport à votre santé.

Quand devrais-je faire faire des analyses de mon taux de cholestérol sanguin?

Voici quelques critères à suivre afin de déterminer si vous devez faire vérifier votre taux de cholestérol sanguin. Vous devez faire faire ces analyses si :

- Vous êtes un homme de plus de 40 ans.
- Vous êtes une femme de plus de 50 ans ou qui a passé la ménopause.
- Vous souffrez d'une maladie du cœur, du diabète, d'hypertension ou avez déjà subi un AVC.
- Vous avez des antécédents familiaux de maladies du cœur et d'AVC.

- Vous avez un tour de taille de plus de 102 centimètres (40 pouces) si vous êtes un homme, et de 90 centimètres (35 pouces) si vous êtes une femme. Pour les personnes d'ascendance chinoise ou sud-asiatique, vous avez un tour de taille de plus de 90 centimètres (35 pouces) si vous êtes un homme, et de 80 centimètres (32 pouces) si vous êtes une femme.

Tableau 19.1 Lignes directrices quant au taux de cholestérol sanguin

Cholestérol total (É.-U. et quelques autres pays)	Cholestérol total (Canada et la majeure partie de l'Europe)	
inférieur à 200 mg/dl	inférieur à 5,2 mmole/l	souhaitable
200 à 239 mg/dl	5,2 à 6,2 mmole/l	limite élevé
240 mg/dl et plus	supérieur à 6,2 mmole/l	élevé
Cholestérol LDL (mauvais) (É.-U. et quelques autres pays)	**Cholestérol LDL (Canada et la majeure partie de l'Europe)**	
inférieur à 70 mg/dl	inférieur à 1,8 mmole/l	idéal pour les personnes à très haut risque de maladie du cœur
inférieur à 100 mg/dl	inférieur à 2,6 mmole/l	idéal pour les personnes à risque de maladie du cœur
100 à 129 mg/dl	2,6 à 3,3 mmole/l	presque idéal
130 à 159 mg/dl	3,4 à 4,1 mmole/l	limite élevé
160 à 189 mg/dl	4,1 à 4,9 mmole/l	élevé
190 mg/dl et plus	supérieur à 4,9 mmole/l	très élevé
Cholestérol HDL (bon) (É.-U. et quelques autres pays)	**Cholestérol HDL (Canada et la majeure partie de l'Europe)**	
inférieur à 40 mg/dl (hommes) inférieur à 50 mg/dl (femmes)	inférieur à 1 mmole/l (hommes) inférieur à 1,3 mmole/l (femmes)	mauvais
40 à 49 mg/dl (hommes) 50 à 59 mg/dl (femmes)	1 à 1,3 mmole/l (hommes) 1,3 à 1,5 mmole/l (femmes)	moyen
60 mg/dl et plus	1,6 mmole/l et plus	bon
Triglycérides (É.-U. et quelques autres pays)	**Triglycérides (Canada et la majeure partie de l'Europe)**	
inférieur à 150 mg/dl	inférieur à 1,7 mmole/l	souhaitable
150 à 199 mg/dl	1,7 à 2,2 mmole/l	limite élevé
200 à 499 mg/dl	2,3 à 5,6 mmole/l	élevé
500 mg/dl et plus	supérieur à 5,6 mmole/l	très élevé

Source : www.mayoclinic.org/diseases-conditions/high-blood-cholesterol/in-depth/cholesterol-levels/art-20048245

L'angine de poitrine

Comme nous l'avons déjà dit, l'angine de poitrine est un symptôme courant de la maladie coronarienne. L'angine de poitrine est souvent induite par un stress émotionnel ou par l'effort physique. Elle est habituellement soulagée à l'aide de médicaments ou par le repos.

Les symptômes de l'angine de poitrine

L'angine de poitrine n'est pas toujours ressentie comme une douleur thoracique. Elle peut aussi se manifester par une sensation de pression ou de serrement, ou par une vague sensation d'inconfort. Certaines personnes (en particulier chez les femmes) peuvent ressentir uniquement certains des symptômes suivants :

- Indigestions persistantes accompagnées ou non de nausées
- Essoufflement
- Sueurs froides
- Crampes ou sensations de brûlure
- Engourdissement dans les bras, les épaules ou les poignets
- Faiblesse
- Fatigue inhabituelle
- Troubles du sommeil

Les crises angineuses *ne sont pas* des crises cardiaques, et la douleur causée par l'angine de poitrine *ne signifie pas* que le cœur est endommagé de façon permanente. L'angine de poitrine est, par contre, le signe d'un risque accru de crise cardiaque et d'insuffisance cardiaque. Une crise cardiaque survient lorsqu'une zone du cœur est endommagée parce qu'elle ne reçoit plus de sang. La douleur provoquée par une crise cardiaque dure généralement plus longtemps et est plus intense que celle de l'angine de poitrine. Elle n'est pas non plus soulagée par le repos ou en prenant le médicament sur ordonnance qui vous a été prescrit en cas de douleur angineuse.

Il est important de noter que les symptômes de l'angine de poitrine ne durent généralement que quelques minutes. Vous devez vous inquiéter si vous constatez des changements par rapport aux douleurs que vous ressentez normalement lors de crises angineuses. Si ces crises deviennent plus fréquentes, se produisent même lorsque vous êtes au repos ou durent plus longtemps qu'avant, demandez immédiatement de l'aide médicale. Il est important de noter que chez certaines personnes, l'angine de poitrine se présente sous une forme « atypique ». En ce cas, les symptômes habituels ne se présentent pas. La personne souffrant d'angine de poitrine atypique ressent plutôt une sorte d'inconfort thoracique diffus accompagné de certains des symptômes énumérés ci-dessus.

Certains faits portent à croire que les femmes sont plus sujettes à l'angine de poitrine atypique, en particulier avant la ménopause. L'explication tient peut-être au fait que les femmes sont non seulement sujettes au blocage des artères principales, mais aussi des plus petites artères qui irriguent le cœur.

Les types d'angine de poitrine

Les principaux types d'angine de poitrine sont l'angor stable, l'angor réfractaire, l'angor instable, l'angor de repos (ou de Prinzmetal) et l'angine microvasculaire.

Demandez de l'aide immédiatement

Si vous éprouvez des symptômes apparentés à ceux d'une crise cardiaque, *vous devez demander immédiatement de l'aide médicale.* De nouveaux traitements sont disponibles permettant de dissoudre les caillots de sang, de rétablir la circulation sanguine et de prévenir les dommages au cœur et au cerveau. Cependant, ces traitements *doivent absolument être administrés dans les heures suivant la crise cardiaque.* Plus vite ils sont administrés, mieux c'est. Aux États-Unis et au Canada, appelez immédiatement le 911 ou les services d'urgence si vous éprouvez l'un ou l'autre des symptômes suivants :

- Douleur thoracique oppressante intense

- Douleur ou inconfort dans un bras ou dans les deux bras, dans le dos, le cou, la mâchoire ou l'estomac

- Douleur thoracique d'une durée de plus de cinq minutes sans cause apparente, que le repos ou les médicaments pour le cœur ne parviennent pas à soulager.

- Douleur thoracique accompagnée de l'un ou l'autre des symptômes suivants : pouls rapide ou irrégulier, sueurs, nausée ou vomissements, essoufflement, faiblesse inhabituelle ou évanouissement.

- Chez les femmes, la douleur thoracique peut ne pas être présente. Des symptômes comme une sensation d'inconfort dans la poitrine, un pouls rapide ou irrégulier, des sueurs, une indigestion qui persiste (avec ou sans nausée ou vomissements), l'essoufflement, une faiblesse inhabituelle ou l'évanouissement peuvent être des signes d'une crise cardiaque.

Si vous croyez être victime d'une crise cardiaque, faites ce qui suit :

1. Arrêtez toute activité.

2. Asseyez-vous.

3. Appelez le 911. (N'essayez pas de prendre votre automobile pour vous rendre à l'hôpital.)

4. Si vous n'êtes pas allergique à l'aspirine, prenez un comprimé d'aspirine pour adulte (325 mg) ou quatre comprimés pour bébé (81 mg).

Les minutes comptent! L'intervention rapide peut sauver des vies — peut-être la vôtre. N'attendez pas plus de cinq minutes pour appeler le 911 ou le numéro d'urgence local.

Chacun d'eux est décrit en détail ci-dessous.

- **Angor stable.** L'angor stable est la forme la plus commune d'angine. Il répond à un schéma prédictible. L'angor stable est sujet à variation en ce qui a trait à la fréquence, à la gravité et aux facteurs déclencheurs. La douleur fait son apparition toujours à peu près au même endroit en cas d'effort ou d'exercice physique, ou lors de stress émotionnels. On soulage l'angor stable par le repos ou les médicaments, ou les deux combinés. Le froid ou la chaleur extrême, les repas trop lourds, la consommation d'alcool et le tabagisme peuvent aussi être des facteurs déclencheurs de l'angor stable.

- **L'angor réfractaire.** L'angor réfractaire est une forme sévère de l'angor stable impossible à contrôler au moyen des traitements typiques de la maladie coronarienne comme les médicaments pour le cœur, l'angioplastie ou les pontages coronariens. (Les traitements courants contre la maladie coronarienne sont abordés plus loin dans ce chapitre, pages 372 à 380.) L'angor réfractaire requiert des traitements spécialisés. Pour avoir des renseignements sur ces traitements, consultez votre professionnel de la santé.

■ **Angor instable.** L'angor instable est plus grave que l'angor stable. Il ne suit aucun schéma prévisible et peut survenir avec ou sans effort. Il ne peut être soulagé grâce au repos ou à l'aide de médicaments. L'angor instable est un état dangereux qui nécessite des soins médicaux d'urgence.

■ **L'angor de repos.** L'angor de repos, connu aussi sous le nom d'angor de Prinzmetal, est une forme rare d'angine de poitrine qui survient quand la personne est au repos, la nuit. Il est causé par un spasme d'une artère coronaire et il est caractérisé par une douleur thoracique intense. Près de 70 pour cent des gens qui subissent un angor repos ont au moins une artère coronarienne touchée par une athérosclérose sévère (voir page 36). La douleur provoquée par l'angor de repos peut être soulagée à l'aide de médicaments.

■ **L'angine microvasculaire.** L'angine microvasculaire provoque des douleurs thoraciques sévères qui en général durent plus longtemps que celles qui accompagnent les autres types d'angine de poitrine. Les personnes qui en souffrent ne présentent aucune maladie des artères coronaires susceptible d'être détectée à l'aide de la technologie actuellement disponible. En d'autres mots, il n'y a aucune obstruction visible d'une artère coronaire. Les médicaments parviennent parfois à soulager l'angine microvasculaire et parfois non. Cette affection est parfois aussi appelée syndrome X.

L'hypertension

L'hypertension artérielle augmente le risque de maladie coronarienne. La tension artérielle est une mesure de la pression à l'intérieur d'une artère, exprimée par deux nombres. Le premier, plus élevé, correspond à la pression dans l'artère quand le cœur se contracte et propulse une vague de sang (pression systolique). Le deuxième, plus bas, correspond à la pression lorsque le cœur se relâche entre deux contractions (pression diastolique). Ces deux nombres sont importants car une valeur élevée de l'un ou l'autre risque de compromettre la capacité de votre cœur de fonctionner normalement, en particulier à long terme.

L'hypertension artérielle est souvent appelée la « maladie silencieuse » car la plupart des gens qui en sont atteints ne présentent aucun symptôme. Comme ils se sentent parfaitement bien, ils ont peine à croire que quelque chose ne va pas. Ils ne sentent pas le besoin d'être traités. Par contre, la maladie silencieuse risque de ne pas rester silencieuse ad vitam aeternam. Avec le temps, l'hypertension non traitée risque d'endommager les vaisseaux sanguins dans tout le corps. Chez certaines personnes, ces dommages peuvent provoquer des AVC, des crises cardiaques, l'insuffisance cardiaque ou des lésions aux yeux ou aux reins. Pour éviter des complications graves comme celles-là, il est extrêmement important de faire vérifier votre tension artérielle régulièrement, même si vous vous sentez parfaitement bien.

Qu'est-ce qu'une tension artérielle normale? Une tension artérielle normale se situe sous 120/80 (on dit « 120 sur 80 »). Une tension artérielle qui se situe entre 120/80 et 140/90 est qualifiée de préhypertension. L'hypertension est une tension artérielle de 140/90 ou plus. Pour la plupart des gens, une tension artérielle plus basse s'accompagne d'un moindre risque de complications. Il convient de signaler que si vous souffrez du diabète, votre plage de tensions artérielles acceptables risque de se situer plus bas. Demandez à votre médecin de famille quelle est la gamme de tensions artérielles qu'il vous faudrait viser.

Il y a diagnostic d'hypertension lorsque les mesures de la tension artérielle sont trop élevées à deux moments distincts ou plus. À l'exception des cas graves, le diagnostic n'est jamais fondé sur une seule mesure étant donné que la tension artérielle de chacun varie de minute en minute. C'est la raison pour laquelle il est important de prendre des mesures de votre tension artérielle de façon répétée.

La tension artérielle de certaines personnes a tendance à grimper lorsqu'elles se trouvent dans le bureau du médecin. Cette réaction de stress est parfois appelée « hypertension du sarrau blanc ». Voilà une raison de plus pour laquelle il est judicieux de prendre plusieurs mesures, que ce soit pour établir un diagnostic d'hypertension ou pour effectuer le suivi de son traitement.

Il y a plusieurs endroits où vous pouvez faire vérifier votre tension artérielle : à la pharmacie, au poste de pompiers ou dans un centre pour personnes âgées. Vous pouvez même vous procurer un appareil afin de prendre votre tension artérielle à la maison. Prenez trois ou quatre mesures et voyez comment elles varient selon vos activités. Apportez les résultats lors de votre prochain rendez-vous avec votre professionnel de la santé.

Un régime faible en sodium, l'exercice physique, le maintien d'un poids santé, la modération dans la consommation d'alcool et la prise assidue des médicaments prescrits peuvent concourir à réduire la tension artérielle. Ne résistez pas à prendre vos médicaments contre l'hypertension par peur des effets secondaires. De nombreuses personnes souffrant d'hypertension se sentent nettement mieux (moins fatiguées, moins de maux de tête, etc.) une fois qu'elles prennent ces médicaments.

L'acrosyndrome

On parle d'acrosyndrome lorsque les artères des jambes se durcissent, lorsqu'il y a formation de plaques d'athérosclérose à l'intérieur de celles-ci qui en rétrécissent le diamètre. L'athérosclérose dans les jambes résulte habituellement du même processus pathologique que l'athérosclérose de la maladie coronarienne (voir page 362).

Le principal symptôme de l'acrosyndrome est la douleur dans les jambes en marchant. L'acrosyndrome s'accompagne aussi chez certains de plaies aux jambes qui ne guérissent pas ou qui mettent beaucoup de temps à guérir. Les traitements utilisés dans le cas de l'acrosyndrome sont semblables à ceux de la maladie coronarienne, exposés en détail plus loin dans ce chapitre. Parmi ceux-ci, on compte la désaccoutumance du tabac, l'exercice physique, les médicaments et parfois les interventions chirurgicales afin d'améliorer la circulation sanguine dans les jambes.

Diagnostic de la maladie coronarienne

Les symptômes de la maladie coronarienne sont parfois clairs, habituels, comme les douleurs angineuses qui se manifestent lors d'activités physiques. Parfois, cependant, l'angine de poitrine est atypique et les personnes qui en sont atteintes ne ressentent que de vagues symptômes. Heureusement, il existe maintenant de nombreux tests permettant de détecter la présence de la maladie coronarienne et d'en évaluer la gravité. Voici les principaux tests utilisés pour le dépistage de la maladie coronarienne :

- **Analyses sanguines.** Les analyses sanguines qui mesurent vos taux de cholestérol et de triglycérides sanguins permettent également d'estimer votre risque de maladie coronarienne. Ces analyses sont également utilisées pour vérifier l'effet des hypocholestérolémiants prescrits pour réduire le taux de cholestérol sanguin. Si vous souffrez de douleurs à la poitrine, votre médecin pourrait vous prescrire des examens afin de confirmer le diagnostic de crise cardiaque.

- **Électrocardiogramme.** Un électrocardiogramme (ECG) permet de mesurer les impulsions électriques produites par vos battements cardiaques et d'en tracer le schéma. L'électrocardiogramme requiert que vous demeuriez allongé quelques minutes. Dix électrodes sont placées sur votre poitrine, vos bras et vos jambes. Les schémas d'impulsions électriques de vos battements cardiaques sont captés et tracés sur un papier quadrillé, puis interprétés par le professionnel de la santé. L'ECG est un « instantané » de votre activité cardiaque. L'électrocardiogramme peut révéler une mauvaise alimentation du cœur en oxygène, une crise cardiaque, une hypertrophie du cœur et l'arythmie. Le test peut être répété afin de vérifier si une crise cardiaque est en cours. Parfois, le patient doit porter un petit moniteur pendant plusieurs heures ou plusieurs jours afin de détecter les épisodes de rythme cardiaque anormal. Un électrocardiogramme ne permet pas, par contre, de prévoir le risque de crise cardiaque.

- **Échocardiogramme.** Ce test fait appel aux ondes sonores (ultrasons) pour générer des images en mouvement du cœur. Un ordinateur convertit l'écho de ces ondes en images, qui apparaissent sur un moniteur. On peut ainsi voir la forme, la texture et les mouvements des valvules cardiaques, ainsi que la taille et le fonctionnement des cavités cardiaques. L'échocardiogramme offre une image plus détaillée du cœur que ce que permettent les rayons-X. L'échocardiogramme n'implique aucune exposition à des radiations, ne demande aucune préparation particulière et ne cause aucune douleur ni aucun inconfort. Un gel est étendu sur la poitrine du patient pour favoriser la transmission des ondes sonores, puis un dispositif appelé tête émettrice est déplacé sur sa cage thoracique. Un échocardiogramme est très utile pour déterminer s'il y a une quelconque forme de dysfonctionnement des cavités ou des valvules cardiaques. Un échocardiogramme peut aussi être effectué alors que vous faites des exercices physiques (épreuve à l'effort) afin de vérifier comment votre cœur réagit pendant l'effort.

■ **Épreuve à l'effort.** Parfois, les problèmes n'apparaissent que lorsque le cœur est soumis à un effort accru. L'épreuve à l'effort se fait sur un tapis roulant ou un vélo d'exercice. Le médecin peut aussi injecter une substance chimique au patient afin de stimuler son cœur et produire sur celui-ci les mêmes effets que l'exercice physique. Si l'épreuve à l'effort est physique, vous vous mettez à marcher sur le tapis roulant ou à pédaler sur le vélo et l'intensité de l'effort à déployer augmente toutes les 2 ou 3 minutes. Votre tension artérielle, votre rythme cardiaque, votre électrocardiogramme et toute douleur angineuse ou inconfort sont surveillés tout au long du test et durant quelques minutes par la suite. Si des symptômes angineux se déclarent ou que vous

essoufflez, le test est arrêté. Un test positif peut signaler la présence de maladie coronarienne, mais parfois les épreuves à l'effort donnent de faux résultats, en particulier chez les femmes. Il arrive que le test de personnes atteintes de maladie coronarienne soit négatif et que celui de personnes qui n'en sont pas atteintes soit positif. Il s'agit malgré tout d'un test sûr, que l'on combine souvent à un autre test afin de confirmer les résultats.

■ **Scintigramme.** Lors de ce test, une substance faiblement radioactive est injectée dans une veine. Puis, un scanner ou caméra spéciale prend deux séries d'images, avec et sans effort (induit par l'exercice ou au moyen d'un médicament). En comparant les images, votre médecin évalue l'acheminement du sang au myocarde et la capacité de votre cœur à bien pomper le sang.

■ **Cathétérisme cardiaque et coronarographie.** Lors de cette intervention, un long tube de plastique appelé cathéter est inséré dans l'un de vos vaisseaux sanguins principaux (habituellement), puis guidé doucement vers le cœur. Une teinture est alors injectée dans le cathéter. Cela permet à vos artères coronaires d'apparaître sur les radiographies qui sont prises. Ces radiographies aideront votre médecin à décider du meilleur traitement à appliquer si vos artères sont bouchées. Ce test permet aussi d'obtenir de l'information sur le fonctionnement du myocarde et des valvules cardiaques.

Prévention et traitement de la maladie coronarienne

Il y a trois approches générales pour la prévention et le traitement de la maladie coronarienne et de l'angine de poitrine : les changements de mode de vie, les médicaments et les interventions et chirurgies. Pour la plupart des cas, les patients voient leur état s'améliorer grâce à l'une ou plusieurs d'entre elles. Dans la prochaine partie, nous abordons les changements de mode de vie et les traitements non médicamenteux susceptibles d'améliorer votre état, puis, dans la suivante il est questions des médicaments, des interventions et des opérations chirurgicales.

Changements de mode de vie et traitements non médicamenteux

Les crises cardiaques et l'hypertension peuvent être évitées, ou à tout le moins leur incidence maîtrisée, en adoptant les changements de mode de vie et en appliquant les traitements non médicamenteux proposés ci-dessous :

- **Ne pas fumer.** Le tabagisme a notamment pour conséquences d'endommager les parois internes des vaisseaux sanguins et d'augmenter la tension artérielle. Cesser de fumer est la meilleure chose que vous puissiez faire pour votre santé. Il existe heureusement aujourd'hui une multitude de programmes de soutien (de la consultation téléphonique aux programmes en ligne ou de groupe) et des médicaments (de la gomme et des timbres à la nicotine aux médicaments calmants) pour vous aider à arrêter de fumer et à ne pas recommencer.

- **Faire de l'exercice.** L'exercice renforce votre cœur et peut contribuer à réduire votre taux de cholestérol et à diminuer votre tension artérielle, de même que vous aider à contrôler votre poids. Le risque de maladie coronarienne est deux fois plus élevé chez les personnes sédentaires que chez celles qui font de l'activité physique. Même de courtes séances d'exercice quotidiennes peuvent réduire votre risque de développer la maladie coronarienne, contribuer à votre mieux-être et rehausser votre niveau d'énergie (voir les chapitres 7, 8 et 9).

- **Manger sainement.** Plus votre taux de cholestérol est élevé, plus grand est le risque que vous développiez la maladie coronarienne. Une diminution de la quantité de cholestérol dans votre alimentation contribue à réduire votre risque de crise cardiaque et d'AVC (voir le chapitre 13). Malheureusement, vous ne pouvez entièrement contrôler votre taux de cholestérol par ce que vous mangez et buvez. Le corps produit également du cholestérol et l'usage de médicaments (hypocholestérolémiants) peut s'avérer nécessaire (Voir les pages 363 à 364 pour en apprendre davantage sur le cholestérol.).

- **Maintenir un poids santé.** L'embonpoint oblige votre cœur à faire davantage d'efforts, provoque l'augmentation de votre taux de cholestérol sanguin et de votre tension artérielle, et augmente votre risque de diabète. L'excès de poids au niveau du ventre est un facteur de risque particulièrement important pour la maladie coronarienne. L'activité physique régulière et une alimentation saine sont les deux principaux moyens pour perdre du poids et maintenir un poids santé (voir le chapitre 14).

■ **Gérer le stress émotionnel.** Le stress accroît la tension artérielle et le rythme cardiaque, ce qui risque d'endommager les parois internes des vaisseaux sanguins. Cela peut causer la maladie coronarienne (Consultez les chapitres 4 et 5 pour des méthodes de gestion du stress.).

■ **Boire avec modération.** Une consommation modérée d'alcool (un verre par jour pour les femmes et deux pour les hommes) peut *réduire* votre risque de maladie coronarienne, mais une consommation plus élevée ou la beuverie express (boire plus de cinq verres en un court laps de temps) peut *augmenter* à la fois le risque de maladie coronarienne et d'hypertension. Si vous buvez de l'alcool, limitez votre consommation.

■ **Garder le diabète sous contrôle.** Si vous souffrez du diabète, votre risque de développer la maladie coronarienne est plus de deux fois plus élevé car une glycémie élevée endommage les vaisseaux sanguins. Vous pouvez diminuer de beaucoup le risque de crise cardiaque et d'AVC en contrôlant votre glycémie et en prenant certains médicaments pour protéger votre cœur.

Faire de l'exercice malgré la maladie coronarienne

Pour bon nombre de personnes atteintes de maladie coronarienne et d'angine de poitrine, l'exercice peut être à la fois sécuritaire et bénéfique. Pour tirer le meilleur parti possible de votre activité physique, travaillez de concert avec vos professionnels de la santé afin de trouver le programme d'exercices le mieux adapté possible à vos besoins. Ne perdez pas de vue qu'un programme d'exercices réguliers, soigneusement choisis, est une composante importante de votre traitement et de votre réhabilitation. Un tel programme peut réduire les risques de problèmes ultérieurs, diminuer l'incidence des hospitalisations et contribuer à améliorer votre qualité de vie.

Quand faut-il éviter l'exercice physique lorsqu'on est atteint de maladie coronarienne ou d'angine de poitrine?

La maladie coronarienne et l'angine de poitrine peuvent restreindre la gamme d'activités physiques et la quantité d'exercice qu'il vous est possible de faire. Suivez les conseils de votre professionnel de la santé quant à l'exercice et à l'effort si votre circulation sanguine vers le cœur est déficiente. Si votre état est grave, votre professionnel de la santé pourra vouloir modifier votre traitement avant de vous donner la permission de faire de l'exercice. Par exemple, si votre circulation sanguine vers le myocarde n'est pas bonne, votre médecin pourrait recommander l'usage de certains médicaments, un pontage coronarien, ou une angioplastie transluminale afin d'améliorer l'irrigation de votre cœur, avant de vous autoriser à faire de l'exercice. (Voir plus loin dans ce chapitre, page 377, les renseignements sur les interventions et chirurgies cardiaques.)

Conseils sur l'exercice sécuritaire lorsqu'on est atteint de maladie coronarienne ou d'angine de poitrine

S'il n'y a pas de contre-indication à l'exercice ou d'interdiction de la part de votre médecin, vous pouvez entreprendre les programmes d'exercice proposés dans ce livre (voir les chapitres 7, 8 et 9). Les considérations suivantes sont destinées en particulier aux personnes souffrant de maladie coronarienne :

- Les activités de musculation comme l'exercice isométrique, les poids et haltères ou l'exercice sur machines à ramer peuvent augmenter la tension artérielle et mettre inutilement votre cœur à l'effort. Cela peut s'avérer dangereux si votre tension artérielle est élevée ou si votre circulation sanguine vers le cœur n'est pas bonne. Si les exercices de musculation font partie de votre programme de mise en forme, soyez prudent et ne retenez pas votre souffle pendant les exercices. Rappelez-vous d'expirer pendant l'effort. Un bon moyen de vous assurer de respirer est de compter à voix haute ou d'expirer en pinçant les lèvres.

- Si vous n'avez plus fait d'exercice depuis que vous souffrez de maladie coronarienne, une bonne façon de vous remettre à l'exercice est de le faire sous la supervision de professionnels expérimentés. Il existe dans la plupart des villes des programmes de réadaptation cardiaque ou des gymnases avec du personnel professionnel. Informez-vous auprès des hôpitaux et des centres communautaires locaux.

- Lorsque vous faites vos exercices, maintenez l'intensité d'effort bien au-dessous du niveau qui provoque des symptômes comme l'angine de poitrine ou un grand essoufflement. Par exemple, si vous avez eu des douleurs angineuses lors d'une épreuve à l'effort sur un tapis roulant avec un pouls de 130 battements par minute, vous ne devez pas dépasser une fréquence cardiaque de 115 battements par minute lorsque vous faites

de l'exercice. Si vous n'êtes pas en mesure d'évaluer votre fréquence cardiaque de façon suffisamment précise pour rester en dessous de votre « zone symptomatique », portez un moniteur de fréquence cardiaque (que vous trouverez dans un magasin d'équipement médical ou un magasin d'articles de sport) afin de pouvoir vérifier votre pouls en tout temps. Les autres moyens de vérifier votre intensité d'exercice sont le test de la parole ou le test de l'effort perçu (voir le chapitre 9, page 175), ainsi que l'Échelle de la perception de l'effort de Borg, présentée ci-dessous

- Si votre circulation sanguine vers le cœur n'est pas bonne, évitez les activités qui vous demandent un trop grand effort. Pratiquez des exercices de mise en forme plus sécuritaires et qui vous seront plus profitables comme la gymnastique légère, la marche, la natation et le vélo d'exercice.

- N'oubliez jamais que si de nouveaux symptômes angineux apparaissent, soit au repos ou pendant l'exercice, vous devez cesser l'activité en cours et communiquer avec votre professionnel de la santé.

Échelle de la perception de l'effort de Borg

Certaines personnes souffrant de maladie coronarienne et d'angine de poitrine jugent utile de se servir d'une échelle de perception pour surveiller leur effort physique. L'Échelle de Borg est une méthode permettant de surveiller votre niveau d'effort sur une échelle de 6 à 20, la valeur 6 représentant « aucun effort du tout » et 20 représentant l'« effort maximal », c'est-à-dire le plus intense que vous ayez jamais déployé (voir page 375). Des renseignements plus détaillés sur la façon d'utiliser cette échelle sont présentés sur le site Web du Center for Disease Control and Prevention, au

www.cdc.gov/physicalactivity/everyone /measuring/exertion.html

Faire de l'exercice malgré l'acrosyndrome

Les personnes souffrant d'acrosyndrome peuvent avoir des douleurs aux jambes lorsqu'elles font de l'exercice. Bonne nouvelle : les exercices de mise en forme améliorent l'endurance et réduisent les douleurs aux jambes pour la plupart des gens. Commencez par de courtes promenades à pied ou à vélo (voir le chapitre 9) et continuez jusqu'au moment où vous commencez à ressentir des douleurs aux jambes. Ralentissez ou arrêtez-vous et reposez-vous jusqu'à ce que l'inconfort cesse, puis repartez. Répétez

ce cycle pendant 5 à 10 minutes. Nombreuses sont les personnes à constater qu'elles peuvent augmenter graduellement la durée pendant laquelle elles sont capables de marcher ou faire des exercices en étant confortables. Un excellent objectif est de viser d'être capable de continuer pendant 30 à 60 minutes, une durée suffisante pour obtenir aussi des améliorations notables du point de vue condition physique. Si les douleurs aux jambes continuent de vous empêcher d'être actif physiquement, parlez-en à votre professionnel et demandez-lui quelles sont les options qui s'offrent à vous. Ne perdez pas de vue que les exercices des bras ne causent généralement pas de douleurs aux jambes! Donc, incluez-les dans votre programme de conditionnement physique.

Borg Scale of Perceived Exertion

6	Aucun effort du tout	
7		
8	Extrêmement léger	
9	Très léger	9 correspond à un exercice « très léger ». Pour une personne en santé, cela correspond à marcher lentement à son propre rythme pendant quelques minutes.
10		
11	Léger	
12		
13	Un peu intense	13 sur l'échelle correspond à un exercice « un peu intense », mais vous vous sentez assez bien pour continuer.
14		
15	Intense (dur)	
16		
17	Très intense	17 « très intense » signifie très fatigant. Une personne en santé peut continuer, mais elle doit faire de grands efforts. C'est difficile et la personne se sent fatiguée.
18		
19	Extrêmement intense	Le niveau 19 représente un exercice extrêmement fatigant. Pour la plupart des gens, il s'agit de l'activité physique la plus fatigante qu'ils aient jamais faite.
20	Effort maximal	

Source : The Borg RPE Scale®. Des échelles avec instructions sont disponibles auprès de Borg Perception : www.borgperception.se

Saine alimentation et suivi de votre poids

Le maintien d'un poids santé est un aspect essentiel de la gestion de la maladie coronarienne et de l'angine de poitrine. Pour perdre du poids et conserver un poids santé, il est essentiel d'avoir une saine alimentation.

Mangez des aliments sains, à faible teneur en sodium, et évitez les gras trans

Les personnes souffrant de maladie coronarienne et d'angine de poitrine doivent manger sainement afin d'éviter le durcissement ou l'obstruction des artères. Consultez la section portant sur les huiles et les lipides au chapitre 13, page 212. La majeure partie des lipides que vous consommez doit provenir de bons gras (graisses insaturées); très peu des mauvais gras (graisses saturées). Vous devez éviter le plus possible les gras trans. Si vous souffrez de maladie coronarienne et d'angine de poitrine, augmentez votre consommation de fibres. L'avoine, l'orge, les haricots secs et les pois, les lentilles, les pommes, les agrumes, les carottes et le psyllium contiennent beaucoup de fibres. La consommation de fibres peut vous aider à gérer le cholestérol sanguin élevé, un facteur de risque majeur de maladie coronarienne.

Pour en apprendre davantage sur la façon de s'alimenter sainement, y compris comment faire des choix santé et augmenter la quantité de fibres que vous mangez, consultez le chapitre 13.

Suivi de votre poids

Il est important de vous peser fréquemment (et correctement) si vous voulez percevoir les tendances qui signalent un problème de santé. Voici comment procéder :

- Pesez-vous chaque jour, à peu près à la même heure. Nous vous suggérons de vous peser le matin, juste après le lever (après avoir uriné et avant de manger).

- Pesez-vous toujours vêtu de façon semblable ou sans vêtements.

- Utilisez la même balance. Assurez-vous qu'elle est bien réglée à zéro et qu'elle repose sur une surface ferme avant de vous peser.

- Consignez votre poids dans un journal ou sur un calendrier.

- Pesez-vous de nouveau si vous avez des doutes quant au réglage de la balance ou quant à votre poids.

- Apportez votre journal de poids à tous vos rendez-vous médicaux.

- Appelez votre professionnel de la santé si vous gagnez un kilo ou plus en un jour ou 2,25 kilos ou plus en cinq jours, ou si vous vous sentez essoufflé ou que vos pieds et vos chevilles sont davantage enflés.

Voir en savoir plus sur la façon de conserver un poids santé, consultez le chapitre 14.

Des médicaments pour un cœur plus en santé

Une multitude de médicaments sont disponibles pour traiter la maladie coronarienne et l'angine de poitrine, l'hypertension et l'acrosyndrome. Auparavant, les médicaments n'étaient prescrits qu'en cas d'échec de tentatives de changement de certains aspects du mode de vie, par exemple l'alimentation et l'exercice. Des recherches récentes ont démontré qu'on obtient les meilleurs résultats en combinant des changements sur le plan du mode de vie avec l'utilisation de certains médicaments.

Les dérivés nitrés contre l'angine de poitrine

Les dérivés nitrés sont des médicaments qui soulagent la douleur thoracique en provoquant la vasodilatation afin d'augmenter l'apport en sang oxygéné au cœur et diminuer l'effort cardiaque. On compte dans cette famille de médicaments la nitroglycérine (Nitrostat®, Nitro-Bid® et Nitro-Dur®) et dinitrate d'isosorbide (Isordil®). Les dérivés nitrés se subdivisent en formulations à libération immédiate (action rapide) et formulations à libération progressive (action prolongée). Les formulations à libération immédiate sont utilisées pour prévenir ou gérer les crises angineuses. Elles se présentent sous forme de vaporisateurs ou de comprimés, administrés sous la langue dans les deux cas. Les formulations à libération progressive sont utilisées comme traitement d'entretien afin de maintenir la dilatation des vaisseaux coronaires. Elles se présentent sous forme de timbres cutanés, qui libèrent des dérivés nitrés à travers la peau, ainsi que de comprimés, à avaler.

Souvent, la nitroglycérine est prise sous la langue (sous forme de comprimé ou en vaporisateur) dès le premier signe d'angine. Votre professionnel de la santé vous donnera les instructions d'utilisation de la nitroglycérine, selon votre situation. Vous pouvez également prendre la nitroglycérine avant d'entreprendre une activité physique afin de prévenir une crise angineuse plutôt que d'attendre qu'une telle crise se manifeste. Pour en savoir plus à ce sujet, adressez-vous à votre professionnel de la santé. Ayez toujours la nitroglycérine avec vous et assurez-vous que vos médicaments ne sont pas périmés. Voyez votre pharmacien afin d'organiser un mode de renouvellement régulier de vos ordonnances. La nitroglycérine est sensible à la lumière. Assurez-vous de la conserver en tout temps dans le contenant de la pharmacie.

Autres médicaments courants pour le cœur

Le tableau 19.2, aux pages 382 et 383, présente les autres médicaments courants utilisés pour gérer la maladie coronarienne et l'hypertension. Si vous souffrez de ces affections, consultez votre professionnel de la santé pour savoir si l'un ou l'autre de ces médicaments peut convenir à votre situation. Si un médicament qui vous a été prescrit ne fonctionne pas ou vous cause des effets secondaires, parlez-en à votre professionnel de la santé. Habituellement, il est possible de trouver un médicament de remplacement efficace. Ces médicaments ne créent pas de dépendance et peuvent généralement être utilisés sans danger pendant de nombreuses années pour diminuer le risque de maladie coronarienne et d'hypertension. Ne commencez pas à prendre de tels médicaments ou ne cessez pas de les prendre sans consultation avec votre professionnel de la santé. Lisez le chapitre 15 qui porte sur la bonne gestion de vos médicaments.

La recherche pharmaceutique évoluant rapidement, consultez votre professionnel de la santé, un pharmacien ou un ouvrage de référence récent sur les médicaments pour obtenir les renseignements les plus à jour.

Interventions et chirurgies cardiaques

Lorsque les médicaments seuls ne parviennent pas à maîtriser adéquatement la maladie coronarienne et l'angine de poitrine, plusieurs formes d'interventions et de chirurgies cardiaques peuvent s'avérer utiles.

Table 19.2 **Les médicaments pour la gestion de la maladie coronarienne et de l'hypertension artérielle***

Médicament	Effet	Commentaires
Anticoagulants, p. ex. l'aspirine faible dose (comprimés enrobés de 81 mg), la warfarine (Coumadin®), clopidogrel (Plavix®)	Les antigoagulants réduisent le risque de formation de caillots sanguins. Cela diminue le risque de crise cardiaque et d'AVC, en particulier si vous avez déjà été victime d'une crise cardiaque, d'un AVC, ou si vous souffrez du diabète.	L'aspirine peut irriter l'estomac et même causer de petits ulcères et des saignements. Habituellement, la prise de l'aspirine faible dose (81 mg) avec enrobage gastro-résistant en même temps que de la nourriture permet d'éviter les problèmes d'estomac. Bien que l'aspirine permette de diminuer le risque général d'AVC causés par les caillots sanguins, elle peut aussi augmenter légèrement le risque d'un certain type d'AVC dû au saignement.
Statines hypocholestérolémiantes, p. ex. ovastatine (Mevacor®), simvastatine (Zocor®), atorvastatine (Lipitor®), pravastatine (Pravachol®) Résines, p. ex., cholestyramine (Questran), colestipol (Colestid®)	Les statines et les résines permettent de réduire votre taux de cholestérol LDL (mauvais cholestérol) en bloquant la production de cholestérol par le foie. Elles permettent également d'augmenter le taux de cholestérol HDL (bon cholestérol), ainsi que contribuer à prévenir la formation de caillots et l'inflammation dans les artères. Les études récentes indiquent que si vous souffrez de maladie coronarienne ou de diabète, même si vos taux de cholestérol sont normaux, la prise de statines peut diminuer vos risques de nouvelles atteintes de la maladie coronarienne et d'AVC	Les personnes qui prennent des statines quotidiennement ont un risque beaucoup moins élevé de subir une crise cardiaque ou de décéder d'une crise cardiaque ou d'un AVC. Si vous éprouvez des douleurs musculaires intenses, une grande faiblesse ou que votre urine est brune en prenant l'un de ces médicaments, communiquez immédiatement avec votre professionnel de la santé. Les statines peuvent être combinées avec d'autres médicaments afin de réduire le taux de cholestérol sanguin et de triglycérides.
Inhibiteurs calciques, p. ex., amlodipine (Norvasc®), félodipine (Plendil®), nifédipine (Adalat®, Procardia®), vérapamil (Calan®, Isoptin SR®), diltiazem (Cardizem®, Dilacor®)	Ces médicaments ont pour effet de relâcher les muscles autour des artères, ce qui diminue la tension artérielle. Cela aide votre cœur à pomper le sang.	Certains inhibiteurs calciques pourraient aggraver l'insuffisance cardiaque.
Inhibiteurs de l'enzyme de conversion de l'angiotensine (IECA), p. ex. lisinipil (Prinivil®, Zestril®), captopril (Capoten®), énalopril (Vasotec®) Antagonistes des récepteurs de l'angiotensine II (ARA II), p. ex. losartan (Cozaar®)	Les IECA et les ARA II détendent les vaisseaux sanguins pour permettre un débit plus facile du sang vers le cœur. Cela améliore l'apport en sang oxygéné au cœur. Ces médicaments diminuent la tension artérielle et peuvent contribuer à diminuer les symptômes de l'insuffisance cardiaque et améliorent le taux de survie des personnes qui en sont atteintes. Ils sont aussi utilisés pour prévenir et traiter les problèmes rénaux, en particulier chez les personnes atteintes du diabète.	Certaines personnes qui prennent des inhibiteurs IECA développent une toux légère ou ont une sensation de chatouillement au fond de la gorge. Si la toux n'est pas trop gênante, il n'y a pas lieu de cesser de prendre le médicament. Si la toux vous embête trop, l'IECA peut parfois être remplacé par un ARA II ou par un autre type d'IECA.

Table 19.2 **Les médicaments pour la gestion de la maladie coronarienne et de l'hypertension artérielle***

Médicament	Effet	Commentaires
Bêta-bloquants, p. ex. aténolol (Tenormin®), métoprolol (Lopressor®, Toprol XL®), propranolol (Inderal®), acétabutol (Sectral®), nadolol (Corgard®), carvédilol (Coreg®)	Les bêta-bloquants réduisent l'effort cardiaque en relaxant le myocarde et en diminuant le rythme cardiaque. Cela permet au cœur de pomper le sang plus facilement. Les bêta-bloquants sont utilisés dans le traitement de l'hypertension, de l'insuffisance cardiaque, de l'arythmie, l'obstruction des artères et l'angine de poitrine. Ce type de médicaments permet de réduire le risque de mort soudaine (sans symptômes avant-coureurs) par crise cardiaque chez les personnes souffrant de maladie coronarienne. Si vous surveillez votre intensité d'exercice en prenant votre pouls, n'oubliez pas que les bêta-bloquants ralentissent votre rythme cardiaque. Vous devrez donc modifier en conséquence votre gamme de fréquences cardiaques cible et votre fréquence cardiaque maximale sécuritaire. Demandez conseil à votre professionnel de la santé.	Les effets secondaires initiaux ont tendance à s'estomper avec le temps. Cela pourrait prendre de deux à trois mois avant que vous ne ressentiez les effets bénéfiques d'un bêta-bloquant. Au cours de cette période, le médicament permet néanmoins d'éviter que votre cœur ne s'affaiblisse davantage. Les personnes asthmatiques dont l'asthme est mal contrôlé et les personnes atteintes du diabète doivent demander à leur professionnel de la santé s'ils peuvent ou non prendre des bêta-bloquants.
Antiarythmiques, p. ex. amiodarone (Cordarone®), lécaïnide (Tambocor®), ainsi que plusieurs bêta-bloquants et inhibiteurs calciques	Ces médicaments aident à ralentir le rythme cardiaque et à le stabiliser.	Plusieurs médicaments peuvent être utilisés en combinaison pour calmer votre rythme cardiaque. Il se peut qu'on vous prescrive plus d'un agent antiarythmique afin d'obtenir une bonne réponse de la part de votre corps.
Diurétiques, p. ex. hydrochlorothiazide (HCTZ®, Esidrix®), furosémide (Lasix®), chlorthalidone (Hygroton®), bumétanide (Bumex®), triamtérène + hydrochlorothiazide (Dyazide®, Maxide®)	Les diurétiques (médicaments stimulant l'excrétion urinaire) ont pour effet de réduire la quantité de fluides dans l'organisme. Vous évacuez ces fluides excédentaires en urinant. La réduction de la quantité de fluides excédentaires facilite l'effort de votre cœur et peut aussi contribuer à diminuer la tension artérielle, l'enflure et l'accumulation de fluides dans les poumons. Il a été démontré que certains diurétiques réduisent le risque de crise cardiaque et d'AVC.	lSi vous prenez votre dernière dose de diurétique au plus tard à 18 h, il est probable que vous n'aurez plus à vous lever aussi souvent pour uriner la nuit. Selon le médicament, il se pourrait que vous deviez prendre des suppléments de potassium.

*Comme la recherche sur les médicaments évolue rapidement, nous vous suggérons de consulter votre médecin, votre pharmacien ou un livre de référence récente sur les médicaments pour obtenir les dernières informations.

■ **Angioplastie coronaire ou transluminale.** L'angioplastie coronaire permet de soulager les symptômes de la maladie coronarienne en éliminant les obstructions, ce qui permet une meilleure irrigation du cœur. Lors de cette intervention, un cathéter muni d'un ballon à son extrémité est inséré dans l'artère afin d'en élargir la zone trop étroite. Votre médecin peut également décider d'insérer une endoprothèse vasculaire, minuscule cylindre maillé, afin de préserver le diamètre de la lumière artérielle. Plusieurs types d'endoprothèses vasculaires contiennent des médicaments qui permettent de prévenir une nouvelle obstruction de l'artère.

■ **Pontage coronarien.** Le pontage coronarien permet de créer une nouvelle voie de circulation du sang vers le cœur. Il s'agit d'une opération chirurgicale au cours de laquelle un vaisseau sanguin de la jambe ou de la paroi thoracique est utilisé afin de créer une voie de contournement du segment obstrué de l'artère coronaire. Au cours de l'opération, un pontage peut être créé sur une ou plusieurs artères obstruées. Cette opération chirurgicale nécessite plusieurs jours à

Autres ressources à consulter

American Heart Association (AHA) : www.heart.org

American Stroke Association : www.strokeassociation.org

Société canadienne de cardiologie (SCC) : http://www.ccs.ca/fr/

DASH Diet : www.nhlbi.nih.gov/health/health-topics/topics/dash

Fondation des maladies du cœur et de l'AVC :
    https://etools.heartandstroke.ca/HeartStroke/BPAP.Net/Tracker.aspx?LID=2&ver=False

Fondation des maladies du cœur et de l'AVC : www.coeuretavc.ca/

HeartHub : www.hearthub.org

Mayo Clinic, Diseases and Conditions – High Cholesterol :
    www.mayoclinic.org/diseases-conditions/high-blood-cholesterol/in-depth/cholesterol-levels /
    art-20048245

National Heart, Lung, and Blood Institute (NHLBI) : www.nhlbi.nih.gov

National Institute of Neurological Disorders and Stroke : www.ninds.nih.gov

National Institutes of Health : health.nih.gov

National Stroke Association : www.stroke.org

Office on Women's Health : www.womenshealth.gov

Persistent Cardiac Pain Resource Centre : www.cardiacpain.net

WomenHeart – The National Coalition for Women with Heart Disease : www.womenheart.org

l'hôpital et la convalescence peut durer de quelques semaines à quelques mois.

Le personnel médical peut faire beaucoup de choses pour prévenir la maladie coronarienne et gérer l'angine de poitrine. Les personnes atteintes de ces affections peuvent néanmoins vivre de longues vies actives. La combinaison judicieuse d'un mode de vie sain, de médicaments soigneusement choisis et d'interventions cardiaques permet de réduire radicalement le nombre de crises cardiaques et de morts prématurées. Vous avez également un rôle très important à jouer. Il est de votre responsabilité de bien manger et de faire de l'exercice physique, de bien gérer le stress et de prendre vos médicaments selon la prescription du médecin. Si vous ne faites pas votre part, votre équipe soignante sera malheureusement beaucoup moins efficace.

Toutefois, même avec d'excellents soins, les personnes atteintes de maladie coronarienne et d'angine de poitrine doivent planifier l'avenir. En particulier, ils doivent faire connaître leurs volontés à l'égard des questions de fin de vie et de soins médicaux. Le prochain chapitre porte sur cette tâche d'autogestion essentielle.

Lectures complémentaires

Pour en apprendre davantage sur les sujets abordés dans ce chapitre, nous vous suggérons d'explorer les ouvrages suivants :

De Coninck, D. 2011. *Dans le corps d'un autre : comment la fibromyalgie a changé ma vie.* Broché.

Dr. Dumolard, A. 2014. *Comprendre et reconnaître la fibromyalgie pour mieux la Soulager.* Broché.

Gayler, P. & Heiser, G., 2011. *Meilleures recettes contre l'hypertension.* Guy Saint-Jean.

Kotzki, N., Ledermann, B. & Messner-Pellenc P. 2003. *Maladie coronarienne et réadaptation.* Broché.

Liliana Suciu, L (MD ND) & Wilson, I. (BSc ND) *Maladie coronarienne: Quels suppléments devrais-je prendre?* Amazon Media.

Ollivier, J-P. 2003. *Infarctus, angine de poitrine.* In Press Ed.

CHAPITRE 20

Planifier l'avenir : craintes et réalité

LA DOULEUR CHRONIQUE EST RAREMENT UNE MALADIE QUI LIMITE LA VIE, mais elle peut accompagner des maladies qui s'aggravent avec le temps. Aussi, en vieillissant, les personnes souffrant de douleurs chroniques peuvent développer d'autres maladies. Elles s'inquiètent souvent de ce qui leur arrivera si leur maladie devient vraiment handicapante. Elles craignent qu'à l'avenir elles aient du mal à gérer leur état et leur vie.

Lorsque vous voulez affronter vos craintes, vous devez prendre le contrôle de votre vie et planifier votre avenir. Vous n'aurez peut-être jamais à mettre vos plans à exécution, mais vous serez rassuré de savoir que vous maîtrisez la situation si les événements que vous craignez venaient à se produire. Dans ce chapitre, nous aborderons les préoccupations les plus fréquentes qui touchent les personnes atteintes de maladies et offrirons quelques suggestions afin de les aider à les gérer.

Que se passera-t-il si je ne peux plus prendre soin de moi?

Peu importe notre état de santé, la plupart d'entre nous craignent de devenir un jour vulnérables et dépendants. Les personnes qui souffrent de problèmes de santé potentiellement handicapants ressentent cette peur de façon encore plus marquée; les aspects financiers, sociaux, émotionnels et physiques sont généralement au centre de leurs préoccupations.

Préoccupations physiques de la vie quotidienne

Lorsque votre état de santé change, vous devrez peut-être songer à modifier vos habitudes de vie. Vous aurez peut-être à embaucher quelqu'un pour vous aider à la maison ou déménager dans un endroit où vous pourrez obtenir plus d'aide. Vous devez prendre cette décision en tenant compte de vos besoins et de la meilleure façon de les combler. Pour ce faire, considérez tous les aspects de votre vie : financiers, sociaux et émotionnels.

Vous devez d'abord évaluer ce que vous pouvez faire par vous-même et les activités de la vie quotidienne pour lesquelles vous avez besoin d'une certaine aide. Les activités de la vie quotidienne concernent les activités que vous faites quotidiennement comme se lever le matin, prendre un bain, s'habiller, préparer les repas et manger, faire le ménage, les emplettes et payer les factures. La plupart des gens sont en mesure d'exécuter ces tâches, même s'ils doivent les faire plus lentement, en les modifiant ou avec l'aide d'appareils.

Chez certaines personnes, toutefois, l'exécution d'une ou plusieurs de ces tâches n'est plus possible sans l'aide d'une autre personne. Par exemple, vous êtes toujours capable de cuisiner, mais ne pouvez plus faire les emplettes. Aussi, s'il vous arrive de vous évanouir ou d'avoir de soudaines pertes de conscience, vous avez peut-être besoin d'être accompagné en tout temps. Vous pouvez aussi réaliser que vous vous n'éprouvez plus de plaisir pour certaines choses que vous aimiez faire, par exemple jardiner. En vous servant des étapes de la résolution de problèmes, abordées au chapitre 2, analysez la situation et effectuez une liste des difficultés potentielles que vous éprouvez. Lorsque vous aurez rédigé cette liste, réglez les problèmes un à la fois.

Énumérez d'abord, pour chacun des problèmes que vous éprouvez, toutes les solutions possibles auxquelles vous pouvez penser. Par exemple :

Je ne peux pas faire les emplettes.

- Demander à ma fille de faire les emplettes à ma place.

- Trouver un centre de bénévoles qui offre ce service.

- Faire les emplettes à un endroit qui offre la livraison.

- Demander à un voisin de faire les emplettes à ma place.

- Faire l'épicerie en ligne et faire livrer.

- Faire affaire à un service de repas à domicile.

Je ne peux plus vivre seule.

- Embaucher un préposé qui vit à domicile.

- Emménager chez un parent.

- Faire installer un système d'intervention en cas d'urgence.

- Déménager dans une résidence privée.

- Déménager dans une maison de retraite.

Choisissez la solution qui vous semble le plus appropriée à votre situation (étape 3 de la résolution de problèmes). Prenez cette décision en fonction de vos finances et de la disponibilité de votre famille ou des autres ressources. Il pourrait arriver qu'une seule solution puisse régler plusieurs problèmes. Ainsi, si vous ne pouvez plus faire vos emplettes, vous ne pouvez plus être seul et que les tâches ménagères deviennent difficiles à effectuer, vous pourriez songer à une maison de retraite qui offre les repas, s'occupe des tâches ménagères et assure le transport pour les courses et les rendez-vous médicaux.

Tout bon autogestionnaire tire souvent parti de toutes les ressources disponibles (étape 6 dans les étapes de la résolution de problèmes, abordées au chapitre 2). Vous pouvez vous adresser au centre hospitalier de votre région, au centre communautaire pour aînés ou au centre pour personnes handicapées afin de vous informer sur les ressources disponibles dans votre communauté. Aussi, ces centres pourraient vous guider en matière de gestion de soins. Lorsque vous cherchez une maison de retraite, comme dans l'exemple dont nous avons parlé, adressez-vous aux résidences pour personnes autonomes ou aux organismes venant en aide aux personnes handicapées de votre région qui sauront vous référer aux établissements de soins appropriés à vos besoins.

Vous pourriez trouver du réconfort à parler à un ami cher, un proche, un professionnel tel qu'un travailleur social ou un ergothérapeute, de vos désirs, de vos aptitudes et de vos handicaps. Une autre personne est parfois plus à même de déceler certains aspects que vous auriez pu négliger ou ignorer à dessein. De nombreux professionnels peuvent vous être d'un grand secours. Les travailleurs sociaux apportent une aide précieuse lorsque vous devez prendre des décisions pour régler vos problèmes financiers, d'hébergement et pour repérer les ressources appropriées dans la communauté. Certains travailleurs sociaux, formés en tant que thérapeutes, pourraient vous conseiller lorsque vous éprouvez des problèmes émotionnels ou relationnels reliés à votre état de santé ou à votre vieillissement.

Un ergothérapeute peut évaluer vos besoins de la vie quotidienne, vous recommander de vous procurer des aides fonctionnelles ou aménager votre espace de vie, à l'intérieur ou à l'extérieur de votre domicile, afin de vous faciliter la vie. Leur aide s'avère particulièrement bénéfique pour les personnes atteintes de douleur chronique qui se déplacent difficilement. Les ergothérapeutes peuvent aussi vous enseigner des techniques pour que vous puissiez poursuivre les activités que vous aimez.

Si vous êtes hospitalisé, pour toutes sortes de raisons, vous aurez à passer une entrevue avec un planificateur de congé avant de pouvoir rentrer à la maison. Le rôle de cette personne (généralement un infirmier) est de s'assurer que vous pouvez prendre soin de vous-même et que vous bénéficiez de toute l'aide dont vous avez besoin. Vous vous devez d'être honnête avec cette personne. Lorsque vous doutez de votre capacité à prendre soin de vous-même, n'hésitez pas à lui en faire part. Le planificateur, en tant qu'expert, peut vous indiquer les solutions qui sont, presque toujours, offertes. Le planificateur ne peut vous aider toutefois que dans la mesure où vous lui exposez vos craintes.

Vous pouvez consulter un avocat pour ordonner vos affaires financières. Cette personne peut vous aider à préserver vos biens, rédiger le bon testament et, éventuellement, vous représenter par procuration permanente dans la gestion de vos soins de santé et de vos finances (voir page 395). Lorsque vous désirez traiter de vos finances, adressez-vous à un organisme local tel que les maisons de retraite qui pourront vous désigner des avocats qui offrent des services gratuits ou à peu de frais. Le Barreau, association des avocats d'une province, peut vous référer à une liste d'avocats expérimentés dans ce domaine. Ces avocats sont souvent spécialisés dans les lois concernant les aînés, mais le sont aussi dans les lois s'appliquant aux personnes handicapées plus jeunes.

Effectuez les changements progressivement dans votre vie, un à la fois. Vous n'avez pas à modifier toute votre vie afin de régler un seul problème. Vous pourriez tout aussi bien changer d'idée, vous devez donc pouvoir vous en laisser la possibilité. Lorsque vous songez que la meilleure décision à prendre consiste à quitter votre domicile et à prendre d'autres dispositions pour votre hébergement (proches, maison de soins ou autres résidences), ne vendez pas votre maison sans avoir parcouru votre nouvel environnement et que vous êtes sûr de vouloir y rester.

Lorsque vous réalisez que vous avez besoin d'aide à la maison, vous pouvez choisir d'embaucher quelqu'un pour vous aider; cette solution est moins drastique que de déménager. Si vous ne pouvez plus vivre seul et que vous cohabitez avec un membre de votre famille qui s'absente durant le jour, aller dans un centre de jour pour personnes adultes ou âgées peut suffire à assurer votre sécurité et votre confort durant cette absence. En fait, les centres de jour pour adultes sont les endroits idéaux pour nouer de nouvelles amitiés et exercer des activités adaptées à vos capacités.

Trouver de l'aide à domicile

Lorsque vous réalisez que vous ne pouvez plus vivre seul, vous pouvez d'abord décider d'engager une personne pour vous apporter l'aide dont vous avez besoin. La plupart des gens répondent à leurs besoins en embauchant une aide à domicile ou l'équivalent. Les aides à domicile effectuent des tâches telles que le bain, l'habillement, la préparation des repas et les tâches ménagères. Elles ne fournissent toutefois pas de services médicaux requérant un diplôme spécifique.

Plusieurs avenues s'offrent à vous lorsque vous désirez embaucher quelqu'un. La première option, la plus facile, mais aussi la plus dispendieuse consiste à embaucher quelqu'un en passant par une agence de placement en soins à domicile. Vous pouvez trouver ces agences en ligne ou dans les Pages jaunes sous les rubriques « Soins à domicile » ou « Soins infirmiers à domicile ». Ces entreprises, majoritairement privées et à but lucratif, fournissent aux personnes qui en font la demande des préposés pour les soins à domicile. Vous devez vous attendre à payer deux fois plus cher pour ce service en comparaison à ce que vous débourseriez en engageant quelqu'un vous-même. Recourir à une agence présente des avantages : elle administre le personnel et la rémunération, certifie les compétences et l'intégrité des préposés et peut effectuer le remplacement sans délai d'un préposé malade ou absent. Aussi, vous n'avez pas à vous préoccuper de la rémunération du préposé puisque l'agence s'en occupe.

La plupart de ces agences peuvent aussi vous proposer du personnel diplômé, apte à exécuter des tâches de nature plus médicale. À moins que vous ne soyez alité ou nécessitiez des soins qui doivent être prodigués par une personne ayant les compétences requises (comme un infirmier diplômé), une aide à domicile s'avère être fort probablement la ressource la plus appropriée et la moins dispendieuse en réponse à vos besoins.

D'autres agences font aussi office de référence. Elles tiennent des listes de préposés et d'aides à domicile présélectionnés; vous n'avez qu'à embaucher la personne qui vous convient. Les agences peuvent vous exiger des frais de placement équivalant à un mois de salaire de la personne engagée. Elles déclinent toutefois toute responsabilité quant aux compétences et à l'honnêteté de ces personnes, vous aurez alors à vérifier les références des candidats et à les interroger minutieusement lors d'une entrevue. Cherchez en ligne ou dans les pages Jaunes sous les rubriques « Agences de soins à domicile » ou « Registres de soins à domicile ». Certaines agences fournissent à la fois leur propre personnel et des registres d'employés parmi lesquels vous pouvez choisir la personne qui vous convient.

Les centres pour personnes âgées ou personnes handicapées se révèlent être également des ressources où chercher une aide à domicile. Ces centres conservent souvent des listes des personnes qui les ont contactés pour leur offrir leurs services d'aide à domicile ou qui ont placé une annonce sur les babillards. Ces candidats n'ont pas fait l'objet d'une sélection. Vous devez les convoquer en entrevue pour les interroger soigneusement et vérifier leurs références avant de les embaucher.

De nombreuses personnes offrent leurs services d'aide à domicile dans les annonces classées des journaux sous la rubrique « emplois demandés » ou sur des sites Web tels que *Craigslist*. Vous pouvez y trouver une aide à domicile compétente, mais, encore une fois, il est recommandé de convoquer le candidat en entrevue et de vérifier ses références.

La meilleure référence demeure toutefois le bouche-à-oreille : quelqu'un qui vous recommande une personne qu'il a embauchée ou qui connaît une personne qui a travaillé auprès d'un ami ou d'un parent. Signalez à votre famille ou dans vos réseaux sociaux que vous cherchez quelqu'un, vous pourriez dénicher la perle rare.

Le partage du domicile peut s'avérer une option pour une personne qui dispose d'un espace suffisamment grand et peut l'offrir en échange de services d'aide. Lorsque vous avez essentiellement besoin d'aide pour accomplir les tâches ménagères et le jardinage, cette solution apparaît être la meilleure. Certaines personnes pourraient aussi être disposées à vous assister dans vos soins personnels tels que l'habillement, le bain et la préparation des repas. Cherchez des organismes communautaires ou des bureaux gouvernementaux qui proposent des services pour assortir les personnes qui veulent partager leur maison et les personnes qui en cherchent une. Les organisations de bénévoles, les communautés religieuses, les organisations confessionnelles et parfois même les universités pourraient offrir ce service.

Aux États-Unis, chaque comté compte une agence locale sur le vieillissement. Vous pouvez trouver cette agence locale dans le bottin téléphonique ou en ligne. Ces endroits sont d'excellentes ressources à contacter. Au Canada, la plupart des provinces disposent d'un ministère responsable des services aux aînés et d'un conseil national des aînés qui sont de précieuses ressources.

Chercher des soins hors du domicile

Lorsque vous songez quitter votre domicile, plusieurs options s'offrent à vous pour trouver le mode de vie et le niveau de soins dont vous avez besoin. Lorsque vous cherchez un nouveau domicile, évaluez les niveaux de soins qui sont offerts. Cela inclut la résidence autonome, où vous êtes propriétaire d'un appartement ou d'une petite maison; la résidence semi-autonome, où vous sont offerts des services de soutien pour l'habillement, la prise de médicaments et autres tâches; et les maisons de soins infirmiers, qui incluent de l'aide pour toutes les activités quotidiennes courantes et quelques soins médicaux.

Communautés de retraités

Lorsque votre état de santé nécessite peu de soins, mais que vous savez que vous devez vivre dans un environnement plus protégé (services de sécurité, services de réponse aux urgences, etc.) pensez à une communauté de retraités. Aux États-Unis, il peut s'agir de logements dont vous êtes le propriétaire ou le locataire ou de tout autre établissement offrant des soins de santé. Des établissements subventionnés par le gouvernement sont aussi disponibles pour les personnes à faible revenu. Même lorsque vous

n'avez pas atteint l'âge de la retraite, de nombreux établissements accueillent des personnes plus jeunes. Par exemple, certains établissements prennent des résidents de 50 ans et moins lorsqu'un des membres de la famille a l'âge minimum.

Il y a presque toujours des listes d'attente pour les résidences dans les communautés de retraités, bien avant même qu'elles soient construites et prêtes pour l'occupation. Lorsque vous croyez qu'un tel endroit vous convient, inscrivez-vous immédiatement sur une liste d'attente, même si vous ne pensez déménager que dans quelques années. Vous pourrez toujours changer d'idée ou refuser la place qu'on vous offre si vous n'y êtes pas prêt. Si vous avez des amis qui vivent dans une telle résidence, demandez à être invité à souper et profitez-en pour visiter l'endroit. Vous en aurez ainsi une vue d'ensemble. Certaines résidences offrent des chambres d'amis où vous pouvez vous installer un jour ou deux avant de prendre la décision de vous engager par contrat ou par bail.

Établissements de soins

Les établissements de soins sont aussi appelés établissements résidentiels de soins aux États-Unis ou logements avec services de soutien au Canada. Ces endroits sont autorisés à fournir des soins non médicaux et de la supervision aux personnes qui ne peuvent plus vivre seules. Ce type d'hébergement peut s'apparenter à un milieu familial ou encore à une pension de famille et fournit des services un peu comme si vous étiez à l'hôtel.

Dans ces deux types d'établissements, les services aux résidents sont similaires : préparation des repas, aide aux bains et à l'habillement au besoin, blanchisserie, ménage, transport pour les rendez-vous médicaux, aide à la prise de médicaments et service de surveillance. Les plus gros établissements sont généralement gérés par des administrateurs qui supervisent les activités professionnelles. Lorsque vous pensez emménager dans un établissement de soins, vous devez visiter les installations et prendre contact avec les résidents qui y vivent déjà pour vous assurer que vous vous y sentirez à l'aise. Par exemple, certains de ces établissements peuvent accueillir des personnes souffrant de confusion. Si ce n'est pas votre cas, il est possible que vous ne puissiez trouver personne avec qui vous lier d'amitié.

Bien que ces établissements soient légalement tenus d'offrir des repas nutritifs, assurez-vous que la cuisine vous plaise et réponde à vos besoins diététiques. Par exemple, lorsque vous devez suivre un régime sans sel ou pour diabétiques, assurez-vous que l'établissement puisse vous l'offrir.

Les frais mensuels des établissements de soins varient selon les types de services et d'installations, allant des services de base aux services plus haut de gamme. Comparez les coûts, établissez votre budget et vos besoins et prenez votre temps avant de prendre une décision.

Établissements de soins spécialisés

Ces établissements s'appellent aussi établissements de soins, Centres d'hébergement et de soins de longue durée (CHSLD), ou centres de réadaptation. Les établissements de soins spécialisés fournissent des soins complets aux personnes gravement malades ou handicapées. Lorsque des personnes ont subi un accident vasculaire cérébral ou un remplacement de la hanche, elles peuvent être accueillies dans un établissement de soins spécialisés, à leur sortie de l'hôpital, durant leur période de réhabilitation avant de rentrer à la maison. Selon de récentes études, presque la moitié des personnes de plus de 65 ans seront hébergées un jour ou l'autre dans des établissements de soins de santé; la plupart d'entre elles n'y feront toutefois qu'un court séjour.

Les établissements de soins spécialisés assurent des soins médicaux aux personnes qui ne peuvent plus vivre sans ces soins. Ces soins sont assurés par le personnel médical : administration de médicaments par injection ou intraveineuse, gestion des sondes d'alimentation, manipulation des appareils respiratoires et autres équipements spécialisés. Les patients des établissements de soins spécialisés souffrent généralement de déficiences physiques et ont besoin de l'aide du personnel pour se lever le matin et se mettre au lit le soir, manger, se baigner, et aller aux toilettes. Les personnes partiellement handicapées ou temporairement handicapées bénéficient de services de physiothérapie, d'ergothérapie, d'orthophonie, de soins des plaies et d'autres services.

Les établissements ne fournissent pas tous ces types de soins. Certains se spécialisent dans la réhabilitation ou les thérapies et d'autres dans les soins de longue durée. Certains proposent des services de soins spécialisés, d'autres non.

Rien ne semble plus inspirer la crainte que de devoir se retrouver dans un établissement de soins. Les histoires d'épouvante qui font la manchette des journaux contribuent à nourrir l'anxiété sur le sort peu enviable qui attend ceux qui ont le malheur d'avoir à y emménager. Ces établissements de soins jouent pourtant un rôle crucial dans nos communautés. Lorsque vous avez vraiment besoin d'un établissement de soins, cet endroit est le seul qui puisse vraiment répondre à vos besoins.

La vigilance publique est toutefois de mise pour s'assurer du respect des normes adéquates en matière de soins. Lorsque vous n'êtes pas satisfait des soins que vous recevez, vous pouvez communiquer avec votre élu local ou des groupes de défense. Aux États-Unis, chaque établissement est tenu par la loi d'afficher dans un endroit visible le nom et le numéro de téléphone du protecteur du citoyen, une personne nommée par l'État pour assister les patients et leur famille lorsqu'ils éprouvent des problèmes avec leur établissement de soins. Vous pouvez chercher cette information en ligne ou dans les Pages jaunes sous la rubrique « Organisation des services sociaux » pour trouver des organismes pouvant vous aider. Au Canada, dans chaque province, les établissements de soins relèvent tous d'un ministère de la santé.

Dans la plupart des établissements, les soins sont prodigués par du personnel humain et compétent. Si vous devez emménager dans un établissement de soins, plusieurs possibilités s'offrent à vous dans votre région. Demandez à votre famille ou à vos amis de visiter quelques établissements et de vous faire des recommandations. Si vous ne savez pas comment vous y prendre, demandez au planificateur de congé de l'hôpital, à un travailleur social ou à tout autre professionnel de vous assister dans cette tâche.

Mes revenus suffiront-ils à défrayer mes soins de santé?

En plus de la crainte de la dépendance physique, de nombreuses personnes craignent de ne pas avoir assez d'argent pour répondre à leurs besoins. Lorsque vous êtes malade, les soins et les traitements nécessaires sont souvent dispendieux. Si vous êtes trop malade ou diminué physiquement pour continuer à travailler, la perte de revenus, et plus particulièrement la perte de votre couverture d'assurances, peut se traduire par un problème financier insurmontable. Vous pouvez toutefois éviter certains de ces risques en planifiant et en connaissant vos ressources.

Renseignez-vous pour savoir quels soins de santé sont couverts par votre assurance personnelle ou celle de votre employeur ainsi que ce qui est couvert par votre gouvernement, provincial et fédéral, en matière de santé et de régime d'invalidité. Certains régimes peuvent couvrir les soins à domicile ou en établissement. D'autres peuvent fournir des prestations de remplacement pour vous et vos enfants lorsque vous êtes trop malade ou diminué physiquement pour travailler. En raison de la complexité de cette démarche, nous vous suggérons de communiquer avec le conseil des aînés et le centre de réadaptation de votre région ainsi qu'avec les ministères appropriés pour trouver des sources fiables d'information. Aux États-Unis, les agences locales sur le vieillissement remplissent ce rôle.

J'ai besoin d'aide, mais je n'en veux pas. Que faire?

Chaque personne humaine sort de l'enfance à la recherche de chaque petit signe d'indépendance qu'elle peut atteindre et chérir : obtenir le permis de conduire, un premier emploi, une première carte de crédit, effectuer sa première sortie sans avoir à rendre de comptes à personne sur la destination et l'heure du retour, et ainsi de suite. Dans ces gestes et dans de nombreux autres, vous vous vous prouvez à vous-même et aux autres que vous êtes un adulte, responsable de sa vie et en mesure de prendre soin de lui-même, sans aide.

Si un jour, vous en venez à ne plus être capable de prendre entièrement soin de vous-même, vous le vivrez peut-être comme un retour à l'enfance alors vous étiez à la charge d'une autre personne. Cette situation peut s'avérer très pénible et embarrassante.

Certaines personnes, dans ces circonstances, deviennent très déprimées et n'éprouvent plus de plaisir dans la vie. D'autres résistent à reconnaître leur besoin d'être aidé, ce qui les place dans une situation potentielle de danger en plus de compliquer la vie et de contrarier les personnes qui désirent les aider. D'autres encore baissent complètement les bras et s'en remettent aux autres pour prendre en charge toutes les dimensions de leur vie, et attendent de leurs enfants et des autres membres de la famille qu'ils leur apportent l'attention nécessaire et leur rendent des services. Si vous vous reconnaissez dans l'une ou l'autre de ces situations, vous pouvez vous aider à vous sentir mieux en adoptant une attitude plus positive.

Si vous désirez garder le contrôle de votre vie, vous y réussirez plus facilement en comprenant l'adage suivant : « Je change les choses que je peux changer, j'accepte les choses que je ne peux pas changer et je suis capable d'en connaître la différence. » Vous devez évaluer correctement votre situation en identifiant les activités pour lesquelles vous avez besoin d'aide (faire les emplettes et le ménage, par exemple) et celles que vous pouvez toujours réaliser par vous-même (vous habiller, payer les comptes, écrire des lettres ou des courriels). Une autre approche consiste à demander de l'aide pour les choses que vous aimez le moins faire, ce qui vous donne du temps et de l'énergie pour accomplir celles que vous voulez faire.

Cela implique que vous prenez des décisions : tant et aussi longtemps que vous pourrez prendre des décisions, vous garderez le contrôle. Il est important de prendre des décisions et des mesures tant que vous êtes capable de le faire, avant que des événements ne surviennent et que d'autres personnes prennent les décisions à votre place. Soyez réaliste et honnête avec vous-même. Vous trouverez au chapitre 2 la description des outils pour la prise de décisions.

Certaines personnes trouvent du réconfort et du soutien lorsqu'elles parlent avec une personne compréhensive, prête à les écouter. Il peut s'agir d'un thérapeute professionnel, d'un ami cher ou d'un membre de votre famille, sensibles à votre état. Un auditeur objectif peut souvent relever des choix ou des options que vous avez négligés d'explorer ou que vous ne connaissiez pas. Cette personne peut vous fournir de l'information ou contribuer à vous faire envisager d'autres solutions que vous n'auriez pas trouvées sans son aide. Partager avec quelqu'un peut être une partie importante dans le processus d'autogestion.

Demeurez toutefois très vigilant lorsque vous considérez l'avis de quelqu'un, en particulier si cette personne a quelque chose à vous vendre. De nombreuses personnes, prêtes à vous écouter, ont précisément à vous vendre la bonne chose pour régler votre problème. Il peut s'agir de polices d'assurance maladie ou d'assurance vie, de rentes, de meubles adaptés et dispendieux, de croisières à « destination soleil », de magazines spéciaux, ou d'aliments ayant des propriétés magiques de guérison.

Lorsque vous parlez avec votre famille ou vos amis, soyez aussi ouvert et rationnel que possible. Faites-leur aussi comprendre que vous vous réservez le droit de décider du type d'aide et du niveau d'aide que vous êtes prêt à accepter. Ils seront vraisemblablement plus compréhensifs et plus coopératifs si vous leur dites « Je reconnais que j'ai besoin d'aide pour _____, mais je veux continuer à faire _____ moi-même. »

Au chapitre 10, vous trouverez des conseils supplémentaires sur la demande d'aide.

Mettez les choses au clair dès que possible avec les personnes aidantes de votre entourage. Insistez pour qu'elles vous consultent avant de prendre des décisions pour les choses qui vous affectent. Demandez à ce qu'elles vous exposent les options possibles afin que vous puissiez choisir celle que vous pensez être la meilleure pour vous. Lorsque vous évaluez objectivement chacune des options et ne les rejetez pas toutes du revers de la main, les gens en concluront que vous êtes capable de prendre des décisions et continueront de vous donner l'opportunité de le faire.

Sachez reconnaître la bonté et les efforts des gens qui veulent vous aider. Même si cela vous embarrasse, vous conserverez votre dignité en acceptant avec humilité l'aide qui vous est offerte. Si vous êtes sincèrement convaincu qu'on vous offre de l'aide dont vous n'avez pas besoin, refusez-la avec tact et gratitude. Par exemple, vous pouvez dire « J'apprécie que vous m'invitiez au repas de l'Action de grâce chez vous, mais je préférerais continuer d'offrir ce repas ici. Toutefois, j'aimerais bien que vous m'aidiez à ranger après le repas. »

Lorsque vous n'arrivez plus à gérer votre dépendance croissante envers les autres, consultez un thérapeute professionnel. Choisissez quelqu'un qui a une expertise dans la gestion des situations émotionnelles et sociales des personnes aux prises avec des problèmes de santé handicapants. Le centre pour personnes handicapées de votre région peut vous recommander un thérapeute adéquat. Les associations vouées au service des personnes souffrant de problèmes de santé spécifiques (Association québécoise de la douleur chronique, La Société de l'arthrite, La Coalition canadienne contre la douleur, etc.) peuvent aussi vous guider vers des groupes d'entraide et des ateliers qui peuvent vous aider à gérer votre état. Cherchez en ligne ou dans les Pages jaunes sous la rubrique « Services sociaux ».

En plus de craindre d'être physiquement dépendant, vous pourriez craindre d'être abandonné par les membres de votre famille sur lesquels vous comptiez pour vous apporter de l'aide ou de la compagnie. De nombreuses personnes sont hantées par les histoires qu'ils ont entendues sur des personnes âgées « larguées » dans un établissement de soins par leurs enfants qui ne viennent jamais les visiter. Elles craignent que la même chose leur arrive.

Lorsque vous sentez que vous ne pouvez plus être seul, demandez de l'aide à votre famille et à vos amis. Certaines personnes n'osent pas le faire, par peur d'essuyer un refus. Elles essaient de cacher leur état de peur que leurs proches les laissent à leur sort. Toutefois, les familles s'étonnent souvent « Si on avait su... » quand elles apprennent que leurs proches avaient besoin d'aide et qu'ils n'en ont pas obtenu.

Lorsque vous ne pouvez pas vous adresser à votre famille ou vos amis parce qu'ils se sentent incapables de vous aider ou qu'ils ne veulent pas s'impliquer dans vos soins, vous pouvez trouver des organismes susceptibles de répondre à vos attentes. Communiquez avec le Programme de protection des adultes des services sociaux de votre région ou les organismes à but non lucratif tels que l'Association des services aux familles et aux aînés. Ils devraient être en mesure de vous indiquer un gestionnaire de cas qui peut organiser les ressources dans votre région pour répondre à vos besoins d'aide. Les services sociaux de l'hôpital de votre région peuvent aussi vous mettre en contact avec les organismes appropriés.

Faire son deuil : une attitude normale face aux mauvaises nouvelles

Lorsque nous expérimentons une perte, quelle qu'elle soit, nous devons passer par un processus émotionnel de deuil pour boucler la boucle. La perte varie en intensité selon l'événement : la perte peut être minime comme égarer ses clés de voiture, ou considérable comme envisager la vie avec la douleur chronique ou perdre son compagnon de vie.

Une personne souffrant de douleur chronique expérimente une multitude de pertes. Cela peut inclure la perte de confiance, d'estime de soi, d'autonomie, du mode de vie que l'on connaissait et chérissait, d'un emploi et, éventuellement, d'une image positive de soi lorsque notre état affecte notre apparence (par exemple, une personne souffrant d'arthrite rhumatoïde).

La psychiatre Elisabeth Kubler-Ross a rédigé de nombreux ouvrages sur le sentiment de perte. Selon elle, le deuil comporte six phases :

- **Choc** : lorsqu'une personne subit une réaction mentale et physique suite à la reconnaissance de la perte.

- **Déni** : lorsqu'une personne pense : « Ce n'est pas possible! » et se comporte comme si la nouvelle n'était pas vraie.

- **Colère** : lorsqu'une personne s'enrage « Pourquoi moi? » et cherche quelqu'un ou quelque chose à blâmer (le médecin qui n'a pas diagnostiqué plus tôt la maladie, le travail qui a causé trop de stress, etc.)

- **Marchandage** : lorsqu'une personne promet de mieux se comporter à l'avenir (« Je ne fumerai plus jamais », « Je vais suivre mon régime à la lettre » ou « Je vais aller à l'église tous les dimanches si je surmonte cette épreuve. »)

- **Dépression** : lorsqu'une personne prend conscience de sa situation, affronte la vérité et expérimente de profonds sentiments de tristesse et de désespoir.

- **Acceptation** : lorsqu'une personne admet qu'elle doit gérer la situation et reprendre ses esprits pour accomplir ce qu'elle doit accomplir.

Les gens ne traversent pas tous ces phases de façon linéaire. Ils ont plutôt tendance à passer indistinctement de l'une à l'autre phase, à en sauter une et à y revenir ensuite. Ne soyez donc pas découragé de ressentir de nouveau de la colère ou de la dépression alors que vous croyiez avoir atteint la phase de l'acceptation.

Face à la mort

De façon générale, la plupart d'entre nous expérimentent la peur de mourir lorsqu'un événement se produit et nous nous fait réaliser l'éventualité de notre propre mort. Vous considérez l'inévitabilité de votre éventuel décès lorsque vous perdez un proche, vous avez un accident qui aurait pu causer votre mort ou vous apprenez que vous souffrez d'un problème de santé qui pourrait réduire votre espérance de vie. Même là, de nombreuses personnes évitent de faire face à l'avenir parce qu'elles ont peur d'y penser.

Les attitudes générales que vous avez dans la vie modèlent les attitudes que vous aurez face à la mort. Vous êtes le produit de votre culture, des influences de votre famille, voire de la religion et, plus particulièrement, de vos expériences de vie.

Si vous êtes prêt à faire face à votre avenir, sachant que votre vie prendra fin tôt ou tard, les conseils suivants vous seront utiles. Si vous ne vous sentez pas prêt à y penser, mettez ce passage du chapitre de côté et reprenez-en la lecture plus tard.

Préparatifs pratiques

La meilleure façon de se résoudre à son éventuel décès est de poser les gestes qui permettent de s'y préparer positivement. Cela signifie de résoudre tous les détails, les grands comme les petits. Ne remettez pas à plus tard; plus vous tardez à régler ces détails, plus vous risquez de vous compliquer la vie ainsi que celle de vos proches.

Cette préparation comporte plusieurs étapes :

- **Décidez de vos directives de fin de vie et faites-en part à vos proches.** Désirez-vous être hospitalisé ou être à la maison? Quand voulez-vous que le personnel médical mette fin aux procédures pour prolonger votre vie? Jusqu'où désirez-vous laisser les choses suivrent leur cours sachant que votre décès est inévitable? Qui désirez-vous voir à votre chevet, seulement les personnes proches que vous aimez ou tous les gens que vous appréciez et que vous voulez saluer une dernière fois?

- **Rédigez un testament.** Même si vous ne possédez pas beaucoup de biens, vous avez sûrement choisi à qui vous avez décidé de léguer tel ou tel autre bien. Si vous possédez beaucoup de biens, les taxes sur la propriété pourraient être considérables. Un testament vous assurera également que vos biens seront légués aux personnes que vous avez désignées. Sans testament, il pourrait arriver que vos biens soient légués à des parents éloignés ou à parents avec qui vous avez perdu le contact depuis longtemps.

- **Planifier vos funérailles.** Rédigez vos volontés. Plus précisément, prévoyez vos arrangements funéraires et votre enterrement. Votre famille endeuillée sera soulagée de ne pas avoir à prendre de décisions sur le genre de funérailles que vous auriez préféré avoir et les frais que vous auriez voulu débourser. Vous pouvez obtenir des préarrangements funéraires et acheter le type d'espace et l'endroit où vous souhaitez reposer.

- **Rédigez un mandat d'inaptitude relatif à l'administration des soins et de vos biens.** Au Canada, le terme *mandat de procuration* est également utilisé. Vous devez en rédiger un pour vos soins de santé et un pour l'administration de vos biens. Vous devez aussi discuter avec votre médecin, même si cette personne ne semble pas vouloir vous écouter. (Votre médecin pourrait aussi être réticent à l'idée de vous perdre.) Il importe d'inclure dans votre dossier médical un document ou un écrit tel que les directives de fin de vie afin de préciser vos volontés au cas où vous ne pourriez plus les communiquer au moment opportun. (Voir les pages 399-400 pour plus de renseignements sur cet important sujet.)

La mandataire que vous désignez pour s'occuper de vos affaires après votre décès doit connaître vos volontés, vos planifications et arrangements et l'endroit où vous avez rangé tous les documents nécessaires. Vous devez lui en faire part de vive voix sinon, à tout le moins, rédigez une lettre détaillée contenant toutes vos directives et donnez-la à une personne de confiance afin qu'elle la remette à votre mandataire le moment venu. Cette personne doit être assez intime avec vous pour savoir quand le moment approche. Il se pourrait que votre conjoint ne soit pas la personne appropriée pour prendre la responsabilité de conserver votre lettre et savoir quand la remettre à votre mandataire.

Vous pouvez vous procurer une pochette, dans une grande surface de papeterie, dans laquelle vous pouvez glisser une copie de votre testament, vos mandats en cas d'inaptitude, les documents relatifs à vos affaires personnelles et financières et tout autre important document. Vous trouverez dans la section « Autres ressources à consulter » à la fin de ce chapitre l'adresse internet de « My Life in a Box », une ressource utile qui vous aidera à organiser vos documents. Vous trouverez en un seul endroit un ensemble contenant les formulaires que vous remplissez pour la banque, pour obtenir le détail des charges de vos comptes, les polices d'assurance, le lieu où vous rangez vos documents importants, votre coffret de sûreté et ses clés, etc. C'est une façon pratique et concise de regrouper au même endroit toutes les informations que toute personne pourrait avoir besoin de savoir. Si vous choisissez de conserver ces documents à l'ordinateur, assurez-vous de donner accès à vos mots de passe et à vos comptes.

Préparatifs émotionnels

Lorsque vous aurez réglé les préparatifs pratiques, passez aux préparatifs émotionnels. Régler tout ce que vous avez à régler sur cette terre. Rétablissez vos relations. Payez vos dettes, financières et personnelles. Dites ce que vous avez à dire à ceux qui ont besoin de l'entendre. Faites ce que vous devez faire. Pardonnez-vous et pardonnez aux autres.

Parlez de ce que vous ressentez face à votre propre décès. La plupart des familles et des amis proches sont réticents à entreprendre une telle conversation, mais apprécieront si c'est vous qui l'initiez. Engagez des « conversations courageuses » comme celles que décrit l'auteure Jane Blaufus dans le livre qui relate le décès soudain de son mari. Vous avez encore beaucoup de choses à dire aux personnes que vous aimez et beaucoup à entendre d'elles. Lorsque vous sentez qu'ils ne sont pas prêts à vous entendre parler de votre décès et des sentiments que vous éprouvez, trouvez quelqu'un d'empathique qui sera à l'aise avec ce genre de conversation. Votre famille et vos amis seront peut-être plus enclins à vous écouter plus tard. Souvenez-vous que les personnes que vous aimez passent aussi par les étapes du deuil lorsqu'elles pensent à la perspective de vous perdre.

Une grande part de la peur de mourir est la peur de l'inconnu. Vous vous demandez peut-être : « À quoi la mort ressemble? » « Est-ce que je vais souffrir? » « Que m'arrivera-t-il après la mort? » La plupart des gens en phase terminale sont prêts à mourir quand le temps est venu.

De nombreuses personnes semblent s'éclipser, en passant de l'état de vie à l'état de mort de façon imperceptible. Les personnes qui avaient été déclarées mortes cliniquement et sont revenues à la vie rapportent avoir expérimenté un sens de sérénité et de lucidité et disent qu'elles n'ont pas eu peur.

Une personne en fin de vie peut parfois se sentir seule et abandonnée. Malheureusement, de nombreuses personnes ne peuvent gérer leurs propres émotions lorsqu'elles côtoient ou sont en présence d'une personne mourante. Elles peuvent délibérément éviter sa compagnie ou engager des conversations anodines, interrompues par de longs silences gênants. C'est souvent déroutant et blessant pour les personnes mourantes. Elles ont besoin de compagnie et de réconfort des personnes qu'elles aiment et sur lesquelles elles comptent.

Vous pouvez faciliter la tâche à votre famille et à vos amis en leur exprimant ce que vous attendez d'eux : attention, divertissement, réconfort, aide concrète, etc. Une personne qui occupe agréablement son temps a plus de facilité à gérer les émotions fortes qu'entraîne son état de santé. Si vous réussissez à inciter votre famille et vos proches à participer aux activités que vous avez choisies, ils sentiront que vous avez besoin d'eux et pourront se rapprocher de vous grâce à l'activité. Cela vous procurera des sujets de conversation, occupera votre temps ou, à tout le moins, contribuera à définir, pour eux comme pour vous, la situation dans laquelle vous vous trouvez.

Soins palliatifs et centre de soins palliatifs

Il viendra un jour pour chacun d'entre nous où les traitements médicaux ne suffiront plus à nous maintenir en vie; il faut alors penser à préparer son départ. À cette étape de la vie, les soins médicaux ou autres soins visent à assurer autant que possible le confort de la personne et à lui procurer une bonne qualité de vie. Presque partout aux États-Unis et au Canada, ainsi que dans beaucoup d'endroits dans le monde, les soins palliatifs et les soins en centre de soins palliatifs sont offerts pour répondre à ces besoins. Les soins palliatifs sont accessibles aux personnes dont l'espérance de vie est de plus de six mois. La plupart des centres de soins palliatifs acceptent les personnes à qui il reste moins de six mois à vivre; vous continuerez toutefois à recevoir des soins si vous vivez plus longtemps.

Grâce aux progrès de la médecine, on peut espérer prolonger la vie de plusieurs semaines, mois, voire années, ce qui laisse amplement de temps d'effectuer les derniers préparatifs. Les centres de soins palliatifs contribuent à fournir aux personnes en phase terminale la qualité de vie la meilleure possible. Les centres de soins palliatifs aident les personnes et leur famille à se préparer dignement au décès. De nos jours, la prestation de la plupart des programmes des centres de soins palliatifs se fait à domicile; les personnes n'ont pas à se déplacer et peuvent recevoir les services nécessaires chez elles. Certains centres de soins palliatifs accueillent également dans leur établissement les personnes qui veulent y passer les derniers jours de leur vie.

Il arrive souvent que les gens attendent à la dernière minute avant de demander d'être hébergés dans un centre de soins palliatifs. Ils pensent en quelque sorte que le recours à l'hébergement dans ce type de centre équivaut à renoncer à se battre. Toutefois, plus ils attendent pour obtenir ce service, plus ils se mettent sur eux-mêmes une pression inutile, ainsi que sur leur famille et leurs amis. Des études démontrent que les personnes, du moins celles atteintes de certaines maladies, recevant des soins dans ce type de centre vivent en fait plus longtemps que les personnes qui reçoivent des traitements plus invasifs.

La même chose s'applique aux familles qui disent pouvoir gérer la situation sans aide. C'est peut-être vrai, mais les derniers jours d'une personne se passent beaucoup mieux lorsque le centre de soins palliatifs s'occupe de tous les aspects médicaux pour laisser à la famille et aux amis le loisir d'exprimer leur amour et leur soutien.

Si vous, un membre de votre famille ou un ami êtes atteints d'une maladie en phase terminale, vous devriez chercher un centre de soins palliatifs dans votre région. Offrez-vous ce suprême cadeau ultime!

Ratifiez vos dernières volontés : Directives de fin de vie (soins de santé)

Bien que personne n'ait le contrôle sur sa propre mort, notre décès est, comme le reste de notre vie, un événement que l'on peut gérer. Vous pouvez intervenir, prendre des décisions et sûrement améliorer grandement les conditions de votre départ. Une gestion adéquate peut atténuer l'impact négatif de votre décès sur votre famille et vos amis. Les directives de fin de vie tiennent ce rôle en vous aidant à gérer les questions médicales et légales ainsi qu'à planifier les situations de fin de vie, qu'elles soient prévues ou non.

Que sont les directives de fin de vie?

Les directives de fin de vie sont des directives écrites sur les types de soins que vous désirez recevoir lorsque vous n'êtes plus capable de prendre les décisions relatives à vos soins; par exemple, lorsque vous êtes inconscient, dans le coma ou incapable mentallement. De façon générale, les directives de fin de vie décrivent à la fois les types de traitements désirés et ceux qui ne le sont pas. Les directives de fin de vie peuvent être consignées dans plusieurs types de documents.

Le testament biologique

Le testament biologique est un document qui contient les directives de fin de vie. Ces directives précisent les types de traitements médicaux ou de manœuvres à effectuer pour le maintien de la vie que vous désirez recevoir lorsque vous êtes atteint d'une maladie grave ou en phase terminale. Le testament biologique ne vous permet pas de désigner quelqu'un pour prendre les décisions à votre place. (Veuillez noter que le testament biologique a une valeur légale limitée au Canada parce que le terme n'est pas inclus dans la législation.)

Mandat en cas d'inaptitude pour les soins de santé

Le mandat en cas d'inaptitude pour les soins de santé permet deux choses : de nommer quelqu'un pour prendre les décisions à votre place en tant que mandataire ou substitut, et de donner des directives à votre mandataire relativement à vos volontés quant aux soins de santé que vous désirez recevoir. (Au Canada, selon la juridiction, d'autres termes sont équivalents : mandat de procuration, entente de représentation ou procuration. Le terme mandat en cas d'inaptitude sera utilisé dans cette section, mais ce qui sera dit s'applique aussi au Canada.) Vous pouvez laisser votre mandataire prendre les décisions; la plupart des gens préfèrent toutefois leur remettre des directives quant à l'exécution de leurs propres volontés. Ces volontés peuvent couvrir une grande variété de soins, allant de traitements de maintien en vie invasifs à l'arrêt de tout traitement.

Un mandat en cas d'inaptitude relatif aux soins de santé vous permet de désigner une personne pour agir comme mandataire, mais uniquement dans les dossiers reliés aux soins de santé. Il ne donne pas le droit à cette personne d'agir en votre nom dans d'autres dossiers comme vos affaires financières. De façon générale, un mandat est plus utile qu'un testament biologique parce qu'il vous permet de désigner une personne qui prendra des décisions pour vous et peut prendre effet en tout temps lorsque vous n'êtes plus en mesure de prendre des décisions en raison de votre maladie, d'un accident ou d'une blessure. Le testament biologique est valide seulement lors d'une maladie en phase terminale. Lorsque vous ne connaissez personne de confiance pour agir en votre nom, le mandat d'inaptitude ne se révèle pas être un meilleur choix. Des renseignements supplémentaires vous seront donnés sur la rédaction d'un mandat en cas d'inaptitude dans les pages suivantes.

Ordonnance de non-réanimation (ONR)

L'ordonnance de non-réanimation (ONR) est une demande de ne pas effectuer de manœuvres de réanimation cardiorespiratoire (RCR) lorsque votre cœur s'arrête ou que vous cessez de respirer. L'ordonnance peut être incluse dans le testament biologique ou le mandat d'inaptitude; toutefois, l'ordonnance peut être effectuée même si vous ne l'avez pas indiquée dans ces documents. Votre médecin peut noter à votre dossier que vous lui avez demandé une ordonnance de non-réanimation afin de guider les actions de l'hôpital ou de tout autre prestataire de soins de santé. Vous pouvez aussi afficher cette ordonnance sur votre réfrigérateur afin qu'en cas d'urgence le personnel soignant puisse connaître vos volontés. Sans ordonnance de non-réanimation, le personnel de l'urgence ou de l'hôpital fera tout en son pouvoir pour vous réanimer. Les ordonnances de non-réanimation sont valides dans tous les États aux États-Unis et partout au Canada.

Directives de fin de vie et santé mentale

Bien que les directives de fin de vie pour les soins de santé s'adressent généralement aux personnes en fin de vie, elles peuvent aussi être rédigées pour énoncer les types de traitements en santé mentale que vous aimeriez recevoir s'il advenait que vous deveniez incapable en raison d'une maladie mentale. Les directives de fin de vie sont enchâssées dans la loi fédérale américaine. Dans la plupart des états, vous pouvez édicter les directives de fin de vie pour les soins de santé et les soins de santé mentale dans un même document et désigner un mandataire pour agir en votre nom dans les deux dossiers. Dans certains états, par contre, vous devez rédiger deux documents distincts, ce qui vous permet de nommer deux mandataires; un pour les soins de santé et un autre pour les soins de santé mentale. Pour obtenir plus d'information sur les directives de fin de vie relatives à la santé mentale, visitez le site *National Resource Center on Psychiatric Advance Directives* (www.nrc-pad.org). Au Canada, les pratiques relatives aux directives de fin de en santé mentale diffèrent d'une province à l'autre. Pour obtenir plus d'information, informez-vous auprès de votre centre local de santé communautaire (CLSC), de l'hôpital de votre région ou contactez la filiale locale de l'Association canadienne pour la santé mentale (www.cmha.ca/fr).

Mandat de procuration

Aux États-Unis et au Canada, le mandat de procuration est le document par lequel le mandataire que vous nommez a le pouvoir de prendre en votre nom des décisions financières et d'affaires. Lorsque vous n'avez pas rédigé de mandat de procuration, que vous n'êtes plus capable de prendre ces décisions et devez défrayer les coûts des soins, votre famille et vos amis (parfois même l'État) devront se présenter en cour pour déterminer vos obligations financières. Ces démarches sont très coûteuses. Vous devriez parler à votre avocat des avantages et des désavantages de produire un mandat de procuration.

Rédiger un mandat d'incapacité pour les soins de santé

Toute personne adulte devrait rédiger un mandat d'incapacité pour les soins de santé. Toute personne peut, en effet, être victime d'un événement le rendant incapable à tout âge. Ce document diffère du mandat d'incapacité régulier. Le mandat d'incapacité pour les soins de santé s'applique seulement aux décisions relatives aux soins de santé. Il n'est pas nécessaire de rédiger ce mandat auprès d'un avocat; vous pouvez le rédiger vous-même, sans assistance légale.

Vous devez d'abord désigner votre mandataire ou son substitut lorsque vous pensez vous munir de ce type de mandat. Cette personne, qui prendra les décisions en votre nom, peut être un ami ou un membre de votre famille. Le médecin qui assure vos soins ne peut pas remplir ce rôle.

De préférence, votre mandataire devrait vivre dans votre région; si votre mandataire n'est pas disponible à court préavis pour prendre les décisions à votre place, il ne vous sera pas d'un grand secours. Vous pouvez aussi désigner un substitut ou un deuxième mandataire qui peut être appelé à remplacer votre mandataire si celui-ci n'est pas disponible.

Assurez-vous que votre mandataire partage vos idées ou, à tout le moins, vous assure qu'il respectera vos volontés. Vous devez avoir confiance dans la capacité de cette personne à prendre vos intérêts à cœur, à comprendre vraiment vos volontés et à les respecter. Elle doit être mature, posée et à l'aise avec vos volontés. Il arrive que votre conjointe, votre conjoint ou votre enfant ne soient pas les meilleurs mandataires possible parce qu'ils sont trop près de vous émotionnellement. Par exemple, si vous ne désirez pas être réanimé après avoir subi un grave infarctus, votre mandataire doit être capable de dire au médecin de ne pas pratiquer de manœuvres de réanimation. Cela pourrait s'avérer très difficile, voire impossible à faire pour un membre de votre famille. Assurez-vous que votre mandataire soit en mesure de réaliser cette tâche. Vous voudriez sûrement que votre mandataire soit une personne pour qui effectuer cette tâche ne représente pas un fardeau émotionnel comme il le serait pour votre partenaire ou votre enfant.

En résumé, lorsque vous cherchez un mandataire, les caractéristiques suivantes devraient vous guider :

- une personne disponible au cas où elle devrait agir en votre nom.

- une personne qui comprend vos volontés et accepte de les accomplir

- une personne qui est prête émotionnellement et capable d'accomplir vos volontés, sans le vivre comme un fardeau.

Trouver le bon mandataire est une tâche importante. Il vous faudra parler à plusieurs personnes et il pourrait s'agir des rencontres les plus importantes que vous ayez à effectuer. Vers la fin de ce chapitre, nous aborderons plus en détail le thème de la discussion de vos volontés avec votre famille, vos amis et votre médecin.

Lorsque vous avez trouvé un mandataire, déterminer ce que vous voulez. Cette étape s'effectue en tenant compte de vos croyances et de vos valeurs. Certains formulaires de mandat de capacité contiennent des énoncés généraux relativement aux traitements médicaux. Ils peuvent vous guider à émettre vos directives à votre mandataire. En voici quelques exemples :

■ *Je ne veux pas être maintenu en vie et ne veux pas que des manœuvres de réanimation soient pratiquées ou poursuivies (1) si je suis dans un coma irréversible ou dans un état végétatif persistant ou (2) ou si je suis en phase terminale d'une maladie et que les manœuvres de maintien en vie ne serviraient qu'à prolonger artificiellement le moment de mon décès ou (3) dans toutes autres circonstances où la lourdeur du traitement l'emporterait sur les bénéfices escomptés. Je veux que mon mandataire considère le soulagement de la souffrance et la qualité de vie ainsi que la durée de la possible prolongation de ma vie lorsqu'il prendra les décisions relatives aux traitements pour me maintenir en vie.*

■ *Je veux que ma vie soit prolongée et je veux que des traitements de maintien de vie me soient fournis à moins que je ne sois dans un coma ou dans un état végétatif que mon médecin juge raisonnablement être irréversible. Lorsque mon médecin conclut raisonnablement que je serai inconscient le reste de mes jours, je ne veux pas que des traitements de maintien de vie soient fournis ou poursuivis.*

■ *Je veux que ma vie soit prolongée le plus longtemps possible sans égard à mon état, aux possibilités de guérison ou aux coûts des traitements.*

Lorsque vous remplissez un formulaire en choisissant ces énoncés généraux, vous n'avez qu'à apposer vos initiales à côté de l'énoncé que vous choisissez.

D'autres formulaires vous permettent d'établir un mandat de procuration par lequel vous conférez à votre mandataire le pouvoir de prendre les décisions. Vous n'avez pas, dans ce type de mandat, à décrire en détail les décisions que vous voulez qui soient prises à votre place; vous placez toute votre confiance dans votre mandataire pour qu'il respecte vos volontés. Comme ces volontés ne sont pas consignées par écrit, il importe d'en discuter amplement avec votre mandataire.

Dans tous les formulaires, vous trouverez un espace prévu pour écrire tout autre désir ou volonté spécifique. Vous n'avez pas à donner de détails précis, mais vous le pouvez si vous le désirez.

Il est difficile de déterminer les détails dont il faut faire part au mandataire. En effet, personne ne peut prédire l'avenir ou savoir dans quelles circonstances précises le mandataire va devoir exécuter vos volontés. Vous pouvez vous en faire une idée plus précise en demandant à votre médecin de vous exposer les étapes à venir de la maladie pour quelqu'un dans votre état. Vous pouvez ensuite en faire part à votre mandataire pour le guider dans les actes qu'il aura à accomplir. Vos directives peuvent avoir trait au dénouement, à des circonstances spécifiques ou aux deux. Si vous discutez du dénouement, vous devriez convenir des options qui sont acceptables pour vous et de celles qui ne le sont pas (par exemple, effectuer des manœuvres de réanimation lorsque les fonctions cérébrales ne sont pas atteintes).

Vous avez plusieurs décisions à prendre afin de guider votre mandataire ou son substitut sur la manière d'agir en votre nom :

- De façon générale, combien de traitements désirez-vous subir? Les traitements, lorsqu'ils sont administrés pour le maintien de la vie ou non, peuvent varier de très intensifs à très conservateurs — ce qui signifie effectuer beaucoup de manœuvres pour vous maintenir en vie ou ne presque rien faire pour vous maintenir en vie, sauf pour vous assurer des soins de confort.

- Étant donné les différents types d'événements susceptibles d'entraîner votre décès qui peuvent survenir chez les personnes dans votre état, quelles sortes de traitements désirez-vous recevoir et dans quelles conditions désirez-vous les recevoir?

- Si vous devenez inapte, quels types de traitements désirez-vous recevoir si d'autres maladies se développaient telle que la pneumonie?

Bien que chaque état américain et province canadienne aient différentes lois et formulaires de directives de fin de vie, l'information suivante vous aidera, peu importe l'endroit où vous vivez. Visitez certains des sites mentionnés à la fin de ce chapitre pour télécharger les formulaires. Les formulaires sont aussi disponibles à votre centre local de services communautaires, à l'Agence de la santé publique du Canada, division du vieillissement et des aînés, ou même

auprès des cabinets de médecins. Pour obtenir des informations sur les directives de fin de vie dans d'autres pays, visitez le site *Growth House* (www.growth house.org). Lorsque vous déménagez dans un autre état, une autre province ou si vous voyagez beaucoup, il est préférable de vérifier avec un avocat si les lois en vigueur dans votre lieu de destination reconnaissent la valeur légale de votre document.

Point très important : ne rangez pas votre mandat dans votre coffret de sûreté. Personne ne pourra mettre la main dessus en cas de besoin.

Faites connaître vos volontés aux autres

Il ne vous suffira pas d'écrire vos volontés et d'avoir une procuration; lorsque vous voulez vraiment que vos volontés soient respectées, il est important de toutes les aborder avec votre mandataire, votre famille et votre médecin. Ce n'est pas toujours la tâche la plus facile à accomplir.

Vous devez procurer une copie de votre mandat d'inaptitude en soins de santé à chaque personne impliquée avant de les rencontrer pour en discuter. Lorsque vous avez rempli ces documents, nommez des témoins et faites-les signer. Dans certains endroits, vous pouvez avoir recours à un notaire pour authentifier le document plutôt qu'à des témoins.

Vous devez faire plusieurs copies de votre mandat et les distribuer aux personnes qui en ont besoin : vos mandataires, les membres de votre famille et les médecins. Il pourrait s'avérer heureux d'en donner un aussi à votre avocat.

Lorsque vous vous sentirez prêt à parler de vos volontés, souvenez-vous que les personnes n'aiment pas discuter du décès d'un être cher.

Ne vous surprenez donc pas, lorsque vous aborderez le sujet, si vous obtenez une réponse d'évitement comme : « Bon, ne pense pas à ça », « C'est encore loin », « Ne sois pas si macabre; tu n'es pas aussi malade que tu le dis ». Malheureusement, ce genre de commentaires met souvent fin à la conversation. Comme bon autogestionnaire, vous devez vous efforcer de maintenir la conversation. Vous pouvez le faire de plusieurs façons.

Lorsque vous avez donné des copies de votre mandat aux membres de votre famille et aux amis que vous avez choisis, demandez-leur de le lire. Fixez un moment précis pour en parler. S'ils vous donnent une des réponses d'évitement, expliquez-leur que vous comprenez qu'il s'agit d'un sujet délicat pour eux, mais que c'est important pour vous. C'est le bon moment pour pratiquer l'expression à la première personne, c'est à dire de parler au « je », abordée au chapitre 10; par exemple, « Je comprends qu'il est difficile d'aborder le thème de la mort, mais il est très important pour moi que nous ayons cette conversation. »

Une autre stratégie consiste à faire parvenir à tous les membres de votre famille des formulaires de mandat vierges et leur suggérer que vous les remplissiez ensemble. Cette activité pourrait être le prétexte d'une réunion de famille. Présentez-leur cette activité comme une marque de maturité d'un adulte et d'un membre responsable de la famille. En en faisant un projet de famille, vous rendez la chose plus facile à discuter. De plus, cela aidera à clarifier les valeurs de chacun sur la mort et la fin de la vie.

Si vous sentez que ces deux options sont difficiles à réaliser, voire impossibles, pensez à écrire une lettre, un courriel ou à enregistrer une vidéo ou un CD que vous pourrez faire parvenir aux membres de votre famille. Expliquez pourquoi vous pensez qu'il est important de parler de votre décès et que vous désirez qu'ils connaissent vos volontés. Puis, énoncez vos volontés en leur expliquant les raisons des choix que vous avez effectués. Faites-leur aussi parvenir votre mandat d'incapacité pour les soins de santé. Demandez-leur de vous répondre de quelque façon que ce soit ou fixez un moment pour leur parler en tête à tête ou au téléphone.

Comme il a déjà été mentionné, lorsque vous nommez un mandataire, il importe de choisir quelqu'un avez qui vous vous sentez libre de parler et d'échanger des idées. Lorsque votre mandataire n'est pas disposé à parler avec vous de vos volontés ou s'en sent incapable, cela signifie probablement que vous avez choisi la mauvaise personne. Souvenez-vous que ce n'est pas parce qu'une personne est très près de vous qu'elle comprend vraiment vos volontés et est capable de les accomplir. Vous ne devez pas conclure la discussion si un quelconque malentendu subsiste, à moins que vous ne voyiez pas d'inconvénients à ce que votre mandataire prenne des décisions différentes de celles que vous avez exprimées. Pour cette raison, il est essentiel de choisir une personne qui n'est pas près de vous émotionnellement et à qui vous pourrez révéler vos volontés. C'est particulièrement vrai lorsque vous n'avez pas mis par écrit vos volontés en détail.

Parler à votre médecin

Selon la documentation consultée, il nous a été donné de constater que la plupart des gens éprouvent plus de difficultés à parler de leurs dernières volontés à leur médecin qu'à leurs familles. En fait, très peu de personnes ayant rédigé un mandat d'incapacité pour les soins de santé ou autres directives de fin de vie en parlent à leur médecin.

Bien que cela vous semble difficile, vous devez parler à votre médecin de ce que vous désirez pour vous-même. Vous devez d'abord vous assurer que votre médecin a des valeurs similaires aux vôtres. Sinon, il pourrait lui être difficile de respecter vos volontés. Ensuite, votre médecin a besoin de savoir ce que vous voulez.

Cela lui permettra d'indiquer au dossier si vous désirez ou non que des manœuvres de réanimation soient pratiquées sur vous, si besoin est. Puis, votre médecin doit savoir qui est votre mandataire et son substitut et comment les contacter. Lorsque d'importantes décisions doivent être prises et que vos volontés doivent être suivies, le médecin doit pouvoir communiquer avec votre mandataire.

Aussi surprenant que cela puisse paraître, de nombreux médecins n'osent pas parler à leurs patients de leurs dernières volontés. Après tout, ces médecins œuvrent au maintien de la vie de leurs patients et préfèrent ne pas penser à leur décès. Aussi, la plupart des médecins préfèrent que leurs patients rédigent des mandats d' incapacité pour les soins de santé. Détenir ces documents soulage autant le médecin que vous de la pression et des soucis. Par conséquent, n'hésitez pas à fournir une copie de ce mandat à votre médecin afin que ce document fasse partie intégrante de votre dossier médical.

Planifiez une rencontre avec votre médecin pour lui faire part de vos volontés. Cette conversation ne devrait pas se tenir inopinément à la fin d'un rendez-vous de routine. Vous devriez plutôt commencer la visite avec votre médecin en lui disant : « J'aimerais que l'on prenne quelques instants pour discuter de mes volontés au cas où mon état s'aggraverait ou si ma mort était imminente. » Lorsque le sujet est ainsi abordé, la plupart des médecins prendront le temps de converser avec vous. Si le médecin vous signale qu'il n'a pas assez de temps pour discuter de ces sujets, demandez-lui quand vous pouvez prendre un autre autre rendez-vous pour aborder ces questions. Si cette situation se présente, vous vous devez d'être un peu plus ferme dans vos propos. Il arrive parfois que le médecin, à l'instar des membres de votre famille ou de vos amis, vous dise : « Ne vous en faites pas. Laissez-moi prendre soin de tout ça. » ou « Nous nous préoccuperons de tout ceci en temps et lieu. » Encore une fois, prenez l'initiative de communiquer en exprimant à la première personne ce qui est important pour vous et que vous ne voulez pas exclure de la discussion.

Parfois, les médecins hésitent à inquiéter davantage leurs patients malades. Ils croient leur faire une faveur en ne leur révélant pas les pénibles étapes qu'ils auront à traverser si leur état de santé s'aggrave. Vous pouvez faciliter la tâche à votre médecin en lui confiant que vous vous sentirez plus soulagé si vous gardez le contrôle et pouvez prendre des décisions quant à votre avenir. Ignorer ce qui se produira ou ne pas en avoir une idée claire est plus inquiétant que d'être mis en face des faits, aussi déplaisants qu'ils puissent être, et les gérer.

Lorsque vous constatez qu'il est difficile de communiquer avec votre médecin, demandez à votre mandataire de vous accompagner quand vous déciderez d'avoir une discussion avec votre médecin. Le mandataire pourrait faciliter la discussion et faire aussi la connaissance de votre médecin. En facilitant la communication de cette manière, votre mandataire et votre médecin arriveront à suivre vos dernières volontés sans trop de tracas. De plus, cela permet à tous de clarifier tout malentendu.

Lorsque vous ne vous sentez pas la force de parler avec votre médecin, faites-lui tout de même parvenir une copie de votre mandat d'incapacité afin qu'il soit joint à votre dossier médical. Lorsque vous allez à l'hôpital, assurez-vous également de laisser une copie de votre mandat en cas d' incapacité . Si vous ne pouvez pas l'apporter vous-même, assurez-vous que votre mandataire le fasse pour vous. Votre médecin pourrait ne pas être responsable de vos soins à l'hôpital, alors il importe de le faire.

Vous avez réussi à régler les tâches importantes; le plus difficile est derrière vous. Toutefois, souvenez-vous qu'il n'en tient qu'à vous de changer d'idée. Votre mandataire pourrait ne plus être disponible ou encore vous pourriez changer vos dernières volontés. Assurez-vous de maintenir à jour votre mandat en cas d' incapacité pour les soins de santé. Comme pour tout document légal, il est possible de le révoquer ou de le modifier en tout temps. Les décisions que vous prenez aujourd'hui ne sont pas immuables.

L'une des plus importantes tâches en tant qu'autogestionnaire consiste à faire connaître vos volontés sur les traitements que vous désirez recevoir en cas de maladie grave ou mortelle. La meilleure façon d'accomplir cette tâche est de rédiger un mandat de procuration pour les soins de santé et de le partager avec votre famille, vos amis proches et votre médecin.

Autres ressources à consulter

Benefits Check Up : www.benefitscheckup.org

L'Association du barreau canadien : www.cba.org

Association canadienne de soins palliatifs : www.acsp.net/accueil Association canadienne pour la santé mentale : www.cmha.ca/fr

Caring Connections, National Hospice and Palliative Care Organization : www.caringinfo.org

Five Wishes (Aging with Dignity) : www.agingwithdignity.org

Growth House, Improving Care for Dying : www.growthhouse.org Leading Age : www.leadingage.org

My Life in A Box — A Life Organizer : www.mylifeinabox.com

National Council on Aging : www.ncoa.org

National Resource Center on Psychiatric Advance Directives : www.nrc-pad.org

PLAN Institute : www.institute.plan.ca

Lectures complémentaires

Pour en apprendre davantage sur les sujets abordés dans ce chapitre, nous vous suggérons d'explorer les ouvrages suivants :

Borasio, J-D. & Aubry, R. 2016. *La Fin de vie : ce que l'on sait, ce que l'on peut faire, comment s'y préparer*. Eyrolles.

Carré, N. 2013. *Préparer sa mort*. Ed. de l'Atelier.

Lewis, C-S. 2015. *The Problem of Pain*. Harper One; Revised ed.

Lewis, C-S. 2013. *A Grief Observed*. Faber & Faber; Main edition.

Micheloud-Rey, A. 2017. *Instants de vie : Au cœur des soins palliatifs*. In Press.

Fauré, C. 2016. *Accompagner un proche en fin de vie*. Albin Michel.

Conseils utiles pour la vie quotidienne

L ES CONSEILS UTILES SUIVANTS s'inscrivent dans des approches qui vous permettront d'aborder différemment les activités quotidiennes qui vous semblent difficiles, voire impossibles à réaliser. Nous commencerons d'abord avec la première activité que vous faites le matin : sortir du lit. De nombreuses personnes atteintes de douleur chronique éprouvent de la rigidité musculaire au lever, après être restées en position allongée toute la nuit, et ont de la difficulté à se mettre en mouvement sans ressentir davantage de douleur. Nous vous proposerons des techniques pratiques pour faire face à cette routine matinale et passerons en revue d'autres activités courantes que vous effectuez durant le jour. La plupart de ces conseils pourraient vous aider à régler quelques-unes des difficultés que vous éprouvez quotidiennement en raison de votre douleur chronique.

Sortir du lit

1. Avant de sortir du lit le matin, essayer de faire quelques simples étirements. Cela permettra de contribuer à détendre vos muscles rigides et à activer votre circulation sanguine.

   - Allongé sur le dos, étirez vos orteils vers le bas. Maintenez cette position 10 secondes. Ramenez ensuite vos pieds vers le haut en étirant vos orteils, en direction de vos épaules.

   - Faites le même exercice avec vos mains. Étirez vos doigts vers le bas et ramenez ensuite vos mains vers le haut en étirant vos doigts, en direction de vos épaules.

   - Restez allongé sur le dos et prenez une grande respiration. Maintenez-la 10 secondes. Relâchez lentement l'air de vos poumons. Répétez cet exercice trois fois.

   - Couchez-vous sur le côté, le corps étiré. Ramenez lentement vos genoux vers votre torse. Maintenez cette position 10 secondes. Revenez ensuite lentement dans votre position initiale.

2. Sortir du lit peut être un problème en soi. Voici quelques conseils :

   - Mettez-vous lentement en position assise sur le bord du lit. Restez assis quelques instants avant de vous lever.

   - Lorsque vous éprouvez de la difficulté à vous asseoir, projetez vos jambes à l'extérieur du lit de façon à ce qu'elles pendent dans le vide. Glissez ensuite vers le bord du lit jusqu'à ce que vos pieds touchent le plancher. Pivotez lentement votre corps jusqu'à ce que vos pieds reçoivent le poids de votre corps.

   - Placez une chaise à côté de votre lit quand vous vous préparez à vous coucher. Au réveil, servez-vous de la chaise comme appui. Sortez lentement du lit en vous appuyant sur la chaise.

3. Plutôt que de faire le lit immédiatement, autorisez-vous un instant de relaxation en sirotant une tasse de café ou de thé et en ne faisant rien d'autre que de prendre le temps de vous réveiller en douceur. Puis, faites votre lit juste avant de prendre votre douche.

Préparer le déjeuner

1. Faites le plus de préparatifs possible avant de vous coucher. Par exemple, préparez votre café la veille. Vous n'aurez qu'à appuyer sur le bouton de la cafetière le matin. Dressez la table afin d'être prêt pour le déjeuner le lendemain. Demandez à un membre de votre famille de vous aider.

2. Lorsque vous éprouvez de la difficulté à préparer un gros déjeuner pour votre famille, choisissez des plats sains préparés : des céréales préparées riches en fibres, du yogourt, des fruits, des noix, du pain de grains entiers, etc.

3. Le matin, prenez votre temps pour déjeuner. Une bonne nutrition est importante et nourrir votre corps le matin l'est encore plus.

S'habiller

1. Asseyez-vous sur le bord du lit pour enfiler vos bas et votre pantalon.

2. Lorsque vous devez vous lever pour mettre certains vêtements, appuyez votre corps

contre un mur pour maintenir votre équilibre et répartir votre poids.

3. Trouvez un endroit approprié où vous pouvez vous asseoir pour vous maquiller ou vous raser.

4. Lorsque vous vous brossez les dents, restez debout. Se pencher au-dessus du lavabo entraîne une tension accrue dans le dos.

Faire le lit

1. Plutôt que de faire entièrement le lit, rabattez simplement les couvertures sur les draps.

2. Plutôt que d'utiliser des draps plats, des couvertures ou un couvre-lit, pensez à vous procurer un duvet (aussi appelé édredon). L'édredon est léger, vous maintient au chaud en hiver et au frais en été. Rabattre l'édredon pour faire votre lit se fera en un clin d'œil.

3. Préservez votre temps et énergie en suivant ces conseils :

   ■ Au lever, rabattez les couvertures sur le lit. Elles seront déjà en place lorsque vous reviendrez plus tard pour les lisser.

   ■ Faites un côté du lit à la fois : placez l'oreiller en position et tirez le couvre-lit ou le duvet par-dessus l'oreiller. Passez de l'autre côté du lit. Vous réduirez considérablement vos déplacements de cette manière en n'ayant pas à aller constamment d'un côté à l'autre du lit.

   ■ Lorsque vous devez vous pencher au-dessus du lit pour faire le lit, ne pliez pas la taille. Pliez plutôt vos hanches et vos genoux. Vos muscles dorsaux subiront ainsi moins de tension.

■ Demandez à quelqu'un de vous aider à faire le lit. Demander de l'aide lorsque vous en avez besoin est l'un de vos droits fondamentaux.

4. Souvenez-vous que rien ne vous oblige à faire le lit. Vous pouvez simplement fermer la porte de votre chambre. Si vous ne faites pas le lit, ce n'est pas un signe de paresse. Cela signifie simplement que vous avez reporté votre attention sur la réalisation d'activités plus importantes à accomplir ce jour-là. Vous pouvez faire votre lit lorsque vous avez des invités ou lorsque vous devez vous absenter de votre domicile pendant un certain temps, comme lorsque vous allez passer le week-end en visite chez un proche.

Au travail

1. Lorsque vous êtes en position assise toute la journée, assurez-vous que votre chaise est à la bonne hauteur. Vos genoux doivent être positionnés à un angle de 90 degrés et vos pieds confortablement appuyés à plat sur le plancher. L'utilisation d'un petit repose-pieds, légèrement surélevé, peut s'avérer utile pour relâcher la tension de vos genoux et de votre dos.

2. Lorsque vous êtes en position assise, ne vous penchez pas au-dessus de votre bureau. Détendez vos épaules et votre cou. Veillez à maintenir votre cou aligné à votre colonne.

3. Lorsque vous travaillez à l'ordinateur, vous devez impérativement vous munir d'une chaise comportant des appuis-bras, des supports pour le dos et le cou appropriés. Demandez à votre gestionnaire d'obtenir

une évaluation de votre poste de travail afin de vous assurer du respect des normes de confort et d'efficacité.

4. Il n'y a pas de contre-indication à se croiser les jambes en position assise. Lorsque vous ressentez de la fatigue, croisez simplement une jambe par-dessus l'autre pendant quelques minutes et changez de côté.

5. Lorsque vous êtes assis à votre bureau toute la journée, accordez-vous quelques minutes toutes les heures pour vous lever et faire quelques pas. Allez vous chercher de l'eau, faites des photocopies ou déplacez-vous autour de votre espace de travail. Exercez toute activité qui vous permet de bouger un peu.

6. Lorsque vous avez à soulever des objets au travail, assurez-vous de vous pencher en fléchissant les hanches et les genoux. Cette flexion permet de mettre plus de pression sur les grands muscles des jambes plutôt que sur les petits muscles du dos.

7. Lorsque vous travaillez debout devant une table de travail, procurez-vous un haut tabouret qui vous permettra de travailler à la même hauteur que si vous étiez debout. Vous pouvez aussi mettre un tapis matelassé sous vos pieds pour relâcher la tension de vos pieds et de vos genoux.

8. Assurez-vous que votre table de travail est à la bonne hauteur afin de permettre à vos bras de se poser aisément dessus. Un plan de travail trop élevé ou trop bas cause un accroissement de la tension musculaire.

9. Lorsque vous voulez réduire la tension de votre dos, mettez-vous en position debout, levez légèrement une jambe en vous appuyant sur le bord de votre bureau. En cas de fatigue, changez de jambe.

Effectuer les tâches ménagères

1. Le ménage de votre domicile n'a pas à être fait à fond en une seule fois; vous pouvez répartir les tâches ménagères sur plusieurs jours.

2. Évitez de soulever votre aspirateur, déplacez-le lentement de son espace de rangement en le faisant rouler.

3. Pliez les genoux lorsque vous devez atteindre un objet sur le plancher. Lorsque vous avez un problème aux genoux, parlez à votre prestataire de soins de santé ou renseignez-vous auprès d'un magasin spécialisé en aides techniques sur l'achat d'une pince à long manche afin de ne pas avoir à vous pencher.

4. Lorsque vous repassez vos vêtements, rehaussez votre pied en le déposant sur un tabouret d'une hauteur de quelques pouces. Changez de pied après quelques instants.

5. Asseyez-vous lorsque vous en ressentez le besoin. Certaines tâches comme remplir le lave-vaisselle peuvent s'effectuer en position assise.

6. Rangez les articles que vous utilisez souvent dans un endroit à hauteur de la taille.

7. Planifiez votre travail de manière à éviter les allers et retours dans les escaliers. Ainsi, vous pouvez d'abord nettoyer la salle de bains à l'étage du dessous et, une autre journée, celle à l'étage du dessus.

8. Ne vous précipitez pas lorsque vous travaillez. Prenez votre temps pour effectuer le travail et accordez-vous des pauses.

9. Déposez le panier à linge sur une table à côté de la laveuse afin d'éviter de vous pencher pour trier le linge.

10. Installez un manche d'extension à votre balai ou votre plumeau afin d'éviter de vous étirer pour atteindre les endroits difficiles d'accès.

11. Répartissez les tâches entre les membres de la maisonnée en présentant cette activité comme une activité familiale.

Travailler dans la cuisine

1. Procurez-vous des équipements qui vous facilitent la tâche et vous permettent de travailler plus rapidement tels que des ustensiles pour vous aider à ouvrir les pots, à peler les pommes de terre, etc. Vous pouvez aussi trouver des ustensiles de cuisine à larges poignées moulées qui vous assurent une prise plus confortable.

2. Lorsque vous travaillez debout dans la cuisine, ouvrez la porte de l'armoire du bas et placez un pied sur le rebord pour réduire la tension de votre dos. Changez de pied quand vous en ressentez le besoin.

3. Restez assis pour effectuer les tâches si vous vous sentez plus à l'aise dans cette position. N'oubliez pas de vous lever et de marcher un peu.

4. Lorsque vous rapportez de la crème glacée du magasin, préparez des portions individuelles dans des sacs de plastique à l'aide d'une cuillère à crème glacée et remettez-les au congélateur. La crème glacée est généralement plus molle et plus facile à prendre à la cuillère lorsque vous venez de l'acheter et

qu'elle n'a pas été au congélateur pendant un certain temps.

5. Lorsque vous confectionnez des biscuits, préparez deux quantités de pâte. Utilisez-en une tout de suite et congelez l'autre.

6. Lorsque vous vous sentez en forme pour cuisiner, doublez vos recettes de repas et congelez-en la moitié. Vous aurez ainsi des repas prêts les jours où vous n'avez pas envie de cuisiner.

7. Abaisser la pâte à tarte avec un rouleau sur le comptoir de la cuisine plutôt que sur la table, qui est plus basse.

8. Assurez-vous de vous ménager des pauses entre les tâches que vous effectuez dans la cuisine.

Faire l'épicerie

Préparez la liste des articles dont vous avez besoin selon l'ordre des allées où ils se trouvent en magasin afin d'éviter de faire des pas supplémentaires pour chercher les articles que vous avez oubliés.

1. À la caisse, répartissez vos achats également dans deux sacs afin d'éviter qu'un sac soit plus lourd que l'autre.

2. Maintenez les sacs près de votre corps lorsque vous les portez.

3. Évitez les sacs de plastique si vous le pouvez. Ces sacs entraînent plus de tension dans les bras, les épaules et le dos que les sacs de papier bruns que vous portez dans vos bras contre votre torse.

4. Effectuer plusieurs trajets jusqu'à la voiture avec des sacs plus légers est préférable à faire moins de trajets en portant des sacs plus lourds.

5. Évitez de mettre les sacs d'épicerie sur le siège arrière de la voiture. Vous aurez plus de difficulté à les soulever en les sortant. Rangez-les plutôt dans le coffre de votre voiture.

6. N'hésitez pas à demander de l'aide aux employés du magasin pour porter les sacs jusqu'à votre voiture.

Conduire une voiture

1. Assurez-vous que votre siège et votre appui-tête sont dans la bonne position. Ajustez votre siège afin d'atteindre les pédales sans effort. Pour éviter de vous pencher, vous ne devez pas être trop près ou trop éloigné du volant; de préférence, votre cou doit être bien aligné à votre colonne.

2. Placez un petit coussin dans le bas de votre dos afin d'obtenir plus de support.

3. Lorsque vous avez une longue route à faire, prévoyez suffisamment de temps pour faire de fréquents arrêts afin de vous permettre de sortir de l'auto et de vous étirer.

Loisirs

1. Lorsque vous planifiez des vacances, prévoyez des temps d'arrêt pour vous reposer s'il s'agit d'un long trajet.

2. Lorsque vous vous fatiguez lors d'un trajet en voiture, demandez à quelqu'un de prendre le volant et reposez-vous dans le siège passager ou sur le siège arrière.

3. Lorsque vous mangez à l'extérieur, portez des vêtements confortables. Ne soyez pas gêné d'utiliser un support pour le dos au besoin. Les mêmes consignes s'appliquent lorsque vous allez au cinema.

4. Lorsque vous recevez des invités, planifiez suffisamment à l'avance les préparatifs de manière à ne pas avoir à effectuer toutes les tâches le jour même. Répartissez vos tâches sur plusieurs jours. Cuisinez des aliments qui sont faciles à préparer et à servir.

5. Lorsque vous faites du magasinage ou des excursions, prenez le temps de vous asseoir par moments et de relaxer quelques minutes. Ce faisant, vous serez capable de vous maintenir plus longtemps en position debout.

6. Travaillez à développer votre endurance sur des périodes de temps de plus en plus longues afin de poursuivre vos loisirs préférés tels que la menuiserie, la couture, le jardinage, les sports et toute autre activité.

Se coucher

1. Lorsque vous avez des maux de dos, couchez-vous sur le dos et placez un petit oreiller sous vos genoux pour réduire la tension dans votre dos. Soyez vigilant parce qu'avec le temps, vous pourriez aussi développer des problèmes aux genoux. Vous pouvez alterner cette position avec d'autres positions telle que vous coucher sur le côté.

2. Lorsque vous êtes couché sur le côté, pliez légèrement les deux genoux. Essayez de glisser un oreiller entre vos deux genoux afin de vous sentir plus confortable.

3. En cas de douleurs au cou, optez pour un oreiller cervical. Ce type d'oreiller surélève le cou et permet de bien caler la tête. Votre cou reste ainsi bien aligné avec votre colonne pendant le sommeil.

4. Essayez d'éviter de dormir sur le ventre. Cette position entraîne une pression sur la colonne.

Vous pourrez vaincre tous les obstacles dès lors que vous êtes conscient des défis qui vous attendent pour faire face à la douleur chronique, que vous essayez différentes techniques pour la surmonter et que vous adoptez une attitude positive. Grâce à un régime de vie sain, vous pouvez surmonter la douleur chronique!

Indice

Les numéros de page suivi par *f* and *t* se rapportent aux chiffres et tableaux